LEÇONS

THÉORIQUES ET CLINIQUES

SUR

LA SCROFULE

OUVRAGES DU MÊME AUTEUR.

Recherches sur la nature et le traitement des teignes. Paris, 1853, in-8 de 152 pages et 3 planches sur acier. 3 fr. 50 c.

Cours de sémiotique cutanée, suivi de leçons théoriques et pratiques sur la scrofule et les teignes. Paris, 1856, in-8 de 121 pages. 2 fr.

Leçons théoriques et cliniques sur les affections cutanées parasitaires, professées à l'hôpital Saint-Louis, rédigées et publiées par A. Pouquet, interne des hôpitaux, revues et approuvées par le professeur. Paris, 1858, 1 vol. in-8, orné de 5 planches sur acier. 5 fr.

Leçons théoriques et cliniques sur les syphilides considérées en elles-mêmes et dans leurs rapports avec les éruptions dartreuses, scrofuleuses et parasitaires, professées à l'hôpital Saint-Louis, rédigées et publiées par L. Fournier, interne des hôpitaux, revues et approuvées par le professeur. Paris, 1859. 1 vol. in-8. 4 fr.

Leçons théoriques et cliniques sur les affections cutanées de nature arthritique et dartreuse, considérées en elles-mêmes et dans leurs rapports avec les éruptions scrofuleuses, parasitaires et syphilitiques, professées à l'hôpital Saint-Louis, rédigées et publiées par L. Sergent, interne des hôpitaux, revues et approuvées par le professeur. Paris, 1860, 1 vol. in-8. 5 fr.

Paris. — Imprimerie de L. Martinet, rue Mignon, 2.

LEÇONS

THÉORIQUES ET CLINIQUES

SUR

LA SCROFULE

CONSIDÉRÉE EN ELLE-MÊME ET DANS SES RAPPORTS

AVEC

LA SYPHILIS, LA DARTRE ET L'ARTHRITIS

PAR

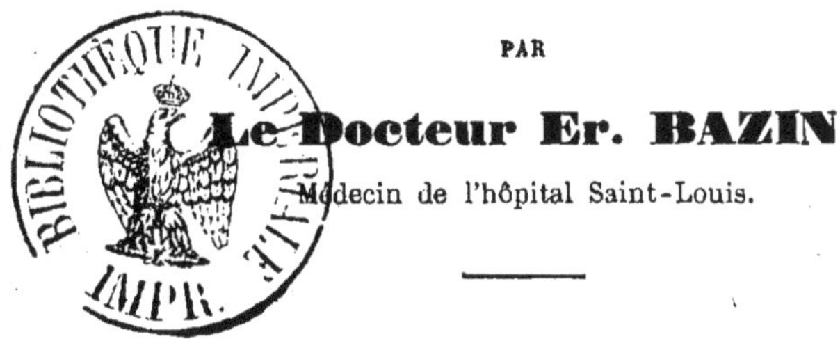

Le Docteur Er. BAZIN

Médecin de l'hôpital Saint-Louis.

DEUXIÈME ÉDITION

revue, corrigée et augmentée

DE RECHERCHES SUR LA SCROFULE VISCÉRALE

ET DE NOMBREUSES OBSERVATIONS.

PARIS

ADRIEN DELAHAYE, LIBRAIRE-ÉDITEUR,

23, PLACE DE L'ÉCOLE-DE-MÉDECINE.

1861

PRÉFACE

DE LA PREMIÈRE ÉDITION.

Ces leçons ont été faites à l'hôpital Saint-Louis pendant l'été de 1856, et publiées depuis dans la *Revue médicale*.

Si elles n'ont pas été colligées plus tôt en une seule brochure, cela n'a tenu qu'à des circonstances indépendantes de ma volonté.

Le sujet du cours de 1856 a été la détermination des dartres scrofuleuses, et des caractères qui les distinguent de celles qui ont pour principe une autre diathèse. Ai-je besoin d'ajouter que c'est là un sujet d'une importance extrême ?

En effet, la solution de cette question ne conduit-elle pas directement à une thérapeutique rationnelle des éruptions cutanées ?

Depuis soixante ans, aucun dermatologiste ne s'était proposé de résoudre un pareil problème, parce que les médecins, engagés sous la bannière de l'organicisme, ne pouvaient rien apercevoir au delà de l'inflammation cutanée que les doctrines régnantes leur montraient comme constituant, à elle seule, toute la maladie.

PRÉFACE

DE LA PREMIÈRE ÉDITION.

Ces leçons ont été faites à l'hôpital Saint-Louis pendant l'été de 1856, et publiées depuis dans la *Revue médicale*.

Si elles n'ont pas été colligées plus tôt en une seule brochure, cela n'a tenu qu'à des circonstances indépendantes de ma volonté.

Le sujet du cours de 1856 a été la détermination des dartres scrofuleuses, et des caractères qui les distinguent de celles qui ont pour principe une autre diathèse. Ai-je besoin d'ajouter que c'est là un sujet d'une importance extrême ?

En effet, la solution de cette question ne conduit-elle pas directement à une thérapeutique rationnelle des éruptions cutanées ?

Depuis soixante ans, aucun dermatologiste ne s'était proposé de résoudre un pareil problème, parce que les médecins, engagés sous la bannière de l'organicisme, ne pouvaient rien apercevoir au delà de l'inflammation cutanée que les doctrines régnantes leur montraient comme constituant, à elle seule, toute la maladie.

Dans nos leçons de 1855, j'ai fait voir la nécessité d'abandonner les doctrines organopathiques pour revenir aux principes de la médecine antique, c'est-à-dire à la médecine d'observation.

J'ai enseigné que les lésions de la peau n'étaient pas des maladies, qu'elles constituaient simplement des affections ou des symptômes de maladies.

J'ai tiré de là cette conséquence que l'étude isolée des affections de la peau n'était qu'une partie de la séméiotique cutanée, et exigeait, pour être bien comprise, la connaissance antérieure de la médecine générale et de la nosographie.

De plus, j'ai attiré l'attention de mes auditeurs sur ce fait capital trop longtemps oublié, à savoir que les lésions de la peau, comme celles de tout autre organe, peuvent être produites par des causes extérieures ou survenir sous l'influence d'une cause interne, d'où la division très naturelle des affections cutanées en deux classes : la première comprenant toutes les éruptions de *cause externe*, la seconde toutes les éruptions de *cause interne.*

Dans la première classe se trouve un groupe d'affections confondues jusque-là avec les affections de cause interne : je veux parler des affections cutanées parasitaires, qui ont fait l'objet de mon cours, à l'hôpital Saint-Louis, l'été dernier.

Ces éruptions *dermophytiques*, si variées, si curieuses dans les formes multipliées sous lesquelles elles se présentent à l'œil de l'observateur, méritaient par la spécialité de leur cause, par leur caractère contagieux et par leur thérapeutique, véritable triomphe de la médecine, de former une famille à part. Grâce à Dieu! aujourd'hui cette famille est établie sur des bases solides; nous n'avons plus à craindre l'éparpillement des genres qui la composent.

Les éruptions de cause interne sont des difformités ou des affections pathologiques.

Aux éruptions congénitales se rapportent les *nævi*, l'*ichthyose*, qui n'est qu'un vice de conformation du tégument externe.

Les éruptions pathologiques, nombreuses et variées, sont les *exanthèmes* et les *impétigines* de Frank.

Ces dernières forment la grande classe des dermatoses diathésiques et constitutionnelles, si répandues dans le monde et si communes à l'hôpital Saint-Louis.

Vulgairement désignées sous le nom de *dartres*, les impétigines de Frank ont été distinguées d'après la forme anatomique élémentaire, et transformées en maladies par les willanistes, qui en ont donné la description sous les noms d'eczéma, de lichen, d'impétigo, etc.

Pour moi, ces dartres ne sont que des symptômes; elles ne sont que la traduction, sur les membranes tégumentaires d'états morbides, à retours périodiques, qui ne deviennent continus qu'après un temps souvent fort long; mais, de même que toutes les maladies périodiques (l'épilepsie par exemple), ils n'en sont pas moins des unités pathologiques, toujours identiques, bien que parfois le malade, dans l'intervalle des accès ou des *poussées*, semble jouir en apparence d'une santé parfaite.

Si dissemblables qu'elles soient par la forme élémentaire, les dartres se rattachent presque toutes à quatre principes ou plutôt à quatre maladies : la scrofule, la syphilis, l'herpétisme et l'arthritis ; d'où quatre catégories d'éruptions constitutionnelles : scrofuleuses, syphilitiques, dartreuses et arthritiques.

J'ai fait connaître les caractères propres de chacune de ces variétés, j'en ai indiqué les signes différentiels.

Quand la dartre est simple, c'est-à-dire quand elle est le produit exclusif d'une seule diathèse, le diagnostic est facile ; malheureusement, on a souvent affaire à des éruptions cutanées complexes, et, comme je l'ai dit ailleurs, lorsqu'il faut faire la part des influences mécaniques, la part du parasitisme et des combinaisons diathésiques, l'homme de l'art le plus exercé, le plus initié à la connaissance des affections de la peau, peut éprouver de très sérieuses difficultés, dont il ne triomphera qu'à force de patience et d'attention.

1er mars 1858.

PRÉFACE

DE LA DEUXIÈME ÉDITION.

Des observations nombreuses, une étude plus approfondie de la nature des affections cutanées, m'ont obligé à apporter quelques changements à la première édition de ce travail. Les maladies constitutionnelles se ressemblent tellement dans quelques-unes de leurs manifestations symptomatiques, que personne ne s'étonnera si, dans ce champ encore inexploré, les recherches scientifiques manquent de la précision qu'une étude longue et répétée peut seule donner aux travaux de ce genre.

Tracer d'une main sûre la limite des maladies constitutionnelles ne peut être que l'œuvre du temps et d'une expérience consommée.

Depuis cinq ans, je me suis appliqué à bien circonscrire le domaine de la scrofule sur le tégument externe, à la séparer de la syphilis d'un côté, de l'athritis et de la dartre de l'autre. Cette étude m'a conduit à reconnaître que j'avais, dans le principe, un peu trop élargi le cadre de la scrofule aux dépens de l'arthritis et de la dartre.

Ainsi, l'acné est aussi souvent arthritique que scrofuleuse.

La scrofule n'a pas seule le privilége d'attaquer l'enfance ; la dartre, plus souvent qu'on ne le pense généralement, fait irruption sur la peau dès les plus tendres années. Or, il est de la plus haute importance de ne pas confondre, chez l'enfant, des maladies qui exigent une thérapeutique si différente. La nature de nos scrofulides bénignes ayant été contestée, j'ai dû m'appuyer sur de nouveaux arguments cliniques pour la rendre évidente et la mettre désormais à l'abri de toute contestation.

Une affection encore peu connue, la kéloïde, m'avait semblé devoir être considérée comme un produit de la scrofule, mais de nouvelles observations m'ont conduit à la distraire du cadre de cette maladie constitutionnelle. La kéloïde a tout autant de rapports avec l'arthritis qu'avec la scrofule, et jusqu'à plus ample informé je la place dans les diathèses, à côté des tumeurs fibro-plastiques et de la sclérodermie. C'est une affection parfois très douloureuse, qui en général subit une évolution, et qui, pour cette raison, ne saurait être rangée, ainsi que le veut M. Hardy, au nombre des simples difformités du derme.

Dans cette nouvelle édition, j'ai donné de plus grandes proportions au tableau général de la scrofule. On trouvera des détails sur la scrofule interne qui n'existent pas dans la première édition.

Désirant faire un traité dogmatique de la scrofule, un livre didactique, j'ai dû faire disparaître la division par leçons, et lui substituer les divisions naturelles prises dans le sujet lui-même.

J'ai ajouté des observations qui manquaient à la première

édition; elles constituent la partie clinique de l'ouvrage. D'ailleurs, par l'addition de ces faits, j'ai satisfait à un désir qui m'avait été souvent exprimé par beaucoup de personnes.

Enfin, j'ai cru devoir, dans des considérations préliminaires, rappeler mes principes de pathologie générale, et exposer tout au long ma classification des affections de la peau, puis donner les détails et les explications qui m'ont été demandés, et qu'on ne trouve point dans les leçons sur l'arthritis et la dartre.

CONSIDÉRATIONS PRÉLIMINAIRES

SUR

LES AFFECTIONS DE LA PEAU

ET LEUR CLASSIFICATION.

Depuis les travaux analytiques de Biett, la dermatologie était restée stationnaire. Quelques-uns des élèves de Biett ont, il est vrai, cherché à localiser les affections de la peau dans tel ou tel élément constitutif du derme ; mais les efforts tentés dans cette voie peuvent-ils, en dehors du point de vue anatomique, être considérés comme un progrès ?

Ainsi, nous admettons volontiers avec M. Chausit que M. Cazenave a étudié, d'une manière toute spéciale, le siége du sycosis ; mais nous demandons qu'on nous dise à quoi ont servi les travaux de cet habile dermatographe. Ses recherches ont-elles fait avancer l'histoire de la teigne tonsurante de la face? Est-on plus éclairé sur la nature et le traitement de la mentagre, quand on sait que le siége de la mentagre pustuleuse est dans l'extrémité du conduit pilifère que celui de la mentagre tuberculeuse est sur le bulbe pileux lui-même?

Quand notre collègue, M. Gibert, proclamait dernièrement dans ses leçons, que le sycosis est la troisième expression de l'herpès, ce qui n'est vrai, pour le dire en passant, que du sycosis parasitaire, pense-t-on qu'une opinion si nouvelle et si étrange dans la bouche du savant académicien, ait eu une autre raison d'être que les recherches de M. Cazenave sur la localisation de la mentagre?

Baron fils, de regrettable mémoire, avait aussi entrepris des recherches sur le siége anatomique des affections cutanées. Quelques-unes de ses assertions ne sont, à vrai dire, que des hypothèses purement gratuites; mais d'autres portent le cachet de la vérité, et pourtant celles-ci comme les autres sont restées stériles! Pourquoi? Parce que cet auteur, voué aussi à l'organicisme, n'a pas su voir, dans ces recherches, tout ce qu'elles peuvent donner pour édifier une classification méthodique et vraiment médicale des affections de la peau. L'organicisme a immobilisé la dermatologie et l'a rendue stérile.

Les nombreuses variétés de formes admises par les willanistes ont éloigné de son étude les jeunes médecins instruits qui ne comprenaient que trop bien le vide de ces divisions complétement inutiles pour la pratique.

Les élèves qui assistaient aux cours et aux cliniques de l'hôpital Saint-Louis, acquéraient des connaissances qui semblaient leur donner une sorte de supériorité sur les médecins étrangers à la spécialité; mais ces connaissances étaient plus brillantes qu'utiles, cette supériorité plus apparente que réelle : de cette nombreuse multiplicité des formes, ils ne retenaient que la distinction des genres, tels que l'eczéma, le lichen, l'impétigo; — les espèces étaient admises comme simples variétés de forme et non comme les manifestations spéciales des unités pathologiques. Par leur nombre, elles surchargeaient la mémoire; et comme leur connaissance n'avait aucun but d'utilité clinique, les reconnaître au lit du malade semblait plutôt une question de curiosité scientifique qu'une nécessité de la pratique.

On croit se tirer d'embarras en disant que le systéme du classificateur anglais n'a pas pour but de diriger le médecin vers la thérapeutique, mais a pour but unique de lui rendre facile le diagnostic des nombreuses variétés d'affections, dont la peau peut être le siége. Connaître si une maladie de peau est contagieuse ou si elle ne l'est pas, dire si elle est syphilitique ou non syphilitique, tel serait, selon les sectateurs de Willan, le seul problème important à résoudre. Quant au traitement, ce n'est là qu'une question secondaire.

Je dis, moi, que le traitement est au contraire la question principale pour le clinicien qui ne cherche, dans le diagnostic, qu'une base sur laquelle il puisse établir sûrement les indications thérapeutiques.

Assurément, au point de vue du diagnostic différentiel, vous devez rapprocher les affections qui ont des lésions élémentaires communes; vous pouvez même indiquer les signes pronostiques et les indications thérapeutiques qui découlent immédiatement de la forme de l'affection, et qui, dans une certaine mesure, modifient le pronostic et le traitement des maladies elles-mêmes; mais là vous devez vous arrêter, et si, à l'exemple des willanistes, vous rapprochez les affections qui ont les mêmes lésions anatomiques primitives pour en tracer une histoire complète, vous sortez du domaine de la séméiotique pour entrer sur le terrain de la nosologie, et vous suivez une voie fausse qui vous conduit directement à l'erreur et à l'anarchie; car vous arrivez à considérer comme étant la traduction d'une seule et même maladie des affections qui, bien qu'ayant un caractère commun, la ressemblance de forme, appartiennent en réalité à des maladies différentes par la cause, le pronostic et le traitement.

A ce chaos des formes willaniques j'ai substitué une classification méthodique des affections de la peau, correspondant terme pour terme à celle des maladies.

Mais, avant d'exposer cette classification, il est nécessaire de rappeler, en quelques mots, mes principes de pathologie générale. Je n'ai, pour cela, qu'à mettre sous les yeux du lecteur un extrait de la première leçon du cours que j'ai fait à l'hôpital Saint-Louis, en 1855.

La médecine, de μέδειν (avoir soin), ou de *medicari* (administrer un remède), est, suivant Galien et d'après le *Dictionnaire de l'Académie*, l'art qui enseigne les moyens de conserver la santé et de traiter les maladies. Mais la médecine n'est pas seulement un art, elle est aussi une science, parce que les maladies qui sont l'objet de son domaine sont des unités fixes, invariables, inaltérables, qui, comme les autres phénomènes de la nature, peuvent être soumises à des lois

De la définition de la médecine résulte sa division en deux branches :

L'*hygiène*, qui est l'art de conserver la santé et de prévenir les maladies;

L'*iatrique*, qui est l'art de traiter et de guérir les maladies.

Le sujet de la médecine, c'est le corps humain; son objet, c'est la maladie; son but, c'est le traitement ou la thérapeutique, qui consiste à prévenir, guérir ou pallier la maladie.

Pour connaître la médecine, il faut donc connaître le corps humain, les maladies ou la pathologie, et le traitement des maladies ou la thérapeutique.

On connaît le corps humain par l'étude de l'anatomie et de la physiologie.

La connaissance des maladies s'acquiert par l'étude du malade : c'est la médecine clinique ou analytique; par l'étude abstraite des maladies : c'est la nosographie ou médecine synthétique.

Le médecin clinicien étudie les troubles de l'organisme, qui sont appelés *phénomènes* quand ils sont communs à l'état de santé et à l'état de maladie; *symptômes* quand ils sont propres à l'état de maladie; *lésions* quand ils consistent dans une altération matérielle des organes; *syndrômes* quand ils comprennent un ensemble de symptômes qui s'enchaînent étroitement et dépendent d'un même état morbide; et *affections* pour désigner l'état morbide d'un organe ou d'une partie quelconque du corps.

Les lésions peuvent être constatées pendant la vie ou après la mort; elles sont *biologiques* ou *cadavériques*. Dans le premier cas, et en tant qu'elles tombent sous nos sens, elles ne sont que des symptômes.

L'étude des symptômes constitue la *symptomatologie;* l'étude des lésions cadavériques, c'est l'*anatomie pathologique*.

La *nosographie*, ou *médecine synthétique*, est cette partie de la pathologie qui a pour objet spécial la description des maladies considérées comme unités morbides.

Mais qu'est-ce donc que la maladie? Rien n'est plus difficile, a-t-on dit, que de donner une bonne définition de la maladie. Oui sans doute; mais rien n'est plus important.

Tout le monde, dit Chomel, sait ce que c'est que la maladie, et cependant personne ne peut en donner une définition exacte. C'est qu'en effet personne n'en a une idée bien claire ni bien nette.

Le *Dictionnaire de l'Académie* définit la maladie : « une altération de la santé. » Cette définition n'est pas scientifique; elle est vague, obscure et confond ensemble tous les modes d'altération de la santé : l'indisposition, l'infirmité, la difformité, etc. Cherchons dans les auteurs une définition plus précise.

Hippocrate connaissait l'unité morbide, la maladie, sa marche, ses périodes, etc., mais nulle part, dans aucun endroit de ses ouvrages, il n'a donné une véritable définition de la maladie.

Galien a parfaitement défini la maladie et synthétiquement établi sa nosographie : c'est une disposition (διάθεσις) ou affection *contre nature des parties du corps*, qui empêche premièrement et par elle-même leur action. Le symptôme est aussi une affection contre nature des parties, mais la maladie précède et joue le rôle de cause.

Ainsi, pour Galien, la maladie était une affection contre nature des parties : c'était la lésion avec laquelle il confondait la maladie. Aussi a-t-on dit qu'il était le père, le premier des organiciens. Galien, cependant, n'est jamais allé si loin que beaucoup d'auteurs modernes. Il ne repoussait pas la maladie en tant qu'unité morbide, il ne confondait pas la maladie, ou le νόσος, avec la souffrance de la fonction, ou le πάθος. Il savait que dans une même maladie il pouvait y avoir plusieurs lésions; mais il y en avait toujours une plus importante que les autres, qui étaient secondaires et n'avaient lieu que par consentement.

Chomel, en définissant la maladie un désordre notable survenu dans la disposition matérielle des parties ou dans les fonctions, confond, comme Galien, la maladie avec la lésion, et, de plus, il la confond avec le symptôme. Aussi trouve-t-il qu'il est inutile de distinguer l'affection de la maladie, et qu'il est convenable d'employer ces deux mots comme synonymes.

Les auteurs qui, comme Sydenham, ont comparé la maladie à un ennemi et le corps du malade au terrain sur lequel se livrait le combat, ont défini la maladie : un effort de la nature (*conamen naturæ*, *réaction de la vie*, etc.); mais évidemment ils étaient à côté de la question, puisque ce n'était pas le combat qu'il s'agissait de définir, mais bien la *maladie*, l'ennemi du corps ou de la santé. D'ailleurs, la réaction de la vie ne se montre pas dans toutes les maladies.

Une bonne définition de la maladie doit être celle qui distingue l'objet que l'on veut définir, la maladie, des objets qui ont avec elle le plus de points de similitude.

Évidemment, la maladie est une altération de la santé ; mais les indispositions, les infirmités, les difformités ne sont-elles pas aussi des altérations de la santé? Les phénomènes, les symptômes, les lésions et les affections sont des troubles fonctionnels et organiques qui ne doivent pas non plus être confondus avec la maladie.

On peut, je crois, définir la maladie : un état accidentel et contre nature de l'homme, qui produit et développe un ensemble de désordres fonctionnels et organiques, isolés ou réunis, simultanés ou successifs.

Passons en revue chacun des termes de cette définition.

Le mot *état* (*status*, *conditio corporis humani*, etc.) laisse dans le vague sur la nature de la maladie ; il n'implique que l'idée d'une inconnue, d'un x dont il faut tenir compte, sans qu'il soit besoin de pénétrer son essence ;

L'adjectif *accidentel* distingue la maladie des lésions permanentes : les infirmités ou difformités ;

L'adjectif *contre nature* (*præter* ou *contra-naturalis*) sépare la maladie des indispositions, des troubles momentanés des fonctions occasionnés par les passions, par les excitations trop fortes des organes, comme l'indigestion. Il les sépare également de certains états physiologiques, comme la menstruation, la gestation, etc.;

Qui *produit* indique que la maladie est la source commune des symptômes et des lésions;

Qui *développe* indique que la maladie est la cause du développement, des évolutions successives de tous les phénomènes morbides;

Isolés ou réunis, ce qui veut dire que, dans une maladie, il y a tantôt des symptômes et une lésion; que, d'autres fois, la lésion manque; que, d'autres fois, ce sont les symptômes. Exemple : les anévrysmes de l'aorte, les masses tuberculeuses dans le ventre, etc. Ces altérations organiques ne sont des maladies qu'à la condition de marcher, de suivre un développement, une évolution. Si elles s'arrêtent, si elles restent stationnaires, elles ne sont que des infirmités. Beaucoup de tumeurs de l'ovaire, de polypes fibreux de l'utérus sont dans ce cas. De même pour les symptômes et les affections : la paralysie stationnaire est une infirmité, et non une maladie. La luxation est une maladie chirurgicale; si elle n'est pas réduite et qu'il se forme une fausse articulation, elle devient une infirmité;

Simultanés ou successifs, ce qui veut dire que la marche est continue ou périodique. Les périodes sont quelquefois très rapprochées, et d'autres fois séparées par de longs intervalles pendant lesquels le malade semble jouir d'une santé parfaite.

Pour qu'une série d'accès constitue une maladie, il faut que cette série soit en progression ascendante ou descendante.

Si le mal s'arrête, si les accès sont toujours les mêmes, la maladie devient une infirmité.

De cette définition de la maladie il résulte évidemment que les troubles, soit des fonctions, soit des organes, que les symptômes, aussi bien que les altérations matérielles, sont au même titre des produits de la maladie.

On en déduit comme corollaire qu'il n'y a aucun rapport nécessaire entre le symptôme et la lésion; que la relation directe n'existe qu'entre le symptôme ou la lésion et la maladie. Ainsi, une maladie peut être purement fonctionnelle ou simplement organique; très fonctionnelle (grand désordre des fonctions) et peu organique (très faible altération des organes), ou très organique (grande altération matérielle), et peu fonctionnelle (léger trouble des fonctions).

Un prurit très violent peut coïncider avec une altération à peine appréciable de la peau, à ce point que mon honorable collègue M. Devergie, à l'exemple de Mercuriali, d'Alibert, etc., a cru devoir admettre un prurigo sans papules.

Le lichen et l'eczéma dartreux produisent d'atroces démangeaisons, le lichen et l'eczéma scrofuleux occasionnent fort peu de souffrance; il en est de même du lichen syphilitique.

Ce n'est pas la nature seule d'une lésion qui constitue la gravité du mal et rend le pronostic fâcheux, c'est surtout la nature de la maladie. Les produits morbides, tubercule, tissu fibro-plastique, encéphaloïde même, ont une gravité relative, selon qu'ils se forment dans telle ou telle maladie; en d'autres termes, selon qu'ils sont idiopathiques ou symptomatiques.

Les symptômes et les lésions par lesquels on arrive à la connaissance de la maladie sont les *signes*. L'étude des signes constitue la séméiotique. Ils donnent la connaissance de l'état actuel de la maladie, *signes diagnostiques;* de l'état futur de la maladie, *signes pronostiques*. Ils fournissent des indications thérapeutiques spéciales : c'est la médecine du symptôme.

Nous avons quelques mots à dire maintenant du classement des symptômes, des lésions et des maladies.

Les divisions, les classifications sont utiles, parce qu'elles rapprochent les objets qui ont entre eux des affinités, des ressemblances ; elles aident la mémoire, facilitent l'étude des sciences et donnent lieu à des inductions propres à éclairer les points obscurs de leur histoire.

Le symptôme est une modification morbide de l'action organique, de la fonction, ou un changement perceptible aux sens dans les qualités physiques de l'organe ou des matières excrétées. Quoi de plus naturel alors que de partager les symptômes, avec tous les anciens auteurs, en trois classes :

1° Modifications ou perversions des fonctions ;

2° Modifications ou transformations des qualités physiques des organes ;

3° Modifications ou transformations des matières excrémentitielles.

La lésion, c'est l'altération matérielle des organes. Le classement des lésions, c'est la classification anatomo-pathologique. Rien n'est plus simple que d'adopter ici un ordre conforme aux divisions de l'anatomie normale.

Nous aurons ainsi trois grandes classes de lésions :

1° Les lésions fœtales et congénitales qui correspondent à l'anatomie embryonnaire ;

2° Les lésions des caractères physiques des organes, du volume, de la connexion, des rapports, qui correspondent à l'anatomie descriptive ;

3° Enfin, les lésions de texture qui répondent à l'anatomie générale et de structure. Ces dernières sont divisées en analogues ou hétérologues, homœomorphes ou hétéromorphes, suivant qu'elles sont constituées par des produits analogues aux tissus normaux ou par des produits étrangers à l'organisation.

Le classement des maladies présente un peu plus de difficulté.

On les a divisées par leur siége, en maladies générales et locales. C'est une division des lésions ou des affections, et non des maladies.

On les a divisées par leur nature, c'est-à-dire par la nature supposée des affections. On doit renoncer à un système de classification qui ne classe que des affections sur des hypothèses physico-chimiques ou physiologiques, qui varie selon les idées de l'auteur, et qui offre des dangers pour la pratique, parce qu'il commande une thérapeutique découlant directement de l'hypothèse et non de l'expérience, seul juge que l'on doive accepter dans les questions de thérapeutique.

Le classement des maladies doit se faire d'après les ressemblances et les analogies que présentent entre elles les unités pathologiques. On doit avant tout tenir compte des considérations *étiologiques*.

La santé absolue n'existe pas. Chacun a sa part plus ou moins grande de souffrance corporelle et morale ; mais enfin ce qu'on est convenu d'appeler la santé pour chacun est une sorte d'équilibre du corps entre la prédisposition morbide ou la cause interne et l'action du monde extérieur, du milieu dans lequel nous vivons.

La maladie éclate dès que l'équilibre vient à se rompre

par l'éveil des prédispositions qui jusque-là étaient restées latentes, ou par l'action toute physique des causes extérieures.

Il y a, dans la production de toute maladie, une combinaison d'action des causes extérieures et des prédispositions. La part de chacun de ces agents est plus ou moins grande.

Les agents physiques peuvent anéantir la vie à l'instant même ; il n'y a pas de maladie : on dit alors que la personne est morte d'accident (action de la foudre).

L'action des agents physiques, sans anéantir la vie, peut produire une lésion qui éclate en même temps que la maladie (lésions traumatiques, plaies, fractures, luxations, brûlures, etc., qui constituent les maladies chirurgicales).

A côté des maladies chirurgicales, nous plaçons les maladies parasitaires produites par les parasites de l'ordre animal et végétal.

Puis viennent les empoisonnements, qui forment le passage des maladies de cause externe aux maladies de cause interne ou spontanées.

Nous avons en définitive :

1° *Des maladies de cause externe ;*

2° *Des maladies de cause interne.*

Les maladies de cause interne doivent être groupées en familles par les analogies qu'elles présentent dans leurs causes, leurs symptômes, leur marche, etc.

On a ainsi : 1° les fièvres, 2° les pestes, 3° les exanthèmes, 4° les pseudo-exanthèmes, 5° les phlegmasies, etc.

Mon intention n'est pas de faire de la pathologie générale. J'ai hâte d'appliquer ces notions générales à l'étude de la pathologie cutanée.

J'ai dit que le symptôme était une modification de l'action organique, un changement perceptible aux sens dans les qualités de l'organe ou des matières excrétées ; il est localisé, et par conséquent il existe une symptomatologie cutanée.

La lésion est une altération morbide de l'organe. Il y a une anatomie pathologique de la peau.

Les symptômes et les lésions de la peau par lesquels on arrive à la connaissance des maladies sont des signes. Il y a donc une séméiotique de la peau qui suppose, d'une part, la connaissance de la symptomatologie cutanée, et, de l'autre, la connaissance nosographique des maladies.

La maladie est un état de l'homme et non un état des parties du corps. Par conséquent, il n'y a point de maladie de la peau. Pour la même raison, il ne saurait y avoir de nosographie cutanée.

Cependant, tous les auteurs qui ont écrit sur la pathologie cutanée, tous sans exception, depuis Mercuriali jusqu'à M. Devergie, ont admis des maladies de la peau et ont donné une classification particulière de ces prétendues maladies. C'est que tous les dermatologistes ont confondu la maladie avec le symptôme, avec la lésion, ce qui était d'autant plus facile à faire, qu'à la peau l'un et l'autre se trouvent réunis pour constituer l'affection.

Chaque nouveau dermatologiste qui paraît sur la scène se croit obligé à faire la critique des classifications des auteurs qui l'ont précédé sans pouvoir lui-même donner une classification meilleure; c'est qu'en effet le problème qu'ils se sont tous proposé de résoudre est un problème insoluble. On ne peut pas trouver une classification de lésions applicable à la nosographie, ou, pour mieux dire, une classification de symptômes n'est point une classification de maladies.

Parmi les dermatologistes, les uns ont pris dans la cause prochaine leur principe de classification (Baumès, de Lyon), les autres dans la nosographie (Alibert); la plupart dans la lésion cutanée elle-même (Plenck, Willan); quelques-uns tout à la fois dans la lésion et dans la nosographie; d'autres dans la marche des affections, etc.

Plenck a admis quatorze ordres de lésions cutanées; Willan n'en a admis que huit : à quoi peut tenir cette différence, puisque l'un et l'autre sont partis du même principe de classification?

C'est que plusieurs ordres de Plenck n'en font qu'un pour Willan, qui s'est attaché à prendre la lésion dans sa période d'état ou du plus grand développement, et qui a fait disparaître les croûtes, les ulcères qui constituaient autant d'ordres distincts dans la classification de Plenck. Willan a regardé la croûte et l'ulcération comme des états secondaires, des évolutions différentes de la même affection qui ne devaient pas constituer des ordres à part.

La pustule variolique est, au début, une tache exanthémateuse, puis une papule, une papulo-vésicule, une pustule ombiliquée, et enfin une croûte, par suite de la dessiccation de l'humeur purulente qu'elle renferme. Les états papuleux et croûteux n'appartiennent pas essentiellement à la lésion, qui est pustuleuse.

Willan a admis huit ordres de lésions cutanées élémentaires :

1° Exanthèmes; 2° vésicules; 3° bulles; 4° papules; 5° pustules; 6° squames; 7° macules; 8° tubercules.

Cette classification des lésions cutanées a été adoptée par Bateman, importée en France par Biett, et acceptée presque sans modifications par ses élèves MM. Cazenave et Gibert. Je veux bien l'accepter aussi comme une classification des lésions cutanées, non sans doute comme une classification de maladies. Mais comprend-elle bien au moins toutes les lésions anatomiques élémentaires de la peau? Examinons :

1° L'*hypertrophie crypteuse*, la glande sébacée hypertrophiée, distendue par la matière sébacée, n'a pas de place dans cette classification. Evidemment ce n'est ni une pustule ni un tubercule. Exemple : les boutons de l'*acné varioliforme*.

2° Les *tumeurs de la peau* grosses comme des tomates, décrites sous le nom de *pian*, de *mycosis fongoïdes*, et dont nous avons eu dernièrement un si remarquable exemple à la salle Sainte-Foy, ne s'y trouvent pas comprises. Ce ne sont pas des tubercules. Il est dit que la grosseur des tubercules ne dépasse jamais le volume d'un gros pois.

3° Le *furoncle* ne s'y trouve pas non plus; il fait partie de la peau : c'est une inflammation de l'aréole dermique. M. Rayer l'a ajouté aux ordres de Willan dans sa classification.

4° Enfin le *godet favique*. N'est-ce pas encore une lésion anatomique de la peau? Quoi qu'on en dise, et dût-on pendant vingt ans encore le répéter sur tous les tons, on ne parviendra jamais à prouver que le champignon sous-épidermique n'est autre chose que du pus ou un produit altéré de sécrétion glandulaire. Si encore il se trouvait à la surface de l'épiderme sans entraîner par sa présence un changement matériel dans l'organisation de la peau, on pourrait le prendre pour une croûte, un produit d'exhalation, une matière concrétée à la surface de la peau; mais il n'en est rien : ce champignon se développe toujours entre deux lames épidermiques, et au-dessous de lui la peau est rouge, injectée, congestionnée; plus tard elle s'amincit, se déprime, et peut même se perforer. C'est donc une lésion parfaitement caractérisée.

Vous le voyez, comme classification de lésions, la classification de Willan est imparfaite, insuffisante, incomplète dans l'état actuel de la science.

Quelques mots sur la classification rivale, celle d'Alibert, tant prônée par ses élèves et regardée par les uns comme supérieure, par les autres comme inférieure à celle de Willan.

Nous sommes toujours dans les lésions anatomiques de la peau, remarquez-le bien.

Le moindre coup d'œil jeté sur la classification d'Alibert suffit pour convaincre les plus incrédules qu'elle ne peut soutenir le parallèle avec celle de Willan : dans toutes les dermatoses, des lésions anatomiques variées, essentiellement différentes ; exemple : dermatoses exanthémateuses où à côté de la pustule variolique se trouvent les taches de la rougeole et de la scarlatine.

Willan et Alibert ont tous deux cherché à classer un certain nombre de maladies dans lesquelles existent des lésions plus ou moins profondes de l'appareil tégumentaire ; mais Willan est parti de la lésion pour établir ses ordres, il est allé du symptôme à la nosographie ; Alibert est parti de la maladie, de la nosographie pour établir ses dermatoses. Il s'ensuit que le premier a rapproché des maladies très étonnées de se trouver l'une à côté de l'autre, la gale et la varicelle, la variole et l'ecthyma, toutes maladies ou affections qui n'ont de commun qu'un seul caractère anatomique ; et que le second a rapproché des maladies qui offrent des lésions cutanées essentiellement différentes, ce qui fait un singulier contraste avec la dénomination *dermatoses* que ce spirituel auteur a cru devoir leur imposer.

Alibert s'est donné comme le Jussieu de la dermatologie ; il n'a eu rien moins que la prétention d'avoir appliqué une méthode naturelle à la classification des maladies de la peau.... à la classification d'un certain nombre de maladies, peut-être ; mais de maladies de la peau, assurément non.

D'autres objections ont été faites à cette classification, qui manque, a-t-on dit, d'unité. Ce n'est pas là un défaut, puisque Alibert avait cru donner une méthode naturelle et non un système.

Je lui reprocherais plutôt d'avoir établi sur un seul caractère quelques-unes de ses dermatoses; exemple : les dermatoses teigneuses, qui, d'après l'auteur, ont toutes pour caractère commun de siéger sur le cuir chevelu. Ce reproche me paraîtrait d'autant plus fondé que le caractère commun sur lequel Alibert a établi ses dermatoses teigneuses est inexact, puisque les teignes peuvent s'observer indistinctement sur toutes les régions du corps où l'on remarque des poils.

En définitive, la classification de Willan n'est pas une classification nosographique : c'est une classification d'éruptions ou de lésions biologiques, et, comme classification d'éruptions, elle est incomplète; elle ne comprend pas toutes les lésions anatomiques primitives de la peau. La classification d'Alibert n'est ni une classification nosographique, ni une classification de symptômes : c'est un rapprochement arbitraire de maladies dans le cours desquelles on observe des lésions très variées du tégument externe. Elle ne remplit aucun but, ne saurait aider au diagnostic des symptômes ou des lésions, ni au diagnostic des maladies.

Je m'arrête à ces deux grandes figures de la dermatologie moderne, Alibert et Willan.

Quant aux classifications des auteurs actuels, elles sont toutes empruntées à Alibert ou à Biett.

Ce que j'ai dit des classifications des maîtres est de tous points applicable aux classifications des élèves.

J'ai remplacé les divisions willaniques par une nouvelle

classification des lésions cutanées élémentaires et des affections génériques de la peau.

Voici cette classification, qui a l'avantage de comprendre toutes les lésions cutanées.

CLASSIFICATION DES LÉSIONS CUTANÉES ÉLÉMENTAIRES.

(Quatre ordres de lésions cutanées.)

Premier Ordre. — TACHES.

- **Hémateuses ou sanguines....**
  - intra-vasculaires.
    - congestives (érythèmes).
    - inflammatoires (érysipèle).
  - extra-vasculaires.
    - Pétéchies.
    - Purpura.
- **Pigmentaires....**
  - hyperchromateuses (éphélide, nigritie, mélasma).
  - achromateuses (pelades).
  - dyschromateuses (vitiligo).

Deuxième Ordre. — BOUTONS.

- **Séreux.........**
  - Vésicules.......
    - Sudamina.
    - Miliaire.
    - Varicelle.
    - Herpès.
    - Eczéma.
  - Bulles.........
    - Pemphigus.
    - Rupia.
- **Purulents.......**
  - Pustules........
    - phlysaciées.. Echthyma.
    - psydraciées.
      - Impétigo.
      - Miliaire blanche.
      - Acné pustuleuse.
      - Mentagre pustuleuse.
  - Furoncles.
  - Abcès dermiques.
- **Hypertrophiques et hétéromorphes.**
  - Papules.........
    - Prurigo.
    - Lichen.
  - Tubercules......
    - Lupus.
    - Tubercule inflammatoire.
  - Hypertrophies acnéiques......
    - Acné varioliforme.
    - Acné végétante.
    - Acné cornée.
  - Affections propres.
    - Plaque muqueuse et végétation.
    - Carcine.
    - Tubercules éléphantiasiques.
    - Pian.
    - Bouton d'Alep, etc.
- **Parasitaires.....**
  - Éminence acarienne
  - Godet favique.

Troisième Ordre. — EXFOLIATIONS.

Parasitaires..... { Croûtes faviques. / Gaînes blanches de la teigne tonsurante.
Excrémentitielles. { sébacée. / épidermique.
Inflammatoire.... { séro-albumineuse. / crustacée. / pseudo-membraneuse.
Gangréneuse.

Quatrième Ordre. — ULCÈRES.

Excoriations.
Fissures.
Ulcérations.
Ulcères proprement dits.

A ce tableau il faut ajouter, comme lésions consécutives, les *cicatrices*, que nous divisons en *maculatures* et en *cicatrices permanentes* (1).

Mais n'aurais-je pas encouru le reproche qui a été adressé à Plenck d'avoir trop multiplié les formes élémentaires des affections de la peau en confondant des états consécutifs, comme la croûte et l'ulcère, avec des lésions cutanées primitives? Assurément non, puisque, pour moi, l'affection de la peau est un symptôme que l'on étudie à un moment donné, mais dont on ne peut suivre les évolutions sans entrer dans la description des affections *spéciales*.

Ainsi, l'eczéma, pour les willanistes, est une affection caractérisée par des groupes de vésicules qui ne tardent pas à se rompre et à se convertir en squames ou en croûtes ; pour moi, la période vésiculeuse de l'affection doit seule porter le nom d'eczéma.

J'ai quelque peu modifié cette classification des lésions

(1) Voy. *Leçons sur les syphilides*, SÉMÉIOTIQUE DE LA PEAU.

tégumentaires et des affections génériques de la peau. Ces changements ne portent que sur l'ordre des boutons. Ainsi, dans un court extrait de sémiotique cutanée qui a été annexé à l'histoire des syphilides, je n'ai rangé au nombre des boutons hypertrophiques que les papules et les tubercules, et n'ai point parlé des boutons parasitaires. Mais évidemment l'acné, la végétation, le pian, ne sont pas des tubercules: il y avait là un rapprochement forcé que j'ai dû faire disparaître en créant les divisions des hypertrophies acnéiques et des affections propres; et, quant aux boutons parasitaires, l'éminence acarienne et le godet favique, formés tous deux par des parasites enfermés sous l'épiderme, méritaient bien de constituer un groupe à part de boutons spéciaux.

CLASSIFICATION DES AFFECTIONS SPÉCIALES DE LA PEAU.

J'ai donné une classification des affections spéciales de la peau, calquée pour ainsi dire sur une classification nosographique. (*Voir le tableau ci-contre.*)

Comme on le voit, d'après ce tableau, j'admets deux classes d'affections de la peau : l'une qui répond aux difformités, l'autre aux maladies proprement dites.

Les affections de la peau traduisent la maladie sur le tégument externe, elles ne sont que des symptômes. Considérées comme affections communes ou génériques, elles ressortissent à la séméiotique; considérées comme affections propres, elles font partie du domaine de la nosographie.

On me demande : Où placez-vous l'eczéma, le lichen, le pityriasis? Réponse : Je place les genres eczéma, lichen, pityriasis dans la séméiotique cutanée; je place l'eczéma et le lichen scrofuleux, parmi les scrofulides; l'eczéma et le pityriasis arthritiques dans les arthritides.

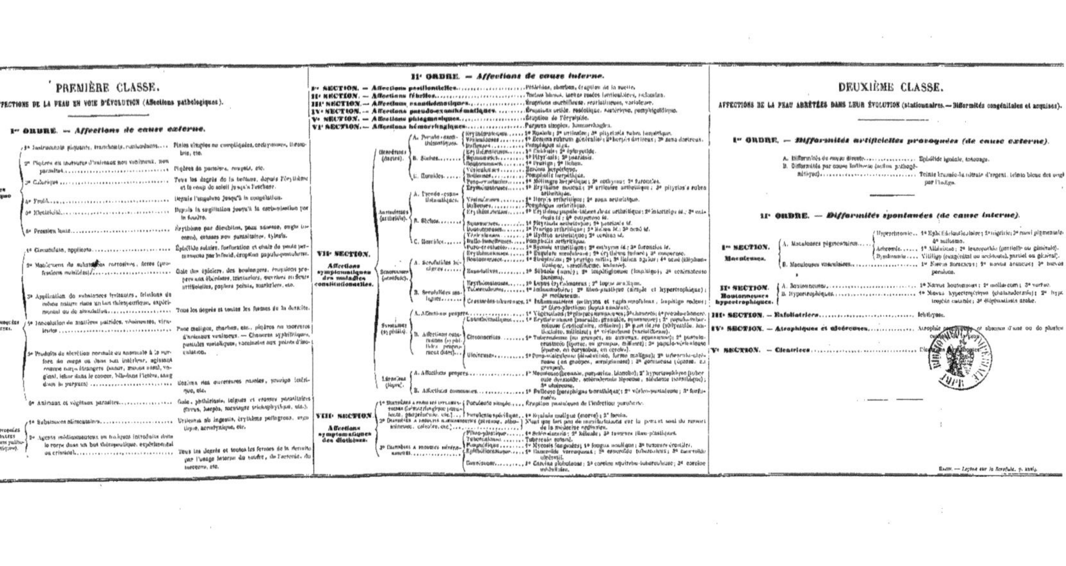

PREMIÈRE CLASSE.

AFFECTIONS DE LA PEAU EN VOIE D'ÉVOLUTION (Affections pathologiques).

Ier ORDRE. — *Affections de cause externe.*

…nées …anique

- 1° Instruments piquants, tranchants, contondants.... Plaies simples ou compliquées, ecchymoses, thrombus, etc.
- 2° Piqûres ou morsures d'animaux non venimeux, non parasites.... Piqûres de punaises, cousins, etc.
- 3° Calorique.... Tous les degrés de la brûlure, depuis l'érythème et le coup de soleil jusqu'à l'eschare.
- 4° Froid.... Depuis l'engelure jusqu'à la congélation.
- 5° Électricité.... Depuis la sugillation jusqu'à la carbonisation par la foudre.
- 6° Pression lente.... Érythème par décubitus, peau calleuse, ongle incarné, crasses non parasitaires, tylosis.

Provoquées … directes.

- 1° Circumfusa, applicata.... Éphélide solaire, lenticulaire et chair de poule permanente par le froid, éruption papulo-pustuleuse.
- 2° Maniement de substances corrosives, âcres (professions manuelles).... Gale des épiciers, des boulangers, éruptions propres aux ébénistes, teinturiers, ouvriers en fleurs artificielles, papiers peints, marbriers, etc.
- 3° Application de substances irritantes, frictions de même nature dans un but thérapeutique, expérimental ou de simulation.... Tous les degrés et toutes les formes de la dermite.
- 4° Inoculation de matières putrides, venimeuses, virulentes.... Pustule maligne, charbon, etc., piqûres ou morsures d'animaux venimeux. — Chancres syphilitiques, pustules varioliques, vaccinales aux points d'inoculation.
- 5° Produits de sécrétion normale ou anormale à la surface du corps ou dans son intérieur, agissant comme corps étrangers (sueur, mucus nasal, vaginal, ichor dans le cancer, bile dans l'ictère, sang dans le purpura).... Eczéma des ouvertures nasales, prurigo ictérique, etc.
- 6° Animaux et végétaux parasites.... Gale, phthiriasis, teignes et crasses parasitaires (favus, herpès, mentagre trichophytique, etc.).

Provoquées … indirectes (affections pathogénétiques).

- 1° Substances alimentaires.... Urticaria ab ingestis, érythème pellagreux, ergotique, acrodynique, etc.
- 2° Agents médicamenteux ou toxiques introduits dans le corps dans un but thérapeutique, expérimental ou criminel.... Tous les degrés et toutes les formes de la dermite par l'usage interne du soufre, de l'arsenic, du mercure, etc.

IIe ORDRE. — *Affections de cause interne.*

- Ire SECTION. — **Affections pestilentielles**.... Pétéchies, charbon, éruption de la suette.
- IIe SECTION. — **Affections fébriles**.... Taches bleues, taches rosées lenticulaires, sudamina.
- IIIe SECTION. — **Affections exanthématiques**.... Éruptions morbilleuse, scarlatineuse, varioleuse.
- IVe SECTION. — **Affections pseudo-exanthématiques**.... Éruptions ortiée, roséolique, miliaire, pemphigoïdique.
- Ve SECTION. — **Affections phlegmasiques**.... Éruption de l'érysipèle.
- VIe SECTION. — **Affections hémorrhagiques**.... Purpura simplex, hæmorrhagica.

VIIe SECTION. Affections symptomatiques des maladies constitutionnelles.

Herpétides (dartres).
- A. Pseudo-exanthématiques.
  - Érythémateuses.... 1° Roséole; 2° urticaire; 3° pityriasis rubra herpétique.
  - Vésiculeuses.... 1° Eczema rubrum généralisé; 2° herpès dartreux; 3° zona dartreux.
  - Bulleuses.... Pemphigus aigu.
- B. Sèches....
  - Érythémateuses.... 1° Cnidosis; 2° éphélide.
  - Squameuses.... 1° Pityriasis; 2° psoriasis.
  - Boutonneuses.... 1° Prurigo; 2° lichen.
- C. Humides....
  - Vésiculeuses.... Eczéma herpétique.
  - Bulleuses.... Pompholix herpétique.
  - Puro-crustacées.... 1° Mélitagre herpétique; 2° ecthyma; 3° furoncles.

Arthritides (arthritis).
- A. Pseudo-exanthématiques.
  - Érythémateuses.... 1° Érythème noueux; 2° urticaire arthritique; 3° pityriasis rubra arthritique.
  - Vésiculeuses.... 1° Herpès arthritique; 2° zona arthritique.
  - Bulleuses.... Pemphigus arthritique.
- B. Sèches....
  - Érythémateuses.... 1° Érythème papulo-tuberculeux arthritique; 2° intertrigo id.; 3° onixis id.; 4° couperose id.
  - Squameuses.... 1° Pityriasis arthritique; 2° psoriasis id.
  - Boutonneuses.... 1° Prurigo arthritique; 2° lichen id.; 3° acné id.
- C. Humides....
  - Vésiculeuses.... 1° Hydroa arthritique; 2° eczéma id.
  - Bullo-lamelleuses.... Pompholix arthritique.
  - Puro-crustacées.... 1° Sycosis arthritique; 2° ecthyma id.; 3° furoncles id.

Scrofulides (scrofule).
- A. Scrofulides bénignes....
  - Érythémateuses.... 1° Engelure scrofuleuse; 2° érythème induré; 3° couperose.
  - Boutonneuses.... 1° Strophulus; 2° prurigo mitis; 3° lichen agrius; 4° acné (éléphantiasique, varioliforme, indurée).
  - Exsudatives.... 1° Sébacée (acné); 2° impétigineuse (impétigo); 3° eczémateuse (eczéma).
- B. Scrofulides malignes....
  - Érythémateuses.... 1° Lupus érythémateux; 2° lupus acnéique.
  - Tuberculeuses.... 1° Inflammatoire; 2° fibro-plastique (simple et hypertrophique); 3° molluscum.
  - Crustacées-ulcéreuses.... 1° Inflammatoires (ecthyma et rupia scrofuleux, impétigo rodens); 2° fibro-plastiques (lupus exedens).

Syphilides (syphilis).
- A. Affections propres.... 1° Végétations; 2° plaques muqueuses; 3° chancroïde; 4° pseudo-chancre.
- B. Affections communes (syphilides proprement dites)....
  - Exanthématiques.... 1° Érythémateuse (maculée, granulée, squameuse); 2° papulo-tuberculeuse (lenticulaire, miliaire); 3° pustuleuse (phlyzaciée, lenticulaire, miliaire); 4° vésiculeuse (varioliforme).
  - Circonscrites.... 1° Tuberculeuse (en groupes, en anneaux, squameuse); 2° pustulo-crustacée (éparse, en groupes, miliaire); 3° papulo-vésiculeuse (éparse, en corymbes, en cercles).
  - Ulcéreuses.... 1° Puro-vésiculeuse (disséminée, forme maligne); 2° tuberculo-ulcéreuse (en groupes, serpigineuse); 3° gommeuse (éparse, en groupes).

Léprides (lèpre).
- A. Affections propres.... 1° Maculeuse (bronzée, purpurine, blanche); 2° hypertrophique (tubercule dermoïde, sclérodermie lépreuse, éléphantiasis [illegible]); 3° ulcéreuse.
- B. Affections communes.... 1° Bulleuse (pemphigus [illegible]); 2° vésico-pustuleuse; 3° furfuracée.

VIIIe SECTION. Affections symptomatiques des diathèses.

- 1° Diathèses à produits [illegible] (diathèse purulente, gangréneuse, etc.)....
  - Purulente simple.... Éruption pustuleuse de l'infection purulente.
  - Purulente spécifique.... 1° Équinia maligne (morve); 2° farcin.
- 2° Diathèses à produits [illegible] (séreuse, albumineuse, calculeuse, etc.).... N'ont que fort peu de manifestations sur la peau et sont du ressort de la médecine ordinaire.
- 3° Diathèses à produits hétéromorphes....
  - Fibro-plastique.... 1° Sclérodermie; 2° kéloïde; 3° tumeurs fibro-plastiques.
  - Tuberculeuse.... Tubercule cutané.
  - Fongoïdique.... 1° Mycosis fongoïdes; 2° fongus malin; 3° tumeurs érectiles.
  - Épithéliomateuse.... 1° Cancroïde verruqueux; 2° cancroïde tuberculeux; 3° cancroïde ulcéré.
  - Cancéreuse.... 1° Carcine globuleuse; 2° carcine squirrho-tuberculeuse; 3° carcine mélanique.

DEUXIÈME CLASSE.

AFFECTIONS DE LA PEAU ARRÊTÉES DANS LEUR ÉVOLUTION (stationnaires. — Difformités congénitales et acquises).

Ier ORDRE. — *Difformités artificielles provoquées (de cause externe).*

- A. Difformités de cause directe.... Éphélide ignéale, tatouage.
- B. Difformités par cause indirecte (action pathogénétique).... Teinte bronzée [illegible] nitrate d'argent, teinte bleue des ongles par l'indigo.

IIe ORDRE. — *Difformités spontanées (de cause interne).*

Ire SECTION. Maculeuses.
- A. Maculeuses pigmentaires....
  - Hyperchromie.... 1° Éphélide lenticulaire; 2° nigritie; 3° nævi pigmentaires; 4° mélasma.
  - Achromie.... 1° Albinisme; 2° leucopathie (partielle ou générale).
  - Dyschromie.... Vitiligo (congénital ou accidentel), partiel ou général.
- B. Maculeuses vasculaires.... 1° Nævus flammeus; 2° nævus araneus; 3° nævus pendulus.

IIe SECTION. Boutonneuses hypertrophiques.
- A. Boutonneuses.... 1° Nævus boutonneux; 2° molluscum; 3° verrue.
- B. Hypertrophiques.... 1° Nævus hypertrophique (chalazodermie); 2° hypertrophie cutanée; 3° éléphantiasis arabe.

IIIe SECTION. — Exfoliatrices.... Ichthyose.

IVe SECTION. — Atrophiques et ulcéreuses.... Atrophie [illegible] et absence d'une ou de plusieurs [illegible] de la peau.

Ve SECTION. — Cicatrices.... Cicatrices [illegible].

BAZIN. — *Leçons sur la Scrofule*, p. xxxi.

J'ai pris pour base de ma classification la nature ou la cause des affections; de là ma division en affections de cause externe et affections de cause interne. C'est, a-t-on dit, la division de Lorry, erreur très grande : le célèbre auteur du traité *De morbis cutaneis* divise, il est vrai, les maladies de la peau en deux classes : la première, renfermant celles qui tirent leur origine d'un vice intérieur, et ne souillent la peau que consécutivement; la deuxième, celles qui prennent naissance dans la peau elle-même. Les unes et les autres sont répandues sur toute la surface du corps, ou bornées à l'une de ses parties.

Mais Lorry, imbu des doctrines galéniques, fait reposer sa division sur les causes prochaines, tandis que la nôtre est établie sur les causes éloignées, ce qui est bien différent.

On peut juger de la différence des doctrines par ce passage du livre où l'auteur explique lui-même sa division. « *In illis junctus perspiratorio humori vitiosus humor exitum molitur et deturpat organum secretorium. Hîc ipsius cutis substantia vitium suscepit, susceptum alit et enutrit. Unde cutis functiones vitiatæ reliquo corpori labem inferunt* (1).

Pour le classement des groupes d'affections propres à une maladie déterminée, j'ai, autant que possible, suivi l'ordre de l'évolution naturelle ou chronologique des affections et les ai désignés par le caractère le plus saillant des affections qui les composent.

Enfin, c'est la forme willanique qui m'a servi à classer les affections de chaque groupe.

Je cite un exemple pour me faire mieux comprendre.

Dans les affections de cause interne se trouvent les syphi-

(1) Lorry, *Tractatus de morbis cutaneis*, p. 479.

lides qui sont partagées en trois groupes correspondant à trois phases successives d'évolution de la syphilis secondaire.

1° Syphilides exanthématiques ;

2° Syphilides circonscrites ;

3° Syphilides ulcéreuses.

Chacun de ces groupes est constitué par un certain nombre de formes génériques dont la désignation est empruntée à la terminologie willanique, ainsi, les syphilides exanthématiques se composent des syphilides érythémateuse, papulo-tuberculeuse, pustuleuse et vésiculeuse.

Il suit de tout ce que nous venons de dire qu'en face d'une affection quelconque de la peau, le dermatologiste a trois questions à résoudre au point de vue du diagnostic : 1° déterminer la lésion primitive ; 2° établir le diagnostic de l'affection générique ; 3° faire connaître la nature de l'affection, ou, ce qui revient au même, indiquer la maladie à laquelle elle doit être rattachée.

Telle est la classification que nous avons déjà fait connaître au public médical dans différentes brochures (voir *Leçons sur les affections parasitaires, sur les syphilides*, et celles de l'année dernière *sur les arthritides* et les *herpétides*).

Elle a donné lieu de la part des critiques, à des objections dont la plupart n'ont aucune valeur à mes yeux : je me crois, pour cette raison, dispensé d'en parler. Un seul argument plus spécieux que solide, mérite d'être réfuté, le voici : vous établissez, me dit-on, autant d'espèces dans une affection que celle-ci compte de causes, et le plus grand vice d'une pareille classification, c'est de distribuer l'histoire symptomatologique d'une même affection dans vingt chapitres différents. Voyez l'urticaire, n'en parlez-vous pas dans les pseudo-exanthèmes, dans les arthritides pseudo-exanthématiques, et les arthritides sèches, et dans les mêmes groupes d'herpétides? Cela est vrai, mais il faut réduire cet argument à sa juste valeur. L'inconvénient que vous signalez est plutôt apparent que réel, et ce qui fait que nous n'apprécions pas les choses de la même manière, c'est que vous considérez l'urticaire comme une maladie, tandis que pour moi l'urticaire n'est qu'un symptôme.

Ne traite-t-on pas du vomissement idiopathique dans les maladies nerveuses, et du vomissement symptomatique à propos de chacune des maladies dans lesquelles on le rencontre? n'en est-il pas de même de l'hémorrhagie du tégument externe, et de toutes les affections qui peuvent être à la fois et maladie et symptôme?

LEÇONS

SUR

LA SCROFULE

CONSIDÉRATIONS GÉNÉRALES.

Je viens, cette année, continuer la tâche que je me suis imposée l'année dernière : j'espère vous démontrer que les doctrines organiciennes, en confondant la lésion avec la maladie, ont détourné l'observation de sa voie naturelle, brisé le lien des affections entre elles, et réduit la thérapeutique à une thérapeutique de symptômes et de tâtonnements.

Déjà, en 1834, dans ma dissertation inaugurale, je m'étais élevé contre les empiétements de l'anatomie pathologique. Je disais à cette époque : « L'anatomie pathologique, cultivée » avec tant de soin dans ces dernières années, a sans aucun » doute enrichi les sciences médicales de découvertes utiles; » mais n'a-t-elle pas été trop loin en prétendant fixer en quel- » que sorte la nature et le siége du plus grand nombre » des maladies? Pourquoi ne s'est-elle pas bornée à signaler » sur le cadavre telle altération organique, sans vouloir que » nécessairement cette altération fût la cause ou le point de

» départ des phénomènes observés pendant la vie ? » Dans ce travail, j'établissais, en outre, par des preuves directes et des recherches expérimentales, la spécificité des lésions pulmonaires des fièvres, et je prouvais par là qu'on avait eu tort de rapporter l'ensemble des symptômes qui caractérisent les fièvres continues typhoïdes à la seule altération de l'intestin.

Ainsi, les principes médicaux que je professe aujourd'hui ne sont pas nouveaux pour moi. Vingt années d'expérience et de pratique n'ont fait que me confirmer dans mes croyances d'alors.

Permettez-moi de vous rappeler en peu de mots ce que j'ai fait l'année dernière, et de vous dire ce que je me propose de faire cette année.

J'ai commencé mon cours, l'année dernière, par une leçon de pathologie générale ; nous n'aurions pu, un seul instant, nous comprendre si je ne vous eusse initiés tout d'abord à la connaissance des termes de la langue médicale. En science comme en toute autre chose, les disputes ne viennent, en général, que parce que l'on ne s'entend pas sur les mots.

J'ai ensuite abordé l'étude de la pathologie cutanée. Sur ce terrain, il m'a été facile de vous convaincre que l'organicisme régnait aujourd'hui en maître absolu.

Les dermatologistes contemporains ont tous plus ou moins fidèlement calqué leur classification dermatographique sur les classifications d'Alibert et de Willan.

Comme la classification de Willan est celle qui est le plus en honneur à l'hôpital Saint-Louis, je me suis particulièrement attaché à vous montrer les vices de cette classification. Elle est incomplète et insuffisante dans l'état actuel de la science, puisqu'elle ne comprend pas l'hypertrophie crypteuse, le godet favique, le furoncle, et d'autres lésions cutanées élémentaires primitives. C'est d'ailleurs une classification de lésions, et non une classification de maladies.

Au plan d'étude généralement adopté par les dermatographes modernes, j'ai substitué un nouveau plan en harmonie avec le sens précis que j'ai attaché aux mots *maladie*, *symptôme* et *lésion*.

Il n'y a pas de nosographie cutanée, puisqu'il n'y a pas de *maladie* de la peau; mais il y a une symptomatologie cutanée, une anatomie pathologique de la peau, parce qu'il y a des symptômes et des lésions de la peau; il y a une sémiotique cutanée, parce que ces symptômes et ces lésions peuvent être convertis en signes.

Dans la sémiotique cutanée, j'ai examiné et parcouru successivement avec vous, les *taches*, les *boutons*, les *exfoliations*, les *ulcères*, qui sont les quatre grandes formes sous lesquelles se produisent toutes les éruptions tégumentaires, et se traduisent à la peau toutes les maladies tant aiguës que chroniques.

J'ai étudié toutes les lésions de la peau sous le double point de vue de la description symptomatique et de la valeur sémiotique, c'est-à-dire comme signes dans le diagnostic, le pronostic et le traitement des maladies. Cette étude vous a sans doute paru un peu aride et dépourvue de l'intérêt qui s'attache à tous les faits expérimentaux ou cliniques que l'on peut, en quelque sorte, ou produire à volonté, ou mettre immédiatement sous les yeux de l'élève. C'est un inconvénient attaché à l'étude de toutes les sémiotiques, aussi bien à celle de la peau qu'à celle de tout autre appareil organique.

Mais vous n'avez aucun reproche à m'adresser; je vous ai avertis d'avance que l'étude de toute sémiotique supposait la connaissance antérieure de la nosographie, et que ceux-là seuls qui déjà avaient été à même d'acquérir des notions plus ou moins étendues sur toutes les maladies, pourraient comprendre l'importance et l'utilité de mes enseignements.

J'ai enfin abordé l'étude des maladies qui sont plus spécialement observées à l'hôpital Saint-Louis. Je vous ai dit que toutes ces maladies pouvaient se réduire à deux classes, les maladies parasitaires et les maladies constitutionnelles ; que toutes les éruptions cutanées observées dans cet hôpital, si variables soient-elles de forme et d'étendue, n'étaient en définitive, dans la plupart des cas, que des symptômes du parasitisme animal ou végétal, ou les symptômes des maladies constitutionnelles.

De plus, j'ai fait l'histoire du parasitisme végétal. Enfin, j'ai donné une description succincte de la maladie constitutionnelle qui s'offre le plus souvent à notre observation, c'est-à-dire de la scrofule.

Ces leçons ont été publiées, du moins en partie, dans la *Gazette des hôpitaux*, et par un tirage à part, colligées sous forme de brochure. Je ne saurais trop vous engager à les lire, elles vous faciliteront l'intelligence du cours de cette année.

Voilà ce que j'ai fait l'année dernière. Voici ce que je me propose de faire cette année :

Revenir avec plus de détails sur la scrofule ; attirer d'une manière toute particulière votre attention sur le diagnostic différentiel des maladies constitutionnelles ; — vous faire connaître les analogies et les différences des affections organiques correspondantes dans les périodes successives de ces diverses maladies ; — vous dire, enfin, à quels caractères spécifiques d'une affection quelconque d'un système organique vous reconnaîtrez l'origine ou la source de ces affections.

Telle est la tâche que je me suis imposée. Je ne me dissimule en aucune manière les difficultés d'un pareil travail; mais ce qui me soutient dans cette tâche, c'est que j'ai la ferme conviction qu'en marchant dans cette voie, nous marchons dans la voie du progrès. La maladie n'est pas dans l'organe, elle est dans l'organisme. Ce n'est pas seulement dans la peau, dans les glandes, qu'il faut aller chercher la scrofule, c'est dans tous les systèmes organiques, et c'est partout qu'il faut étudier la spécificité des lésions.

Toutefois ce serait une bien grande erreur de croire qu'il soit toujours facile, à la première vue, de reconnaître, par la spécificité de ses caractères, la nature ou la source d'une affection quelconque de la peau, des muqueuses, du système osseux. Dans un très grand nombre de cas, au début des maladies constitutionnelles, il n'en est pas ainsi ; c'est en interrogeant le malade sur ses antécédents, sur les antécédents de sa famille, sur la marche et l'âge de l'affection, sur les modifications qu'elle a présentées dans son cours, qu'on parvient seulement à découvrir la nature du mal.

Mais ne voyez-vous pas que ce qui se passe ici pour les maladies chroniques, se passe tous les jours pour les maladies aiguës? On vous appelle auprès d'un malade qui est atteint de fièvre, que faites-vous? Vous étudiez les caractères de cette fièvre; vous demandez depuis quand elle existe, comment elle a commencé, de quels prodromes elle a été précédée, etc.; et bien souvent, après vous être enquis de toutes ces choses, vous restez dans le doute sur la nature de la fièvre dont votre malade est atteint. Vous ne sauriez dire, sans crainte de vous compromettre, s'il a une fièvre éphémère, une synoque, une fièvre typhoïde commençante, une fièvre d'accès, etc.; et, dans le doute, vous faites de l'expectation. C'est bien aussi ce que vous avez de mieux à faire en présence d'une éruption cutanée, dont les caractères obscurs ne vous permettent pas d'indiquer immédiatement l'origine.

Les hommes qui aujourd'hui sont à la tête de l'enseignement officiel n'admettent une origine commune aux affections que dans une seule maladie constitutionnelle, la syphilis, parce que cette dernière, suivant eux, est produite par un virus qui circule dans tous les organes, et porte partout avec lui la spécificité; mais ce virus est une hypothèse, et la prédisposition n'est-elle pas aussi une autre sorte de virus, au moins aussi clairement démontré que le virus syphilitique, et ne peut-elle pas partout engendrer la spécificité dans les différentes affections qu'elle produit?

Si les anciens avaient tort d'admettre des virus pour toutes les maladies constitutionnelles, cette hypothèse avait du moins un avantage; elle leur servait à conserver l'unité de la maladie, et à relier entre elles les affections qui découlaient d'une source commune. Les modernes ont, avec raison, abandonné comme fausse l'hypothèse des virus, mais ils n'ont su que mettre à la place, et se sont ainsi trouvés dans la nécessité de démembrer les maladies constitutionnelles, et de faire de toutes leurs affections autant de maladies idiopathiques.

La médecine moderne a purifié et enrichi la science, nous nous plaisons à le reconnaître, en la débarrassant des théories humorales : ces théories fausses conduisaient à une thérapeutique fausse et dangereuse. Mais nous ne pouvons lui adresser le même éloge pour avoir transformé les affections des maladies constitutionnelles en autant de maladies idiopathiques. En s'écartant ainsi de la tradition, elle a perdu la voie de l'observation médicale, elle s'est égarée : le médecin s'est fait physiologiste. Il a accordé une grande prééminence aux sciences accessoires. Et, je puis le dire sans crainte d'être démenti par les hommes qui ont sérieusement réfléchi aux conséquences pratiques des systèmes en médecine, les sciences accessoires, par la fausse application qu'on en a faite à la science médicale, ont été plus nuisibles qu'utiles.

D'ailleurs, à l'œuvre on connaît l'ouvrier Qu'ont produit les doctrines organopathiques depuis cinquante ans qu'elles sont enseignées dans nos facultés? Rien, si ce n'est l'anarchie la plus complète dans le corps médical, une incrédulité absolue et les voies admirablement préparées pour le mysticisme, qui menace de nous envahir de toutes parts.

Mais laissons ces tristes réflexions pour en venir à l'objet principal de notre leçon, l'étude corrélative des maladies constitutionnelles.

Avant tout, il est nécessaire de vous préciser le sens des mots, de vous dire ce que j'entends par maladie constitutionnelle, et quelle différence j'établis entre une maladie chronique, une maladie constitutionnelle et une diathèse.

Par maladie *chronique* on entend généralement une maladie d'une longue durée, à marche lente, le plus souvent apyrétique ; mais il est évident que le type et la marche des maladies ne sauraient en modifier la nature. La scrofule a le plus souvent une marche lente ; mais, dans quelques cas, sa marche est aussi rapide que celle des maladies les plus aiguës. Il en est de même de la phthisie essentielle, qui le plus souvent lente dans sa marche, est quelquefois galopante, et se termine dans l'espace d'un mois ou de six semaines.

Une maladie *constitutionnelle* est une maladie aiguë ou

chronique, pyrétique ou apyrétique, continue ou intermittente, ordinairement à longues périodes, contagieuse ou non contagieuse, caractérisée par un ensemble de produits morbides et d'affections très variées, sévissant indistinctement sur tous les systèmes organiques.

Ainsi, on trouve dans les maladies constitutionnelles tous les produits ordinaires de l'inflammation, lymphe plastique, globules granuleux, globules pyoïdes, globules de pus, etc. ; les produits morbides homœomorphes, la graisse, les tissus fibreux et osseux, le cartilage; les produits hétéromorphes, tissu fibro-plastique, tubercule, encéphaloïde, etc. Les affections constitutionnelles peuvent siéger indistinctement sur la peau, le tissu sous-cutané, les systèmes fibreux et osseux, les viscères.

Une *diathèse* est une maladie aiguë ou chronique, pyrétique ou apyrétique, continue ou intermittente, le plus souvent continue, contagieuse ou non contagieuse, caractérisée par la formation d'un seul produit morbide qui peut avoir son siége indistinctement dans tous les systèmes organiques. Exemple : les diathèses purulente, chondromateuse, tuberculeuse, etc.

Comment classerons-nous les maladies constitutionnelles et les diathèses ?

J'admets trois groupes de maladies constitutionnelles :

1er *groupe :* la scrofule, la syphilis, l'arthritis;

2e *groupe :* la lèpre, la dartre (1);

3e *groupe :* le scorbut, le rachitisme.

Dans le *premier groupe*, les lésions sont très multipliées, les

(1) Dans la première édition, ce groupe renfermait aussi la pellagre ; mais les recherches du docteur Costallat ont démontré que cette maladie n'était autre chose qu'un empoisonnement produit par l'ergot du maïs.

produits morbides sont très variés. On y trouve, comme affections, des inflammations, des hémorrhagies, des hydropisies, des catarrhes, des névroses, etc. La scrofule occupe le premier rang; viennent après la syphilis, puis l'arthritis. La névrose, affection purement dynamique, est rare dans la scrofule, moins rare dans la syphilis, et très ordinaire dans l'arthritis.

Dans le *deuxième groupe*, les affections sont moins nombreuses, moins variées; les produits morbides sont aussi moins nombreux.

Dans le *troisième groupe*, le nombre des lésions est encore plus restreint. Tout se réduit presque au *phénomène hémorrhagique* dans le scorbut, à l'*ostéomalacie* dans le rachitisme. Ce groupe sert évidemment de passage des maladies constitutionnelles aux maladies diathésiques.

Je partage également les diathèses en plusieurs groupes :

Premier groupe, constitué par des produits analogues aux produits normaux. — *Diathèses* hémorrhagique, séreuse, saccharique, calculeuse, etc.

Deuxième groupe. Produits analogues aux produits ordinaires de l'inflammation. — *Diathèses* purulente, pseudomembraneuse, gangréneuse.

Troisième groupe. Produits analogues aux tissus homœomorphes. — *Diathèses* graisseuse, fibreuse, chondromateuse, etc.

Quatrième groupe. Produits analogues aux tissus hétéromorphes. — *Diathèses* tuberculeuse, cancéreuse.

Parmi ces diathèses, il en est beaucoup qui se rapprochent, ou par leur lésion, ou par leurs symptômes, des maladies constitutionnelles que nous devons particulièrement étudier. Il est important de ne pas confondre entre elles des maladies qui, dans un cadre nosologique, appartiennent à deux ordres essentiellement différents. Ainsi l'hémorrhagie est la lésion qui caractérise essentiellement le scorbut et le rapproche de certaines formes de la scrofule, où l'on rencontre aussi la même affection. Rien de plus ordinaire, chez certains scrofuleux, que l'épistaxis, l'hémoptysie. Vous ne confondrez pas cependant la scrofule avec le scorbut. Le raccourcissement des membres, les déviations de la colonne vertébrale, sont des symptômes communs au rachitisme et à la scrofule. Ce n'est pas une raison pour confondre ces deux maladies dans une seule unité pathologique.

Le tubercule est un produit morbide commun à la phthisie essentielle et à la scrofule. Au point de vue pratique, comme au point de vue théorique, on ne peut faire de ces deux maladies une seule unité pathologique.

Peut-être trouverez-vous qu'il est irrationnel de rapporter à la scrofule certaines maladies, telles que celles qui ont été décrites sous le nom de diathèses tuberculeuses générales, et qui, pour moi, sont tout simplement des formes de la scrofule larvée ; de les rapporter, dis-je, à la scrofule, tandis que nous en écartons la phthisie essentielle. Y pensez-vous ! me dira-t-on ! Comment, voici un sujet sur lequel vous trouvez partout du tubercule, sur les plèvres, sur le péritoine, dans les centres nerveux, et vous ne voulez pas qu'il ait été affecté de diathèse tuberculeuse. A cela je réponds : Dans la diathèse tuberculeuse le siége est invariable ; le poumon est toujours l'organe particulièrement affecté ; après lui vient l'intestin, puis le larynx. Dans votre prétendue diathèse tuberculeuse générale, il n'y a pas de tubercules dans l'intestin ; il n'y en a pas, ou il y en a à peine dans le poumon. Dans le cas de diathèse tuberculeuse générale, les antécédents du sujet sont scrofuleux, et le sujet lui-même présente tous les caractères de la constitution écrouelleuse.

Les symptômes de chloro-anémie peuvent se rencontrer chez les scrofuleux ; néanmoins, pour cette raison, vous n'irez pas confondre la scrofule avec la chlorose.

On voit chez quelques scrofuleux se former avec une très grande rapidité, sur diverses régions du corps, des abcès qui arrivent très promptement à complète maturité : est-ce que, pour cela, vous seriez tentés de croire ces malades sous le coup de l'infection purulente? Assurément non. Dans la plupart des cas, votre scrofuleux guérira, tandis que le sujet atteint de diathèse purulente meurt presque inévitablement.

J'ai pensé qu'il était inutile de nous occuper des maladies exotiques, telles que la lèpre, le bouton d'Alep, etc. La pellagre est rare dans nos contrées ; le scorbut n'est pas d'une observation journalière; ses affections, quoique nombreuses et variées, se caractérisent toutes par un phénomène commun, la diathèse hémorrhagique, et s'éloignent, à cause de cela, de la symptomatologie si protéiforme des autres maladies constitutionnelles. Je ne vous en parlerai que très accessoirement.

Sous le nom d'*arthritis*, je comprends le rhumatisme et la goutte ; non pas que je croie avec M. Chomel à l'identité de ces deux maladies. Le rhumatisme et la goutte sont deux entités distinctes (1) : on a eu très grand tort de les confondre ; mais dans le cadre nosologique, ces deux entités doivent être placées l'une à côté de l'autre sans intermédiaire, et n'ayant à vous parler que du diagnostic différentiel, vous me

(1) Aujourd'hui, je les considère comme deux formes de la même maladie.

permettrez de les confondre sous la dénomination commune d'arthritis.

Si parfois, dans le cours de ces leçons, il m'arrive de me servir de ces expressions vieillies et fausses à tous les points de vue : *vices* ou *virus* arthritique, scrofuleux, dartreux ou herpétique, je vous préviens d'avance que je n'attache aucune importance à ces mots, et que si je m'en sers, c'est uniquement pour vous faire mieux comprendre l'unité pathologique.

Il me reste donc quatre maladies constitutionnelles à étudier, dans les rapports que peuvent présenter entre elles les différentes affections dont elles se composent : la *scrofule*, la *syphilis*, la *dartre* et l'*arthritis*.

C'est à dessein que je dis la *scrofule* et la *dartre* et non pas : les *scrofules* et les *dartres*. En me servant du singulier, j'exprime l'unité essentielle, indivisible de la maladie. Le pluriel s'applique aux affections.

On dit au contraire la *fièvre*, au singulier, pour désigner le symptôme, et les *fièvres*, au pluriel, pour désigner un groupe de maladies qui se compose d'espèces morbides fort différentes.

PREMIÈRE PARTIE.

ÉTUDE GÉNÉRALE ET COMPARATIVE DES MALADIES CONSTITUTIONNELLES.

Avant de prendre les affections de la scrofule en particulier pour les étudier en elles-mêmes et dans ce qu'elles peuvent avoir de commun avec les affections correspondantes des autres maladies constitutionnelles, je pense qu'il est bon de vous tracer succinctement une histoire générale et comparative de ces quatre maladies : la scrofule, la syphilis, la dartre et l'arthritis.

De ces maladies, une seule, la syphilis, n'a pas été démembrée par les auteurs modernes. Son unité est restée intacte. La spécificité de ses affections est tellement accusée, tellement évidente pour tous, qu'en dépit des doctrines organiciennes, le lien des affections n'a pas été brisé.

Je me trompe, à diverses époques on a essayé de faire l'histoire séparée de ces affections. Les syphilides ont été décrites à part : on a été plus loin, en divisant les syphilides elles-mêmes pour les faire entrer dans les divers ordres établis par Willan. La syphilide exanthémateuse s'est trouvée à côté de la rougeole et de la scarlatine ; la syphilide vésiculeuse a été placée à côté de la gale et de la varicelle ; la syphilide pustuleuse, à côté de la variole, etc. La nécrose et la carie syphilitiques, regardées comme affections chirurgicales, n'ont plus été décrites qu'au chapitre qui traite de l'ostéite, dans les traités de chirurgie.

Supposez un instant que l'hypothèse du virus ait été abandonnée pour la syphilis, comme elle l'a été pour la scrofule et la dartre, et plus il n'eût été question de l'unité syphilitique; la syphilis, aussi, se trouvait complétement démembrée. Cette supposition, au reste, n'a été qu'une trop parfaite réalité pendant le règne de la doctrine physiologique.

Pour ce qui est de la scrofule, de la dartre et de l'arthritis, les rapports des affections sont méconnus ou complétement ignorés. On décrit les affections comme autant de maladies distinctes. Les auteurs ne se préoccupent, ni des lésions nécessaires qui les précèdent, ni de celles qui les suivent fatalement. Ce sont des ophthalmies, des otites, des pseudo-teignes, des tumeurs blanches, des caries, des lésions viscérales organiques, qui toutes ont leurs causes spéciales, forment des maladies indépendantes, dont la nature varie selon l'organisation différente des tissus qui en sont le siége, et dont le traitement doit être subordonné à l'état des forces vitales de la partie affectée. Ne voyez-vous pas quelle différence profonde il y a entre nos doctrines et celle des organiciens, et quelles conséquences pratiques en découlent immédiatement?

CHAPITRE PREMIER.

PARTIE NOSOGRAPHIQUE.

Prodromes. — Dans la symptomatologie comparative des maladies constitutionnelles, ce qui frappe tout d'abord notre attention, c'est l'existence de *prodromes* pour l'une de ces maladies. La scrofule a des prodromes, la syphilis et la dartre n'en ont pas. Quand je dis que la syphilis n'a pas de prodromes, remarquez-le bien, je veux parler seulement de la syphilis acquise; car la syphilis héréditaire est précédée ou accompagnée d'une altération notable de la constitution.

L'ensemble des caractères prodromiques, chez les scrofuleux, représente ce qu'on est convenu d'appeler la constitution scrofuleuse ou écrouelleuse. L'année dernière, j'ai fait connaître les traits principaux de cette constitution que n'offrent pas sans doute tous les sujets atteints de scrofule, mais qu'on observe sur un très grand nombre d'entre eux et avec ces modifications remarquables de l'organisme sur lesquelles j'ai appelé toute votre attention dans les leçons de 1855. (Voyez plus loin : *De la scrofule considérée comme unité pathologique.*)

Il me suffira de vous rappeler en peu de mots les caractères distinctifs les plus saillants de la constitution scrofuleuse.

Exagération d'une part, et de l'autre diminution des forces organiques : telle est la loi générale à l'aide de laquelle on explique presque toutes les modifications des appareils fonctionnels et organiques chez les scrofuleux. Dans tout, c'est un contraste frappant.

Ainsi, dans l'habitude extérieure, à côté d'une stature gigantesque, vous trouvez le scrofuleux qui a vingt ans et en paraît à peine quinze ; à côté de l'embonpoint extrême (polysarcie scrofuleuse), vous avez la maigreur portée au delà de toutes limites.

Dans les facultés intellectuelles, à côté du développement prématuré des qualités brillantes de l'esprit, vous rencontrez l'idiotisme; dans le caractère, l'irascibilité et la mansuétude; dans les appétits brutaux, la boulimie et l'inappétence; le désir immodéré des rapprochements sexuels ou la frigidité la plus absolue.

Le scrofuleux présente, en général, une conformation spéciale du corps, qui a dû surtout attirer votre attention : c'est l'aplatissement antéro-postérieur du thorax, avec projection du sternum en avant; c'est la disposition particulière des ongles.

Dans la scrofule, les ongles sont très souvent courts ou recourbés en *baguettes de tambour*. L'incurvation des ongles n'est pas exclusivement propre à la scrofule, on l'observe aussi dans la phthisie essentielle ; mais dans la scrofule elle est primitive, tandis que dans la phthisie elle est consécutive, et paraît tenir aux progrès extrêmes de l'émaciation du phthisique. J'ai dit que ce qui caractérise la constitution scrofuleuse, c'est l'arrêt d'une part, et de l'autre l'exagération du développement organique : appliquez cette règle aux productions unguéales, et vous aurez tantôt le raccourcissement de ces lames cornées par arrêt de nutrition des papilles unguéales, et d'autres fois l'allongement et l'incurvation des ongles par l'hypertrophie sécrétante de la matrice et des papilles sous-unguéales.

Je reviendrai plus tard sur les signes que fournit l'examen des ongles dans les maladies, je dirai seulement dès à présent que, dans la vieille dartre, ils sont flétris, secs, cassants, pulvérulents; que dans le favus ancien, on les trouve assez souvent jaunes, soulevés, amincis, troués par le champignon qui végète au-dessous d'eux, et que très probablement il en est de même dans les autres genres de teignes. J'ajouterai que déjà une fois M. Deffis a constaté la présence du trichophyton sous l'ongle, et qu'en ce moment même vous pouvez voir dans nos salles un malade sur lequel ce champignon a été transmis par contagion, des doigts à la figure, contrairement à ce qui se passe dans les cas ordinaires, où le *trichophyton* passe de la face sur les autres parties du corps.

Je ne puis en finir avec la constitution scrofuleuse sans vous parler d'une hypertrophie organique, que l'année dernière, à l'exemple de Kortum, et de beaucoup d'autres scrofulographes, je n'avais pas cru devoir compter au nombre des accidents de la scrofule, je veux parler du goître. Longtemps j'ai été tenté de regarder le goître (1) comme une simple difformité sans signification pathologique; mais mon attention ayant été appelée depuis sur la coexistence du goître et de la scrofule, je dois dire que presque constamment j'ai rencontré sur les sujets atteints de goître, beaucoup d'autres signes de la constitution écrouelleuse.

L'hypertrophie du corps thyroïde paraît appartenir à la scrofule, au même titre que l'hypertrophie du thymus paraît appartenir à la syphilis.

Symptômes.—Je divise en deux articles le tableau symptomatologique des maladies constitutionnelles : le premier consacré à la simple énumération des affections propres et le second à l'étude des phénomènes communs, des symptômes *généraux*.

ARTICLE PREMIER. — DES AFFECTIONS PROPRES.

Les affections des maladies constitutionnelles sont très multipliées; elles sont loin de se succéder toujours dans le même ordre. Aussi, est-il difficile de les soumettre à une division par périodes. Toutefois, en me rappelant combien la di-

(1) Si le goître et le crétinisme tiennent à l'absence de l'iode atmosphérique dans l'air des contrées où ces affections sont endémiques, nous n'y verrons qu'une preuve de plus en faveur de notre opinion, puisque la scrofule règne dans les mêmes contrées, et que l'iode est un des agents thérapeutiques les plus actifs que l'on puisse mettre en usage contre cette dernière maladie.

vision des accidents syphilitiques en trois ou quatre périodes a simplifié l'étude de la syphilis, et, prenant en considération cette circonstance importante, que, bien qu'anatomique, cette division de la syphilis se rapproche singulièrement de l'évolution naturelle des symptômes, je n'ai pas hésité à appliquer la même division aux autres maladies constitutionnelles. Puisse-t-elle aussi vous en faciliter l'étude.

§ 1. — Scrofule.

Première période.—La première période de la scrofule est caractérisée par des affections *superficielles* du système tégumentaire : des *éruptions cutanées* et des *affections muqueuses catarrhales.* On doit y ajouter l'engorgement sympathique des ganglions qui se trouvent compris dans la sphère d'action des parties affectées. Cet engorgement ganglionnaire est, dans la plupart des cas, purement sympathique ; assez souvent il est inflammatoire et se termine par suppuration. Il peut même s'accompagner de foyers purulents dans le tissu cellulaire ambiant.

L'engorgement ganglionnaire, né sous l'influence de l'irritation sympathique de la scrofule primitive, disparaît le plus souvent après la guérison de cette dernière ; mais dans le plus grand nombre des cas, cette disparition n'est pas complète, et pendant longtemps la main, promenée sur les régions où se trouvent ces ganglions, y sent de petites tumeurs arrondies, souvent du volume et de la forme d'un haricot, et formant quelquefois des chapelets fort distincts.

Ces petites tumeurs ganglionnaires ne sont point douloureuses ; elles persistent ainsi, sans causer de trouble, jusqu'à ce qu'une nouvelle poussée de la maladie vienne à les enflammer de nouveau, ou bien à les infiltrer d'éléments plastiques ou de tubercules.

Je rattache encore à la scrofule primitive à titre d'accidents, mais non d'affections propres, les excroissances ou végétations qui, sur la peau, portent le nom de *verrues*, et sur les muqueuses celui de *polypes muqueux*.

Les éruptions cutanées superficielles que j'ai depuis longtemps désignées sous le nom de *scrofulides*, sont des inflammations communes à tous les éléments de la peau ou propres seulement à quelques-uns d'entre eux. Les premières sont généralement humides : ce sont toutes les *gourmes scrofuleuses*, la *scrofulide sécrétante*, qui comprend l'*eczéma*, l'*achore*, l'*eczéma impétigineux* et l'*impétigo*, d'origine scrofuleuse; ou bien elles sont sèches, érythémateuses ou boutonneuses : ce sont l'*érythème*, le *prurigo* et le *lichen*, de nature scrofuleuse.

Aux scrofulides propres se rapportent toutes les formes hypertrophiques et sécrétantes de l'acné : *punctata*, *sebacea*, *indurata*, *varioliforme*, *etc*.

Les scrofulides primitives des muqueuses sont aussi des éruptions comme les éruptions cutanées, ou bien des inflammations catarrhales de nature scrofuleuse.

Les éruptions des muqueuses s'observent sur la conjonctive, sur la muqueuse vulvaire, etc., avec tous les caractères qu'elles présentent à la peau : il y a une conjonctivite impétigineuse, une vulvite eczémateuse, etc.

On compte particulièrement au nombre des inflammations catarrhales de nature scrofuleuse les suivantes :

Le *coryza* habituel avec impétigo des ouvertures nasales et tuméfaction consécutive de la lèvre supérieure ;

L'*otorrhée* séro-purulente, sans carie du rocher; elle

amène souvent la surdité par l'épaississement ou la perforation de la membrane du tympan, l'oblitération partielle du conduit auriculaire externe ;

La *blépharophthalmie glandulaire*, avec orgeolet ;

La *dacryocystite* qui peut être suivie de *tumeur* et de *fistule* lacrymales, et plus tard de carie de l'os unguis et du canal nasal ;

L'*ophthalmie scrofuleuse* avec toutes ses conséquences : taies sur la cornée, ulcérations, perforation de la cornée, synéchie antérieure, etc. ;

La *stomatite* et l'*amygdalite*, avec hypertrophie des tonsilles et propagation de l'inflammation granuleuse à la trompe d'Eustache ;

Les *bronchites* réitérées, avec toux grasse et dyspnée chez les enfants scrofuleux ;

Certaines *diarrhées* tenaces avec sécrétions glaireuses et muco-purulentes ;

Certaines *balanites* muco-purulentes et granuleuses que l'on observe chez les petits garçons ; certaines *vulvites* offrant les mêmes caractères chez les petites filles.

Deuxième période. — Dans la seconde période de la scrofule vous n'avez encore, comme affections spéciales, indépendantes, spontanées, survenues sous la seule influence de la prédisposition, que des lésions tégumentaires ; mais ces lésions sont plus profondes que dans la première période ; elles laissent constamment après elles des cicatrices indélébiles, caractère qui les différencie des scrofulides primitives qui disparaissent sans laisser de traces, si l'on excepte toutefois les cicatrices superficielles de l'acné.

Nous rangeons parmi les scrofulides cutanées secondaires :

1° Le *lupus*, érythémateux ou tuberculeux des auteurs ;

2° La *scrofule cutanée*, proprement dite (Rayer et Baumès, de Lyon), qui commence dans la plupart des cas par des papulo-pustules discrètes ou confluentes, et souvent par une pustule d'ecthyma ou par une bulle de rupia;

3° L'*impétigo rodens* de Bateman;

4° Le *molluscum tuberculeux*, affection rare, dont j'ai observé un très bel exemple il y a quelques années. La tumeur de la peau est formée par un tubercule absolument identique avec le tubercule pulmonaire;

5° Les affections appelées par quelques auteurs : *acné atrophique*, *herpès crétacé*.

Les scrofulides muqueuses secondaires sont des leucorrhées avec érosions granuleuses et profondes du col utérin; certaines blennorrhées avec engorgement de la prostate, ou compliquées de rétrécissements organiques du canal de l'urèthre.

Troisième période. — A la troisième période de la scrofule je rattache toutes les affections articulaires et osseuses.

1° Les *arthropathies scrofuleuses*, qui comprennent toutes les tumeurs blanches. La tumeur blanche, dite rhumatismale, est généralement une affection scrofuleuse, éveillée par le rhumatisme, de même que la tumeur blanche traumatique est encore une affection scrofuleuse, éveillée par une cause physique, mécanique, un coup ou une chute;

2° La *carie scrofuleuse*, accompagnée ou non de nécroses partielles, de séquestres; compliquée ou non de tubercules, d'hyperostoses, de spina-ventosa, etc.;

3° Les *abcès froids* profonds, développés à la surface des os;

4° Les *abcès par congestion*;

5° Les *rétractions*, *atrophies* et *transformations* musculaires;

6° L'*infiltration* et la *transformation graisseuse* des systèmes musculaire et osseux.

Quatrième période. — Dans la quatrième période de la scrofule je range les affections parenchymateuses et viscérales.

On voit souvent pendant le cours des premières périodes de la maladie scrofuleuse, apparaître, comme accidents de transition à la surface des glandes salivaires et des mamelles, ou des foyers purulents ou des masses ganglionnaires ; mais l'induration du parenchyme de ces glandes, la production de tissu fibro-plastique ou de tubercules dans leur intérieur, n'ont lieu qu'à une époque plus avancée de cette maladie et seulement pendant le cours de la quatrième période.

Les affections scrofuleuses des viscères, la tuberculisation du poumon et des ganglions bronchiques, du cerveau et de ses membranes, les dégénérescences graisseuse, albumineuse, tuberculeuse du foie, de la rate, des reins, du pancréas, sont également des accidents de la quatrième période de la scrofule.

Rien de plus commun que de trouver à l'autopsie des sujets qui ont succombé à la cachexie scrofuleuse, les lésions qui caractérisent le foie gras et la néphrite albumineuse.

§ 2. — Syphilis.

Comme la scrofule, la syphilis a quatre périodes. Ses affections siégent sur les mêmes appareils organiques : l'analogie est frappante ; les affections se correspondent dans toutes les périodes, ainsi que vous allez le voir :

Première période. — Dans la première période de la syphilis, comme dans la première période de la scrofule, nous avons des affections tégumentaires de la peau et des muqueuses, *chancres* et *catarrhes spécifiques ;* puis des irritations sympathiques des ganglions voisins : engorgements ganglionnaires ou bubons superficiels. Enfin, comme dans la scrofule encore, et bien plus fréquemment que dans celle-ci, des végétations ou excroissances sur la peau et les muqueuses ; et ces végétations, bien que se rattachant essentiellement à la maladie syphilitique, ne sont pas plus modifiées par le traitement antivénérien que les premières ne le sont par le traitement antiscrofuleux.

Deuxième période. — La seconde période de la syphilis est, comme celle de la scrofule, constituée par des affections tégumentaires sur le système cutané d'une part, sur le système muqueux de l'autre. Il faut, de plus, y rattacher des engorgements ganglionnaires, qui n'ont plus le même caractère que dans la première période.

Les affections de la peau sont :

1° Les chancres et bubons indurés.

On trouve quelque chose d'analogue dans la scrofule quand on voit des accidents de la scrofule primitive passer à l'état d'accidents secondaires.

L'impétigo simple se transforme en impétigo ulcératif ou rongeant.

L'acné se change *in situ* en lupus tuberculeux.

La couperose érythémateuse ou pustuleuse se transforme en véritable lupus ulcératif, etc.

2° Les plaques muqueuses.

3° Les *syphilides* proprement dites, depuis les plus superficielles jusqu'aux plus profondes ; mais, si superficielles qu'elles soient, elles laissent presque toujours après elles des stigmates indélébiles,

Les dermatologistes ont cherché à faire rentrer toutes les syphilides dans les ordres établis par Willan, mais les affections syphilitiques ne sont pas des affections dartreuses, et c'est à la classification des affections dartreuses que s'applique particulièrement la division de Willan.

Dans les syphilides, les éléments anatomiques primitifs ne sont pas simples; on ne sait souvent si on a affaire à une vésicule ou à une pustule, à une papule ou à un tubercule. Les transformations des affections les unes dans les autres, sont assez communes. Une syphilide exanthémateuse devient, au bout de quelques jours, un érythème papuleux syphilitique, et quelques jours plus tard une véritable syphilide lenticulaire.

Je partage les syphilides en deux groupes : *syphilides résolutives, syphilides ulcéreuses.* Cette division me paraît essentiellement pratique. Dans les syphilides résolutives, le mercure suffit; dans les syphilides ulcéreuses, on se voit souvent obligé d'associer l'iodure de potassium aux préparations mercurielles.

Le premier groupe, celui des syphilides résolutives, se subdivise en deux catégories : les syphilides exanthématiques, qui sont les syphilides *érythémateuse*, *papulo-tuberculeuse*, *pustuleuse* et *vésiculeuse*, et les syphilides circonscrites, qui sont : les syphilides *tuberculeuse*, *pustulo-crustacée* et *papulo-vésiculeuse*.

Le second groupe, celui des syphilides ulcéreuses, se compose de l'*ecthyma* et du *rupia syphilitiques* ou syphilides de la superficie, de la *syphilide tuberculo-crustacée ulcéreuse* ou *serpigineuse* (syphilides de la partie moyenne de la peau), et enfin des tumeurs gommeuses qui sont fixées à la partie profonde du tégument, et qui, en venant s'ouvrir à sa superficie, donnent naissance, sur le tégument externe, à une surface ulcérée et d'un rouge violacé, que tous les jours on confond, soit avec la syphilide serpigineuse, soit avec le lupus.

La syphilis secondaire, sur les muqueuses, se traduit par des éruptions très variées, mais bien moins diversifiées cependant que celles du tégument externe.

Les lésions anatomiques, qui précèdent la formation des ulcérations secondaires sur les muqueuses, sont les suivantes :

1° L'*érythème*, circonscrit ou sans délimitation bien arrêtée, accompagné ou non d'induration;

2° La *plaque muqueuse ;*

3° Le soulèvement de la muqueuse par une *matière blanche* et comme pseudo-membraneuse;

4° Enfin la *tumeur gommeuse* sous-muqueuse.

Les ulcérations syphilitiques secondaires peuvent s'observer indistinctement sur toutes les muqueuses; on les rencontre plus particulièrement dans les fosses nasales, le conduit auditif, les paupières, les muqueuses sexuelle et anale, la muqueuse laryngée, etc.

L'ophthalmie blennorrhagique appartient à la première période de la syphilis; l'iritis appartient à la seconde.

5° Enfin, l'induration de la tunique albuginée, connue sous le nom de *testicule vénérien*, termine cette deuxième période de la syphilis.

Il est important de faire observer que, à la suite de la contagion secondaire, on ne voit pas se développer les accidents de la première période; que la maladie débute immédiatement par une induration le plus souvent ulcéreuse, toute spéciale et différente du chancre induré proprement dit.

Troisième période. — Les accidents de la troisième période de la syphilis se groupent tous, comme ceux de la scrofule, autour du système osseux. On doit y rapporter :

Les *arthropathies syphilitiques*, bien plus rares, il est vrai, que les arthropathies scrofuleuses;

La *nécrose* et la *carie* syphilitiques; les *exostoses* et les *hyperostoses ;*

Les *abcès gommeux profonds*, les *périostoses*, etc.;

Les *rétractions* et *dégénérescences* musculaires.

Quatrième période. — Enfin, les accidents quaternaires de la syphilis sont aussi des lésions des organes parenchymateux ou des viscères : les gommes de la langue, des mamelles, des testicules; puis les dégénérescences des organes contenus dans les cavités splanchniques.

Au nombre des lésions viscérales syphilitiques, nous devons compter beaucoup de ramollissements des centres nerveux, dont la nature est chaque jour méconnue ; la phthisie vénérienne, produite par une infiltration de gommes dans le parenchyme pulmonaire; des néphrites albumineuses, que l'imperfection de la science ne nous permet pas encore de distinguer des néphrites albumineuses d'origine scrofuleuse; et enfin les dégénérescences du foie, encore si peu connues, malgré les beaux travaux de MM. Dumoulin et Gubler.

§ 3. — Dartre.

La dartre a été complétement démembrée par les auteurs modernes. Si, de nos jours, quelques tentatives ont été faites par des esprits sérieux pour rapprocher ses affections éparses et reconstituer son unité, ces tentatives infructueuses ont complétement échoué; elles n'ont fait qu'écarter leurs auteurs du but qu'ils s'étaient proposé, et les ont conduits, en définitive, à nier d'une manière absolue l'existence de la dartre comme unité pathologique. C'est ainsi que Joseph Frank rapporte à l'arthritis toutes les affections cutanées de la dartre, et que M. Auguste Dumoulin ne veut voir que de la scrofule dans toutes les éruptions cutanées de nature dartreuse.

Il n'est pas facile, comme vous le voyez, de tracer la symptomatologie générale de la dartre : on ne peut y parvenir que par une lecture attentive des livres anciens, et en particulier du savant Lorry (*De herpetibus*), et par les réflexions que suggèrent les faits habituels d'une nombreuse pratique.

Ne vous attendez pas à retrouver toujours dans la dartre des affections analogues aux affections correspondantes de la scrofule et de la syphilis. Le scorbut et la goutte se rapprochent plus peut-être de ces dernières maladies que la dartre elle-même. Il y a, en effet, dans le scorbut et la goutte, des arthropathies et des ostéopathies que nous ne retrouvons plus dans la dartre. Ce n'est pas que les auteurs n'aient admis des tumeurs blanches et des caries dartreuses ; mais j'ai déjà dit ce qu'il fallait penser de ces métastases dartreuses. Je ne puis voir dans le fait de ces prétendues tumeurs blanches et caries dartreuses qu'une évolution naturelle de la scrofule, qui, tégumentaire dans la première et la deuxième période, devient articulaire et osseuse dans la troisième.

Comme la scrofule et la syphilis, la dartre est une maladie constitutionnelle, à longues périodes, à marche lente, continue ou intermittente. Ses affections nombreuses et protéiformes alternent souvent les unes avec les autres. Le principe morbifique quitte la peau pour se porter sur les membranes muqueuses : à l'irritation cutanée succède l'irritation catarrhale. Le catarrhe disparait ; il survient une fièvre larvée, une névralgie périodique ; puis, au bout d'un temps plus ou moins long, une lésion organique viscérale qui entraîne la mort du malade.

Toutefois, bien que la dartre soit en général soumise à cette règle, commune à toutes les maladies, qui est de faire des progrès incessants, de suivre une marche ascensionnelle ou décroissante, en un mot, de subir une évolution, il ne faut pas croire qu'elle conduise toujours à la mort le sujet qui en est atteint, car, non-seulement elle peut se terminer par la guérison, mais, dans le plus grand nombre des cas peut-être, l'existence du dartreux est brisée par une maladie accidentelle : une diathèse quelconque, une autre maladie constitutionnelle, une phlegmasie intercurrente, une fièvre continue, une apoplexie hémorrhagique.

Pour faciliter l'étude corrélative de la dartre et des autres maladies constitutionnelles, je la divise aussi en quatre périodes. Voyons comment elle se comporte dans chacune d'elles.

Première période. — La première période de la dartre, comme celle de la scrofule, est caractérisée par des affections superficielles dû système tégumentaire, de la peau et des membranes muqueuses : ces affections sont mobiles, moins adhérentes que dans la scrofule, ce sont des *ophthalmies* légères, avec démangeaisons vives du bord des paupières, des attaques répétées de *coryza* avec angine granuleuse, des *blennorrhées*, *leucorrhées* dartreuses, *diarrhées* glaireuses de même nature.

On doit aussi rapporter à cette première période toutes les manifestations de la dartre aiguë, toutes ces affections que j'ai depuis longtemps désignées sous le nom de *pseudo-*

exanthèmes : roséole, urticaire, *pityriasis rubra*, *eczema rubrum*, herpès et zona, fièvre bulleuse, etc. Une fièvre légère, un certain malaise, le trouble des fonctions digestives peuvent accompagner cette première manifestation de la dartre.

Notez qu'ici nous ne mentionnons pas, comme dans la scrofule et la syphilis, l'engorgement des ganglions lymphatiques, ni les excroissances de la peau ou des muqueuses : ces affections n'appartiennent pas essentiellement à la dartre. Si les ganglions lymphatiques s'engorgent dans le voisinage des régions couvertes d'éruptions dartreuses, ce n'est qu'une simple irritation sympathique qui disparaît très vite; jamais le ganglion ne reçoit directement l'influence de la maladie.

Deuxième période. — Dans la seconde période, les affections sont plus fixes, plus adhérentes. Les manifestations cutanées persistent avec plus d'opiniâtreté. La dartre se traduit à la peau avec tous les caractères qui lui sont propres : elle s'y présente sous deux états bien différents qu'il importe de ne pas confondre : la dartre *sèche* et la dartre *humide*.

La *dartre sèche* a essentiellement pour siége le corps papillaire, organe sécréteur de l'épiderme. Si le vice herpétique ne produit que la simple hypertrophie des papilles, vous aurez une éruption de papules qui porte le nom de *lichen*, lorsqu'elle est confluente; de *prurigo*, lorsqu'elle est isolée ou discrète; s'il modifie surtout la sécrétion épidermique, vous aurez d'une part le *pityriasis*, lorsque le produit sécrété est en furfures, et occupe des places irrégulièrement délimitées, et de l'autre le *psoriasis*, lorsque le produit sécrété est en squames épidermiques, plus épaisses, argentées, chatoyantes, précédées de congestion du tissu cutané, répandues habituellement sous forme de plaques en relief et nettement circonscrites.

La *dartre humide* a essentiellement pour siége l'appareil sécréteur de la peau, et notamment les glandes sudoripares. Si l'inflammation dartreuse ne produit que des vésicules transparentes, un suintement séreux analogue à celui du vésicatoire, des squames molles, d'un jaune verdâtre, qui résultent d'un mélange d'épiderme et de produits séro-purulents, vous aurez l'*eczéma* avec toutes ses nombreuses variétés, la dartre humide par excellence, la plus commune peut-être, celle au moins qui vous permettra de suivre plus facilement tout le cortége des autres symptômes de la dartre. C'est cette forme que les anciens auteurs ont décrite sous le nom d'*herpès;* c'est à elle que s'applique la description que Lorry a donnée de la dartre humide sous le nom d'*herpes phlyctenodes* ou *phagedenicus*. Son *herpes miliaris* n'est que le zona, et l'*herpes esthiomenos*, c'est le lupus.

Ailleurs, comme dans l'ouvrage de Joseph Frank, vous trouverez la dartre humide décrite sous le nom d'herpès *miliaire*. Alibert en trace un portrait fidèle sous la désignation singulièrement expressive d'*herpes squamosus madidans*. L'école de Willan en a donné la description sous le nom d'*eczéma;* mais notez bien que cette description s'applique à l'affection générique, et non à la variété dartreuse de l'affection.

Quand l'inflammation dartreuse, au lieu de produire des vésicules, produit des bulles, et s'accompagne aussi, mais en général à un plus haut degré que dans l'eczéma, d'un suintement séreux analogue à celui du vésicatoire et de lamelles qui résultent d'un mélange d'épiderme et de sécrétion séro-purulente, on a le *pemphigus*, la dartre bullo-lamelleuse (dartre *phlycténoïde confluente* d'Alibert), qui n'est ni la moins opiniâtre, ni la moins dangereuse.

Ne confondez pas le pemphigus avec le rupia (1) : ce dernier consiste dans une agglomération circulaire de petites bulles ou pustules, larges, aplaties, contenant un fluide séro-purulent qui, à peine formées, se crèvent et forment des croûtes brunâtres ou noirâtres. C'est le *psydracia* de Joseph Frank. Le rupia est toujours scrofuleux ou syphilitique.

Avec un degré de plus dans l'inflammation cutanée et une participation des glandes sébacées, vous aurez une éruption de pustules ou l'affection qu'on a désignée sous le nom d'*impétigo* (*melitagra flavescens*).

Mais, en général, les affections isolées des glandes sébacées sont de nature scrofuleuse ou syphilitique. C'est bien aussi, parce que, dans l'impétigo, les glandes sébacées participent à l'affection, que cet impétigo est plus souvent scrofuleux ou syphilitique que dartreux. L'impétigo a plus souvent son siége à la face et sur le cuir chevelu, où se trouvent en plus grande abondance les glandes sébacées, et en plus grande fréquence les affections scrofuleuses et syphilitiques. Enfin l'impétigo s'observe plus souvent chez les enfants et les femmes qui sont plus exposés à la scrofule que les sujets adultes du sexe masculin.

L'inflammation dartreuse se présente encore quelquefois à la peau sous une autre forme : celle de l'*ecthyma* et du *furoncle* qui, parasitaires dans la plupart des cas, se reproduisent dans d'autres circonstances, avec une incroyable ténacité, se généralisent et constituent l'une des manifestations les plus intéressantes et les moins étudiées des diathèses dartreuse et arthritique.

(1) Le rupia n'est pas une affection *bulleuse* proprement dite ; il débute par une pustule d'ecthyma qui se convertit en une croûte autour de laquelle se produisent successivement plusieurs bulles circonférentielles aplaties, purulentes, de plus en plus éloignées du centre,

L'ecthyma et le furoncle sont deux affections qui coexistent souvent, et qui d'ailleurs se rapprochent par leurs caractères anatomiques : il y a, dans l'ecthyma, une sécrétion de pus sous l'épiderme et, au centre de l'élevure dermique, une pseudo-membrane ; dans le furoncle, l'inflammation est plus profonde : elle a pour siége l'aréole dermique, où se rencontre également une pseudo-membrane.

Telles sont les diverses manifestations de la dartre sur le tégument externe : je n'en connais pas d'autres.

Les auteurs ont admis des dartres tuberculeuses et ulcéreuses, des dartres rongeantes ; mais la *dartre rongeante*, ou le lupus, n'est point une dartre, c'est une scrofulide. Le lupus est toujours scrofuleux ou syphilitique.

Alibert a eu tort de conserver dans son intégrité le genre herpès des anciens auteurs ; il est difficile de comprendre comment ce dermatographe, avec une expérience aussi consommée que la sienne, ne se soit nullement aperçu de la différence profonde qui existait, non-seulement pour les caractères physiques, mais encore pour la nature entre les différentes espèces du genre herpès. Il est vrai que dans les éditions subséquentes de son ouvrage, Alibert a fait de la dartre rongeante un genre à part sous le nom d'*esthiomène ;* mais là encore, il a eu le tort de laisser figurer ce genre esthiomène à côté du genre herpès dans la famille des dermatoses dartreuses.

Le véritable *ulcère* de la peau n'est jamais entretenu par la seule influence de la diathèse dartreuse. Il n'y a pas plus d'ulcère dartreux, qu'il n'y a de dartre rongeante. La dartre, eût-elle duré quinze et vingt ans, ne laisse après elle que des maculatures ; jamais elle ne laisse de véritables cicatrices, comme on en observe à la suite des affections scrofuleuses ou syphilitiques.

Les manifestations dartreuses de la peau, pendant la deuxième période de l'herpétisme, se réduisent donc aux suivantes :

1° DARTRE SÈCHE...	PAPULEUSE....	Lichen.
		Prurigo.
	SQUAMEUSE....	Pityriasis.
		Psoriasis.
2° DARTRE HUMIDE..	VÉSICULEUSE...	Eczéma.
		Pemphigus.
	PUSTULEUSE...	Impétigo.
		Ecthyma, Furoncle.

Les affections des membranes muqueuses, dans la seconde période de la dartre, sont aussi tenaces, aussi rebelles que les affections cutanées. Ce sont les catarrhes pituiteux, les blennorrhées dartreuses, les catarrhes utéro-vaginaux, avec ou sans éruption dartreuse sur la vulve, sur les parois du vagin, sur le col de l'utérus. Tous les praticiens savent combien il est difficile d'obtenir la guérison définitive de ces affections.

Troisième période.— Dans la troisième période de l'herpétisme, les affections cutanées tendent à se généraliser, à envahir toutes les régions du corps. Dans d'autres circonstances, et sous l'influence de causes qu'il est assez souvent difficile d'apprécier, elles disparaissent plus ou moins brusquement, et le travail morbide se porte avec toute sa violence sur les organes internes : la vessie, le foie, l'estomac, la rate, le poumon ; on voit survenir des accès de fièvre périodique, de l'ictère, des vomissements ; d'autres fois du catarrhe pituiteux avec des accès d'asthme, du catarrhe vésical ou bien encore une apoplexie nerveuse, avec paralysie des sens et des mouvements volontaires. Ces accidents ne sont pas toujours mortels : ils disparaissent quelquefois, ou spontanément, ou sous l'influence de moyens appropriés. Dans d'autres circonstances, la suppression des *dartres* est suivie d'une névralgie périodique, franchement intermittente.

L'hydropisie se montre assez souvent dans la troisième période de la dartre, le plus souvent par suite de la *métastase* de l'éruption cutanée, et d'autres fois sans que l'affection de la peau ait diminué de violence ou d'étendue. L'hydropisie peut affecter toutes les séreuses, le tissu cellulaire sous-cutané, les synoviales elles-mêmes. L'hydropisie articulaire ou l'*hydarthrose*, d'origine dartreuse, n'est pas une affection commune ; mais elle est la seule qui rappelle les affections correspondantes de la troisième période des autres maladies constitutionnelles.

Quatrième période. — Dans la quatrième période de la dartre, les accidents ne se déplacent plus ; ils sont fixes, et suivent une marche, graduellement progressive et fatale, vers une fâcheuse terminaison.

L'affection cutanée couvre le corps ; il se fait à la surface de la peau une exhalation continuelle et abondante d'épiderme et de produits inflammatoires séro-purulents, qui épuise le malade.

Les organes internes ont eux-mêmes subi les atteintes du vice herpétique. Tantôt on observe les signes les moins équivoques d'un ramollissement de la membrane muqueuse gastrique, d'un cancer de l'estomac ou du foie ; tantôt les accès d'asthme se rapprochent et ne laissent au malade presque aucun intervalle de repos. Chez un autre, la palpation et la percussion font reconnaître un engorgement hypertrophique du foie, de la rate ou du pancréas ; chez certaines femmes, on découvrira des tumeurs des ovaires ou de l'utérus.

La maigreur fait de rapides progrès ; la peau est jaunâtre,

flétrie, plissée, accolée aux os ; d'autres fois, il y a un état d'anasarque, de subinfiltration séreuse générale.

Quelle est la nature des altérations viscérales propres à la dartre, et comment les distinguer des lésions d'origine scrofuleuse ou syphilitique ?

La fausse direction imprimée de nos jours aux recherches d'anatomie pathologique est cause que tout est encore à faire sur cet intéressant sujet.

§ 4. — Arthritis.

N'oublions pas que, sous la dénomination d'arthritis, nous réunissons deux entités pathologiques voisines l'une de l'autre, la goutte et le rhumatisme, entités distinctes, mais qui ont été cependant confondues par des hommes d'un incontestable mérite (1).

L'arthritis, à l'instar de la scrofule et de la syphilis, peut aussi être soumise à la division en quatre périodes. Elle s'y prête même plus naturellement que la dartre.

Première période. — La première période de l'arthritis est caractérisée par des affections légères, superficielles, temporaires des membranes muqueuses et de la peau, et plus particulièrement des membranes muqueuses. On doit rapporter à l'arthritis beaucoup de *coryza*, d'*angines*, de *bronchites*, certaines *éruptions aphtheuses* et *acnéiques*, des *ophthalmies* spéciales et quelques pseudo-exanthèmes parmi lesquels nous distinguerons surtout le *zona*, l'*urticaire*, puis le *furoncle* et l'*anthrax*, l'*érythème noueux*.

Les affections cutanées, de nature arthritique, s'observent

(1) J'ai dit plus haut qu'aujourd'hui je ne voyais dans la goutte et le rhumatisme que deux formes différentes d'une seule et même maladie, l'*arthritis*.

surtout au printemps et pendant l'été, provoquées par le soleil et le grand air ; les affections catarrhales se remarquent plus particulièrement à l'automne et pendant l'hiver.

On voit quelquefois les catarrhes arthritiques alterner avec des éruptions pityriasiques, lichénoïdes, ou des plaques d'eczéma circonscrit, généralement peu suintantes.

Deuxième période.— Les affections tégumentaires se prononcent davantage. L'œil exercé peut saisir dans les éruptions cutanées des caractères spécifiques qui leur sont propres: une certaine coloration bleuâtre des téguments qui les entourent, la dilatation des capillaires, quelquefois des varices, la douleur pongitive, lancinante, qui accompagne chacun des éléments éruptifs, la rareté de la sécrétion dans les dartres humides, etc.

Mais des affections pathognomoniques surviennent aussi dans le cours de cette seconde période, je veux parler des attaques de goutte aiguë, de rhumatisme articulaire aigu avec tous les symptomes des phlegmasies les plus franchement inflammatoires, fièvre, urines briquetées, augmentation proportionnelle de la fibrine du sang. Dans l'intervalle des attaques, on observe les *rhumatalgies*, qui se produisent chez les rhumatisants, avec tant de facilité, sous la plus légère impression de froid, les *crampes* et les *contractures* d'origine rhumatismale.

Dans le cours de ces deux périodes de l'arthritis, et même avant l'apparition des affections cutanées ou muqueuses, surviennent aussi des phlegmasies des trois grandes cavités, qui ont parfaitement le caractère et la marche de toutes les affections arthritiques.

Troisième période. — Dans la troisième période de l'arthritis, les affections articulaires deviennent fixes et se généralisent : on voit se former autour des articulations des dépôts de matière tophacée ; puis surviennent les pseudo-ankyloses, l'usure des cartilages, et même la carie des os. C'est surtout dans la goutte que se montrent ces désordres du côté des articulations.

Quatrième période. — Enfin, dans la quatrième période de l'arthritis, les viscères sont affectés. Pour l'arthritis rhumatismale, vous avez les affections organiques du cœur avec les hémorrhagies et hydropisies consécutives, et pour l'arthritis goutteuse, les lésions rénales, l'asthme, le catarrhe suffocant.

RÉSUMÉ COMPARATIF DES AFFECTIONS PROPRES A CES QUATRE MALADIES CONSTITUTIONNELLES.

L'enchaînement et la succession des nombreux accidents qui composent le cortége de ces quatre maladies constitutionnelles a lieu toujours dans un ordre progressif et fatal.

Les affections *tégumentaires* existent dans nos quatre maladies.

Les affections *ganglionnaires* et *lymphatiques* ne s'observent que dans deux : la scrofule et la syphilis. Ce n'est pas que beaucoup d'auteurs n'aient placé la goutte dans le système lymphatique ; mais c'est là une pure hypothèse, et quant à l'opinion de Scudamore, qui la faisait résider dans une altération des glandes articulaires, c'est encore une hypothèse, bâtie de plus sur une erreur anatomique.

Les affections *nerveuses* se remarquent dans trois maladies constitutionnelles :

La *névralgie*, dans la dartre ;

La *rhumatalgie*, dans l'arthritis ;

Névralgies et *rhumatalgies* dans la syphilis.

Serait-ce donc que l'on n'observerait jamais d'affection nerveuse, de névrose ou de névralgie chez les scrofuleux ? — Je suis loin d'admettre une pareille hérésie ; mais si les névroses ne sont pas rares chez les scrofuleux, et surtout chez les scrofuleuses, je crois qu'elles ne s'y développent que comme complications. La scrofule est souvent compliquée de chlorose et d'hystérie chez la femme ; c'est à ces dernières maladies qu'il faut surtout rapporter les accidents nerveux que les scrofuleuses peuvent éprouver. En un mot, la névrose n'appartient pas, suivant moi, essentiellement à la maladie scrofuleuse.

Les affections *articulaires et osseuses* se développent dans trois maladies constitutionnelles : la scrofule, la syphilis et l'arthritis.

Les affections *viscérales*, comme les affections tégumentaires, se retrouvent dans les quatre.

Deux maladies constitutionnelles ont une affection *prédominante* : c'est l'affection cutanée pour la dartre, l'affection articulaire pour l'arthritis. Au fur et à mesure que vieillit la dartre, l'éruption cutanée devient plus fixe, plus adhérente et plus étendue ; au fur et à mesure que vieillit l'arthritis, l'affection articulaire devient aussi plus fixe, et gagne un plus grand nombre d'articulations.

Dans les quatre maladies constitutionnelles, il y a des lésions viscérales ; ces lésions sont aussi nombreuses que variées ; les unes paraissent communes à plusieurs maladies constitutionnelles, avec des caractères distinctifs pour chacune, sans doute, mais que dans l'état actuel de la science il est bien difficile d'apprécier. D'autres produits morbides sont en quelque sorte spécifiques ; ainsi le *tubercule* pour la scrofule, la *gomme* pour la syphilis, le *tophus* pour l'arthritis...; nous n'en connaissons pas pour la dartre, si ce n'est la dégénérescence cancéreuse des viscères.

Les affections cutanées, dans la scrofule et la syphilis, sont en général fixes et très adhérentes ; elles sont mobiles, ambulantes dans l'arthritis, et surtout dans la dartre. Les scrofulides et les syphilides sont, en général, peu prurigineuses, souvent même elles ne sont accompagnées d'aucune démangeaison; les éruptions dartreuses et arthritiques sont communément accompagnées de prurit ou de douleurs pongitives.

Les scrofulides et les syphilides ne restent pas toujours bornées aux couches superficielles de la peau; elles s'étendent parfois aux couches profondes, et même aux tissus sous-jacents; elles sont souvent ulcératives, et leur action destructive s'étend à une profondeur plus ou moins grande; elles laissent souvent après elles des cicatrices indélébiles. Les éruptions dartreuses et arthritiques ne dépassent jamais les couches superficielles de la peau; elles ne sont jamais, en général, ulcératives, à moins de complications, et leur guérison n'est suivie que de simples maculatures.

Dans la première période de la dartre et de l'arthritis, on observe également une succession d'éruptions cutanées et d'affections catarrhales; mais l'éruption cutanée domine dans la dartre, le catarrhe dans l'arthritis.

Dans la seconde période de la dartre : éruptions cutanées, catarrhes, névralgies, l'éruption cutanée prédomine. Dans la seconde période de l'arthritis : éruptions cutanées, catarrhes, arthropathies mobiles, l'arthropathie rhumatismale ou goutteuse prédomine.

Dans les troisième et quatrième périodes des maladies

constitutionnelles, les affections sont tellement différentes, qu'on ne saurait un seul instant les confondre.

ART. II. — DES SYMPTOMES COMMUNS OU GÉNÉRAUX DES MALADIES CONSTITUTIONNELLES.

Après avoir exposé les affections propres des maladies constitutionnelles, sur l'histoire desquelles nous reviendrons avec plus de détails dans les leçons subséquentes, nous allons compléter la symptomatologie de ces maladies par l'étude des phénomènes communs, ou, si vous l'aimez mieux, par l'étude de l'état général du malade.

Je ne crois pas devoir, pour cette étude, me conformer à la division en quatre périodes que j'ai établie pour l'énumération des affections propres. Sans doute l'état général du malade va chaque jour en se modifiant, dans les maladies chroniques, aussi bien que dans les maladies aiguës; mais cette modification s'opère par des nuances insensibles. Il serait difficile d'établir une ligne de démarcation bien tranchée entre les phénomènes communs, si l'on voulait absolument les partager en quatre périodes; d'autre part, on s'exposerait, en suivant cette marche, à de nombreuses et fastidieuses répétitions.

Si l'on suit avec attention l'enchaînement et la succession des phénomènes communs dans les maladies chroniques, on voit que, pendant un laps de temps variable, ces phénomènes paraissent indépendants les uns des autres, tandis qu'à une époque plus avancée il s'établit entre eux une solidarité telle qu'on ne peut, en quelque sorte, diminuer l'un sans augmenter l'autre. Cette mutation remarquable dans les phénomènes des maladies constitutionnelles, partage la marche de celles-ci en deux époques distinctes : une première époque où le consensus sympathique et morbide des fonctions existe à peine, une seconde époque où ce consensus est parfaitement établi. Voyons donc comment se comportent les phénomènes communs pendant le cours de ces deux époques.

A. *Étude des phénomènes communs pendant la première époque des maladies constitutionnelles.* — Je passe successivement en revue l'*habitude extérieure* du malade, puis les fonctions *animales, vitales et naturelles.*

Dans l'habitude extérieure des scrofuleux, j'arrêterai tout d'abord votre attention sur l'état de la *température* du corps, qui souvent est notablement abaissée.

Cet abaissement de température n'est pas seulement sensible pour le malade ; il l'est encore pour le médecin. J'ai eu plus souvent l'occasion de l'observer au début de la maladie qu'à une période avancée. Les sujets ont les mains froides, les pieds froids ; tout le corps semble refroidi. Ils refroidissent les personnes avec lesquelles ils sont en contact.

Je donne en ce moment des soins à une jeune dame qui, dans son enfance, a été affectée de gourmes et d'ophthalmies périodiques, chez laquelle les règles ne sont pas très abondantes et qui a le corps continuellement froid, à ce point, que la main appliquée sur les bras éprouve la même sensation que si elle était appliquée sur du marbre. La figure est souvent d'une pâleur verdâtre ou bleuâtre comme dans le frisson ; les veinules sont dilatées. Il n'y a pas chez elle d'affection organique du cœur. Si elle se met au lit, l'épaisseur des couvertures, les édredons, le contact de son mari, homme gros et fort, rien ne peut la réchauffer.

Cet abaissement de la température du corps n'est pas rare

dans les premières périodes de la scrofule : la syphilis, la dartre et l'arthritis ne présentent rien de semblable.

Dans la phthisie on observe parfois au début une augmentation de la chaleur normale vers la face et les parties supérieures du corps ; mais, à part les cas où surviennent des hémorrhagies, qui souvent sont précédées ou accompagnées d'un frisson plus ou moins général, on n'observe pas, dans la diathèse tuberculeuse, cet abaissement de température si remarquable chez certains scrofuleux.

De nombreuses variations dans la température du corps ne sont pas rares chez les hystériques ou chez les hypochondriaques; mais le refroidissement est accidentel : il alterne souvent avec des bouffées de chaleur. J'en dirai autant de la chlorose pendant le cours de laquelle les malades accusent parfois des alternatives de chaleur et de refroidissement. Le docteur Uzac, dans le remarquable travail qu'il a publié sur la chlorose, n'a pas oublié de mentionner ce symptôme; il ajoute que, dans ces cas, le thermomètre, appliqué sous l'aisselle, ne lui a fait connaître aucune différence dans la chaleur thermométrique du corps, malgré les sensations de froid éprouvées par les malades.

Nul doute que cet état de la température ne soit pour quelque chose dans l'absence ordinaire des principaux caractères inflammatoires des abcès chez les scrofuleux, absence qui a fait donner le nom d'*abcès froid* à l'affection, et celui d'*humeurs froides* à la maladie.

Le *volume* du corps, pendant le cours des maladies constitutionnelles, offre de nombreuses variations qui dépendent de l'état de la nutrition, et aussi de l'état du système cellulaire dont les fonctions sécrétoires et absorbantes peuvent être plus ou moins troublées.

En général, on peut dire que le volume du corps diminue graduellement au fur et à mesure que progresse la maladie constitutionnelle. En général aussi, l'augmentation du volume du corps, pendant la marche croissante des maladies constitutionnelles, est un signe d'hydropisie ou d'infiltration séreuse du système cellulaire.

Mais la marche des maladies constitutionnelles n'est pas toujours graduellement croissante ; on observe, par intervalles, des temps d'arrêt, des périodes même où l'état du malade semble s'améliorer et pendant lesquelles l'embonpoint ou reste stationnaire ou paraît augmenter.

Ce que je dis là, est particulièrement applicable à la scrofule : dans aucune autre maladie chronique vous ne verrez autant d'irrégularités dans la nutrition. Pour une circonstance ou pour une autre, le scrofuleux maigrit avec une rapidité quelquefois effrayante ; mais dès que l'accident qui avait causé cet amaigrissement n'existe plus, il reprend, dans un temps très court, tout ce qu'il avait perdu d'embonpoint et de forces, et dépasse même les limites de la santé la plus florissante.

Comparez, sous ce rapport, le scrofuleux et le véritable phthisique : le poitrinaire non scrofuleux va chaque jour en se détériorant, en s'émaciant davantage, sans repos ni trève ; la maigreur fait de continuels progrès et ne subit aucune interruption dans sa marche ; le marasme est chaque jour plus prononcé qu'il ne l'était la veille. Il n'en est pas ainsi du scrofuleux poitrinaire chez lequel l'amaigrissement a une marche saccadée, ne va en quelque sorte que par sauts et par bonds. Rien de plus ordinaire que de voir chez le scrofuleux la maigreur s'arrêter tout à coup, après avoir fait d'abord d'assez notables progrès, l'embonpoint et les force revenir à ce point de donner au malade l'espoir d'une prochaine guérison, quand une nouvelle *poussée* de la maladie vient lui faire perdre tout le terrain qu'il semblait avoir reconquis et le précipiter de nouveau vers le terme fatal de l'extrême émaciation.

Ces irrégularités de la nutrition sont propres à la scrofule : elles ne s'observent pas dans les autres maladies constitutionnelles.

Dans la syphilis, on voit se conserver longtemps intactes les fonctions nutritives, puis quand l'amaigrissement arrive, il fait de continuels progrès : le corps parvient aux dernières limites de dessèchement. La maigreur est aussi fort remarquable dans la dartre, et ce n'est pas sans raison que Lorry a tant insisté sur ce symptôme ; mais dans la dernière période de cette maladie constitutionnelle, on voit parfois l'amaigrissement alterner avec l'anasarque.

C'est dans l'arthritis que la nutrition subit les atteintes les moins fortes. On voit dans beaucoup de cas persister l'embonpoint jusqu'à une époque très avancée; il ne disparaît que pour faire place, le plus souvent à la tuméfaction œdémateuse du corps.

La *couleur* de l'enveloppe extérieure du corps se modifie dans le cours des maladies constitutionnelles. J'ai, bien des fois déjà, en visitant avec vous les malades de mon service, attiré toute votre attention sur cet important phénomène.

C'est dans la scrofule encore que ces transformations de la couleur normale sont les plus variées et les plus curieuses à connaître.

La coloration rosée, vive, animée de la peau en général et de la peau de la face en particulier a été donnée, vous le savez, par beaucoup d'auteurs comme un caractère propre de la peau, chez les scrofuleux : elle contribue pour sa part à la *beauté scrofuleuse*. Mais ce caractère est loin d'être constant, et le plus communément quand il existe, il n'est point un signe de la scrofule confirmée, mais seulement un signe de la *constitution scrofuleuse*.

En général, le teint propre des scrofuleux est un teint pâle, anémique, et cette décoloration tégumentaire, cette pâleur des traits, jointe à une sorte de tuméfaction, de bouffissure, de *mauvaise graisse* (passez-moi cette expression) se conservent en se prononçant chaque jour davantage jusque dans la cachexie scrofuleuse la plus avancée. Toutefois le genre de lésions imprime au teint quelques modifications particulières.

Dans les derniers temps de la scrofule pectorale, le facies des malades se rapproche quelque peu de celui des phthisiques à la dernière période. Les pommettes se colorent légèrement, par intervalles, puis se couvrent d'une faible sueur. Après les crises, la peau de la face se ternit et reprend sa pâleur accoutumée.

Dans les derniers temps de la scrofule abdominale, le facies, s'il ne se trouve pas modifié par l'état d'infiltration du tissu sous-cutané de la face, et notamment par la bouffissure des paupières, offre une teinte *blême*, *bistrée*, caractéristique, qui se rapproche plus ou moins de la teinte jaune paille des affections cancéreuses, du masque des femmes enceintes, ou mieux encore, de la coloration propre aux sujets, qui depuis un temps plus ou moins long, se trouvent sous le coup de la fièvre paludéenne.

On parle beaucoup en ce moment de la teinte *bronzée* qu'un médecin anglais, Addison, a voulu rattacher à une altération des capsules surrénales ; mais cette teinte *bronzée*, *enfumée*, ne serait-elle autre chose qu'une variété particulière de notre teinte bistrée ? En tous cas, il est certain qu'il n'y a pas de rapport nécessaire et constant entre les lésions organiques des capsules surrénales, et cette modification spéciale de la couleur de la peau. Il y a quelques jours, vous avez pu voir, dans nos salles, un scrofuleux qui ne nous offrait aucune teinte particulière de la peau, et à l'autopsie duquel on a trouvé les capsules surrénales complétement transformées en masses tuberculeuses. Je suis assez disposé à croire que dans le plus grand nombre des cas, les *maladies de Bright*, *de Budd* et *d'Addison* ne sont autre chose que des manifestations variées de la scrofule abdominale.

Dans la syphilis, la dartre et l'arthritis, la couleur du tégument externe, sans nous présenter le même intérêt que dans la scrofule, mérite cependant de fixer quelque peu notre attention. MM. Pillon et Hardy ont décrit sous le nom de *syphilide pigmentaire*, un vitiligo que l'on observe très fréquemment pendant le cours de la syphilis, notamment sur le cou, et plus souvent chez la femme que chez l'homme. J'ai déjà dit que je ne pouvais considérer cette affection dyschromateuse comme une syphilide, parce qu'elle apparaît indistinctement dans toutes les périodes de la maladie, et ne subit aucune influence de la part des préparations mercurielles ; ce qui ne veut pas dire que je nie le fait en lui-même, ainsi qu'on l'a avancé à tort. J'ai maintes fois, comme MM. Pillon et Hardy, observé cette dyschromie des sujets atteints de syphilis, mais je donne de ce fait une autre interprétation.

Un semblable vitiligo se présente fréquemment à l'observation chez les arthritiques : on le remarque plus particulièrement sur la face, les parties sexuelles, le dos des mains. C'est un simple accident et non une affection propre de l'arthritis cutanée. Dans les dernières périodes de la syphilis, la peau prend une teinte *plombée* ou *feuille morte*, cette coloration ne se rattache en général qu'à une modification physique toute locale du tégument, à une sorte de flétrissure de la peau dont la vie s'éteint graduellement comme celle de tous les autres systèmes organiques.

Dans la dartre, si les colorations du tégument externe peuvent affecter des variétés infinies, cela tient uniquement à la présence des produits excrétés dont la couleur offre des nuances si multipliées.

Après la température, le volume et la couleur du corps, j'ai encore quelques mots à vous dire de l'état des *forces* dans la première époque des maladies constitutionnelles.

Il arrive un moment où les forces subissent une dépression sensible dans toutes les maladies constitutionnelles indistinctement. Mais au début, la scrofule est la seule de ces maladies où cette altération des forces soit presque constante. Je l'ai dit déjà plusieurs fois : dès le début de sa maladie, le scrofuleux est apathique et ne demande que le repos. Interrogez la mère, interrogez toutes les personnes préposées au service des scrofuleux... tout le monde vous dira que la paresse est en quelque sorte l'un des plus remarquables attributs de la scrofule, que les scrofuleux ont horreur du travail.

C'est cette atteinte portée aux forces de la vie, et à la force musculaire en particulier, qui se traduit chez le scrofuleux, par un *facies* spécial ; à la pâleur des traits se joint l'abattement du regard, un air d'apathie où l'on découvre cependant une expression particulière de souffrance.

Le facies des scrofuleux n'est pas celui des chlorotiques, bien qu'il s'en rapproche souvent et par la pâleur des traits et par la tristesse du regard ; mais il y a quelque chose de plus mélancolique dans l'œil des chlorotiques, et la teinte de la peau est une décoloration plus prononcée, une pâleur plus morbide que celle des scrofuleux.

Je laisse l'habitude extérieure du corps, pour fixer un instant votre attention sur l'état des principales fonctions de l'économie pendant le cours des maladies constitutionnelles.

La *sensibilité générale* présente cela de remarquable dans la scrofule qu'elle est ordinairement émoussée. Certainement on ne peut pas dire que les affections scrofuleuses sont indolores, mais on peut justement s'étonner de voir toutes ces affections si graves, qui désorganisent si profondément les tissus, être accompagnées de si peu de douleur. Si vous m'objectiez que la tumeur blanche est parfois très douloureuse, je vous répondrais que, dans cette affection, la douleur est en général le produit d'une complication inflammatoire et suppurative, mais que pour cela l'affection n'en est pas moins subordonnée au génie de la maladie.

Les névropathies *primitives*, qui sont si communes dans le rhumatisme et la goutte, dans la dartre, sont plus rares dans la scrofule.

Chez les scrofuleux, et plus encore chez les scrofuleuses, on observe assez souvent des dyspepsies, des symptômes d'hystérie et d'autres névroses ; mais je crois, ainsi que je vous l'ai déjà dit, que ces accidents ne se rattachent pas essentiellement à la scrofule ; qu'ils n'en sont que des complications.

A moins d'une lésion organique ou d'une affection inflammatoire de l'appareil sensorial, la *sensibilité spéciale* n'est pas notablement troublée dans la scrofule.

C'est vainement que j'ai cherché à découvrir sur mes scrofuleux albuminuriques, quelques signes de l'amaurose signalée par M. Landouzy dans la néphrite albumineuse : jusqu'à présent je n'ai rencontré ni presbytie, ni myopie ou amblyopie, ni amaurose, pas même des taies sur la cornée. Il n'y a là, évidemment, qu'un pur fait de hasard ; bientôt, je n'en doute pas, nous trouverons des albuminuriques avec des lésions oculaires ; rien n'est plus ordinaire, comme chacun sait, dans la première période de la scrofule, que l'ophthalmie avec toutes ses conséquences, et quant à l'albuminurie, nous savons qu'elle se présente souvent comme affection propre dans la quatrième période de cette maladie, d'où il est facile de conclure qu'on doit parfois rencontrer des sujets albuminuriques avec des troubles plus ou moins notables de la vue.

L'amaurose albuminurique, dont on parle tant aujourd'hui, et pour l'explication de laquelle le professeur Landouzy a cru devoir faire intervenir le grand sympathique, ne serait-elle, en définitive, que la coexistence si naturelle et si ordinaire, dans les maladies constitutionnelles, d'une affection primitive des yeux et d'une affection consécutive des reins ?

Dans les fonctions cérébrales, je vous ferai surtout remarquer la différence que présentent assez souvent les *facultés affectives*, selon qu'on les considère chez les scrofuleux ou chez les phthisiques : dans le premier cas, humeur difficile, aigreur, caractère hargneux ; dans le second, douceur, mansuétude, qui souvent n'abandonnent le malade qu'avec la vie.

La *respiration* et la *circulation*, pendant les premières périodes des maladies constitutionnelles, sont en général exemptes de troubles. Toutefois la marche et l'évolution individuelles de certaines affections peuvent momentanément troubler l'exercice de ces fonctions vitales. Le pouls s'accélère quelquefois pendant la durée des adénites suppuratives. Lorsque des masses ganglionnaires compriment les bronches il survient de la dyspnée, de l'accélération dans les mouvements respiratoires. Mais, en général, le malade est sans fièvre, et maintes fois nous avons trouvé le pouls au-dessous de 60 pulsations à la minute.

Chez les scrofuleux, nous constatons assez souvent des symptômes de chloro-anémie : du bruit de souffle sur la région du cœur ou sur le trajet des gros vaisseaux. Ces phénomènes se remarquent surtout à la suite des hémorrhagies.

Dans la syphilis, la dartre et l'arthritis, comme dans la scrofule, le trouble sympathique de la respiration et de la circulation n'arrive en général qu'à la dernière période. Il est sans doute fort ordinaire d'observer dans la dartre et l'arthritis des lésions graves du côté de ces appareils fonctionnels; mais elles font partie des affections propres, et n'entrent pour rien dans le tableau symptomatologique général de la maladie.

L'état des *fonctions digestives*, dans la scrofule, exige de votre part la plus sérieuse attention. Ne confondez pas le dérangement momentané des digestions occasionné par les douleurs et l'insomnie qu'entraîne le développement de certaines affections locales avec la gastropathie scrofuleuse. Tenez bien compte aussi des embarras gastriques qui souvent sont le résultat des médications employées, et notamment de l'usage longtemps prolongé de l'huile de foie de morue.

Je dirai la même chose des fonctions intestinales. La diarrhée, si commune dans le cours de la scrofule, peut dépendre de causes extérieures variées; il faut savoir en apprécier le véritable caractère. Au début, elle fait partie, comme affection propre, de la scrofule de l'enfance, et vers la fin de la maladie elle est constante : c'est un de ces phénomènes ultimes qui font partie intégrante et presque nécessaire du cortége de toutes les cachexies.

Si la dyspepsie scrofuleuse est rare, si la dyspepsie syphilitique l'est encore davantage, il n'en est plus de même des dyspepsies dartreuse et arthritique, qui sont extrêmement communes, et doivent évidemment figurer parmi les affections propres les plus ordinaires de ces deux maladies constitutionnelles.

L'état des *sécrétions*, dans les maladies qui font l'objet spécial de notre étude, n'est pas moins utile à connaître; malheureusement, ce que nous en savons se réduit encore à peu de chose.

Je dirai des sécrétions ce que j'ai dit des autres fonctions de l'économie : prenez garde de confondre ce qui est de l'affection, purement et simplement, avec ce qui procède directement de la maladie. Ainsi, par exemple, dans la scrofule, les sécrétions des larmes, du cérumen, du mucus nasal, se trouvent notablement modifiées par l'ophthalmie, l'otite et le coryza, de nature scrofuleuse; il n'en est plus de même des sueurs et des urines qui se rattachent essentiellement à la symptomatologie générale de la scrofule.

L'urine, cependant, par l'albumine qu'elle contient, peut aussi parfois, dans la scrofule, donner l'indice d'une affection spéciale, la néphrite albumineuse, que nous comptons au nombre des affections viscérales propres à la maladie scrofuleuse.

Dans la scrofule, la sueur est en général rare. Dans la dartre, elle se supprime le plus souvent pendant la durée de l'affection cutanée sur les points occupés par l'éruption. Elle alterne souvent avec l'éruption cutanée; la squame disparaît et la sueur revient.

Dans l'arthritis, elle est généralement plus abondante, et alterne plus souvent avec le catarrhe et la rhumatalgie qu'avec l'éruption cutanée. Les rhumatisants et les goutteux, lorsqu'ils n'ont pas d'éruption à la peau, ont en général des sueurs abondantes.

L'*urine* dans la scrofule ne présenterait, à en croire M. Becquerel, d'autre changement que celui d'offrir les caractères des urines phlegmasiques pendant la durée des affections inflammatoires ; mais ce ne serait pas là un caractère particulier à la scrofule. Je vous signalerai, comme un caractère spécial, la grande quantité de mucus que renferme l'urine des scrofuleux.

Dans la dartre, les urines se troublent promptement après leur émission; elles sont aussi très muqueuses, et généralement chargées de phosphates.

Dans l'arthritis, elles sont peu abondantes, acides, rouges, chargées d'acide urique et d'urate d'ammoniaque.

Enfin, avant d'aborder la seconde partie de l'étude des phénomènes communs, il est bon de jeter un coup d'œil rapide sur les fonctions de la reproduction.

J'ai déjà dit que chez les scrofuleux l'appétit vénérien était ou surexcité, ou languissant; on y observe parfois la spermatorrhée. Chez les femmes, la menstruation, bien que souvent irrégulière, offre cependant cela de remarquable, que fréquemment les règles sont abondantes et accompagnées de coliques utérines quelquefois très violentes.

Je n'ai qu'une seule remarque à vous faire pour ce qui est des symptômes offerts par l'appareil sexuel, dans la dartre et l'arthritis : c'est que l'éruption cutanée, en se fixant sur cet appareil, peut y provoquer l'excitation vénérienne, et devenir cause de pertes séminales qu'il ne faudrait pas rapporter à une dépression des forces, et considérer comme une conséquence immédiate de la diathèse dartreuse ou arthritique.

B. *Étude des phénomènes communs pendant la seconde époque des maladies constitutionnelles.* — On donne à cette seconde époque le nom de *cachexie.* C'est la période terminale et fatale des maladies constitutionnelles : c'est l'ensemble des phénomènes communs caractérisant la dernière période des maladies constitutionnelles et diathésiques, qui ont suivi leur cours régulier, dont la marche n'a pas été entravée par des phlegmasies ou par d'autres maladies accidentelles.

Les formes bénignes des maladies constitutionnelles ne sont pas suivies de cachexie. Les formes maligne et phagédénique de la scrofule et de la syphilis, la forme fixe primitive de la scrofule, sont au contraire très souvent suivies de cachexie.

La cachexie est le syndrome de la maladie et non d'une affection en particulier; tous les phénomènes qui la composent et constituent entre eux une sorte d'équilibre, un balancement qui fait augmenter l'un quand l'autre diminue, sont l'expression directe de la maladie parvenue à son dernier période. Elle n'est pas plus l'expression symptomatique d'une lésion du sang qu'elle n'est la traduction symptomatique d'une altération d'organes ou d'un système d'organes. Dans la cachexie, toutes les fonctions contribuent synergiquement, chacune dans la mesure qui lui a été assignée, à la destruction progressive de l'individu.

On comprend que beaucoup de causes différentes peuvent hâter l'apparition de la cachexie dans les maladies : telles que la misère, une alimentation insuffisante ou de mauvaise qualité, les chagrins, le séjour dans des foyers d'infection putride, dans les prisons, les salles d'hôpitaux, les ambulances, etc.

Les cachexies ont de tout temps fixé l'attention des observateurs, et plus encore dans les temps anciens que de nos jours, où l'anatomie pathologique nous a quelque peu éloignés de l'étude approfondie du malade.

Je ne puis cependant vous parler des cachexies sans recommander la lecture de l'excellente thèse de M. Auguste Dumoulin sur la cachexie syphilitique, et de son travail sur les cachexies en général, qui fait partie de la brochure intitulée : *De quelques lésions tardives de la scrofule chez le vieillard.*

La cachexie se modifie selon qu'on l'observe dans telle ou telle diathèse, dans telle ou telle maladie constitutionnelle.

Mais voyons d'abord quels sont les phénomènes dont elle se compose d'une manière générale.

Voici ces phénomènes pris successivement dans les fonctions animales, vitales et naturelles, puis dans l'habitude extérieure du corps :

1° Intégrité des fonctions intellectuelles;

2° Etat très variable des fonctions respiratoires et circulatoires;

3° Diminution graduelle de l'appétit, — diarrhée, — lienterie;

4° Sécheresse de la peau ou sueurs colliquatives;

5° Altération constante et plus ou moins prononcée de l'urine;

6° Amaigrissement, atrophie progressive, — émaciation, marasme ou infiltration séreuse, générale ou partielle;

7° État de souffrance et d'anxiété plus ou moins grandes;

8° Dépression considérable des forces;

9° Fièvre hectique ;

10° Facies plus ou moins hippocratique ;

11° Mode particulier d'agonie.

Comment se comporte, se diversifie cet ensemble de symptômes dans les maladies constitutionnelles et les diathèses?

La *cachexie scrofuleuse* se caractérise par l'infiltration séreuse ; le facies pâle, décoloré ; l'absence de fièvre et de sueurs colliquatives, ou par une fièvre hectique peu prononcée ; et enfin par le genre de mort, qui, le plus souvent, a lieu par syncope. Dans la scrofule pectorale, l'agonie asphyxique est toujours moins longue que dans la phthisie essentielle.

Quant à la souffrance et à l'anxiété, ces symptômes ont des proportions généralement moins grandes dans la scrofule que dans d'autres maladies constitutionnelles ou diathésiques, telles que la syphilis et la diathèse cancéreuse. Il faut, bien entendu, faire abstraction des complications inflammatoires ultimes de la scrofule.

Dans la *cachexie syphilitique*, la souffrance est généralement très vive ; — l'émaciation est extrême ; — il n'y a pas d'infiltration séreuse. Le facies est pâle, terne, et exprime un état tout particulier de malaise et d'anxiété. L'hectique est tardive et peu marquée. Comme dans la scrofule, l'urine est parfois albumineuse. Enfin, la mort a lieu aussi le plus souvent par la syncope.

Dans la *cachexie arthritique*, la dyspnée progressive est un symptôme à peu près constant. L'urine est rare et sédimenteuse. Les crises rhumatiques ou goutteuses sont parfois des plus violentes, et jettent le malade dans un état d'anxiété extrême. Le corps est le plus souvent infiltré ; les cavités splanchniques sont remplies de liquide. La fièvre hectique est peu marquée, et la mort a lieu communément par le cerveau ou par le poumon.

La *cachexie dartreuse* est prématurée ou arrive à son terme. Dans le premier cas, il se peut qu'il n'y ait aucune éruption à la surface du corps : c'est ce qui arrive quand la dartre marche avec rapidité et envahit de bonne heure les organes des cavités splanchniques. Dans le second cas, le corps est couvert de la tête aux pieds d'une éruption croûteuse ou d'une exfoliation épidermique et séro-albumineuse, au travers de laquelle il est souvent assez difficile de reconnaître quel a été l'élément primitif de l'éruption cutanée. Rien de plus ordinaire que de voir, à cette époque ultime de la maladie, la dartre humide se confondre avec la dartre sèche, l'eczéma avec le lichen, le pemphigus avec le psoriasis.

Dans la cachexie dartreuse, l'amaigrissement est extrême, à moins qu'il n'y ait une infiltration séreuse générale qui masque l'émaciation, infiltration qui se produit toujours quand l'exhalation morbide de la peau vient tout à coup à se supprimer. Les urines sont jumenteuses, troubles, blanchâtres, chargées de mucus et de sels calcaires. L'appétit se conserve quelquefois, même alors que le malade est déjà dans un état avancé de cachexie. La diarrhée n'est pas constante ; l'exhalation cutanée semble remplacer celle de l'intestin. Si la souffrance n'est pas aussi vive, aussi violente que dans quelques autres cachexies, elle est répandue sur une plus grande surface.

La fièvre hectique, dans la cachexie dartreuse, offre cela de bien remarquable, qu'elle peut se montrer sous presque tous les types de la fièvre d'accès : tierce, quarte ou quotidienne, double tierce; dans les derniers jours elle devient continue. Enfin, la mort a lieu par épuisement : c'est le plus souvent une syncope mortelle qui termine cette scène de souffrance.

Je finis par quelques mots seulement sur les cachexies *tuberculeuse* et *cancéreuse*, à cause de leur analogie avec la cachexie scrofuleuse.

L'amaigrissement porté jusqu'aux dernières limites; la conservation d'un certain degré de forces, malgré les ravages d'une hectique incessante, et l'épuisement qui résulte de sueurs colliquatives et d'une diarrhée incoercible ; les alternatives de pâleur et d'injection des pommettes, selon qu'on observe le malade pendant les accès fébriles ou pendant les intermittences; l'absence d'infiltration séreuse, et la mort par asphyxie : tels sont les traits principaux de la cachexie tuberculeuse.

Il y a dans ce tableau des caractères qui certainement rapprochent la phthisie tuberculeuse de la scrofule pectorale à sa dernière période, et je dois ajouter que dans quelques cas, rares il est vrai, le médecin est forcé d'admettre la complication de la maladie constitutionnelle et de la diathèse.

Dans la cachexie cancéreuse, la teinte jaune-paille, l'extrême souffrance, le caractère particulier des douleurs atroces qu'éprouvent les malades, l'absence ordinaire de fièvre hectique, de sueurs, d'infiltrations séreuses.... voilà les principaux caractères distinctifs. Je note seulement ici la teinte jaune-paille ou de feuille morte, qui présente quelque analogie avec la teinte bistrée de la scrofule abdominale.

Marche et durée des maladies constitutionnelles. — Jusqu'à présent je ne vous ai parlé que de la symptomatologie comparative des maladies constitutionnelles; mais l'étude des rapports que présentent ces maladies entre elles resterait incomplète, si nous ne la poursuivions dans toutes les parties de leur histoire.

Quelques mots seulement de la marche et de la durée, des terminaisons et des complications, toutes choses qui se rattachent essentiellement à la symptomatologie et en font en quelque sorte partie intégrante. Les maladies constitutionnelles dont je vous ai esquissé le tableau dans les précédentes séances ont en général une marche lente. Cependant quelques formes de la scrofule ont une marche aiguë et se terminent promptement par la mort; il en est de même de l'arthritis, dans les formes aiguës. Généralement, la scrofule et la syphilis sont moins lentes dans les diverses périodes de leur évolution que l'arthritis et la dartre.

Toutes les quatre se terminent par la guérison après une durée plus ou moins longue ou par une prolongation indéfinie jusqu'à la mort, qui arrive comme terme de l'évolution spontanée des maladies constitutionnelles, ou comme l'effet d'une complication survenue accidentellement pendant le cours de ces maladies.

Les complications sont nombreuses et variées. Qu'il me suffise de vous dire qu'il n'y a pas incompatibilité entre les différentes maladies constitutionnelles qui peuvent aussi coexister avec les diathèses. Toutefois je dois ajouter que ces complications sont rares, et qu'en général la maladie la plus forte fait taire la plus faible.

Parmi les complications, les unes sont fréquentes et semblent se rattacher à l'essence de la maladie; elles sont symptomatiques : ainsi, dans la scrofule, les hémoptysies, le mélæna, la diathèse hémorrhagique. Les autres apparaissent plutôt comme véritables complications : ainsi, dans la scrofule encore, l'épistaxis au début, plus tard les hémorrhoïdes.

Il est un ordre de complications fort ordinaire dans le cours et vers la fin des maladies constitutionnelles et diathésiques, sur lequel je désire attirer quelques instants toute votre attention ; je veux parler des maladies parasitaires.

Qui de vous ignore que, dans les derniers jours des maladies chroniques, et particulièrement vers la fin des diathèses tuberculeuse et cancéreuse, on voit apparaître, sur la langue et les parois buccales, une végétation blanche, connue sous le nom de *muguet*, et constituée par un végétal parasite, l'*oïdium albicans*. N'avez-vous pas été frappés plus d'une fois, en parcourant nos salles, de cette coïncidence remarquable, sur le même sujet, du favus et de la scrofule, du *vitiligo* des auteurs ou du *porrigo decalvans* avec la syphilis secondaire, du *trichophyton* avec la dartre? La diminution lente et graduelle des forces vitales favorise très certainement chez l'homme le développement des végétaux parasites. Mon ami le docteur Jodin a démontré (1) que la dénudation épidermique, si fréquente dans les affections cutanées constitutionnelles, est la condition physique qui permet l'implantation du végétal parasite ; mais la cause de la prédilection de l'*oïdium* pour la cachexie, de l'*achorion* et du *microsporon furfur* pour la scrofule, du *microsporon decalvans* pour la syphilis, du *trichophyton* pour la dartre, demeure pour nous lettre close ; nous ne savons absolument rien à cet égard. Mais connaissons-nous mieux les conditions qui font que tel végétal vit et prospère sur un terrain, tandis qu'il se flétrit et meurt sur un autre ? Assurément non.

(1) *De la nature et du traitement des angines couenneuses et du croup*, Paris, Ad. Delahaye, 1859.

Remarquez bien que si l'organisme humain vient à être momentanément modifié dans le cours de la scrofule par la complication d'une maladie aiguë, comme une fièvre typhoïde, il devient un mauvais terrain pour la végétation favique, qui languit pendant tout le cours de la maladie aiguë, tandis que d'autres végétaux semblent s'en accommoder parfaitement bien : certaines algues de la bouche, par exemple. N'allez pas croire toutefois que la scrofule, qui prédispose à l'achorion, exclut tout autre champignon ; que la syphilis, qui prédispose à la teigne décalvante, met à l'abri du favus : ce serait une grande erreur. Je vous ai montré bien souvent, sur nos scrofuleux, la teigne achromateuse, et, dans mes leçons, j'ai déjà eu occasion de parler d'une femme affectée de syphilis secondaire, qui se trouvait, en 1850, placée dans mon service, à côté d'une jeune fille atteinte d'un favus général. Chez cette malade nous avons pu suivre jour par jour, sur l'extrémité du nez, le développement d'un godet favique d'une remarquable beauté.

Nous terminerons l'étude de la partie nosographique des maladies constitutionnelles par quelques considérations générales sur l'*anatomie pathologique* et les *lésions du sang*.

De nos quatre maladies, la scrofule est assurément celle qui désorganise le plus les tissus, et qui, sous le rapport de la multiplicité et de la variété des lésions, mérite d'occuper la première place. Elle donne lieu à des lésions inflammatoires, à des lésions de texture (ramollissement, induration, raréfaction et condensation des tissus), à des lésions organiques proprement dites, *homœomorphes* : graisse, cartilage, tissus fibreux et osseux ; *hétéromorphes* : tubercules, produits fibro-plastiques, squirrhe, encéphaloïde, mélanose, etc.

La syphilis produit aussi des lésions inflammatoires, mais

elles sont bien différentes des inflammations scrofuleuses. Si la suppuration est lente à se former, vous trouverez dans les caractères physiques des deux pus des différences essentielles. Le pus scrofuleux est clair, analogue à du petit-lait; il renferme des portions de fibrine ou des concrétions tuberculeuses; il exhale une odeur aigre. Le pus syphilitique est plus épais, d'une égale consistance, analogue à une dissolution de gomme, exhalant une odeur fade ou fétide. Si la suppuration se fait promptement, les différences entre les deux pus s'effacent, et le microscope ne nous a pas encore révélé ce qui fait que l'un donne naissance à des chancres et à des bubons, et que l'autre ne produit rien.

Il en est de même dans l'arthritis. Une pleurésie rhumatismale, par exemple, ne ressemble en rien à ces pleurésies latentes, essentiellement purulentes, véritables abcès froids des cavités splanchniques que l'on a quelquefois l'occasion d'observer pendant le cours de la scrofule.

Comme la scrofule, la syphilis détermine la condensation et la raréfaction des tissus, le ramollissement et l'induration des parties organiques; elle provoque la formation de produits *homœomorphes* (tissu osseux, par exemple), et de produits *hétéromorphes*, l'élément fibro-plastique, la gomme, qui n'est peut-être qu'un mélange des éléments ordinaires de l'inflammation, de tissu fibro-plastique et de tubercules.

Le vice arthritique donne naissance aussi à des lésions de texture et à des produits étrangers à l'organisme. Est-il nécessaire de vous rappeler les désordres que l'arthritis produit dans le système circulatoire, le cœur et les gros vaisseaux, et les concrétions tophacées analogues aux calculs pour la composition?

La dartre, outre qu'elle détermine souvent des affections

qui ne s'accompagnent d'aucune altération organique appréciable, produit encore des lésions inflammatoires très variées, des raréfactions de tissu par hydranose, des lésions organiques hétéromorphes, variées et multipliées.

Parmi les produits morbides des maladies constitutionnelles, le tissu fibro-plastique est commun à la scrofule et à la syphilis ; le tubercule est propre à la scrofule, la gomme à la syphilis, le tophus à l'arthritis. Mais le produit morbide qui appartient plus spécialement à la dartre, quel est-il? — J'ai déjà dit que des recherches étaient encore à faire sur ce sujet : je vous ai signalé, dans l'une de mes dernières leçons, ces *desiderata* de la science.

Il y a certainement une différence dans les caractères et la structure du véritable cancer gastro-hépatique et les dégénérescences cancéreuses de l'estomac et du foie survenues à la suite d'une métastase dartreuse, ou spontanément développées pendant la dernière période de la dartre.

Déjà je puis vous dire que j'ai été frappé d'une différence dans la symptomatologie des deux affections : dans le cancer dartreux, je n'ai jamais observé la teinte *jaune-paille*, qui manque rarement dans le cancer diathésique. Dans la dartre, n'y aurait-il jamais diffusion du produit morbide sur un grand nombre d'organes, tandis que cette dissémination existerait au contraire très communément dans la diathèse? Ce n'est là qu'une conception à priori, qui demande, pour être admise comme une vérité scientifique, la sanction de l'expérience.

Le *sang*, comme toutes les autres parties constituantes de l'organisme humain, peut subir des altérations pendant le cours des maladies constitutionnelles. Toutefois, malgré la faveur dont jouissent de nos jours les travaux en hématologie, il faut dire que ces altérations sont encore peu connues ; peut-être le seraient-elles davantage si, au lieu de chercher dans le sang la cause des maladies et l'explication des phénomènes morbides, on eût étudié ce fluide dans toutes ses modifications anormales au point de vue seulement de la sémiotique et de l'anatomie pathologique.

Je ne sache pas qu'une étude particulière du sang ait été faite dans la syphilis ou dans la dartre ; il n'en est pas de même pour la scrofule et l'arthritis : il a été analysé dans les deux dernières maladies.

On a trouvé le sang des scrofuleux plus abondant en sérum, moins riche en globules, moins chargé de fibrine. Ce sont des caractères opposés que l'on a constatés sur le sang des arthritiques.

J'ai hâte d'arriver aux autres parties de l'histoire des maladies constitutionnelles. Passons successivement en revue les parties étiologique, sémiotique, thérapeutique. Je ferai en sorte de vous arrêter moins longtemps sur ces divers côtés de la question ; ils n'ont pas pour nous, quant à présent du moins, la même importance que le côté nosographique.

CHAPITRE II.

ÉTIOLOGIE GÉNÉRALE DES MALADIES CONSTITUTIONNELLES. PATHOGÉNIE.

Dans la production des maladies, il faut tenir compte de la cause interne ou de la prédisposition, et de la cause externe ou provocatrice. J'admets la prédisposition pour toutes les maladies constitutionnelles, même pour la syphilis ; seulement pour la syphilis la prédisposition est la règle et l'immunité l'exception. La puissance de l'évolution spontanée est loin d'être la même dans toutes les prédispositions constitutionnelles : elle est plus forte dans la scrofule que dans la dartre, plus dans la dartre que dans l'arthritis, et, dans cette dernière, elle l'est plus que dans la syphilis.

Cette force d'évolution spontanée des maladies constitutionnelles n'est pas la même dans les divers âges de la vie, ni dans les deux sexes, ni dans toutes les constitutions indistinctement.

La scrofule et la syphilis héréditaires débutent avec l'enfance, dans le plus grand nombre des cas. La dartre est généralement une maladie de l'adolescence, de l'âge mûr et de la vieillesse ; il en est de même de l'arthritis. Quelquefois la dartre se montre prématurément dans l'enfance, et, dans ces cas, c'est d'ordinaire la dartre sèche que l'on observe ; c'est aussi la plus opiniâtre, celle qui récidive le plus facilement, qui fait le désespoir du malade et du médecin ; mais c'est elle aussi qui apporte le moins de trouble dans les fonctions de l'économie en général, parce que longtemps elle est réduite à une seule affection.

Ce qui prouve, cependant, l'identité d'origine du psoriasis et du lichen avec la dartre humide, c'est qu'à une certaine époque de leur durée, on voit apparaître tout le cortége symptomatique ordinaire de celle-ci. D'ailleurs n'observe-t-on pas tous les jours des enfants atteints de psoriasis ou de lichen, qui sont nés de parents eczémateux, nouvelle preuve à ajouter à tant d'autres de la cognation de toutes les affections dartreuses?

L'influence du sexe mérite d'être étudiée.

Si la syphilis primitive paraît plus fréquente chez l'homme, cela tient uniquement à la disposition particulière des organes sexuels. Le col utérin n'est pas toujours examiné ; ce qui survient de ce côté se passe dans l'ombre, sans éveiller les craintes de la femme qui n'éprouve aucun mal. Le col de l'utérus pourrait bien être, chez la femme, aussi souvent souillé que le gland chez l'homme, par le contact du virus syphilitique. J'ai la conviction que, dans beaucoup de cas, les exulcérations du col utérin correspondent aux exulcérations chancreuses plus ou moins proéminentes de la surface du gland.

Beaucoup d'auteurs, et M. Lepelletier entre autres, assurent que la scrofule est plus fréquente chez la femme ; M. Lebert a trouvé, à Lavey en Suisse, la scrofule tout aussi répandue dans un sexe que dans l'autre. Privé d'un service de femmes, il m'a été impossible, jusqu'à présent, de faire des relevés statistiques comparatifs, et sur le nombre, considéré d'une manière absolue, de scrofuleux hommes et femmes, et sur la proportion relative dans les deux sexes des formes et des affections particulières de la scrofule.

Le sexe me paraît avoir une influence sur la dartre et sur l'arthritis : je crois la dartre proprement dite, la dartre essentielle, si vous voulez, plus commune chez la femme, et la dartre symptomatique de l'arthritis plus fréquente chez l'homme.

Tous les tempéraments sont également exposés à toutes les maladies constitutionnelles; mais on peut dire pour la syphilis, la dartre et l'arthritis, ce que j'ai déjà dit pour la scrofule : le tempérament a de l'influence sur la forme ; le tempérament lymphatique prédispose aux engorgements glandulaires, aux bubons, dans la syphilis comme dans la scrofule, aux éruptions cutanées sécrétantes dans la dartre aussi bien que dans la scrofule. Le tempérament sanguin prédispose aux couperoses scrofuleuses, aux attaques de goutte et de rhumatisme aigus. Le tempérament nerveux prédispose aux névralgies, aux névropathies syphilitiques, arthritiques et dartreuses, aux éruptions scabieuses, prurigineuses. En un mot, la prédominance d'un appareil organique favorise la localisation de la diathèse sur cet appareil. La maladie constitutionnelle se traduit par des manifestations locales différentes selon les tempéraments, mais n'a de préférence marquée pour aucun.

La prédisposition aux maladies constitutionnelles est loin d'être la même pour tous les individus. Parmi les causes appréciables qui augmentent, chez certaines personnes, cette fatale prédisposition, il faut noter surtout l'existence antérieure des mêmes maladies sur les ascendants, et plus particulièrement chez le père ou la mère : c'est ce qu'on appelle l'hérédité.

L'hérédité des maladies constitutionnelles ne saurait être mise un seul instant en doute. Elle s'exerce directement des parents aux enfants, ou bien elle saute une génération : c'est ce qui a été surtout observé pour la dartre et pour l'arthritis.

Si cette influence de l'hérédité n'a pas été appréciée à sa juste valeur dans l'étiologie des maladies constitutionnelles, si son importance a été méconnue, savez-vous à quoi il faut l'attribuer? Uniquement à l'ignorance de la cognation des affections morbides, quand les formes sont différentes. Un père meurt de la phthisie scrofuleuse ; le fils hérite d'une tumeur blanche : avec toute leur perspicacité, nos pathologistes modernes n'apercevront aucun rapport entre ces deux affections. Les micrographes vous diront que l'une est une affection tuberculeuse, que l'autre est une affection fibro-plastique, et que ce sont deux maladies essentiellement différentes. Depuis longues années, un père est atteint de dartres ; sa fille éprouve des migraines et des coryzas périodiques : il n'y a pas là d'hérédité. Quel rapport, nous dira-t-on, voulez-vous établir entre la migraine et la dartre ?

D'un autre côté, on s'est exagéré l'influence de l'hérédité, en lui reconnaissant le pouvoir de transformer les maladies. C'est une erreur de croire que la syphilis peut engendrer la scrofule; je dirai plus, c'est une erreur de croire que la goutte puisse devenir rhumatisme par voie d'hérédité (1). Les unités pathologiques ne s'altèrent ni ne se transforment pas plus par l'hérédité qu'elles ne s'altèrent ni ne se transforment avec le temps.

Je passe actuellement aux causes provocatrices. De nos quatre maladies constitutionnelles, il n'y en a qu'une, la syphilis, où nous ayons à noter une cause déterminante spécifique, la contagion.

La scrofule n'est pas contagieuse; l'arthritis et la dartre ne le sont pas non plus.

Une erreur de diagnostic a pu seule faire dire aux auteurs que la dartre était une maladie contagieuse : ils ont, comme les gens du monde qui ne jugent que par la ressemblance, pris une affection parasitaire pour une affection dartreuse. Ne savez-vous pas que la gale est journellement confondue avec la dartre, et qu'il n'est donné qu'à un très petit nombre de médecins de savoir distinguer la mentagre, l'herpès cir-

(1) Cette dernière proposition me paraît aujourd'hui très hasardée. Depuis quelques années j'ai recueilli nombre de faits qui semblent l'infirmer.

ciné, le lichen circonscrit, parasitaires et contagieux, des affections cutanées qui ne reconnaissent d'autre cause que l'existence d'un principe herpétique?

Parmi les causes occasionnelles, vous noterez surtout l'influence des agents physiques, du froid, du grand air, de l'insolation. Si cette influence est peu appréciable dans la syphilis, où existe une cause déterminante spécifique, elle est communément observée dans les autres maladies constitutionnelles. Rien de plus ordinaire qu'une ophthalmie scrofuleuse née sous l'influence d'un courant d'air; mais nulle part cette influence n'a plus d'action que dans l'arthritis, où la simple impression du grand air suffit quelquefois pour provoquer la manifestation de rhumatalgies ou d'éruptions sur les parties découvertes, disparaissant souvent et se reproduisant alternativement avec l'éloignement et le retour de la cause qui les a une première fois éveillées. Par contre, la privation d'air, de soleil, de mouvement, longtemps continuée, contribue puissamment au développement de la scrofule.

Dans les influences hygiéniques, vous ferez la part encore du genre d'alimentation. L'insuffisance et la mauvaise qualité des denrées de première nécessité sont une cause de scrofule. Le régime, presque exclusivement azoté, favorise le développement des affections arthritiques. Certains aliments provoquent les manifestations dartreuses : il suffira de vous citer, par exemple, les moules, les écrevisses, le homard, qui ont quelquefois pour effet de déterminer de la roséole, de l'érythème et de l'urticaire; en un mot, toutes les manifestations de la dartre aiguë.

Les causes morales ont une action évidente dans la dartre, beaucoup plus sujette à contestation dans les autres maladies constitutionnelles.

Je mentionnerai enfin les causes mécaniques et les causes pathologiques. Comme exemples de l'influence des causes mécaniques, je vous citerai les suivants : Au n° 55 de notre pavillon, se trouve un jeune homme atteint de tumeur blanche : c'est une chute sur le genou qui a provoqué chez lui cette traduction locale de la scrofule. Vendredi dernier, quelques-uns de vous ont été à même d'observer, à notre consultation, une éruption papuleuse, de nature évidemment syphilitique, que le militaire, sur la nuque duquel elle s'était développée, attribuait au frottement du collet de son habit. Assurément, le frottement tout mécanique d'un collet d'habit ne saurait engendrer la syphilis; mais il peut très bien favoriser, sur un point déterminé du corps, la sortie d'une éruption spécifique.

Il y a quelques mois à peine, en parcourant les salles de notre collègue M. Gibert, nous avons pu voir un malade portant de belles plaques psoriasiques, qui étaient précisément apparues sur les places où peu de temps auparavant avaient été apposées des ventouses scarifiées. Dans tous ces cas, on est obligé d'admettre l'influence d'une cause mécanique, toute physique, sur la détermination des affections internes.

Parmi les causes pathologiques, il en est qui agissent, pour ainsi dire, chirurgicalement, à la manière des agents physiques : tels sont les parasites de l'ordre animal et de l'ordre végétal. D'autres ne provoquent le développement des maladies constitutionnelles qu'en imprimant, soit à l'organisme en totalité, soit à quelqu'une de ses parties, une secousse plus ou moins violente : comme exemple du premier cas, vous avez les fièvres éruptives à la suite desquelles on voit éclater parfois les affections diathésiques, et, comme exemple du second cas, une arthrite rhumatismale qui se transforme en une véritable tumeur blanche.

Parmi les causes des maladies, il en est une qu'il ne nous sera jamais donné de connaître : c'est la cause première ou la nature des états morbifiques. La science ancienne travaillait avec ardeur à la recherche de la nature des essences; la science moderne a tout à fait abandonné cette voie fausse et stérile, pour ne s'occuper que des rapports des choses entre elles : aussi toutes les questions de nature se réduisent-elles aujourd'hui à des questions de limitation et de classification des unités pathologiques.

La scrofule et la syphilis ont été l'objet d'une étude si générale et si répétée; elles se correspondent si bien dans les quatre périodes que nous avons établies, que leur existence, comme unités pathologiques, ne saurait être mise un seul instant en doute par un observateur quelque peu exercé. Il n'en est plus de même de l'arthritis et de la dartre. Combien de médecins, qui ne sont pas tous, cependant, des esprits vulgaires, vous diront que l'arthritis est une maladie des articulations, que la dartre est une maladie de la peau!

Avant tout, il faut donc prouver l'existence, comme maladies constitutionnelles, de l'arthritis et de la dartre.

On peut nous objecter tout d'abord que des hommes de mérite, de grands penseurs, des partisans de nos doctrines, ont supprimé la dartre comme maladie, la rattachant soit à la scrofule, soit à l'arthritis; mais cela ne prouve qu'une chose : c'est que ces observateurs n'ont pas assez observé le malade, ni avant ni après la dartre, ni comment elle vient ni comment elle se termine. Leur opinion prouve encore les rapports de la dartre et de l'arthritis entre elles, les rapports de la dartre et de l'arthritis avec la scrofule, ce que je me garderais bien de nier. Elle prouve enfin que pour des observateurs profonds, éclairés, mieux vaut supprimer la dartre que d'en faire une essence de la peau.

Nous avons prouvé l'existence, comme unités pathologiques, de la dartre et de l'arthritis, par la description que nous en avons donnée ; en temps et lieu nous étudierons les caractères spécifiques de leurs affections.

Quant à la classification de ces maladies, je ne reviendrai pas sur ce que j'ai déjà dit des caractères généraux des diathèses et des maladies constitutionnelles.

CHAPITRE III.

SÉMIOTIQUE GÉNÉRALE DES MALADIES CONSTITUTIONNELLES.

Les éléments du diagnostic général des maladies constitutionnelles sont empruntés à la nosographie, à l'étiologie et à la thérapeutique de ces maladies.

L'étude nosographique vous fera connaître les affections de chaque système organique en particulier, la succession, la marche et l'évolution des accidents. Par cette étude, vous arriverez à la connaissance des caractères spécifiques généraux propres à toutes les affections d'un même système organique dans toutes les maladies constitutionnelles, c'est-à-dire aux caractères communs des affections.

L'étiologie contribue à éclairer le diagnostic par les signes que peut fournir l'examen de la constitution, du tempérament, de l'âge, et généralement de toutes les circonstances relatives aux causes des maladies.

La thérapeutique enfin, par les résultats obtenus, peut jeter rétrospectivement quelques lumières sur le diagnostic.

Dans les leçons subséquentes, j'aurai à vous enseigner les caractères spécifiques des affections en général et de chaque affection en particulier, dans les périodes correspondantes des maladies constitutionnelles. Je dois me borner, quant à présent, à dire quelques mots seulement du diagnostic général de ces maladies, considérées comme unités pathologiques.

Voici le court exposé des principaux caractères subjectifs et objectifs qui les différencient comme unités pathologiques.

§ 1. — Syphilis.

Accidents inoculables, du moins dans les deux premières périodes.

Attaque indistinctement tous les âges. — Spécificité de la cause occasionnelle.

Caractères spéciaux des affections plus tranchés que dans les autres maladies constitutionnelles. Ces affections offrent une double tendance : elles sont *résolutives* ou *ulcératives*.

Les affections syphilitiques ulcératives présentent généralement un caractère important à connaître : c'est la tendance qu'elles ont à amener la mortification des tissus qui en sont le siége, mortification qui se traduit par un état putrilagineux et couenneux dans les parties molles, par la nécrose dans les os.

Les affections syphilitiques viennent plus souvent par poussées générales, assez habituellement accompagnées de douleurs plus ou moins vagues et profondes, offrant ce caractère particulier de s'exaspérer pendant la nuit.

Elles sont destructives des tissus, et laissent après elles des cicatrices et des stigmates qui mettent sur la voie du diagnostic.

Elles sont fixes, ne se déplacent pas, n'alternent pas les unes avec les autres.

Elles affectent des siéges spéciaux sur tous les systèmes où on les rencontre, se montrant d'abord sur les membranes tégumentaires, d'où elles se répandent sur le système lymphatique (ganglions et cordons), et plus tard sur l'appareil locomoteur et les viscères.

Enfin, outre les produits ordinaires de toute inflammation qu'elles font naître, elles donnent lieu encore à deux produits spéciaux : la gomme et le tissu fibro-plastique.

§ 2. — Scrofule.

Ses accidents ne sont pas inoculables.

Elle attaque de préférence le jeune âge. La cause occasionnelle n'est pas spécifique ; on la trouve dans les révolutions physiologiques des âges, dans l'action des agents physiques, dans les causes mécaniques, etc.

Les affections scrofuleuses n'ont pas la double tendance que l'on observe dans les affections syphilitiques : on ne saurait les partager en résolutives et ulcératives. Toutes, elles tendent à produire l'hypertrophie et l'ulcération des tissus.

Elles sont généralement indolores, surviennent sourdement, et augmentent graduellement, accompagnées de réaction incomplète, de phénomènes subinflammatoires.

Comme les affections syphilitiques, elles sont destructives, rongeantes, perforantes, et laissent après elles des stigmates ineffaçables, qui mettent aussi sur la voie du diagnostic.

Comme les affections syphilitiques, elles sont fixes, ne se déplacent pas, n'alternent pas les unes avec les autres.

Elles affectent aussi des siéges spéciaux sur les systèmes où on les rencontre. On les voit apparaître tout d'abord sur les membranes tégumentaires; elles se répandent de là sur les lymphatiques, où elles déterminent l'engorgement, l'agglomération, de ces ganglions, des tumeurs souvent énormes, dures, bosselées, caractères qui les distinguent en général des gangliites syphilitiques. Plus tard aussi, les affections scrofuleuses se déclarent sur l'appareil locomoteur et sur les viscères.

Enfin, outre les produits inflammatoires communs, les affections scrofuleuses développent encore deux produits spéciaux, le tissu fibro-plastique et le tubercule, qui cependant ne leur sont pas exclusivement propres, puisque le tissu fibro-plastique leur est commun avec les affections syphilitiques et le tubercule avec les affections de la phthisie essentielle.

§ 3. — Dartre.

Ses accidents ne sont pas inoculables.

Les affections dartreuses sont plus communes chez l'adulte que chez les enfants. La cause occasionnelle échappe le plus souvent à l'observation.

Elles sont en général superficielles, légères, mobiles; se déplacent facilement; se transportent avec la plus grande facilité, soit d'une région à une autre région d'un même système organique, soit d'un système à un autre, avec ou sans transformation de la modalité pathogénique. — La dartre à la peau est une inflammation : cette inflammation se supprime brusquement, et le dartreux est pris d'une névralgie, d'un catarrhe ou d'une hydropisie. La *métastase* appartient essentiellement aux affections dartreuses et arthritiques.

Elles ne sont pas destructives des tissus qui en sont le siége, et ne laissent après elles que des maculatures, et non des cicatrices indélébiles.

Elles ont un siége spécial, débutent sur les téguments, qu'elles parcourent par toutes sortes de sinuosités avant de s'y fixer d'une manière définitive; elles quittent la peau, à diverses reprises, pour se montrer sur le tégument interne, sur les systèmes nerveux, séreux, synovial, et se fixent enfin ou sur les viscères seulement, ou simultanément sur la peau et sur les viscères.

Nous ne savons pas si les affections dartreuses donnent lieu à un produit morbide spécial; mais, en tout cas, nous ne le connaissons pas encore.

Les anciens, qui admettaient un virus dartreux, croyaient que ce virus pouvait se traduire au dehors sous la forme de presque toutes les maladies : ils reconnaissaient des pleurésies et pneumonies dartreuses. Je ne saurais bien certainement partager une pareille manière de voir, qui n'avait d'autre fondement qu'une hypothèse absurde; mais l'observation m'a conduit à admettre la nature dartreuse de l'asthme sec, et aussi de certaines bronchites capillaires, désignées autrefois sous le nom de péripneumonie fausse (*peripneumonia notha*) ; enfin de certaines lésions du foie encore peu connues, mais dont l'étude pourra peut-être, dans un avenir prochain, permettre d'assigner les véritables caractéres de la lésion viscérale propre à la dartre.

§ 4. — Arthritis.

Pas d'inoculabilité.

N'attaque pas la première enfance, ou du moins ne l'attaque que trés rarement.

La cause occasionnelle des affections se trouve presque toujours dans les influences météorologiques.

Les inflammations de nature arthritique se rapprochent des inflammations franches, des phlegmasies. Elles sont essentiellement résolutives, aussi bien les inflammations des jointures que celles de la peau ou des viscères ; elles ne sont ni suppuratives, comme les inflammations scrofuleuses, ni séro-albumineuses et épithéliales, comme les inflammations dartreuses.

Les affections arthritiques, comme les dartreuses, sont mobiles, se déplacent facilement, voyagent de la peau et des muqueuses sur les séreuses et les synoviales.

Elles ne sont ni destructives des tissus ni perforantes, comme les affections syphilitiques et scrofuleuses.

Les affections arthritiques, comme les affections dartreuses, soit sur la peau, soit sur les nerfs, s'accompagnent de douleurs plus ou moins vives ; mais le caractère de la souffrance n'est pas le même dans les deux ordres d'affections.

Elles affectent aussi un siége spécial sur les membranes tégumentaires ; elles voyagent des muscles et des articulations sur les muqueuses et la peau, reviennent aux articulations pour s'y fixer définitivement; puis elles attaquent les viscères, le cœur et le poumon en particulier.

Enfin elles donnent lieu à un produit morbide spécial, le tophus.

Les maladies constitutionnelles peuvent être confondues entre elles ou avec les diathèses qui s'en rapprochent par la communauté des produits morbides (diathèses tuberculeuse, cancéreuse, etc.). On peut aussi les confondre avec la plupart des maladies qui présentent dans leurs manifestations pathologiques, anatomiques ou symptomatiques, des points de contact avec elles, comme les phlegmasies, les hémorrhagies, les hydropisies, les catarrhes, etc.; et il faut avouer que, dans bien des cas, l'erreur est difficile à éviter.

Ainsi, vous nous voyez, chaque jour, hésiter en présence d'une affection, soit de la peau, soit de systèmes plus profondément situés, des os ou des viscères : l'affection est-elle scrofuleuse ou syphilitique, dartreuse ou arthritique? Nous restons dans le doute.

Ce qui rend bien souvent le diagnostic obscur, c'est la réunion, sur le même sujet, de plusieurs maladies constitutionnelles. Les complications sont difficiles à reconnaître, parce que, dans toutes les maladies constitutionnelles, il y a des affections du même système organique, presque identiques dans leurs manifestations symptomatiques, et dont les caractères spéciaux échappent même à l'examen le mieux fait, le plus approfondi.

Prenez pour exemple un sujet atteint de scrofule, qui a eu de la scrofule primitive, des gourmes et de l'ophthalmie, qui est encore actuellement sous l'empire d'une poussée ganglionnaire en suppuration ; s'il survient sur le tronc une éruption squameuse ou pustuleuse, vous pourrez avoir affaire à une lésion tardive de la première période de la scrofule, ou bien à une éruption de nature syphilitique ou dartreuse.... En l'absence de caractères spéciaux bien déterminés, il vous sera difficile de vous prononcer. C'est alors que, pour établir votre diagnostic, vous serez réduits à interroger la vie du malade, à vous informer des maladies qui ont régné dans la famille, afin de rattacher, s'il est possible, cette éruption nouvelle aux affections anciennes. Toute maladie constitutionnelle représente une progression arithmétique ; l'affection actuelle est le terme connu : il faut partir de ce terme pour aller à la recherche des termes inconnus.

N'oubliez pas que beaucoup d'enfants reçoivent en héritage : de l'un des parents, la scrofule ; de l'autre, la syphilis ; de l'un des parents, la goutte, et de l'autre, la dartre, et que, sous l'influence variable des agents physiques, les *vices* intérieurs, les *diathèses*, éclatent ou simultanément ou successivement ; que les affections morbides qui en résultent marchent ensemble ou séparément, sévissant indistinctement sur tous les appareils organiques ; qu'aucune modalité pathogénique n'appartient en propre à telle ou telle maladie constitutionnelle, et vous comprendrez pourquoi le diagnostic est si souvent hérissé de difficultés.

Vous distinguerez les affections propres de telle maladie constitutionnelle sur un système organique par leurs rapports avec les autres affections de la même maladie. C'est ainsi, par exemple, que l'éruption cutanée, de nature arthritique, alternera avec les rhumatalgies, tandis qu'une dartre essentielle sur un rhumatisant n'aura aucune influence sur l'arthropathie ou la myodynie rhumatismales. L'eczéma scrofuleux précédera le développement des écrouelles ou de l'arthropathie scrofuleuse, tandis que l'eczéma dartreux coexistera avec les affections scrofuleuses, sans exercer sur elles une influence appréciable.

Pronostic. — Les maladies constitutionnelles dont nous nous occupons ne sont pas toutes également graves. Sous le rapport de la gravité, on peut, je crois, les placer dans l'ordre suivant :

Scrofule,
Syphilis,
Arthritis,
Dartre.

Personne ne sera tenté sans doute de contester à la scrofule la première place. La mortalité est grande dans le service des scrofuleux, et, chez les sujets guéris de cette affreuse maladie, que d'infirmités, de mutilations, qui les mettent dans l'impossibilité de travailler pour vivre !

Il n'en est pas de même, me dira-t-on, de la syphilis, qui a son spécifique dans le mercure, et qui guérit toujours lorsqu'elle est convenablement traitée. Pourquoi la placer immédiatement après la scrofule et avant l'arthritis, qui, à l'état de rhumatisme articulaire aigu, fait tant de victimes dans nos hôpitaux, et, à l'état de goutte, condamne à l'impotence tant de gens de la classe aisée?

A cette objection, voici ma réponse :

Le rhumatisme articulaire aigu, abandonné à lui-même, se termine par la guérison dans l'immense majorité des cas; s'il fait tant de victimes dans nos hôpitaux, s'il se complique si souvent d'endo-péricardite, de pleurésies doubles, de méningites, il faut en accuser beaucoup moins la maladie elle-même qu'une thérapeutique violente, éminemment perturbatrice. Vous voyez que, du même coup, je condamne les saignées trop copieuses, le tartre stibié à hautes doses, le sulfate de quinine à hautes doses, la vératrine, etc. Quant à la goutte, je vous dirai que le nombre des goutteux asthmatiques ou condamnés à l'impotence n'est rien en comparaison du nombre considérable de rhumatisants qu'on rencontre dans le monde, et dont la santé n'est que momentanément troublée par les *fraîcheurs*, les démangeaisons et les catarrhes.

Dans vos recherches sur la gravité relative des maladies constitutionnelles, vous aurez bien soin de tenir compte des périodes pour établir la comparaison. C'est ainsi qu'il ne faut pas prendre la goutte à sa troisième ou à sa quatrième période (goutte articulaire fixe et goutte viscérale) pour la mettre en regard de la syphilis secondaire. C'est avec la syphilis tertiaire et quaternaire qu'il faut la comparer. Or, la splanchnopathie syphilitique est beaucoup plus commune qu'on ne le pense généralement ; il est un très grand nombre de ramollissements des centres nerveux, de néphrites albumineuses, d'affections organiques du foie, qui ne reconnaissent pas d'autre cause que la vérole. Je suis sûr d'être au-dessous de la vérité en disant que les deux tiers des paraplégies sont de nature syphilitique.

Les maladies constitutionnelles sont toutes graves, parce que toutes elles peuvent amener la mort, soit par le seul effet de leur évolution, qui entraîne fatalement la cachexie, soit par des complications qui surgissent à une époque plus ou moins éloignée du début.

D'un autre côté, la guérison radicale de ces maladies ne saurait être révoquée en doute. On peut dire, il est vrai, que, n'assignant aucune durée déterminée à la maladie constitutionnelle, nous ne sommes jamais certains de l'extinction définitive de son principe dans l'organisme humain, et qu'au moment où nous nous y attendons le moins, après vingt et trente années de repos, nous pouvons, à notre grand désappointement, la voir reparaître sous la même forme ou sous une forme nouvelle.

Nous savons tout cela, et je l'ai déjà dit, les récidives des maladies constitutionnelles sont aussi rares que la réapparition des affections est commune. Nous ne croyons pas à la guérison d'une maladie constitutionnelle parce qu'un traitement sagement administré en a enrayé la marche, et que les affections ont disparu. Nous avons vu trop souvent qu'après la disparition des accidents primitifs, secondaires ou tertiaires, aussi bien dans la vérole que dans la scrofule, l'arthritis ou la dartre, le malade n'avait obtenu qu'un ajournement plus ou moins prolongé; mais quand une maladie constitutionnelle a successivement parcouru ses quatre périodes, et que, dans chacune, la thérapeutique est restée triomphante, nous déclarons le sujet guéri et définitivement à l'abri des accidents propres à cette maladie.

CHAPITRE IV.

THÉRAPEUTIQUE GÉNÉRALE DES MALADIES CONSTITUTIONNELLES.

Les indications thérapeutiques dérivent :

1° De la maladie considérée comme unité ;

2° De ses périodes ;

3° Des accidents propres à chacune de ses périodes ;

4° Des complications, etc.

Je dois me borner, dans ces considérations générales, aux indications que fournissent l'unité pathologique ou seulement les périodes de la maladie.

Si vous interrogez les praticiens sur la curabilité des maladies constitutionnelles, ils vous répondront presque tous qu'une seule, la syphilis, est accessible à nos moyens d'attaque, et que la médecine est généralement impuissante contre la scrofule, l'arthritis ou la dartre : c'est une très grande erreur, qui a sa source dans l'ignorance. On confond toutes les affections entre elles, sans distinguer leur principe ; de là suit une pareille confusion dans la thérapeutique. On méconnaît la nature du plus grand nombre d'affections tertiaires et quaternaires de la syphilis, ce qui explique l'idée moins sombre que l'on s'en fait.

Tâchez de bien établir le diagnostic des affections, quant à leur nature : et, par exemple, ne vous contentez pas seulement de savoir qu'un eczéma est un eczéma ; demandez-vous encore si c'est un eczéma scrofuleux, arthritique ou dartreux, parasitaire ou artificiel, et je puis vous donner l'assurance qu'en agissant ainsi, vous arriverez à guérir la scrofule et la dartre aussi bien que la syphilis.

Je me borne donc aujourd'hui à formuler quelques propositions sur la thérapeutique générale des maladies constitutionnelles. Commençons par la syphilis.

Le mercure est assurément le meilleur remède contre la vérole, mais vous ne sauriez le considérer comme un spécifique, c'est-à-dire comme un agent propre à combattre indistinctement toutes les manifestations de cette maladie.

Le mercure est-il utile dans la syphilis primitive? Cela est au moins fort contestable. Peut-être son action dans ce cas se borne-t-elle à éloigner les accidents secondaires.

Le mercure est généralement inutile ou dangereux dans la syphilis tertiaire ou quaternaire. L'observation m'a depuis longtemps appris que l'abus de ce médicament entrait pour une large part dans les paralysies qui surviennent si souvent chez les sujets atteints de syphilis. J'ai en ce moment présents à l'esprit deux cas de syphilis ulcéreuse, d'ecthyma syphilitique, pendant la cure desquels je me suis vu forcé, à diverses reprises, de suspendre le traitement mercuriel, les malades ayant été pris d'accidents cérébraux et de paralysie qui, enrayés par suite de la cessation momentanée des préparations hydrargyriques, disparaissaient par l'emploi de l'iodure de potassium, pour reparaître toutes les fois qu'on revenait au mercure.

Le mercure est le médicament que vous devez employer contre la syphilis secondaire, l'iodure de potassium contre les accidents tertiaires et quaternaires. Vous trouverez, dans l'emploi isolé ou combiné de ces deux agents, un moyen efficace de guérir toutes les affections syphilitiques, le moyen de prévenir la cachexie, de la combattre et même d'en triompher quelquefois. Le choix des préparations, les doses auxquelles elles sont administrées, exercent une remarquable influence sur la cure plus ou moins rapide de ces affections.

Il y a des cas de syphilis phagédénique où le fer et les toniques peuvent enrayer les progrès du mal : le mercure aggrave les accidents; il doit être sévèrement proscrit.

Enfin, nous devons reconnaître que, dans d'autres circonstances, la vérole marche, quoi que l'on fasse; et pour ces cas, rares à la vérité, aussi bien que pour ceux de la syphilis secondaire, où l'on a toute raison de redouter les pernicieux effets du mercure, on serait heureux de posséder d'autres ressources, d'avoir à sa disposition une nouvelle méthode de curation des affections syphilitiques.

Vous parlerai-je, à ce sujet, de la vaccination syphilitique, dont l'auteur ici présent, M. Auzias-Turenne, vante les heureux résultats? Je le proclame tout d'abord, la conviction, la sincérité de M. Auzias ne sauraient être mises un seul instant en doute, et tout le monde doit lui rendre cette justice qu'il a mis à propager sa découverte et à la défendre contre les attaques de ses adversaires une persévérance et un zèle vraiment dignes d'éloges.

La syphilisation paraît avoir été pratiquée, en Norvége, par le professeur Boeck, avec un rare bonheur. Un succès brillant aurait couronné cette pratique, qui aurait obtenu des avantages non moins grands en Suède et en Italie.

M. le professeur Nymann, qui nous fait l'honneur d'assister à nos leçons, se propose aussi, à son retour à Stockholm, de traiter par cette méthode les syphilitiques confiés à ses soins. J'attendrai qu'il m'ait fait connaître les résultats de sa nouvelle pratique pour émettre mon opinion sur la valeur de la syphilisation.

Je dirai de l'iode contre la scrofule ce que j'ai dit du mercure contre la syphilis : c'est un excellent remède, mais il ne saurait remplir toutes les indications.

L'iodure de fer et la ciguë sont les agents avec lesquels je combats le plus habituellement les accidents de la première période.

L'huile de foie de morue jouit d'une réputation justement méritée dans le traitement de la scrofule ; mais elle ne convient pas dans toutes les affections scrofuleuses : celles qui réclament le plus directement son emploi sont les affections osseuses.

Ce remède, aujourd'hui si vulgarisé en France, était employé depuis un temps immémorial par le peuple en Angleterre et en Allemagne ; mais ce n'est que depuis soixante ans environ qu'il a fixé d'une manière toute particulière l'attention des médecins. Son utilité est incontestable dans le traitement du rachitis, de la scrofule cutanée profonde et des affections de la scrofule tertiaire.

Malheureusement, il est arrivé pour l'huile de morue ce qui arrive pour tout agent thérapeutique qui donne de beaux résultats quand on ne l'emploie que dans les cas où il est indiqué, mais qui échoue dès qu'on le prodigue dans toutes les maladies indistinctement. On s'est engoué de l'huile de morue, et tous les sujets d'un tempérament lymphatique, quelles que fussent leurs maladies, ont dû être soumis à l'emploi de ce médicament : de là des insuccès, parce que l'huile de foie de morue n'est pas un remède universel. Aussi je serais assez disposé à croire que d'ici à quelques années cet excellent agent thérapeutique tombera dans un complet discrédit.

Il existe, dans le commerce, deux sortes d'huile de morue : l'huile rouge ou brune, et l'huile blanche, l'huile anglaise ou l'huile épurée ; malgré tout ce qui a été dit, je n'ai pas remarqué que l'une fût préférable à l'autre.

On est dans l'habitude de donner l'huile de morue à la dose de deux à quatre cuillerées à café pour les enfants, de deux à quatre cuillerées à soupe pour les adultes. Telle n'est pas notre manière de l'administrer. Nous débutons par deux cuillerées, et chaque jour nous en augmentons graduellement la dose jusqu'à 300 et 400 grammes par jour. On nous a objecté qu'à des doses si élevées l'huile n'était pas digérée, qu'elle était rendue en nature avec les matières excrémentitielles; nous nous sommes assuré nous-même, par l'examen des évacuations alvines, que cette objection n'a rien de fondé.

L'huile de morue est devenue d'un usage si général, qu'on a cherché, dans un but d'économie, à la remplacer par d'autres produits équivalents, l'huile de raie, de chien de mer, le blanc de baleine, l'huile de pavot, le beurre, le lard, etc. Mais tous ces produits ne jouissent pas des propriétés de l'huile de morue : on a dû renoncer à leur emploi.

L'odeur et la saveur désagréables de l'huile de morue font que certains malades ont pour ce médicament une répugnance invincible; de là les nombreux moyens proposés pour en masquer le goût et l'odeur.

On a proposé de la donner dans un looch; de la saponifier par la soude, et de l'administrer en pilules; de la réduire en gelée par la colle de poisson, de la donner en capsules; de la faire prendre au moyen de la cuiller Gaillard, petit vase de porcelaine à double cavité, avec un bec double qui verse en même temps, dans la bouche, l'huile au centre et à la circonférence un liquide sucré, etc., etc. : tous ces moyens, quelque ingénieux qu'ils soient, ne remplissent qu'imparfaitement les vues de ceux qui les ont imaginés.

Aussi a-t-on cherché à remplacer l'huile de morue par des produits artificiels composés d'après une analyse plus ou moins exacte de ce médicament. L'huile iodée de Personne, le sirop de raifort iodé de Dorvault, sont sans doute d'excellentes préparations; mais elles ne valent pas celle qu'un chimiste habile a mise, l'année dernière, à ma disposition, et que j'ai pu expérimenter sur une très grande échelle : je veux parler de l'eau minérale iodo-phosphatée, du Dr Uzac. C'est assurément la préparation qui se rapproche le plus, pour les vertus thérapeutiques, de l'huile de foie de morue. Vous avez pu voir même, dans mes salles, des scrofules très compliquées, des lupus et des caries multiples, qui avaient résisté à l'huile de morue, guérir sous l'influence de l'eau minérale iodo-phosphatée, administrée aussi à doses graduellement croissantes (1).

La dartre exige l'emploi des préparations sulfureuses et arsenicales. Avec l'arsenic vous débarrasserez le dartreux, non-seulement de ses éruptions cutanées, mais encore de ses névralgies, de ses fièvres intermittentes, de son asthme, etc.

Les préparations alcalines, et notamment le carbonate et le bicarbonate de soude, vous serviront surtout à combattre les affections de nature arthritique.

Je termine cette leçon par quelques mots sur les eaux minérales.

Les chemins de fer, qui abrégent les distances, et l'aisance plus grande des populations, ont de nos jours rendu plus fréquentes les visites des malades aux sources minérales.

A qui conseille-t-on les eaux? Généralement à des personnes atteintes de diathèses ou de maladies constitutionnelles. Il est donc de la plus haute importance pour nous d'être fixés sur le choix à faire de telle ou telle source dans le traitement des maladies constitutionnelles.

Consulterons-nous les *Guides des baigneurs*, ouvrages dus à la plume des médecins inspecteurs? Ce sont généralement de petits livres, sans doute fort instructifs et fort inté-

(1) Quelques faits de guérison assez remarquables m'avaient fait espérer pouvoir remplacer l'huile de morue par l'eau iodo-phosphatée. Les faits ultérieurs n'ont pas répondu à mon attente.

ressants, mais qui vous jettent dans un grand embarras quand on veut connaître les indications précises des eaux minérales. A en croire le médecin d'une source minérale, son eau est bonne pour toutes les maladies. Beaucoup de gens là-dessus se récrient et se mettent à suspecter la conscience et la sincérité du médecin des eaux; et, cependant, après ce que je vous ai dit, cela n'a rien qui doive vous surprendre : tout le mystère se réduit à ceci : une confusion des affections avec les maladies. L'eau sulfureuse guérit les névralgies et les dartres, mais est-ce que ce sont deux maladies différentes? L'eau alcaline guérit la goutte, la gravelle, l'eczéma arthritique, mais est-ce que se sont là trois maladies distinctes? Seulement, l'auteur du *Guide aux eaux minérales* ne précise pas la nature des affections, et c'est là son tort; car si l'eau sulfureuse guérit l'eczéma dartreux, elle exaspère singulièrement l'eczéma arthritique.

Ce n'est pas l'organe affecté que vous devez prendre en considération quand vous donnerez le conseil à un malade de se rendre aux eaux : c'est la nature de l'affection. Pour un état morbide quelconque des organes du bas-ventre, de l'estomac ou du foie, vous n'irez pas follement conseiller Vichy, de même que pour un état morbide quelconque de la peau vous n'enverrez pas vos malades à Uriage, à Baréges ou à Luchon. Si la dartre est arthritique, elle guérira à Vichy beaucoup mieux qu'à Baréges. La sciatique d'origine dartreuse augmentera sous l'influence des eaux alcalines de Bourbonne ou de Vichy; elle sera avantageusement modifiée par les eaux de Plombières ou par les eaux pyrénéennes.

DEUXIÈME PARTIE.

DE LA SCROFULE CONSIDÉRÉE COMME UNITÉ PATHOLOGIQUE.

La scrofule a été connue et dénommée dès la plus haute antiquité ; elle est indiquée ou décrite dans tous les traités généraux de médecine; elle a fait le sujet d'un nombre très considérable de monographies, de notes, de mémoires, etc... Il n'est pas dans le cadre nosologique de maladie plus commune. Nous la trouvons partout, mais surtout en France, en Angleterre, en Hollande; les ravages qu'elle fait dans l'espèce humaine sont véritablement effrayants, et je ne crains pas de dire qu'elle enlève plus de victimes que les grandes épidémies de peste ou de choléra. On la rencontre à tous les âges, sur les deux sexes, dans toutes les classes de la société ; il n'est peut-être pas une famille qui n'en offre au moins un exemple !... et cependant cette maladie, si anciennement observée, si répandue, si grave, si commune, est une de celles que nous connaissons le moins, et à l'occasion de laquelle vous verrez commettre les erreurs les plus grossières.

A quoi peut tenir une semblable anomalie ? Il faut très certainement en accuser la multiplicité, la diversité des symptômes et des lésions qui caractérisent la scrofule, l'irrégularité de sa marche, etc... Tous les jours certaines de ses manifestations sont confondues avec celles de la dartre et de la syphilis. Pour en tracer une histoire méthodique et complète, il faut en aller chercher partout les éléments épars. Cependant hâtons-nous de le reconnaître, les affections qui composent la scrofule ont été très exactement étudiées par les auteurs au point de vue de l'anatomie pathologique. Mais ce sont les rapports de ces éléments les uns avec les autres qui ont été négligés ; l'unité scrofule a été généralement méconnue.

Le mot *scrofule* vient du latin, *scrofa*, truie. Chez les Grecs, le mot χοιράς, qui a la même signification, exprimait également les engorgements glanduleux du cou, si communs dans l'espèce porcine. Ainsi, dans les premiers temps, l'attention avait été seulement fixée sur les tumeurs cervicales, qui constituent la forme la plus apparente de la scrofule, et la seule à laquelle, même aujourd'hui, beaucoup de médecins donnent cette appellation ; mais je dois vous le dire dès à présent, les tumeurs ganglionnaires ne sont qu'une des manifestations de la maladie scrofuleuse. C'est à partir de Sauvages que nous trouvons une idée plus nette de la maladie dont nous parlons ; il y rattache différentes lésions dont la nature est évidemment la même. Charmetton, Lalouette, Baumes, Kortum, Hufeland, etc..., sont entrés dans la même voie ; nous leur devons des monographies qui ne sont pas sans intérêt, et dans lesquelles domine l'idée de ramener à la scrofule les affections qui paraissent nées sous l'influence d'un même principe. L'école organicienne de Bichat et les anatomo-pathologistes exclusifs qui ont dominé pendant la première moitié de ce siècle, ne voyant partout que des lésions matérielles et locales, ont nécessairement sapé l'édifice élevé par leurs devanciers ; et dans cette lutte contre la généralisation, un seul homme, Lugol, défendit l'entité scrofule, et s'attacha à démontrer que cette maladie est constituée par des éléments aussi nombreux que variés. Toutefois il est allé trop loin, et c'est à tort qu'il a considéré le tubercule comme un produit exclusif de la scrofule. De tous les auteurs qui ont écrit sur la scrofule, le Dr Milcent est celui qui a le plus exactement limité le cadre de cette maladie et le mieux démontré la succession et les rapports des divers accidents de la scrofule.

Pour nous, la *scrofule* est une maladie constitutionnelle, non contagieuse, le plus souvent héréditaire, d'une durée ordinairemant fort longue, se traduisant par un ensemble d'affections variables de siége et de modalité pathogénique, qui ont cependant pour caractères communs la fixité, la tendance hypertrophique et ulcéreuse, et pour siége ordinaire les systèmes tégumentaire, lymphatique et osseux.

Les symptômes de la scrofule offrent de grandes différences, nous venons de vous le dire; mais ces symptômes, tout différents soient-ils les uns des autres, se succèdent-ils dans un ordre régulier? La scrofule, en un mot, a-t-elle une évolution régulière qui permette d'en tracer un tableau d'ensemble? Beaucoup d'auteurs l'ont essayé, mais ils ont échoué.

Pour bien décrire la scrofule, il faut étudier la constitution scrofuleuse et les effets de la maladie sur l'économie tout entière. Les auteurs ont pris la maladie à l'époque de la manifestation écrouelleuse; ils ont décrit les engorgements ganglionnaires, les abcès froids, les caries, etc.; mais ils n'ont fixé leur attention ni sur les accidents primitifs ni sur les accidents consécutifs. Personne, en France du moins, n'avait, avant moi, fait connaître les caractères propres des scrofulides superficielles et profondes, et c'est avec plaisir que j'ai vu un savant étranger, le docteur Minervini (de Naples) partager complétement mes idées sur ce point si intéressant de l'histoire de la scrofule.

Dans la description des auteurs, les éruptions cutanées bénignes ont été placées beaucoup trop loin. Il faut bien le savoir, et c'est là un point sur lequel j'appelle fortement votre attention, la scrofule débute souvent par des éruptions cutanées de diverse nature. Ainsi, en réalité, les éruptions sont de deux sortes : les unes, trop généralement méconnues et souvent confondues avec les dartres, sont *primitives* et se montrent dans les premiers temps de la maladie ; les autres surviennent à une époque avancée, et sont alors caractéristiques : je les appelle *consécutives*. Ces dernières servent au diagnostic de la maladie ; elles portent avec elles le cachet de leur origine; et concourent, avec d'autres affections antécédentes ou concomitantes, à faire reconnaître la scrofule.

La marche de la maladie scrofuleuse nous présente quatre périodes bien distinctes à étudier. Souvent elle est précédée d'un état particulier du corps qui constitue la prédisposition scrofuleuse, et elle est fréquemment aussi suivie de diverses infirmités, telles que la claudication, l'ankylose; de diverses mutilations, la perte du nez, des paupières, qui accusent, par des stigmates indélébiles, la nature du mal qui les a occasionnées.

1° Prédisposition à la scrofule.

Voyons quel est cet état précurseur. La maladie n'est pas encore déclarée ; il y a seulement une prédisposition qui agit sur les organes, modifie leur évolution pendant le premier âge, trouble plus ou moins les différentes fonctions : c'est la scrofule en germe. On donne généralement comme un des caractères de la prédisposition à la scrofule le gonflement de la lèvre supérieure; mais il ne faut pas vous y méprendre : c'est là un symptôme de la scrofule confirmée, et quand cette tuméfaction existe avec des fissures à la peau et un flux nasal, la maladie est déjà parvenue à un degré assez avancé. Doit-on encore, avec les auteurs, regarder le tempérament lymphatique exagéré comme une prédisposition manifeste à la scrofule? Le développement trop marqué du système lymphatique appelle la scrofule sur ce système, mais il ne la fait pas naître; il n'y a pas là relation nécessaire de cause à effet.

Les traits de la constitution scrofuleuse consistent dans une modification toute particulière du facies, de l'habitude extérieure du corps, et spécialement des fonctions de l'économie.

Le *facies* doit être étudié avec soin. Nous trouvons d'abord à noter la conformation du crâne, dont la partie postérieure est singulièrement développée; en même temps le front est bas, le cou court et les mâchoires larges et fortement accusées. Mais ce qui doit surtout fixer votre attention, ce sont les contrastes que vous offrent les scrofuleux dans les traits divers de leur physionomie. Ici la coloration du visage est vive, animée; là, au contraire, la face est pâle, ou plutôt d'un blanc terne et mat. Tantôt l'œil est vif, tantôt il est morne, languissant, presque éteint. Chez les uns, l'embonpoint est développé, le tissu graisseux est très abondant; il y a une véritable polysarcie, mais en même temps les chairs sont molles et flasques. Chez d'autres, quoique doués d'un appétit énergique, il y a une maigreur considérable, la peau est blanche et rosée, ou terne et même brune. La chevelure est tantôt épaisse, luxuriante même, tantôt rare et clairsemée. La physionomie est régulière et belle, ou bien, au contraire, irrégulière et dépourvue d'expression.

Relativement à la stature, le plus souvent la croissance semble avoir été entravée dans son évolution : le sujet a vingt ans, et il en accuse à peine quinze par son apparence chétive et enfantine. D'autres sont d'une taille élevée, mais mal prise. En général, chez les scrofuleux, il y a défaut d'harmonie entre les différentes parties du corps. Le thorax est aplati en arrière et sur les côtés à sa partie supérieure, et présente ainsi une forme quadrilatère; le sternum est souvent bombé en carène, et le ventre forme une saillie disgracieuse; les membres manquent ordinairement de proportion avec le reste du corps, de là cette gaucherie dans les attitudes et les mouvements que l'on observe chez tant de scrofuleux.

La colonne vertébrale est assez fréquemment déviée de différentes manières, mais il ne faut pas confondre cette déviation avec celles qui sont d'origine rachitique, et qui peuvent atteindre des sujets scrofuleux dans leur première enfance. Ce sont là des maladies très distinctes.

Les fonctions de l'économie sont modifiées de différentes manières, soit en plus, soit en moins. Ainsi tantôt la nutrition est languissante, tantôt elle est exagérée : chez l'un, les digestions sont promptes, faciles; chez l'autre, difficiles, accompagnées d'éructations gazeuses. L'état des forces est également très variable : certains sujets sont actifs, laborieux; d'autres sont lents, paresseux, et cette paresse est le résultat d'une véritable faiblesse, d'une sorte d'inaptitude au mouvement.

Même chose pour l'intelligence. Certains scrofuleux sont doués d'un esprit brillant, d'une pénétration remarquable; d'autres sont lourds, comme stupides; l'obtusion de leurs facultés peut aller jusqu'à l'idiotie. Ces malheureux cherchent par tous les moyens à prolonger leur séjour à l'hôpital; ils y passeraient volontiers toute leur vie dans l'existence oisive que l'on y mène. Les facultés affectives sont encore là diverses : ici le caractère est vif, emporté, colère; là doux, patient, plein de mansuétude et d'abnégation.

Relativement aux fonctions de la génération, le plus ordinairement la puberté est retardée; d'autres fois, cependant, elle est avancée. Très souvent chez les sujets du sexe féminin la menstruation se déclare très tard; et, quant aux appétits vénériens, ils sont ardents ou languissants et presque nuls.

2° Symptômes de la scrofule.

Enfin la maladie proprement dite se manifeste.... Ici nous pouvons reconnaître quatre périodes successives.

Première période (scrofule primitive). — Elle se place ordinairement entre la première et la seconde dentition. La scrofule se décèle par différentes affections sur lesquelles je dois appeler très sérieusement votre attention, parce qu'elles sont très souvent méconnues, ou plutôt ne sont pas rattachées à leur véritable source. Ce sont surtout des gourmes, les croûtes de lait, les pseudo-teignes. Vous savez qu'on appelle ainsi l'eczéma et l'impétigo du cuir chevelu. Ces affections sont ordinairement très rebelles, s'accompagnent souvent de tuméfaction, et se propagent souvent aussi aux bulbes pilifères. C'est là une des manifestations les plus communes de la scrofule à sa première période. Ces éruptions cutanées donnent souvent lieu à des engorgements ganglionnaires du cou; mais ces engorgements ne sont encore que sympathiques ; ils n'ont pas de caractère scrofuleux, et ils cèdent avec la cause qui leur a donné naissance. Tout entière à son idée d'anatomie pathologique, l'école de Willan n'a étudié ces éruptions qu'à un point de vue, celui de la forme particulière des lésions par lesquelles elle se manifeste. La loupe à la main, ils ont étudié la vésico-pustule qui caractérise l'éruption ; ils ont constaté que cette vésico-pustule est petite, acuminée et renferme une matière assez épaisse et melliforme ; ils lui ont donné le nom d'*achor*, sous lequel les anciens désignaient les éruptions du cuir chevelu, et ils n'ont pas vu que la ténacité, la fixité de cette affection lui donnaient un caractère particulier en dehors de la lésion élémentaire. Du reste, cette vésico-pustule acuminée, à laquelle on attache tant d'importance, est très difficile à trouver, soit que sa durée soit très courte, soit qu'elle manque réellement.

La scrofule ne débute pas toujours par des affections cutanées sécrétantes : tantôt c'est une scrofulide sèche, érythémateuse ou papulo-pustuleuse, qui commence la série des manifestations scrofuleuses.

En même temps ou plus tard, apparaissent les scrofulides catarrhales ou éruptives des membranes muqueuses, la blépharite, l'ophthalmie, le coryza, l'otorrhée, etc. Par sa longue persistance et par sa nature spéciale, l'inflammation chronique des muqueuses amène la tuméfaction de ces membranes, l'épaississement du tissu cellulaire sous-muqueux : de là l'hypertrophie des amygdales, le rétrécissement et l'oblitération des canaux tapissés par la muqueuse de la trompe d'Eustache, des voies lacrymales et du canal nasal, des voies urinaires, et, comme conséquence de ces dernières affections, les tumeurs et fistules lacrymales et urinaires.

A la fin de cette période, on observe, soit comme phénomène de transition à la seconde période, soit comme effet sympathique, des éruptions du cuir chevelu, des engorgements ganglionnaires, qui s'enflamment et suppurent sous l'influence d'une nouvelle poussée scrofuleuse. Alors se forment les ganglites tuberculeuses; des abcès se creusent; la peau se décolle, s'amincit, se détruit, et il se manifeste des ulcérations d'un aspect particulier et caractéristique. Mais alors ce ne sont pas seulement les ganglions cervicaux superficiels qui sont pris; le mal s'étend à ceux qui sont situés plus profondément, à ceux qui passent sous les clavicules, sous le sternum, à ceux des aisselles, etc., et là aussi il peut se former des abcès, des décollements, des fistules.

Les engorgements ganglionnaires cervicaux sont faciles à reconnaître : ils affectent un seul côté ou les deux côtés du cou; leur masse est quelquefois très considérable, et modifie singulièrement la physionomie. Le cou forme alors un relief de chaque côté des mâchoires.

Les ulcérations succédant à l'ouverture des abcès ont une durée plus ou moins longue : elles restent stationnaires, ou bien elles se cicatrisent. Dans le premier cas, on les voit persister dans les périodes suivantes, se joindre aux nouvelles lésions qui se seront manifestées.

Ces divers accidents de la scrofule primitive peuvent céder, et une guérison apparente survenir; mais, plus tôt ou plus tard, de nouvelles poussées amènent les désordres dont nous allons maintenant vous entretenir.

Deuxième période (*scrofule secondaire*). — Les accidents qui se manifestent dans cette période ont un caractère de gravité plus prononcé : ce sont des scrofulides d'une nature beaucoup plus tenace que celles dont nous avons parlé plus haut, et qui affectent plus profondément la peau et les muqueuses.

Nous appelons ces scrofulides *scrofulides profondes, malignes, secondaires*, etc.

Comme les scrofulides superficielles, elles attaquent la peau et les muqueuses. Dans la plupart des cas, les scrofulides malignes ont été précédées de scrofulides bénignes, et dans beaucoup de cas même, elles ne sont qu'un degré plus avancé de ces dernières. Il y a conversion *in situ* des scrofulides bénignes en scrofulides malignes. Les manifestations cutanées de la scrofule secondaire sont inflammatoires, fibroplastiques, tuberculeuses.

Aux *scrofulides inflammatoires*, se rattachent la scrofule cutanée de MM. Rayer et Baumès, l'impetigo rodens de Bateman, la scrofulide pustuleuse de M. Hardy, etc.; aux *scrofulides fibro-plastiques*, toutes les formes de lupus proprement dit; aux *scrofulides tuberculeuses*, notre *molluscum tuberculeux* (le mot tubercule est pris ici dans le sens de tubercule de Laennec, ou de produit morbide).

Les scrofulides profondes ont leur place marquée dans l'évolution de la scrofule; elles correspondent à la deuxième étape de la maladie. Ce n'est pas par caprice ou par fantaisie que je leur assigne cette place.

On peut se convaincre de l'exactitude du fait en étudiant avec soin la série successive des accidents, dans les cas de scrofule régulière et complète : toujours le lupus ou l'impetigo rodens apparaît après les gourmes et avant la manifestation des lésions du système osseux. La durée des scrofulides malignes est en général fort longue, souvent même de plusieurs années, et ce caractère important sert à les distinguer des syphilides profondes, qui souvent ont avec elles la plus grande ressemblance. Cette même physionomie, cette analogie dans les caractères objectifs que présentent les scrofulides et les syphilides consécutives, est telle que quelques auteurs ont pensé, mais à tort, que les scrofulides malignes n'étaient que de la syphilis transmise par voie d'hérédité.

Troisième période (*scrofule tertiaire*). — Elle est surtout caractérisée par les lésions du système osseux. Les surfaces osseuses, les articulations, la continuité et le centre des os sont successivement envahis.

Nous avons donc à considérer ici :

1° Des *abcès froids* profonds; 2° des *périostites;* 3° des *tumeurs blanches;* 4° des *ostéites* raréfiantes ou condensantes; 5° des *caries* simples ou tuberculeuses; 6° des *hyperostoses* avec ou sans carie; 7° des *spina ventosa,* caractérisés par une inflammation des tissus médullaires avec dilatation des parties centrales de l'os et amincissement des parois, et enfin des *nécroses*, affection très rare dans la scrofule.

Les produits de la suppuration du système osseux qui forment les abcès, d'abord sessiles, deviennent migrateurs, et gagnent le plus ordinairement la surface tégumentaire; ils forment collection sous la peau, amincissent, perforent cette membrane, se font jour à l'extérieur, et laissent à leur suite des trajets fistuleux, des décollements, etc.

Quelquefois ces collections vont aboutir à la surface tégumentaire interne, qu'elles perforent par un travail d'ulcération; le pus tombe dans l'intestin et vient sortir par l'anus.

Enfin, dans des cas plus rares, l'abcès par congestion s'ouvre dans la vessie, et le pus est rejeté par l'urèthre avec les produits de la sécrétion urinaire.

C'est pendant cette période que se montrent les symptômes dits *généraux*. Les traits du visage s'altèrent; le visage lui-même prend une teinte pâle bien prononcée; les forces se perdent graduellement; on voit se manifester les signes irrécusables d'une altération du sang, des infiltrations séreuses dans les membres, et parfois même de l'albuminurie. Les fonctions digestives sont le plus ordinairement altérées; la diarrhée se déclare, par intervalles d'abord, puis d'une manière permanente. L'amaigrissement fait des progrès. Le pouls est quelquefois accéléré; mais en général on n'observe pas les phénomènes de la fièvre hectique. La sueur, en particulier, fait presque toujours défaut.

Par le fait des accidents survenus pendant cette période, la maladie peut se terminer d'une manière funeste. Le plus ordinairement, la mort a lieu par l'épuisement graduel des forces et de la sensibilité, mais dans quelques cas, elle survient par suite d'une affection intercurrente, une pleurésie par exemple. Ailleurs, elle est la conséquence d'une rupture vasculaire. Enfin j'ai vu, dans plusieurs cas, un caillot arrêté dans une artère ou dans une veine, amener un obstacle à la circulation, d'où un sphacèle mortel des parties situées au-dessous.

Quatrième période (*scrofule quaternaire* ou *viscérale*). — Dans les trois périodes précédentes, les déterminations de la scrofule avaient lieu sur l'appareil tégumentaire interne ou externe, sur l'appareil ganglionnaire lymphatique, sur les tissus cellulaires ligamenteux ou osseux; dans la quatrième période, ce sont les viscères qui vont se trouver pris.

Tantôt les affections dont nous allons parler se montrent dans leur ordre régulier de succession, c'est-à-dire qu'elles apparaissent à la suite de celles qui ont caractérisé les périodes précédentes; d'autres fois, il faut bien le savoir, elles débutent d'emblée. Mais, dans ce dernier cas, le danger est très grand ; il est bien rare que la thérapeutique puisse en triompher. La scrofule viscérale consécutive offre plus de chances favorables.

Quelles sont donc les affections qui constituent la scrofule quaternaire ou viscérale? C'est :

1° La *phthisie bronchique*, *pulmonaire* ou *pleurale*, ayant pour lésion anatomique le tubercule dans les deux premières, l'abcès de la plèvre dans la troisième.

2° La *phthisie abdominale*, comprenant le carreau et la péritonite tuberculeuse; différentes tumeurs du foie et du pancréas, tumeurs de nature diverse : fibro-plastiques, tuberculeuses ou squirrho-tuberculeuses, dégénérescences graisseuses, etc.; les altérations du rein, qui donnent lieu à l'albuminurie (maladie de Bright); diverses tumeurs de l'ovaire, certaines indurations de l'utérus, etc.

3° La *scrofule cérébrale*. Ici se rangent la méningite tuberculeuse ou granuleuse, les tubercules dans le cerveau ou le cervelet. Les convulsions qui se montrent alors sont ordinairement la conséquence de la tuberculisation dans l'appareil nerveux central, tandis que les troubles de la sensibilité et du mouvement, que l'on observe dans la période précédente, sont plutôt dus à une compression du cerveau ou de la moelle, occasionnée surtout par des dépôts ayant pour point de départ une affection du système osseux du crâne ou de la colonne vertébrale (maladie de Pott).

Dans la quatrième période de la scrofule, il existe le plus souvent, avec la lésion viscérale, des affections osseuses de la troisième période, ou des tumeurs blanches ulcérées, ou des abcès profonds qui se sont fait jour à l'extérieur du corps et aboutissent, soit à des ouvertures fistuleuses, soit à des ulcères plus ou moins vastes et étendus.

L'ulcère est en quelque sorte la terminaison obligée de la plupart des manifestations scrofuleuses. L'ulcération se montre à la suite des ganglites suppurées, à la suite des abcès froids, à la suite des abcès circonvoisins ou ossifluents de la tumeur blanche, à la suite de la carie des os; elle succède encore à la fonte des tubercules mammaires ou testiculaires : c'est le phénomène principal du lupus, etc., etc.

Du reste, rien de plus variable que les caractères physiques de ces ulcérations, tantôt à ciel ouvert, tantôt à trajet fistuleux, à bords amincis ou indurés, adhérents ou décollés. La coloration est tantôt vive, tantôt livide, grisâtre; ici, le fond est granuleux; là, il présente des bourgeons saillants, luxuriants et même de véritables végétations, ou bien il offre une sorte de couenne grisâtre. Le pus qui s'en écoule est quelquefois épais, bien lié, crémeux, comme le pus du phlegmon ; d'autres fois, il est sanieux, mêlé de grumeaux; ailleurs, clair et ténu ; ailleurs encore, trouble et sanguinolent.

Les cicatrices qui résultent de la guérison de ces ulcères se montrent également sous divers aspects, qui ont été très bien décrits par Baudelocque. Suivant l'auteur que je viens de nommer, « les cicatrices scrofuleuses difformes sont le plus souvent formées par plusieurs petites cicatrices superposées, accolées ou enchâssées les unes dans les autres. En les examinant avec attention, tantôt on trouve une ou plusieurs brides, adhérentes par leurs extrémités, libres dans le reste de leur étendue, disposées tout à fait comme les colonnes charnues de la deuxième espèce que l'on voit dans les ventricules du cœur ; tantôt les brides, adhérentes par leurs extrémités, le sont encore dans toute leur longueur, comme les colonnes charnues du cœur de la troisième espèce; d'autres fois on découvre une ou plusieurs cicatrices roulées sur elles-mêmes et fortement appliquées sur une cicatrice située plus profondément; quelquefois des portions saillantes, des espèces de végétations, sont implantées au milieu ou sur les côtés d'une large cicatrice, etc. » (*Études sur les causes, la nature et le traitement de la maladie scrofuleuse*, p. 323.)

Dans les cas les plus ordinaires, la scrofule, parvenue à la quatrième période, marche irrésistiblement vers une terminaison fatale. Alors se montre tout l'ensemble des symptômes qui caractérise la *cachexie scrofuleuse*, état qui n'est pas propre seulement à la dernière période, mais peut se montrer dans toutes, quoique plus particulièrement dans les deux dernières. La cachexie scrofuleuse est le résultat de l'épuisement du malade produit par des suppurations abondantes, des souffrances prolongées, une diarrhée incoercible, etc.

3° Des formes de la scrofule.

La scrofule, dans son évolution, ne suit pas toujours l'ordre régulier dont nous venons de vous esquisser à grands traits le tableau; certaines périodes peuvent manquer, mais ces irrégularités ne sont pas aussi communes qu'on pourrait le croire. Les accidents propres aux premières périodes ont pu se montrer, mais à un faible degré, et échapper ainsi à l'attention du malade et même du médecin qui lui a donné des soins dans son enfance. Nous l'avons dit, la portée réelle du phénomène qui caractérise la première période est aujourd'hui trop souvent méconnue; nous en avons chaque jour la preuve. Enfin, vous rencontrerez souvent, dans la pratique, des malades qui vous déguiseront la vérité; mus par un sentiment de crainte ou de fausse honte, ils ne veulent pas avouer qu'ils ont été atteints de ces affections qui accusent un vice congénital ou acquis, telles que les dartres, la scrofule ou la syphilis. Il leur semble qu'en trompant le médecin et en cachant leurs antécédents, ils atténueront la gravité de leur mal. Il faut être en garde contre cette source d'erreur, et presser le malade de questions, soit pour rappeler ses souvenirs, s'il est de bonne foi, soit pour le forcer à dire la vérité, s'il cherche à la dissimuler.

Dans certains cas, la scrofule est à l'état latent, et c'est une cause extérieure ou bien une affection morbide qui vient l'éveiller, en déterminer le siége et lui donner, dès le début, les caractères d'une période plus avancée. Ainsi un coup, une chute, peuvent, chez un sujet fortement prédisposé, amener une tumeur blanche de l'articulation lésée, des abcès froids suivis de fistules ou des caries dans les parties contuses.

Comme on le voit, dans ces cas, la scrofule tertiaire se montrera d'emblée. Ailleurs, c'est une pleurésie qui déterminera une éruption de tubercules dans le poumon, c'est-à-dire la scrofule du quatrième degré.

Dans quelques cas, la maladie suspend brusquement sa marche, soit dans le cours de l'une de ses périodes, soit dans un intervalle, soit à une époque de transition, et donne ainsi au patient un sursis de plusieurs années, pendant lesquelles la guérison semble complète. D'autres fois, l'ordre des périodes est interverti. La maladie débute par des engorgements ganglionnaires qui s'ulcèrent; puis viennent de nouvelles poussées, etc. Ailleurs encore la scrofule secondaire fait défaut, et la première et la troisième s'enchaînent sans intermédiaire; ou bien enfin ces deux périodes se confondent, et marchent parallèlement.

On observe également de grandes irrégularités dans la durée de ces différentes phases d'évolution.

Relativement à l'époque de l'invasion, la maladie débute à tous les âges, mais plus particulièrement dans les premières périodes de la vie; ce n'est que très rarement qu'on la voit survenir dans la vieillesse. Je ne puis partager les idées de M. le docteur Dumoulin, qui regarde le lichen, le pemphigus et le prurigo des vieillards comme de nature scrofuleuse; je ne vois là que de véritables dartres (herpétides ou arthritides).

Après vous avoir montré l'ensemble des caractères qui distinguent la scrofule, je dois vous faire connaître les différentes formes sous lesquelles on la voit se produire, et les aspects divers et quelquefois trompeurs qu'elle peut revêtir. Ainsi une ou plusieurs périodes peuvent manquer; la maladie est tantôt bénigne, tantôt maligne. Certain phénomène peut prédominer, et donner une physionomie particulière à la maladie; aussi les auteurs ont-ils reconnu de tout temps la nécessité d'admettre plusieurs formes de la scrofule.

Le docteur Milcent, auteur d'une excellente monographie sur la scrofule, reconnaît, avec Sauvages, une scrofule vulgaire, une bénigne et une maligne; il ajoute la forme fixe primitive.

Pour moi, je réduirai toutes les manifestations si variées de la scrofule à sept formes principales : 1° la *scrofule régulière et complète*, dans laquelle les périodes se succèdent dans l'ordre précédemment indiqué : cette forme n'est pas la plus fréquente; 2° la *scrofule incomplète :* c'est la forme vulgaire des auteurs; elle est très commune, et nous offrira plusieurs variétés à considérer; 3° la *scrofule bénigne*, qui doit son nom au peu de gravité des phénomènes dont elle se compose; 4° la *scrofule maligne*, dont le nom seul vous fait comprendre toute la gravité; 5° la *scrofule fixe primitive*, qui semble localisée dès le début; 6° la *scrofule ulcérative* ou *phagédénique;* 7° et enfin la *scrofule larvée*, si souvent méconnue.

1° *Scrofule régulière et complète.* — Elle présente ordinairement un degré moyen dans la gravité des accidents qui la constituent. Un exemple vous fera comprendre ce que j'entends par là.

Un enfant est tourmenté, pendant les premières années de sa vie, par des pseudo-teignes, des eczémas rebelles qui ne cèdent pas aux moyens ordinaires de traitement. Les croûtes persistent, l'inflammation s'étend aux bulbes pileux. Enfin, au bout de plusieurs mois, de plusieurs années, les croûtes se détachent pour ne plus se reproduire, laissant les surfaces jadis enflammées complétement guéries, mais en partie dénudées de cheveux. Pendant ce temps, les ganglions lymphatiques du cou se sont engorgés sympathiquement.

A la suite de ces accidents, vers l'âge de sept à huit ans, on voit se manifester des ophthalmies qui suivent régulièrement leurs périodes. Ces ophthalmies laissent, comme traces de leur passage, des taies sur la cornée.

Cependant les ganglions cervicaux sont restés dans l'état d'engorgement dont nous parlions tout à l'heure; ils forment sur l'un des côtés du cou ou des deux côtés des tumeurs plus ou moins volumineuses. Cet état persiste pendant un temps variable; puis l'inflammation s'empare des tumeurs; il se forme des abcès auxquels succèdent ces ulcérations fistuleuses que nous avons mentionnées dans notre dernière leçon. Enfin de nouvelles poussées déterminent l'engorgement des ganglions axillaires ou des ganglions situés en arrière de la clavicule et du sternum. Après la guérison des ulcérations scrofuleuses, on voit des cicatrices plus ou moins déprimées et apparentes.

Ces divers accidents nous conduisent à la puberté, époque où se présente souvent un temps d'arrêt qui fait croire à la guérison; mais vers l'âge de dix-sept ou dix-huit ans, on voit survenir aux ailes du nez, autour des lèvres, etc., des groupes de tubercules rougeâtres, luisants, etc. : c'est le *lupus*. Ce lupus, qui persiste souvent pendant très longtemps, peut quelquefois disparaître; mais à cette époque de la vie, c'est-à-dire vers dix-huit, vingt ou vingt-cinq ans, de nouveaux accidents viennent souvent se montrer sur la scène : ce sont des engorgements articulaires, des tumeurs blanches, des ostéites, affectant plus particulièrement les os de la main, de l'avant-bras ou du pied; puis le sujet peut guérir et rester tranquille pendant un temps quelquefois fort long, jusqu'à l'âge de quarante ou cinquante ans. Alors de nouveaux désordres vont se manifester : chez l'un, des tubercules se développeront dans le poumon, ou bien, déjà préexistants, ils feront explosion, et les phénomènes de la phthisie apparaîtront; chez un autre, c'est du côté du ventre qu'auront lieu les déterminations morbides : il surviendra des tumeurs dans le mésentère, dans le tissu du foie, des hydropisies, etc., et le long intervalle qui s'est écoulé entre les accidents précités et ceux qui se manifestent alors auront fait perdre de vue la liaison qui les rattache les uns aux autres. L'origine commune sera méconnue et l'identité de nature incomprise. C'est ce qui se passe tous les jours sous les yeux des médecins, sans qu'ils puissent s'en rendre compte.

2° *Scrofule incomplète* (vulgaire). — C'est assurément celle qui se présente le plus souvent à l'observation; elle est d'une moyenne gravité. Nous pouvons en reconnaître plusieurs variétés.

Ici des ophthalmies ont ouvert la scène; à ces ophthalmies, et sans ganglites intermédiaires, a succédé le *lupus*. Ailleurs ce sont encore les ophthalmies qui se sont manifestées les premières; puis ont apparu des engorgements écrouelleux : ceux-ci même ont pu manquer; mais enfin le phénomène principal, c'est l'apparition de tumeurs blanches, d'ostéites. Dans d'autres cas, la première et la seconde période font défaut; c'est la troisième qui se montre d'emblée. Des caries s'emparent de certaines parties de l'appareil osseux, mais plus spécialement des parties qui constituent le squelette de la main ou du pied, et bientôt on voit survenir les signes de la tuberculisation pulmonaire. Enfin on peut observer seulement les accidents de la seconde et de la troisième période, et particulièrement le *lupus*, ou bien la scrofule osseuse plus ou moins profonde, plus ou moins multipliée.

3° *Scrofule bénigne*. — Elle est caractérisée par le plus faible degré des accidents de la première période : quelques éruptions de gourmes, des ophthalmies plus ou moins répétées, avec ou sans engorgement glandulaire. Ces accidents peuvent exister simultanément, ou ne se montrer que d'une manière successive.

Nous devons encore considérer comme appartenant à la scrofule bénigne des cas dans lesquels se montrent quelques-uns des accidents propres aux différentes périodes, mais promptement arrêtés dans leur cours et notablement atténués dans leurs manifestations.

4° *Scrofule maligne.* — C'est le degré le plus élevé et le plus grave des affections qui constituent la scrofule. Cette gravité peut exister pour tous les accidents des différentes périodes, qui se montrent alors avec une intensité insolite; mais elle est surtout reconnaissable par sa tendance aux tuberculisations viscérales, aux dégénérations de diverse nature, à l'association des différents éléments morbides. Cette fâcheuse disposition ne légitime que trop la distinction que nous établissons ici.

5° *Scrofule phagédénique.* — La tendance à l'ulcération est commune à toutes les variétés de la scrofule; mais elle existe quelquefois à un degré exagéré, de manière à constituer une forme à part. Du reste, cette disposition peut se rencontrer dans les différentes formes déjà établies. Il ne faut pas confondre le phagédénisme scrofuleux avec la pourriture d'hôpital, qui est contagieuse, tandis que l'autre ne l'est pas. C'est là, notez-le bien, le caractère distinctif de la forme qui nous occupe. Le phagédénisme apparaît dès le début. On le trouve souvent réuni à la scrofule fixe primitive, dont nous allons parler.

6° *Scrofule fixe primitive.* — Ici la maladie n'est accusée que par une seule affection, qui se montre au début et persiste pendant tout le cours de la maladie. Tantôt c'est une ophthalmie, tantôt un *lupus*, ailleurs une tumeur blanche; souvent même le début de l'affection particulière coïncide avec une cause extérieure. Ainsi, par exemple, une tumeur blanche bien manifestement scrofuleuse se développera à l'occasion d'une entorse ou d'une contusion. C'est ici que se montrent souvent les accidents du phagédénisme.

7° *Scrofule larvée.* — Elle emprunte l'appareil symptomatique d'une autre maladie. Ainsi, elle pourra revêtir l'apparence d'une phlegmasie, d'une phthisie, d'une fièvre typhoïde. Il faut considérer la méningite granuleuse comme une forme larvée de la scrofule ; nous devons en dire autant de la péritonite tuberculeuse.

La diathèse tuberculeuse générale n'est autre chose qu'une forme larvée de la maladie qui nous occupe.

4° Marche de la scrofule.

Elle est généralement lente ; quelquefois cependant on voit la maladie marcher avec une grande rapidité ; la scrofule larvée, par exemple.

Dans certains cas, la terminaison a lieu d'une manière très prompte ; c'est ainsi qu'une otorrhée scrofuleuse, avec carie du rocher, détermine brusquement une méningite, bientôt suivie de la mort. La puberté, le mariage, l'âge critique chez les femmes, influent quelquefois d'une manière très notable pour activer ou ralentir les progrès de la maladie.

On voit, dans certains cas, des intervalles de santé s'établir et persister pendant un temps plus ou moins long. Les saisons, dont on a tant exagéré l'influence, me paraissent agir seulement sur la scrofule primitive. La scrofule muqueuse ou catarrhale est plus intense pendant l'hiver, et la scrofule cutanée se réveille habituellement au printemps. Les climats chauds ont une action incontestable, mais plus particulièrement sur les sujets qui ont habité antérieurement des régions moins favorisées. Le régime, les agents thérapeutiques, modifient également la marche de la scrofule.

5° Terminaisons.

Une guérison radicale, définitive, peut être obtenue, cela est incontestable. On a parlé de crises, d'éruptions furonculeuses, de la formation d'abcès à la suite desquels on voyait les accidents marcher rapidement vers la guérison. Je n'ai jamais rien vu de semblable. La mort est assez commune : elle arrive le plus souvent d'une manière graduelle, par le fait des progrès de la cachexie. Quelquefois elle succède à un accident, et arrive alors prématurément. Ici, c'est une hémorrhagie rapidement mortelle ; là, c'est un caillot qui ferme le calibre d'une artère et amène le sphacèle des parties situées au-dessous ; ailleurs, c'est l'action mécanique d'une tumeur scrofuleuse sur un organe très important situé dans le voisinage. Une masse tuberculeuse placée sur le trajet des grosses bronches va comprimer les canaux aériens et donner lieu à une asphyxie progressive. D'autres fois, une vomique va s'ouvrir dans les bronches, et ici l'asphyxie sera instantanée. Dans d'autres cas enfin, c'est une perforation du péritoine qui amènera une péritonite suraiguë. Je possède des exemples de ces différentes terminaisons.

6° Durée.

Elle est généralement très longue. Comme nous l'avons dit en parlant de la marche, pour s'en convaincre et s'en faire une idée, il suffit, en parcourant une salle de scrofuleux, de jeter les yeux sur les pancartes, et l'on verra que la plupart des malades sont admis depuis cinq, six, huit mois, et même depuis plusieurs années. Dans cette durée, il faut faire entrer en ligne de compte les récidives. Ici il ne faut pas confondre les récidives de la maladie avec les récidives des affections ou des accidents de la maladie elle-même. Il faut appeler récidive le retour, après guérison, de toutes les périodes, ou au moins de la deuxième et de la troisième période, et la persistance des accidents pendant un temps assez long. Quant aux accidents isolés, ils reparaissent très fréquemment, parfois même à plusieurs reprises, mais sans que cela implique nécessairement le retour de la maladie. Les scrofulides, les autres phénomènes de la scrofule primitive sont très sujets à récidiver, et ils se répètent assez souvent aussi dans le cours de la seconde et de la troisième période.

7° Complications.

Les plus ordinaires sont les suivantes : l'érysipèle, les fièvres éruptives, la coqueluche, la syphilis, le rachitis, l'arthritis, la dartre et les teignes.

L'*érysipèle* est une complication des plus communes. Loin d'aggraver la maladie, il semble plutôt en hâter la solution favorable.

Je puis en dire autant des fièvres éruptives. Plusieurs fois, à la suite d'un exanthème fébrile, j'ai vu les ulcérations scrofuleuses marcher activement vers la cicatrisation. Lugol était d'une opinion contraire : il croyait ces fièvres, mais surtout la variole, susceptibles d'aggraver les accidents et de donner une impulsion nouvelle à la maladie. Mon expérience n'est pas ici d'accord avec celle de ce praticien, et je crois qu'il se sera laissé influencer par quelques cas exceptionnels.

Quant à la *coqueluche*, son influence m'a paru défavorable. Je l'ai vue provoquer la phthisie ou bien en hâter les progrès, lorsqu'elle était déjà développée.

La *syphilis* et la scrofule sont deux maladies essentiellement différentes. C'est par erreur que certains auteurs ont dit que, quand la scrofule venait à se compliquer de syphilis, il y avait association, en quelque sorte mariage ou fusion des deux maladies, pour produire des phénomènes particuliers, de la même manière qu'un acide et une base forment un sel dont les propriétés diffèrent de celles des corps composants. La syphilis et la scrofule qui se rencontrent sur un même sujet marchent isolées, conservant chacune la physionomie que lui imprime sa spécificité, ou du moins si elles s'influencent, ce n'est que très légèrement. Ainsi, il peut arriver que, quand l'une des deux a une très faible intensité, la plus forte fasse taire la plus faible; mais alors, quand celle qui prédominait a été guérie, l'autre reparaît et reprend son cours. Du reste, quand je rencontre la syphilis et la scrofule chez un même individu, je guéris d'abord la première, et c'est seulement quand elle a complétement disparu que je m'occupe de la scrofule.

Le *rachitis* complique la scrofule bien plus rarement que ne le pensent beaucoup de médecins, qui semblent même confondre ces deux maladies. Quand elles existent simultanément, elles marchent et guérissent indépendamment l'une de l'autre.

L'*arthritis* peut agir d'une manière éminemment nuisible; en fixant, par exemple, sur les articulations, le travail morbide, elle éveille les accidents de la scrofule osseuse. Rien de plus ordinaire que de voir l'arthritis, dans l'adolescence ou l'âge adulte, venir remplacer la scrofule de l'enfance.

La *teigne*, je veux parler ici du favus, se montre souvent chez les scrofuleux; aussi plusieurs auteurs, et notamment M. Milcent, se sont demandé si le favus est une maladie essentielle ou bien une complication de la scrofule. Voici ma réponse à cette question : Ces deux maladies n'ont rien de commun que de se rencontrer sur un même individu. Tout ce que l'on peut dire à cet égard, c'est que le scrofuleux offre un terrain très favorablement disposé pour le développement des végétaux parasites qui constituent la teigne proprement dite.

La teigne achromateuse et le pityriasis versicolor se remarquent aussi très souvent chez les scrofuleux. Ce que je viens de dire du favus s'applique également à ces deux affections parasitaires.

8° Anatomie pathologique.

A l'autopsie des scrofuleux, on trouve les nombreuses lésions qui caractérisent chacune des affections que nous avons précédemment signalées, très souvent aussi des lésions organiques qui ne se sont révélées par aucun trouble fonctionnel pendant la vie, des tumeurs fibreuses ou lardacées, des tumeurs graisseuses, l'infiltration graisseuse ou tuberculeuse des os.

Un des élèves les plus distingués des hôpitaux, M. Bergougnoux, qui a rempli pendant quelque temps les fonctions d'élève interne dans mon service, nous a fait voir des pièces préparées par lui, qui ne laissent aucun doute sur l'existence de ces altérations. J'ai vu le tissu compacte des os longs offrant l'aspect, la légèreté, la structure de l'os ethmoïde, et des cavités creusées dans les os du tarse, assez grandes pour y loger des marrons, cavités qui évidemment avaient contenu des tubercules. Le plus ordinairement on constate une altération non équivoque de la membrane muqueuse des voies digestives. Le foie est assez souvent altéré, atrophié ou hypertrophie, graisseux, albumineux ou tuberculeux ; la bile cystique est décolorée, etc. A ces lésions, il faut encore ajouter celles des complications ou accidents survenus dans les dernières périodes de la maladie : des phlegmasies ultimes, de la phlébite, de l'obturation artérielle, etc., etc.

9° Étiologie.

Dans la définition que j'ai donnée de la scrofule, se trouve implicitement renfermée mon opinion sur l'étiologie de cette maladie. J'ai dit en effet : C'est une maladie *non contagieuse* et le plus souvent *héréditaire ;* par conséquent les influences extérieures ne jouent qu'un rôle secondaire dans sa production, et ne peuvent être regardées que comme des causes occasionnelles.

Permettez-moi tout d'abord de réclamer votre attention pour justifier les termes de ma définition, *non contagieuse, héréditaire.*

Les auteurs ont été partagés d'opinion au sujet de la contagion. Charmetton, Bordeu, Lalouette ont cru la scrofule contagieuse. Charmetton va jusqu'à dire qu'elle est contagieuse à la manière de la variole, par contact direct, par inoculation et par l'intermédiaire de l'air atmosphérique, qui sert de véhicule au principe contagieux. Bordeu rapporte l'observation d'un mari qui fit cadeau à sa jeune épouse, le premier jour de ses noces, de la gale et de la scrofule. Cette scrofule sans doute n'était qu'une angioleucite déterminée par la piqûre de l'acarus. Peut-être, ce qui serait encore plus vraisemblable, était-ce un bubon syphilitique. On a prétendu que le lait d'une nourrice scrofuleuse pouvait engendrer la scrofule chez le nourrisson : c'est là une erreur. Assurément ce lait n'est pas pour l'enfant une nourriture parfaitement saine, et je pense qu'il est peu de personnes disposées à faire choix, pour allaiter un enfant, d'une nourrice entachée de scrofule; mais je ne sache pas qu'une analyse comparative du lait des scrofuleuses et du lait des nourrices douées d'une bonne constitution ait été faite. Il se pourrait très bien que le sang fût altéré dans la scrofule, et que le lait d'une nourrice atteinte de cette maladie fût parfaitement bon, aussi riche en globules que celui d'une nourrice non scrofuleuse.

L'observation de chaque jour démontre que la scrofule n'est pas une maladie contagieuse. On peut impunément fréquenter les salles de scrofuleux : les infirmiers, qui sont journellement en contact avec les malades, qui pansent leurs ulcères, ne contractent pas la maladie. Kortum a inoculé le pus scrofuleux à des enfants; il n'est résulté de cette inoculation aucun accident scrofuleux. MM. Lepelletier en France, Goodlad en Angleterre, se sont inoculé la scrofule sans résultat.

Tous les auteurs aujourd'hui rejettent la contagion de la scrofule; toutefois, si l'idée de contagion est abandonnée pour la maladie, elle ne l'est pas complétement pour toutes les affections de la scrofule. Ce n'est pas du favus que je veux parler : le favus est essentiellement contagieux; mais il est indépendant de la scrofule. Je veux parler de l'acné varioliforme, liée presque constamment à la constitution scrofuleuse, affection dont j'ai fait connaître le siége et la nature, et que quelques auteurs, M. Caillault entre autres, voudraient faire passer pour une maladie contagieuse, s'appuyant sur ce fait qu'à un moment donné des cas nombreux se présentent à l'observation, et parfois sur les divers membres d'une même famille. De cette circonstance particulière, qu'à un moment donné, un grand nombre d'affections de même nature se présentent simultanément dans les hôpitaux, il ne faut pas en conclure que ces affections sont contagieuses; il n'y a là qu'une coïncidence fortuite, et c'est ce qui a lieu d'ailleurs pour toutes les affections de la peau. On voit, aux consultations de l'hôpital Saint-Louis, affluer, à certaines époques, les pemphigus, les zona, etc., tellement qu'on pourrait les croire épidémiques. Il doit en être de même du varus ombiliqué.

Voyons actuellement le rôle que joue l'hérédité.

J'ai dit : La scrofule est le plus souvent héréditaire; mais telle n'est pas l'opinion de tous les auteurs. Il en est qui ont nié l'hérédité (Faure, Diels, White, Henning); d'autres ont pensé, avec Lugol, que la scrofule était constamment héréditaire; d'autres enfin, comme Baudelocque, que l'hérédité seule ne suffisait pas, et qu'il fallait encore l'intervention d'une cause occasionnelle.

Que doit-on entendre par l'hérédité de la scrofule? Est-ce la transmission, des parents aux enfants, de la maladie déclarée, de la complexion scrofuleuse ou de la simple prédisposition? Chacun de ces trois états morbifiques peut être transmis héréditairement. Chaussier rapporte le cas d'un enfant qui vint au monde avec des écrouelles en suppuration ; mais des faits de cette nature sont assez rares. Il est moins rare de voir des fœtus avec des tubercules suppurés dans les poumons. Un fait moins rare encore, c'est la transmission de la prédisposition effective ou de la constitution strumeuse. Enfin, dans l'immense majorité des cas, ce n'est que la simple prédisposition ou la cause interne que le père lègue à ses enfants.

On a dit que l'influence héréditaire pouvait sauter une

génération — cela me paraît exact; — qu'elle s'exerçait surtout du côté paternel. Les preuves manquent à l'appui de cette manière de voir. La faculté de transmettre héréditairement la scrofule est-elle innée ou acquise? Dépend-elle constamment de la même maladie en germe ou déclarée chez les parents avant la procréation, ou peut-elle se développer sous l'influence de certaines conditions spéciales, de maladies, par exemple, étrangères à la scrofule?

Que des parents scrofuleux puissent engendrer des enfants scrofuleux, il ne saurait y avoir sur ce point aucune dissidence parmi les médecins; mais peut-on admettre de même, avec Lugol, que des phthisiques engendrent des scrofuleux? Il faut s'entendre.

Lugol a confondu la phthisie essentielle avec la scrofule; il a trop généralisé un fait d'observation qui n'est vrai que dans des circonstances particulières. Des parents phthisiques peuvent donner le jour à des enfants scrofuleux; cela est certain, personne ne le conteste. Mais ces parents phthisiques étaient atteints de phthisie scrofuleuse symptomatique, et non de phthisie essentielle ou diathèse tuberculeuse.

Beaucoup d'auteurs, et Lugol encore, prétendent que des parents atteints de syphilis peuvent engendrer des enfants scrofuleux. Cette opinion, qui n'est pas nouvelle, puisqu'elle a pour elle l'autorité d'Astruc, de Stoll, de Selle, d'Alibert, n'est pas admise par Baudelocque; elle ne l'est pas par M. Lebert; je ne la partage pas non plus. Elle a d'ailleurs contre elle, parmi les anciens auteurs, une liste assez longue de noms respectés, parmi lesquels on peut citer Cullen, Baumes et Kortum.

Si les parents sont scrofuleux et syphilitiques, ils pourront transmettre à leurs enfants l'une ou l'autre maladie, ou toutes les deux à la fois. Je n'admets pas la dégénérescence ou la transformation de l'une dans l'autre par voie d'hérédité. Baudelocque fait remarquer que certains pays, comme Palerme, offrent beaucoup de syphilitiques et peu de scrofuleux, et que, dans d'autres contrées, la scrofule est très commune et la syphilis rare; que la scrofule a existé de tout temps, et que la syphilis ne date que du xve siècle.

On a avancé que des parents épileptiques ou aliénés engendraient des enfants scrofuleux. La distinction que j'ai faite pour la phthisie est encore ici parfaitement applicable : l'épilepsie et la folie sont quelquefois symptomatiques de lésions cérébrales d'origine scrofuleuse, et l'on comprend parfaitement que, dans ce cas particulier, les personnes qui en sont atteintes puissent donner naissance à des enfants scrofuleux. Dans tous ces cas, le fond est le même; la forme seulement est différente.

La conception pendant les règles, la disproportion d'âge chez les époux, les extrêmes limites de la jeunesse ou de l'âge mûr chez les parents, ont été données, mais sans preuves, comme des causes de la scrofule chez les enfants. Il en est de même des chagrins, des émotions de toutes sortes éprouvés par la mère pendant la gestation. Toutes ces causes peuvent sans doute débiliter la constitution, mais la faiblesse de la constitution n'est pas la scrofule.

La plupart des auteurs admettent que, dans une même famille, la scrofule se transmet plus particulièrement aux derniers nés. Je pense, au contraire, qu'en général l'hérédité s'exerce avec plus de force sur les premiers produits de la fécondation. Ainsi, des parents entachés de scrofule engendreront tout d'abord des enfants qui succomberont fort jeunes à la scrofule maligne ou à la scrofule larvée, à la méningite granuleuse par exemple; et plus tard ils auront des enfants sur lesquels on verra se développer les accidents de la scrofule commune ou de la scrofule bénigne.

Il en est absolument de même pour la syphilis. Si l'un des parents se trouve sous l'empire de la diathèse syphilitique à l'époque de la fécondation, les premiers enfants qu'il engendrera mourront dans le sein maternel ou peu de temps après la naissance, tandis que ceux qui viendront plus tard seront atteints de syphilis héréditaire dont l'art pourra triompher.

Pour terminer ce qui est relatif à l'hérédité, je mentionnerai encore une opinion particulière de Lugol sur le croisement des races, qu'il regarde comme un moyen préservateur de la scrofule. C'est à ce défaut de croisement qu'il faut attribuer, suivant lui, les progrès de la scrofule chez les Juifs; mais il me semble qu'il faudrait commencer par établir le fait. C'est à la même cause qu'il rapporte le développement de la scrofule sur les grands d'Espagne et les nobles de l'île de Jersey, qui ne s'allient qu'entre eux.

Voyons actuellement quelle influence exercent sur le développement de la scrofule les modifications physiologiques et hygiéniques; nous dirons après la part que peuvent y prendre les causes pathologiques tant externes qu'internes.

Age. — C'est assez souvent vers l'âge de deux à cinq ans que se montrent les premiers accidents de la scrofule. Sa plus grande fréquence est entre cinq et quinze. Après la puberté, la scrofule est moins fréquente. Elle est déjà rare de quarante à soixante, et après soixante ans, elle est extrêmement rare.

Sexe. — Elle attaque à peu près indifféremment l'un et l'autre sexe. Si l'on s'en rapporte à M. Lepelletier, elle serait beaucoup plus fréquente chez la femme que chez l'homme, dans la proportion de 5 à 3. Les relevés de M. Lebert ne s'accordent pas avec ceux de Mr. Lepelletier; suivant lui, les deux sexes seraient à peu près également partagés; seulement le sexe aurait une influence marquée sur la détermination de tel ou tel genre d'affections scrofuleuses. Ainsi, prédisposition égale chez l'homme et chez la femme pour la scrofule; prédisposition plus grande du sexe masculin pour les affections articulaires, les abcès et les ulcères; plus grande du sexe féminin pour les ophthalmies et les affections de la peau.

Tempérament lymphatique. — J'ai déjà dit ce que je pensais du tempérament lymphatique et de la constitution : je ne le répéterai pas. Les sujets dits *lymphatiques*, à peau blanche et fine, aux yeux bleus, cheveux blonds, aux formes arrondies, sont en minorité; on voit plus souvent la scrofule attaquer des individus aux cheveux châtains ou noirs, à l'œil vif, aux formes sèches et grêles. Au reste, on conçoit fort bien, comme le dit avec beaucoup de justesse M. Beaugrand, que les caractères physiologiques des sujets scrofuleux doivent varier suivant les pays.

Air ambiant. — Son influence serait très grande dans la production des scrofules, au dire de quelques auteurs. Baudelocque, entre autres, attribue à la viciation de l'air la plus large part dans le développement de cette maladie; mais, évidemment, il s'est exagéré cette influence en la regardant comme la cause occasionnelle à peu près unique de la scrofule. Toutefois, l'action d'un air condensé, insuffisamment renouvelé, altéré par des miasmes, ne peut être mise en doute quand on songe au nombre considérable de scrofuleux que renferment les grandes villes, et notamment les quartiers les plus populeux, qui sont aussi les quartiers les plus malsains, ceux où les rues sont étroites, les maisons élevées, les chambres petites et sombres, dans lesquelles ne pénètre qu'avec peine l'air, qui doit cependant servir à la respiration d'habitants nombreux et pour ainsi dire entassés. Aussi le moyen le plus efficace de diminuer le nombre des scrofuleux dans la capitale, c'est bien assurément, comme on le fait aujourd'hui, d'élargir les rues trop étroites, d'ouvrir des voies nouvelles au milieu des quartiers les plus populeux, et d'élever pour le pauvre de nouvelles habitations où tout est calculé sur les règles d'une hygiène bien comprise.

Ajoutons que la scrofule est aussi plus commune dans les vallées que sur les montagnes.

La privation de lumière, la diminution du fluide électrique, d'après M. de Humboldt, l'humidité de l'atmosphère, sont autant de causes prédisposantes de la scrofule. C'est aux vicissitudes atmosphériques, aux transitions subites du chaud au froid, que l'on attribue la plus grande fréquence des scrofules dans les zones tempérées.

Aliments et boissons. — La nourriture exclusivement végétale, les légumes farineux, le pain mal préparé, mal cuit, le pain noir de farine de seigle, d'orge ou de sarrasin, les vins acides, le cidre, l'eau provenant de la fonte des neiges, etc., ont été regardés comme autant de causes de scrofule.

On a aussi accusé l'allaitement artificiel; mais, comme le dit Baudelocque avec juste raison, dans la Normandie, où la plupart des enfants sont élevés au biberon, il n'y a pas plus de scrofuleux qu'ailleurs, et si la mauvaise nourriture était la cause principale des écrouelles, on les observerait presque uniquement dans la classe pauvre, tandis qu'il s'en faut de beaucoup que la classe riche soit entièrement épargnée.

Enfin, les causes pathologiques de la scrofule sont les phlegmasies, le rhumatisme, les fièvres éruptives, la coqueluche, etc. ; les causes physiques sont les coups et les chutes, les brûlures, les plaies, etc., qui toutes peuvent éveiller les manifestations scrofuleuses.

10° Pathogénie.

Elle soulève les trois questions qui suivent :

1° Quelle est la nature de la scrofule ?

2° La scrofule existe-t-elle comme unité pathologique ; comment prouver qu'elle existe ?

3° Quelle place la scrofule doit-elle occuper dans les cadres nosologiques ?

Les médecins *naturistes* se partagent en deux classes : humoristes et solidistes.

L'humorisme a successivement placé la nature de la scrofule : 1° dans les altérations de la pituite (humeur froide ou mélancolique), c'est la théorie ancienne ; 2° dans les altérations de la lymphe (acidité ou alcalinité, épaississement, viscosité, acrimonie, vices ou virus scrofuleux) ; 3° dans les altérations du sang.

La première opinion n'a pas besoin de réfutation. La double hypothèse des altérations de la pituite ne pouvait plus être admise après la découverte du système lymphatique ; la lymphe devait naturellement remplacer la pituite. Mais si l'existence de la lymphe comme fluide normal ne peut être contestée, il ne s'ensuit pas que la scrofule doive être considérée comme une conséquence de ses altérations. Personne n'a constaté des altérations de la lymphe dans la scrofule. Les anatomo-pathologistes qui ont analysé les produits morbides de la scrofule n'y ont pas rencontré les éléments constitutifs de l'humeur qui se trouve normalement dans les vaisseaux lymphatiques.

Quant à la troisième opinion, qui fait dériver la scrofule d'une altération du sang, opinion à laquelle sembleraient vouloir se rattacher M. Bouillaud et beaucoup de médecins de nos jours, elle mérite d'être examinée.

Le sang des scrofuleux a été analysé par M. Andral, MM. Becquerel et Rodier. On l'a trouvé moins riche en fibrine, moins riche en globules. On a constaté une augmentation proportionnelle du sérum; on a trouvé aussi les globules déformés. Mais, comme le dit M. Lebert, ces altérations ne sont pas constantes; elles n'ont lieu qu'à une période avancée de la maladie, et tout semble prouver qu'elles ne sont qu'un effet secondaire.

Les solidistes ont cru pouvoir expliquer la scrofule par la débilité du système lymphatique. L'un admet en même temps une augmentation d'activité dans les bouches absorbantes et une faiblesse des conduits et des ganglions, d'où la viscosité, le ralentissement et la concrétion de la lymphe; l'autre, une faiblesse particulière des organes chargés de l'élaboration des fluides blancs, d'où l'altération de ceux-ci, qui deviennent âcres et produisent secondairement l'irritation des vaisseaux lymphatiques (Lepelletier). Pour Broussais, c'est un état d'irritation et d'inflammation des lymphatiques.

Enfin, quelques auteurs ont cru mieux faire en réunissant les deux opinions, et faisant consister la maladie dans une altération des solides organiques et du sang. Les auteurs du *Compendium de médecine pratique* trouvent cette opinion de Kortum peu compromettante, et l'adoptent pleinement.

Quant à moi, je la trouve aussi compromettante que l'opinion isolée des humoristes ou des solidistes. Toutes ces hypothèses sont vicieuses et radicalement fausses. Dire que la scrofule consiste dans une altération des solides ou des fluides, c'est confondre la maladie avec la lésion. Puisqu'il est impossible de connaître l'essence des maladies, pourquoi perdre son temps en recherches vaines, et ne pas s'abstenir de toute hypothèse sur la nature de la scrofule?

La seconde question pathologique est relative à l'existence même de la scrofule, considérée comme unité pathologique.

Nous avons prouvé l'existence de cette maladie par la description que nous en avons donnée, en exposant successivement son évolution symptomatologique, ses périodes, ses variétés, sa marche, etc.; il ne saurait rester le moindre doute dans vos esprits. Telle n'est pas cependant la manière de voir de tous les médecins.

Parmi les auteurs qui ont écrit sur la scrofule, il faut distinguer ceux qui nient complétement son existence et voient dans les affections scrofuleuses autant de maladies différentes, n'ayant d'autre lien entre elles que la faiblesse de la constitution, et ceux qui admettent une prédisposition scrofuleuse, une complexion écrouelleuse, à laquelle ils donnent le nom de scrofule, réservant le nom de maladies scrofuleuses aux différentes manifestations locales.

Les premiers ne tiennent aucun compte de l'évolution régulière des symptômes, ni de la marche de la maladie, ni des caractères spéciaux des inflammations scrofuleuses, et les seconds, en admettant la constitution strumeuse, reconnaissent implicitement l'unité pathologique. L'erreur, chez eux, vient de ce qu'ils confondent les affections avec les complications.

Une autre source d'erreur, et qui n'a pas peu contribué à embrouiller l'histoire de la scrofule, ç'a été de prendre la lésion pour principe de classification des états morbifiques. De là est venue la séparation de la scrofule et des affections tuberculeuses. MM. Lebert, Guersant, les auteurs du *Compendium*, MM. Rilliet et Barthez, ont scindé la scrofule en faisant de l'engorgement ganglionnaire, de l'ostéite tuberculeuse, du carreau, etc., autant de maladies différentes. Ils ont évidemment méconnu l'unité pathologique, et confondu la lésion avec la maladie, la partie avec le tout.

D'un autre côté, Lugol est tombé dans une erreur directement opposée. Imbu de l'idée qu'un produit morbifique spécial devait avoir constamment pour point de départ un état morbide identique, et son expérience et son bon sens ne lui permettant pas de démembrer la scrofule, d'en retrancher toutes les affections tuberculeuses qui s'y rattachent essentiellement, il a préféré en faire la source de toutes les productions tuberculeuses, et a confondu ainsi la scrofule avec la phthisie essentielle.

Quelle place donner à la scrofule dans les cadres nosologiques ?

Par la multiplicité de ses symptômes et de ses lésions, par sa longue durée, par les intervalles souvent très longs qui séparent ses périodes, la scrofule doit être rapprochée de la syphilis et de l'arthritis. Elle appartient à cette catégorie de maladies qui a été désignée sous le nom de maladies constitutionnelles, bien que cette expression ne soit pas exempte de reproches, puisque la plupart des maladies chroniques finissent toujours par attaquer la constitution. Mais enfin il suffit de s'entendre et de savoir que, par ce mot, on désigne une famille de maladies que caractérise la multiplicité des affections, qui sont elles-mêmes très variables et par le siége et par la diversité de leurs produits morbides.

11° Diagnostic.

On doit établir le diagnostic de la maladie, considérée comme unité pathologique, le diagnostic des affections et celui des symptômes.

J'exposerai le diagnostic des affections dans la troisième partie, consacrée à l'étude particulière des accidents de la scrofule. Il ne doit être question en ce moment que de l'unité pathologique.

La scrofule, considérée comme unité pathologique, peut être confondue avec la dartre, la phthisie essentielle et le rachitisme. Voyons quels sont les caractères distinctifs.

1° La *dartre*, au début, est caractérisée par des éruptions cutanées morbides, erratiques, qui ont plus particulièrement pour siége les extrémités supérieures et inférieures du corps. Les affections cutanées de nature scrofuleuse affectent, en général, de préférence, la tête et le cuir chevelu; et, circonstance importante à noter, elles ont un retentissement très marqué sur l'appareil lymphatique ganglionnaire voisin. Dans les gourmes, les ganglions cervicaux sont habituellement engorgés, ce qui n'a pas lieu, en général, pour les dartres proprement dites. Ces dernières sont éminemment prurigineuses; les démangeaisons sont provoquées et aggravées par la chaleur du lit; elles affectent quelquefois des personnes dont les parents avaient été eux-mêmes dartreux. Les sujets chez lesquels elles se montrent, ne présentent pas les attributs que nous avons reconnus comme étant propres à la constitution scrofuleuse.

Les scrofulides de la seconde période ont pour caractère dominant leur fixité, leur persistance dans les lieux où elles sont nées, tandis que la dartre est mobile, comme nous l'avons déjà dit, ou bien suit une marche rampante, progressive, et alterne souvent avec des névralgies, des névroses de diverse nature.

Pendant le temps qui répond à la troisième période, la dartre est fixe et généralisée ; elle couvre l'enveloppe tégumentaire, et les lésions viscérales qui lui appartiennent diffèrent de celles qui caractérisent la scrofule.

2° La *phthisie essentielle* a été confondue par les auteurs avec la phthisie scrofuleuse. L'identité d'aspect de la lésion anatomique, le tubercule, a fait croire à l'identité de nature; mais c'est là une erreur très sérieuse. En raisonnant ainsi, on arriverait à confondre des maladies essentiellement distinctes. Ainsi, on ne ferait nulle différence entre la carie scrofuleuse et la carie syphilitique. Le tissu fibro-plastique peut se rencontrer chez des scrofuleux, des dartreux... L'origine est-elle la même? Non, assurément. Ce n'est donc point sur la lésion matérielle qu'il faut se baser pour établir son diagnostic, sous peine de commettre de singulières et bien graves erreurs.

Si vous lisez l'histoire de la phthisie dans R. Morton, vous verrez que cet auteur distingué a établi sur de très bonnes raisons la nécessité de reconnaître une phthisie scrofuleuse. (*Phthisiological*, lib. III, c. 1.)

Quels sont donc, en réalité, les caractères distinctifs?...

Dans la phthisie essentielle, le tubercule est plus petit, plus répandu dans le poumon; il provoque plus promptement l'inflammation éliminatoire. Enfin, il y a ici habituellement des désordres du côté du larynx et des intestins.

Dans la phthisie scrofuleuse, les tubercules sont plus gros, ordinairement agglomérés en masses qui restent ainsi, pendant un temps quelquefois fort long, sans provoquer de réaction inflammatoire et sans se fondre. La phthisie scrofuleuse s'accompagne presque toujours d'engorgements dans les ganglions bronchiques, dans les ganglions cervicaux et enfin dans les ganglions du mésentère.

Les symptômes communs offrent également des différences très tranchées. La marche est beaucoup plus rapide dans la phthisie essentielle, la dyspnée plus forte, la fièvre hectique plus prononcée; les sueurs, la diarrhée, sont très abondantes et concourent activement à l'épuisement des malades, ce qui n'a pas lieu dans la phthisie scrofuleuse. Ici, on observe un désaccord très remarquable entre les lésions anatomiques et les phénomènes morbides; la réaction fébrile est très peu marquée, et, vers la fin, on voit plutôt survenir de l'anasarque et des hydropisies que de l'émaciation.

3° Le *rachitisme* est exclusivement propre à l'enfance, tandis que la scrofule peut se montrer à tous les âges. Il est caractérisé par une seule lésion, le ramollissement des os; tandis que, dans la scrofule, on rencontre, comme nous l'avons tant de fois répété, une foule de lésions différentes. Et, quant aux lésions du système osseux propres à cette dernière maladie, elles ne présentent pas, dans leurs manifestations, l'ordre régulier d'évolution propre au rachitisme, comme l'a parfaitement établi M. J. Guérin, c'est-à-dire en allant de bas en haut. Enfin, les lésions de la scrofule sont des caries, des nécroses, etc., tandis que celles du rachitisme sont des déviations, des incurvations.

12° Pronostic.

D'une manière absolue, on peut dire que la scrofule est une maladie grave; elle entraîne souvent la mort, et, quand elle guérit, elle laisse le plus souvent après elle, comme traces indélébiles de son passage, des difformités et infirmités incurables. Elle est héréditaire, et cette transmissibilité aux enfants, qui n'est que trop bien démontrée, jointe au dégoût qu'elle inspire et à la crainte imaginaire de la contagion, devient, dans le monde, un motif trop légitime d'empêchement aux mariages avec les personnes infectées de ce vice de la constitution.

Le pronostie doit varier, cependant, suivant une foule de circonstances particulières, relatives aux causes, aux périodes, aux formes, à la marche, au siége et à la modalité des affections, aux accidents et aux complications, au mode de traitement et à la manière dont il est administré ou suivi.

Causes. — La scrofule acquise est, toutes choses égales d'ailleurs, moins grave que la scrofule héréditaire. La scrofule des enfants est relativement moins grave que celle des adultes et des vieillards. Dans l'âge adulte et dans la vieillesse, la scrofule débute le plus souvent par les accidents de la troisième et de la quatrième période.

Périodes. — Le pronostic est d'autant plus sérieux que la scrofule est arrivée à une période plus avancée. Les scrofules viscérale et osseuse ont des suites généralement plus fâcheuses que les scrofules cutanée et muqueuse. Ce que je dis là s'applique aussi bien à la scrofule qui a suivi régulièrement ses périodes qu'à celle qui débute par un accident tertiaire ou quaternaire.

Formes. — Les formes larvée, fixe primitive et maligne sont plus graves que les formes bénigne et vulgaire. Quand les formes fixe, primitive et ulcéreuse se trouvent réunies, le danger est extrême; rien ne saurait arrêter le progrès de ce lupus, que l'adjectif *vorax* caractérise d'une manière si expressive et si juste. Aucun traitement ne peut enrayer la marche de certaines tumeurs blanches qui, dans un temps très court, désorganisent les articulations, ramollissent les os et se couvrent d'ulcères fongueux.

Marche. — Si la scrofule a une marche lente, si les périodes sont séparées par de longs intervalles, votre pronostic sera évidemment moins grave, parce que vous aurez le temps d'appliquer les remèdes sur l'efficacité desquels vous êtes en droit de compter.

Siége et modalité des affections scrofuleuses. — Bien qu'en général la gravité du pronostic soit en rapport avec les périodes de la maladie, il est juste de dire que le siége et la nature des affections scrofuleuses apportent à cette gravité de nombreuses modifications.

Les accidents d'une même période ne sont pas tous également redoutables. Dans la quatrième, la méningite granuleuse, la diathèse tuberculeuse générale, font craindre une terminaison plus rapidement mortelle que la péritonite tuberculeuse, le carreau, la néphrite albumineuse, la phthisie scrofuleuse. Certaines tumeurs abdominales de nature scrofuleuse, les engorgements strumeux et tuberculeux des mamelles et des testicules n'ôtent pas toujours au médecin tout espoir de sauver le malade.

Dans la troisième période de la scrofule, le mal de Pott et la tumeur blanche de l'articulation coxo-fémorale, la carie du rocher, l'emportent en gravité sur les autres accidents.

Dans la seconde, le lupus, toujours plus grave que la scrofule cutanée proprement dite, a quelquefois des effets désastreux, et, dans la première, l'ophthalmie désespère souvent le praticien le plus expérimenté par son opiniâtreté et ses fréquentes récidives.

Dans la transition de la première à la seconde ou de la seconde à la troisième période, les suppurations sous-cutanées, les ulcères, par leur nombre et leur étendue, constituent quelquefois des lésions fort graves.

Dans la cachexie scrofuleuse, la fièvre hectique, l'amaigrissement, les sueurs, qui ne sont pas des phénomènes ordinaires, doivent être considérés comme des symptômes du plus fâcheux augure. Quoi qu'on en ait dit, la fièvre, et même la fièvre dite de *croissance*, dans le cours de la scrofule, n'est jamais un bon signe.

Accidents. — Les accidents peuvent donner lieu à un pronostic très fâcheux ou même mortel : tumeurs qui compriment les vaisseaux du cou, l'œsophage, les conduits aériens, les nerfs pneumo-gastriques; sphacèle à la suite de l'oblitération de la veine ou de l'artère principale d'un membre.

Complications. — Quelques-unes semblent exercer une influence favorable sur la marche de la scrofule, comme l'érysipèle. D'autres ne modifient en rien le pronostic. Exemple, le favus et les autres variétés de teignes. La plupart enfin rendent le pronostic plus fâcheux et d'autant plus grave qu'elles sont plus graves elles-mêmes.

Moyens thérapeutiques. — Enfin le pronostic, avons-nous dit, varie encore suivant le traitement adopté et suivant la manière dont il est administré. Si l'on confond la dartre avec les scrofulides primitives, et qu'on donne des préparations arsenicales, que l'on prescrive des lotions astringentes, des bains d'alun, on s'expose aux *répercussions*, c'est-à-dire qu'on précipite la marche de la scrofule ; on fait promptement disparaître l'affection cutanée, et en même temps l'on hâte le développement de la scrofule interne ou viscérale.

Si, dans la scrofule ganglionnaire, vous ne donnez que de l'huile de morue, vous n'arriverez à aucun résultat.

Si, dans la scrofule osseuse, vous vous bornez, comme le font un grand nombre de praticiens, à donner matin et soir une cuillerée d'huile de foie de morue, vous n'obtiendrez aucune amélioration, et, quand arriveront les premiers signes de la cachexie, vous serez obligés de renoncer à tout moyen curatif.

13° Traitement.

On l'a divisé en préservatif, curatif, palliatif.

Je n'ai que peu de choses à vous dire des traitements préservatif et palliatif.

Le premier consiste dans la soustraction des causes que nous avons énumérées, dans une sage application des règles de l'hygiène : air pur, chambre à coucher vaste, aérée, exposée au midi ; nourriture substantielle et de bonne qualité, etc.

Le second consiste à faire la médecine des symptômes : calmer les douleurs par les narcotiques, arrêter la diarrhée par les astringents et les opiacés, arrêter les hémorrhagies par l'emploi des moyens hémostatiques, etc.

Le traitement curatif a été divisé en traitement général, local et chirurgical ou traitement externe et traitement interne.

La thérapeutique d'une maladie se compose, comme je l'ai déjà dit précédemment, d'une série d'indications qui sont fournies par la maladie elle-même, par ses périodes, ses formes, sa marche, ses accidents, le siége et la nature de ses affections. Je n'ai à parler, pour le moment, que des indications fournies par l'unité pathologique.

Indications fournies par la maladie essentielle. — C'est le traitement spécifique. Eh bien! la scrofule, il faut le dire tout de suite, n'a pas de remède spécifique, et sous ce rapport elle ne diffère en rien du plus grand nombre des maladies. La syphilis elle-même n'a pas son spécifique. Le mercure est à peu près inutile dans la syphilis primitive; il aggrave en général la syphilis tertiaire, et ne convient que dans la syphilis secondaire.

Un très grand nombre d'agents ont cependant été tour à tour prônés comme des spécifiques de la scrofule; j'indiquerai seulement les principaux.

L'*iode*, dont Lugol avait exagéré les vertus. Ce médicament peut être utilement administré dans un très grand nombre d'affections scrofuleuses; mais peut-être est-il appelé à rendre plus de services comme agent externe, comme topique siccatif, modificateur local, que comme agent interne. Rapprochons de l'iode l'éponge brûlée et le chêne marin ou *fucus vesiculosus*, qui autrefois ont été regardés comme des spécifiques de la scrofule, et les plantes antiscorbutiques, qui ne paraissent agir que par l'iode qu'elles contiennent.

Le *soufre* a aussi été décoré du titre de spécifique. Bordeu a spécialement recommandé les eaux sulfureuses contre cette maladie, notamment celles de Baréges. Le soufre seul ne me paraît pas avoir une action bien efficace dans le traitement de la scrofule. Le plus ordinairement je me borne à le prescrire extérieurement, en bains. Toutefois il serait bon de savoir à quoi s'en tenir sur la valeur du soufre comme remède antiscrofuleux, et si l'administration de l'assistance publique donne suite au projet qu'elle médite de faire venir à l'hôpital Saint-Louis les eaux sulfureuses naturelles de Belleville, je ne manquerai pas d'expérimenter ce remède en l'essayant contre toutes les formes de la scrofule (1).

Le *mercure* a été préconisé dans le traitement de la scrofule; mais il me paraît très naturel d'admettre que les scrofuleux guéris par le mercure n'étaient que des syphilitiques dont les affections ont été confondues avec celles de la scrofule.

L'*or* a été employé contre la scrofule par les médecins de Montpellier. J'avoue, que je n'ai pas une bien grande confiance dans les vertus de ce médicament. J'en dirai autant du *carbonate de potasse*, des préparations *alcalines*, de l'*eau de mer* et du *muriate de baryte*, si vanté par les médecins allemands, et dont je n'ai pu encore jusqu'à ce jour constater l'efficacité (2).

Le fer, l'huile de morue, la ciguë, etc., sont d'excellents médicaments, mais ils ne satisfont qu'à des indications particulières. Aucun d'entre eux ne mérite le titre de spécifique.

(1) Les eaux sulfureuses naturelles conviennent dans le traitement de toutes les affections scrofuleuses, aussi bien dans celles de la peau que dans celles du système osseux. J'en dirai autant des eaux salines, telles que Kreuznach, Salins, Bourbonne, etc.

(2) J'ai vu quelquefois les préparations alcalines guérir des affections cutanées de nature arthritique, qui ne disparaissaient que pour être remplacées par des affections ganglionnaires manifestement scrofuleuses, contre lesquelles on employait inutilement la même médication.

TROISIÈME PARTIE.

DES AFFECTIONS SCROFULEUSES EN PARTICULIER.

Dans les précédentes leçons, j'ai jeté un coup d'œil rapide sur l'histoire générale et comparative des maladies constitutionnelles dont l'étude fait l'objet spécial de ce cours, et sur la scrofule considérée comme unité pathologique. Je vais maintenant prendre une à une, dans les périodes successives de la scrofule, les diverses affections qui les composent, afin d'étudier les caractères particuliers que leur imprime la maladie dont elles ne sont que la traduction fonctionnelle et organique ; je me propose, en outre, d'attirer votre attention sur le cachet tout différent que présentent les affections correspondantes de la syphilis, de la dartre et de l'arthritis.

CHAPITRE PREMIER.

DE LA SCROFULE DES PREMIÈRE ET DEUXIÈME PÉRIODES.

(Scrofule tégumentaire et ganglionnaire.)

La première période de la scrofule est, vous le savez déjà, remplie par des affections tégumentaires superficielles, soit de la peau, soit des membranes muqueuses. Je rattache encore à cette première période les engorgements sympathiques, inflammatoires ou hypertrophiques, simples ou tuberculeux, des ganglions lymphatiques compris dans la sphère d'action des parties affectées, puis les végétations ou excroissances qui, sur la peau, portent le nom de verrues, et, sur les muqueuses, celui de polypes.

La première période des autres maladies constitutionnelles est également remplie par des affections tégumentaires; mais celles de la syphilis ne sauraient en aucune manière simuler celles de la scrofule; les affections dartreuses et arthritiques seules empruntent le masque des scrofulides superficielles, tandis que, dans la seconde période, c'est tout le contraire que l'on observe. Les affections syphilitiques seulement peuvent en imposer pour des affections scrofuleuses. Les éruptions cutanées, d'origine dartreuse ou arthritique, ne se présentent jamais sous les traits de la scrofule cutanée profonde.

Dans la seconde période de la scrofule, s'il arrive assez souvent que l'affection scrofuleuse débute d'emblée sur la peau et sur les membranes muqueuses avec les caractères propres de la scrofulide profonde, on voit plus fréquemment encore, notamment sur les muqueuses, la scrofule secondaire n'être que la suite de la scrofule primitive : c'est une phase plus avancée de la même affection.

En telle sorte que, pour tracer l'histoire des affections scrofuleuses tégumentaires, je puis faire abstraction de cette division en première et seconde période de la scrofule, et, sans plus m'y arrêter, j'examinerai successivement :

1° Les scrofulides cutanées superficielles primitives ou bénignes ;

2° Les scrofulides cutanées profondes, secondaires ou malignes ;

3° Les scrofulides des membranes muqueuses ;

4° Les écrouelles ou engorgements ganglionnaires.

ARTICLE PREMIER. — DES SCROFULIDES CUTANÉES BÉNIGNES.

Les différentes affections dont se compose la scrofule n'ont pu échapper à l'attention des observateurs, mais elles ont été étudiées isolément comme autant de maladies distinctes, n'ayant aucun lien entre elles, et souvent dispersées dans tous les ordres des cadres nosologiques.

L'écrouelle cervicale constituait à elle seule toute la scrofule des premiers auteurs. On vit plus tard que certaines tumeurs des aisselles et des régions inguinales étaient de même nature, et devaient se rattacher aux tumeurs strumeuses ou écrouelleuses.

Une observation plus attentive fit rapporter à la scrofule la tumeur blanche et la carie, quand la science anatomico-physiologique, encore au berceau, ne pouvait donner qu'une explication fausse du mécanisme de leur production. La pituite, épaissie, produisait l'engorgement des glandes articulaires ; de là des abcès froids qui s'ouvraient dans les articulations et occasionnaient la carie des extrémités articulaires des os.

L'anatomie pathologique vint, à son tour, démontrer l'identité des écrouelles externes et des écrouelles internes. Mais, en même temps qu'elle rendit ce service, elle fut cause de la confusion, qui dure encore, entre le tubercule scrofuleux et le tubercule de la phthisie essentielle.

Quant à la scrofule tégumentaire, bien qu'elle apparaisse la première chez le scrofuleux, on ne la trouve mentionnée dans les livres qu'à une époque beaucoup plus rapprochée de nous.

Il semble vraiment que l'observation clinique ait attendu

la découverte de la circulation lymphatique pour signaler les rapports des affections de la peau avec les écrouelles et les tumeurs blanches. Le fait seul d'observation n'eût pas été accepté s'il n'eût été expliqué par une hypothèse physiologique : la circulation d'une lymphe viciée dans tous les tissus de l'économie !

Ce n'est pas que les scrofulides superficielles ou profondes aient échappé à l'attention des anciens auteurs, mais ils en ont donné la description sous des noms différents, les rapprochant d'affections, analogues quant à la forme, très distinctes quant au fond.

Le mot *teigne*, par exemple, a été appliqué par eux à peu près indistinctement à toutes les affections du cuir chevelu. Ai-je besoin de vous dire que, sous cette dénomination, ils ont confondu trois groupes d'affections très différentes quant à la nature : 1° des affections *parasitaires ;* 2° des affections *scrofuleuses ;* 3° des affections *dartreuses.* Le premier groupe constitue seul, pour nous, les vraies teignes.

J'en dirai autant du mot *gourme*, que l'on a plus particulièrement appliqué cependant aux scrofulides superficielles.

Enfin, quelques-unes de nos scrofulides avaient été décrites par les anciens sous les dénominations assez expressives, d'*herpès*, *dartre rongeante*, etc.

Il est maintenant curieux de connaître ce que la science moderne a fait des affections pour lesquelles nous avons créé le mot *scrofulides;* il est utile d'apprécier à leur juste valeur les travaux des pathologistes du XVIIIe et du XIXe siècles sur la scrofule tégumentaire.

J'ai ici à vous signaler deux ordres de recherches. Les unes intéressent plus spécialement le côté analytique, les autres le côté synthétique du sujet.

La série analytique comprend tous les travaux des dermatologistes, depuis Mercuriali jusqu'à M. Devergie. Je dirai d'une manière générale que si la description des scrofulides superficielles et profondes se retrouve dans tous ces écrits, elle y est généralement exposée d'une manière confuse, à ce point, qu'il est impossible au praticien le plus exercé d'y reconnaître le cachet spécifique de la maladie. Tout est confondu : c'est un tableau des affections génériques, que l'organicisme transforme en un cadre de maladies.

La série synthétique se compose de toutes les monographies sur la scrofule, depuis Charmetton jusqu'à l'époque actuelle. Parmi les nombreux ouvrages qui ont paru sur la scrofule depuis cent cinquante ans, il en est peu dont la lecture soit véritablement instructive pour l'étude des affections cutanées de nature scrofuleuse. Dans les traités modernes, les affections de la peau sont notées, mais on les regarde comme des complications. Leurs auteurs, imbus des doctrines organiciennes, voient des maladies très différentes dans toutes ces manifestations cutanées de la scrofule. Ce sont des eczéma, des impétigo, des lupus, qui surviennent comme complications chez les scrofuleux.

Parmi les scrofulographes du XVIIIe siècle, vous en trouverez plusieurs qui regardent aussi les affections cutanées comme des complications et non comme des symptômes propres de la maladie ; mais il en est d'autres, Lalouette, par exemple, qui se sont attachés à distinguer les dartres scrofuleuses des dartres vénériennes, et de celles occasionnées par le vice herpétique. Je ne saurais trop recommander la lecture de ces derniers, où vous trouverez plus de vues pratiques et plus de matériaux pour le véritable diagnostic et la thérapeutique que dans tous les traités modernes sur les maladies de la peau.

Permettez-moi, cependant, de parcourir aussi rapidement que possible ces deux séries de travaux sur les scrofulides. Je ne ferai mention que des ouvrages les plus importants de nos contemporains. Pour le moment, je ne veux pas remonter dans l'histoire de la science au delà du XIXe siècle.

Commençons par Alibert.

Ce célèbre dermatographe a bien établi une famille des dermatoses strumeuses ; mais de quoi se compose-t-elle ? De deux genres : la scrofule et le farcin. Le premier genre comprend trois espèces : scrofule vulgaire, endémique et cancéreuse. On ne voit pas figurer dans cette famille les affections cutanées que nous avons désignées sous le nom de scrofulides, ni les superficielles, ni les profondes. Alibert les a dispersées dans ses dermatoses teigneuses et dartreuses. Ses teignes, muqueuse, granulée, amiantacée, furfuracée, ne sont, dans la plupart des cas, que des scrofulides superficielles. Son genre herpès des dermatoses dartreuses, comprend tout à la fois des scrofulides superficielles et de véritables affections dartreuses. L'*herpès madidans* et l'*herpès orbiculaire* se rapportent, dans un grand nombre de cas, à des affections d'origine scrofuleuse, tandis que l'*herpès scabioïde* et l'*herpès lichénoïde* sont, dans la plupart des cas, des affections d'origine purement dartreuse.

L'école de Willan a transformé, comme on le sait, les affections en maladies, et dans tous les ouvrages écrits sous l'inspiration exclusive des principes du pathologiste anglais, il n'est nullement question de scrofule cutanée.

Vous trouverez nos scrofulides superficielles dans certaines variétés d'eczéma, d'impétigo, de lichen et d'acné, et nos scrofulides profondes, dans le rupia, l'impétigo rodens, le lupus, etc.

On a reproché à cette école d'avoir multiplié, sans raison, les distinctions de formes; mais faites attention qu'il en devait être ainsi, puisque l'affection est commune à beaucoup de maladies, et que pour chacune d'elles, il doit y avoir une modification spéciale caractérisant l'espèce. Si la multiplicité des formes admises par les willanistes a paru si fastidieuse et est, en réalité, si inutile pour la pratique, c'est que ces derniers n'ont pas su indiquer le rapport entre la variété de l'affection et la source d'où elle émane.

Je compte au nombre des willanistes purs, MM. Gibert et Cazenave qui, en effet, dans leurs ouvrages, ne disent pas un mot de la scrofule cutanée.

Il n'en est pas de même de MM. Rayer et Baumès (de Lyon); ces deux auteurs ont admis la scrofule cutanée. C'est à une des formes de la scrofulide profonde que M. Rayer donne ce nom de scrofule cutanée proprement dite; il la place dans l'ordre des tubercules.

Mais M. Rayer dit aussi que le rupia est le plus souvent de nature scrofuleuse; il a donc tort de ranger la scrofule cutanée proprement dite dans l'ordre des tubercules. D'ailleurs, ce n'est jamais par un tubercule que débute la scrofule cutanée : il n'y a de tubercule que pour le lupus. La scrofulide profonde débute toujours par une grosse papulo-pustule ou par l'ecthyma ou par le rupia. Ce n'est que dans des cas extrêmement rares qu'elle commence par un véritable tubercule de la peau, analogue au tubercule du poumon (*molluscum* tuberculeux).

M. Devergie est le seul des dermatologistes qui ait signalé la nature exclusivement scrofuleuse du lupus. Je dois reconnaître aussi qu'il compte au nombre des scrofules cutanées, dans des conditions que toutefois il n'a pas parfaitement déterminées, l'eczéma, l'impétigo et l'eczéma impétigineux. Enfin, je ne saurais dire les motifs qui l'ont conduit à appeler aussi scrofule cutanée une lésion mixte ou métisse, participant tout à la fois de la syphilis et de la scrofule; car si, en effet, une pareille affection existe, ce que pour ma part je ne saurais admettre, on ne voit pas pourquoi elle serait plutôt appelée scrofule que syphilis cutanée.

Les scrofulides ne sont pas mieux décrites dans les monographies sur la scrofule. Tous les auteurs en parlent, mais aucun n'en indique les caractères distinctifs. La lecture si intéressante d'ailleurs, à d'autres titres, du traité de Hufeland, des ouvrages de MM. Lepelletier (de la Sarthe), Sat-Deygallières, Joseph de Véring, etc., ne m'a rien appris sur les caractères particuliers des affections scrofuleuses de la peau.

Les deux monographies, les plus importantes et les plus complètes qui aient paru dans ces derniers temps, sur la scrofule, sont assurément celles de MM. Milcent et Lebert. Elles sont remarquables toutes deux, bien qu'écrites dans un esprit très différent.

L'ouvrage de M. Milcent brille par la synthèse. On peut dire, sans flatterie, que l'auteur a constitué scientifiquement l'unité scrofule, qui avant lui n'existait réellement pas. Sous l'inspiration des saines doctrines, il a su établir nettement le cadre de cette maladie, en poser les limites, la séparer de la phthisie essentielle, avec laquelle, depuis Morton, elle avait été trop souvent confondue.

Le livre de M. Lebert brille par l'analyse, par la richesse et l'accumulation des faits cliniques. On n'a qu'un regret en le lisant, c'est de voir l'auteur, imbu des doctrines organiques, confondre la maladie avec les produits pathologiques, et, partant de là, essayer de dépouiller la scrofule de toutes ses lésions tuberculeuses... Mais laissons cela pour le moment, et, sans nous éloigner de notre sujet, voyons comment ces deux auteurs ont envisagé les scrofulides.

M. Milcent rattache le lupus à la scrofule, et le regarde comme une affection de nature essentiellement scrofuleuse. Quant au favus, à l'eczéma, à l'impétigo, au lichen... sont-ce des maladies indépendantes qui viennent souvent compliquer la scrofule, ou se rattachent-elles à l'essence de la maladie? C'est une question que se pose M. Milcent, sans pouvoir la résoudre. La direction de ses études, dit-il, ne l'a pas mis à même de résoudre cet important problème.

M. Lebert a parfaitement établi le diagnostic des pseudo-teignes et du favus; mais on voit qu'il ignore la place que doivent occuper les *dartres* dans l'évolution de la scrofule.

Les dartres qui apparaissent chez les scrofuleux n'ont pas, d'après M. Lebert, de caractères spécifiques. Personne ne sera surpris d'une pareille manière de voir, quand on saura que ce pathologiste rejette aussi, dans le plus grand nombre des cas, les caractères spécifiques des dartres vénériennes.

Un auteur allemand, Fuchs, a admis une famille d'affections cutanées de nature scrofuleuse, qu'il désigne sous le nom de *scrofuloses;* mais, au dire de M. Lebert, l'imagination, bien plus qu'une analyse sévère et exacte des faits, lui aurait fourni les caractères distinctifs de ses scrofuloses. Je conçois, en effet, que si ce dermatographe n'a pas donné de meilleurs caractères de ses scrofuloses que ceux qu'indique, d'après lui, M. Lebert, à savoir la couleur bleue-rosée des éruptions cutanées et l'existence de fils végétaux, il doit être bien difficile, avec ces seules données, d'établir le diagnostic différentiel. La couleur bleue rosée des éruptions est un symptôme de peu de valeur, quand il existe, et il n'existe pas dans le plus grand nombre des cas. Les fils végétaux caractérisent les teignes, affections parasitaires qui ne sont pas des symptômes ou des produits de la scrofule, mais seulement des complications.

De tout ceci je conclus que si la scrofule cutanée primitive ou bénigne existe, elle n'existe que sur les malades et nullement dans les livres, où elle est incomplétement décrite, et sous des dénominations qui ne donnent aucune idée de la maladie dont elle fait partie.

Essayons d'en tracer le tableau symptomatologique. Rien ne nous sera plus facile, car nous avons, dans le service, plusieurs exemples de chacune de ses formes, et, à ma visite, vous pourrez vérifier vous-mêmes l'exactitude de mes descriptions.

Partie nosographique. — La scrofulide bénigne comprend trois groupes de phénomènes éruptifs. Au premier groupe je rattache les affections érythémateuses, comme l'engelure permanente, l'érythème induré, qu'il ne faut pas confondre avec l'érythème noueux, et certaines variétés de couperose, qu'il importe aussi de distinguer de la couperose arthritique.

Le deuxième groupe réunit les scrofulides boutonneuses, le strophulus et le lichen, l'érythème papuleux et l'acné.

Enfin, le troisième groupe se compose de toutes les scrofulides que j'appelle *exsudatives*, parce que l'exsudation séro-purulente, épithéliale ou sébacée, en est le principal caractère. Ce groupe renferme toutes les affections scrofuleuses sécrétantes, vulgairement désignées sous les noms de *gourmes* et de *pseudo-teignes*.

§ 1. — Scrofulides érythémateuses.

J'admets trois formes de scrofulides érythémateuses : l'*engelure permanente*, l'*érythème induré*, la *couperose scrofuleuse*. Un mot sur chacune de ces formes.

L'*engelure* apparaît, chez les jeunes sujets, pendant l'hiver sous l'influence du froid, et disparaît pendant l'été. Ce n'est, dans ce cas, qu'une affection purement artificielle ; mais si l'engelure se répète et devient persistante en toute saison, elle dénote alors l'existence de la scrofule. En tout temps, il vous sera facile de voir, dans mes salles, des scrofuleux avec les mains tuméfiées et bleuâtres.

L'*érythème induré*, de nature scrofuleuse, n'est pas rare ; il se caractérise par des plaques rouges, indurées, sur lesquelles le doigt appliqué fait momentanément disparaître la rougeur, qui ne tarde pas à reparaître au bout de quelques instants. On sent à la peau et sous la peau une induration qui s'enfonce plus ou moins profondément dans le tissu cellulaire sous-cutané. La rougeur, plus ou moins foncée, assez souvent violacée, plus marquée au centre, se fond insensiblement sur la circonférence avec la couleur normale de la peau. Il n'y a sur ces plaques aucun prurit; la pression avec le doigt y est à peine douloureuse.

Cette affection s'observe communément sur les jambes, plus souvent peut-être chez les filles que chez les garçons. Je l'ai souvent rencontrée sur les jambes des jeunes blanchisseuses, chez des jeunes filles offrant tous les attributs de la fraîcheur et de l'embonpoint scrofuleux. Son siége de prédilection est la partie externe et inférieure de la jambe. On la voit quelquefois aussi siéger un peu au-dessus du talon, le long du tendon d'Achille. Enfin, on peut la remarquer encore sur la face, et je l'ai vue, sur cette région, alterner avec l'ophthalmie scrofuleuse.

La *couperose* présente une grande analogie avec l'érythème, mais elle s'en distingue par sa ténacité, l'absence d'induration sous-cutanée, son siége exclusif sur la face, et par l'éruption acnéique qui tôt ou tard apparaît à sa surface.

§ 2. — Scrofulides exsudatives.

Elles débutent ordinairement par la tête, où elles s'offrent à l'observation sous l'apparence d'une enveloppe squameuse ou croûteuse, occupant une partie ou la totalité du cuir chevelu. On voit sourdre, à travers les pores de la peau ou au travers des croûtes, un liquide séreux ou séro-purulent qui se concrète et se convertit en exfoliations humides, molles, jaunâtres ou verdâtres, répandant une odeur fade et bien souvent infecte. L'élément primitif de cette gourme est sans doute, dans la plupart des cas, une vésicule remplie d'un liquide séreux, séro-purulent ou purulent même. Mais l'existence de cette vésicule est si éphémère, qu'on a rarement le temps de la constater; elle se crève presque aussitôt après sa formation, et la sécrétion qui s'effectue ensuite, provient du derme mis à nu, comme celle qui se produit à la surface d'un vésicatoire ou d'une partie dépouillée d'épiderme.

L'exhalation séro-purulente ne tarit pas, mais elle a lieu sans qu'il se produise à la surface du tégument de nouvelles poussées vésiculeuses.

Si l'on détache les croûtes par des applications de cataplasmes ou en les soulevant sur les bords avec une spatule, on trouve les surfaces sous-jacentes rouges, ulcérées par petites places, granuleuses, et quelquefois comme fongueuses et végétantes dans certains points. Les follicules pileux sont érigés, turgescents, et les glandes pilifères sécrètent abondamment et versent le produit visqueux de leur sécrétion à la surface des cheveux qui se collent et s'agglutinent entre eux, puis forment des faisceaux sur lesquels viennent se déposer de nouveaux produits de sécrétion, d'où résultent de nouvelles croûtes jaunâtres ou brunes, parfois rougeâtres, et striées de sang.

Les saillies plus ou moins irrégulières et anfractueuses auxquelles ces croûtes donnent lieu par leur réunion, présentent souvent, à s'y méprendre, le même aspect que la vraie teigne.

L'inflammation se propage aussi, bien souvent, au-dessous des couches profondes de la peau, au tissu cellulaire sous-cutané ; il se forme des indurations profondes qui restent stationnaires ou suppurent, et se convertissent en petits abcès ou en furoncles, qui se crèvent à la surface des parties malades. Cette propagation de l'inflammation aux tissus sous-jacents et aux ganglions lymphatiques du voisinage, constitue l'un des caractères les plus remarquables des inflammations scrofuleuses.

Les gourmes s'étendent en général à tout le cuir chevelu, se répandent souvent sur les oreilles, le cou et la face ; elles peuvent même gagner, en très peu de temps, toute la surface cutanée. Mais si, dans l'immense majorité des cas, la gourme débute par la tête, il n'en est pas toujours ainsi. On peut la voir apparaître primitivement sur toutes les régions du corps. Son siége le plus ordinaire, après le cuir chevelu, c'est la face. Il n'est pas rare toutefois de l'observer, avec ses caractères d'impétigo ou d'eczéma squameux ou pityriasique, sur le col, les seins, les régions axillaires, le ventre et les membres.

A la face, la gourme scrofuleuse occupe des siéges de prédilection : vous la trouverez souvent sur les ouvertures nasales, sur la pituitaire et la peau qui recouvre les ailes du nez. On la rencontre encore très communément sur le bord libre des paupières, sur les commissures labiales, les joues, les oreilles, et partout elle présente les mêmes caractères.

La scrofulide exsudatoire n'est jamais accompagnée ni de fortes douleurs quand elle se complique de furoncles, d'abcès et de ganglites, ni de violentes démangeaisons quand elle est passée à l'état d'eczéma chronique. Je sais que telle n'est pas l'opinion des auteurs qui représentent l'enfant atteint d'achores, comme se livrant aux grattages avec une sorte de fureur, mais je pense qu'il n'en est ainsi que quand l'affection est d'origine dartreuse, ou qu'elle se complique de parasites du règne végétal, et plus souvent encore du règne animal.

Les produits excrétés, dans la scrofulide exsudative, varient beaucoup, et dans leur quantité et dans leur composition, selon le degré de l'inflammation cutanée, selon que tel ou tel élément anatomique constitutif de la peau est plus spécialement affecté.

Si le travail inflammatoire est intense, il y aura un écoulement continuel et abondant de fluides séro-purulents qui produiront des excoriations en se répandant sur les parties saines. Les linges couvrant les parties malades en seront imbibés, durciront par la dessiccation de ces produits, et deviendront, comme les croûtes, adhérents aux téguments (*eczéma impétigineux, teigne muqueuse*).

Si l'inflammation passe à l'état chronique, la scrofulide s'offrira sous la forme de la pseudo-teigne granulée quand les follicules pileux seront affectés ; il y aura alors un nombre plus ou moins considérable de petites croûtes épaisses, rugueuses, jaunâtres ou brunâtres (galons), traversées par un bouquet de cheveux, encore adhérentes aux téguments crâniens ou séparées par les ongles du malade, et ne tenant plus que par les cheveux. C'est cette affection qui a été désignée sous le nom d'*impetigo granulata;* elle siége de préférence à la partie postérieure de la tête, et s'accompagne presque toujours de poux. Quand les galons, dans la scrofulide impétigineuse, ont été détachés de la base ou du point d'insertion des cheveux, on remarque au pourtour de ceux-ci, sur le cuir chevelu, une petite ulcération circulaire qui n'existe pas dans l'impétigo purement parasitaire.

Si l'inflammation chronique a pour siége le corps papillaire du cuir chevelu, la scrofulide présente tous les caractères de la pseudo-teigne *furfuracée :* les croûtes sont sèches, farineuses, écailleuses, blanchâtres ou d'un blanc jaunâtre, et formées, dans la majeure partie, de lamelles épidermiques ; elle est dite *amiantacée* quand les cheveux sont agglutinés et forment de petits faisceaux enveloppés d'une gaîne chatoyeuse et brillante que l'on a comparée à de l'amiante. Il est probable que, dans ce cas, l'inflammation attaque spécialement les parois des follicules pileux.

Enfin, le travail inflammatoire a-t-il pour siége exclusif les glandes sébacées : il y a hypersécrétion du fluide huileux que ces organes sécrètent. Ce produit oléagineux se répand sur le cuir chevelu, sur les cheveux, et les réunit en paquets plus ou moins intriqués; il rend la chevelure grasse et forme des croûtes jaunes ou noirâtres, adhérentes comme de la glu, ou une espèce de mastic bien facile à reconnaître quand on l'a observé une fois.

La scrofulide sébacée peut se montrer sur toutes les régions velues : aux sourcils, sur les cils, sous les aisselles, sur le pubis; on la rencontre également sur les régions pourvues abondamment de glandes sébacées et où les poils sont à l'état rudimentaire, aux joues, sur le nez, sur le front : c'est l'*acne sebacea* des auteurs.

Après une durée variable, mais ordinairement longue, après avoir offert nombre de rémissions et d'exacerbations, et souvent, après avoir présenté successivement tous les aspects si divers que je viens de vous faire connaître, la gourme disparaît.

Dans un très grand nombre de cas, elle a laissé des traces de son passage sur le cuir chevelu, qui présente çà et là des places dégarnies de cheveux.

Dans d'autres circonstances, la scrofulide sécrétante ne disparaît qu'incomplétement; il reste de l'*acne sebacea* sur le cuir chevelu ou sur d'autres régions velues, un enduit qui, par sa dessiccation, forme sur la tête une sorte de crasse membraneuse.

§ 3. — Scrofulides boutonneuses.

Je désigne par cette expression le troisième groupe de phénomènes éruptifs propres à la scrofule cutanée bénigne.

Elle comprend des affections essentiellement papuleuses, *strophulus*, *prurigo*, *lichen;* des affections papulo-érythémateuses, l'*erythema papulatum;* et enfin les affections papulo-pustuleuses, différentes formes de l'*acné*.

Comme la scrofulide exsudative, la scrofulide boutonneuse débute en général dans l'âge le plus tendre. Le strophulus, caractérisé par des saillies papuleuses, rosées ou blanches, attaque les enfants à la mamelle, et, par ses récidives et son extension, il acquiert bientôt tous les caractères généraux des scrofulides cutanées bénignes.

Le strophulus n'est pas toujours une affection exclusivement papuleuse ; quelquefois ses papules sont accompagnées de rougeurs érythémateuses (*strophulus intertinctus*). D'autres fois les boutons du strophulus sont surmontés de vésicules demi-transparentes ; mais le plus souvent, il est bon que vous en soyez avertis, ce n'est là qu'un aspect trompeur, on a ordinairement affaire, dans ces cas, à des papules pseudo-vésiculeuses.

L'affection lichénoïde que les dermatologistes ont désignée sous le nom de strophulus, débute en général par la face et les parties supérieures du corps ; elle n'est pas accompagnée de vives démangeaisons et affecte assez habituellement une marche aiguë. Mais elle peut récidiver plusieurs fois et finir par se convertir en un véritable lichen.

Parmi les variétés de *prurigo* et de *lichen* admises par les auteurs, il en est évidemment qui se rapportent au prurigo et au lichen scrofuleux. Je ne saurais trop, par exemple, vous engager à lire la description des variétés que M. Devergie a données sous les noms de *lichen agrius* et de *prurigo mitis*. Suivant cet auteur, ces deux formes se remarquent surtout dans le jeune âge ; les papules isolées dans le prurigo, rapprochées dans le lichen, sont plus grosses, plus hypertrophiques que dans les autres variétés ; sans être absolument a l'abri des démangeaisons que provoquent si habituellement les affections lichénoïdes, les malades qui en sont affectés ne sont pas tourmentés par ce prurit violent et permanent du lichen à petites papules, du lichen ferox et du prurigo à petites papules, si petites même que quelquefois l'œil, armé de la loupe, ne peut les apercevoir (*prurigo sans papules*).

Enfin, le lichen agrius de M. Devergie offre encore cela de remarquable qu'il est susceptible de se transformer, d'affecter une forme composée, ou, si vous l'aimez mieux, de se compliquer d'eczéma ; il se transforme assez souvent en lichen eczémateux ou en eczéma lichénoïde.

Joignez à tous ces caractères, que ce lichen agrius a une préférence marquée pour le tempérament lymphatico-nerveux.

Je n'ajouterai rien à ces caractères si vrais et si fidèlement exposés. Je me borne à constater que, sous la dénomination de lichen agrius, M. Devergie a peint, de main de maître, le lichen scrofuleux.

Me voyant ainsi choisir, parmi les différentes variétés du *symptôme-affection*, érigé en maladie par les auteurs, celles qui se rattachent plus spécialement à la scrofule, vous serez, sans doute, curieux de savoir ce que je fais des autres. Je vais immédiatement satisfaire votre curiosité.

Les autres variétés du prurigo et du lichen se rapportent à la dartre et au parasitisme. Je ne parle pas du lichen syphilitique : c'est la seule variété que les auteurs aient décrite à part, et dont ils aient indiqué la nature.

Le prurigo *formicans* et le prurigo *sans papules*, le lichen *urticans* et le lichen *ferox*, sont des affections essentiellement dartreuses.

Le prurigo *pedicularis*, le lichen *circumscriptus* et généralement tous les prurigo et lichen *contagieux* des auteurs sont des affections essentiellement parasitaires.

La scrofulide boutonneuse se présente encore quelquefois à l'observation sous une autre forme : celle de l'affection que les auteurs ont décrite sous le nom d'*erythema papulatum*. Cette dernière se montre aussi de préférence chez les jeunes sujets, mais non cependant, comme la précédente, dans la première enfance.

C'est sur le dos des mains et sur les joues qu'on l'observe de préférence, et on la voit souvent alterner avec l'*erythema pernio* ou l'engelure. Les caractères de l'*erythema papulatum* sont simples et faciles à saisir : rougeur érythémateuse, diffuse, persistante, sur le dos des mains ou sur les joues, absolument indolore ou accompagnée seulement d'une légère cuisson ou d'un léger prurit, disparaissant par la pression du doigt, rougeur sur laquelle tranchent quelques saillies papuleuses, analogues aux papules proéminentes du lichen.

Il me reste enfin à vous signaler, comme dernière forme de la scrofulide boutonneuse, certaines variétés d'*acné* qu'il importe de ne pas confondre avec celles qui se développent sous l'influence de la constitution arthritique.

Sous le nom d'*acné* ou de *varus* on désigne généralement tous les modes d'altération des glandes sébacées, à l'exception toutefois de ces tumeurs que l'on connaît plus spécialement sous le nom de loupes, et que l'on voit se produire, à la suite de l'oblitération des orifices excréteurs de ces glandes, par l'excessive dilatation de leurs conduits.

L'acné est parfois une simple difformité ; d'autres fois c'est une affection de cause externe, purement physique, due à la malpropreté ou provoquée par l'abus des cosmétiques; dans d'autres circonstances, elle est peut-être parasitaire (1) ; mais, dans le plus grand nombre des cas, c'est une affection constitutionnelle. Son histoire complète appartient donc à la sémiotique de la peau.

Alibert n'ignorait pas que l'acné dénotait, dans la plupart des cas, un vice intérieur de la constitution ; son tort était de croire que ce vice n'était autre que la diathèse herpétique ; il avait fait de l'acné un genre de ses dermatoses dartreuses sous le nom de *varus.*

Ce n'était là qu'une erreur sur la nature de l'affection ; mais, en comprenant dans le genre varus, la couperose, et surtout la mentagre, cet habile dermatographe commettait tout à la fois une erreur sur la nature et une erreur sur le siége de l'affection. La mentagre, en effet, est parasitaire et non constitutionnelle, au moins dans le plus grand nombre des cas; elle a son siége dans le follicule pileux, et non dans la glande sébacée.

Quant à la couperose, la plupart des dermatologistes, à l'exemple d'Alibert, en ont fait une division de l'acné sous le nom d'*acne rosacea.* D'autres, comme M. Rayer, l'ont séparée de l'acné et en ont fait un genre à part, donnant pour raison que la différence de siége ne pouvait suffisamment expliquer la différence de caractères de ces deux

(1) Dans l'état physiologique, les canaux excréteurs des glandes de la face renferment de petits insectes connus sous le nom d'acares des follicules (*Demodex* de Moquin-Tandon). Ces insectes se retrouvent encore dans l'*acne punctata*, mais ils disparaissent dans les autres formes pathologiques des glandes sébacées. Le seul trouble fonctionnel que l'on puisse rapporter à la présence de ces insectes consiste uniquement dans d'insignifiantes démangeaisons sur les parties affectées d'*acne punctata*.

affections. La couperose existe parfois sans pustules (*couperose érythémateuse* et *variqueuse*).

Pour moi, la couperose est, comme l'acné dans la plupart des cas, une affection constitutionnelle le plus souvent de nature arthritique. C'est surtout une arthritide acnéique, d'autres fois une arthritide érythémateuse. Mais l'*acne rosea*, de même que la couperose, peut aussi se rattacher, dans quelques cas, à la constitution scrofuleuse.

Ainsi, vous remarquerez que l'acné produit sur le tégument externe trois sortes de phénomènes éruptifs : 1° une exsudation croûteuse (*acne sebacea*); 2° une éruption papulo-pustuleuse (*acne miliaris, indurata, tuberculosa*); 3° une éruption exanthémateuse (*couperose érythémateuse*), et que par conséquent elle doit faire partie de chacune de nos trois divisions de scrofulides primitives. Déjà je vous ai parlé de la scrofulide érythémateuse et de la scrofulide sébacée, il me reste encore à vous parler de la scrofulide acnéique boutonneuse.

Les formes de l'acné boutonneuse sont très multipliées, ce qui dépend de la prédominance plus ou moins grande de l'un des trois états organiques qui suivent : 1° rétention ou excrétion plus abondante que dans l'état normal des fluides sébacés; 2° état hypertrophique des glandes sébifères; 3° inflammation de ces glandes : ainsi la forme punctata paraît liée surtout à un vice de la sécrétion et de l'excrétion sébacées; la forme tuberculeuse ou molluscoïde que j'ai rattachée le premier au genre acné et décrite sous le nom d'acné varioliforme, paraît dépendre surtout d'une hypertrophie de la glande sébacée; les formes miliaris, hordeolata, indurata sont spécialement constituées par un état inflammatoire du même organe.

Quelques mots sur chacune de ces variétés.

L'acne *punctata* (varus *comedo* d'Alibert) est dans le plus grand nombre de cas, la forme par laquelle débute la scrofulide acnéique. Elle est constituée par l'érection des glandes sébacées qui font, sur la face, de petites saillies au centre desquelles se dressent des points noirs qu'Alibert comparait avec juste raison aux grains de poudre fichés dans la peau. On les désigne communément sous le nom de *tannes*. La couleur noire est le produit de l'action de l'air sur la matière sébacée qui distend les canaux sébifères; cette forme primitive de l'affection acnéique peut se rencontrer seule, mais dans la plupart des cas elle coexiste avec les formes pustuleuse et indurée.

L'acné *varioliforme* est une hypertrophie crypteuse sur laquelle j'ai attiré d'une manière spéciale l'attention des dermatologistes; connue avant moi sous le nom de *molluscum*, tumeur *folliculaire*, *ecdermoptosis*, cette affection a été, depuis la publication de mon mémoire en 1851, étudiée avec plus de soin par les dermatographes, qui tous, à mon exemple, l'ont rattachée à l'acné, preuve éclatante, comme le dit, dans une excellente thèse sur l'acné varioliforme, M. Magnan, mon ancien interne, que c'était là sa place naturelle.

L'acné varioliforme a ordinairement pour siége la face, le col, le devant de la poitrine; mais on peut l'observer sur presque toutes les régions du corps; j'en ai vu un cas fort intéressant sur les membres inférieurs, plusieurs sur les parties sexuelles.

Ses caractères sont nettement accusés, et parmi les affections de la peau, il n'en est pas de plus facile à reconnaître, quand on l'a vue une fois. Ce sont de petites éminences papulo-tuberculeuses, variables en grosseur, depuis un grain de mil jusqu'au volume d'un gros pois ou d'une petite cerise ; dures, non douloureuses au toucher, à moins qu'elles ne soient compliquées d'inflammation, ombiliquées, discrètes ou cohérentes, rares ou en grand nombre, d'une durée en général assez longue, d'une couleur se rapprochant du blanc de cire, comme demi-transparente sur les bords de l'ombilic.

On a émis des doutes sur les rapports de l'acné varioliforme avec la scrofule ; mais je puis vous assurer que dans tous les cas soumis à mon observation, il a été facile d'établir la relation de cette affection avec les autres accidents de la scrofule ; rappelez-vous ce jeune enfant atteint d'écrouelles qui, il y a quelques semaines à peine, était encore dans le service, et sur la main duquel je vous ai fait voir un fort beau bouton d'acné variolique. Voyez le dessin que je fais passer sous vos yeux : c'est la figure d'une jeune fille qui, il y a un an, se trouvait dans mon service ; les joues et le menton sont couverts de tubercules d'acné variolique ; l'œil porte les traces d'une blépharite et d'une conjonctivite chroniques. Il y a même une taie sur la cornée. Présenter ce dessin à ceux qui nient les rapports de la scrofule avec l'acné variolique, c'est la meilleure réponse à faire à leur dénégation (1).

A côté de l'acné varioliforme il faut placer l'*acné sébacée* connue des auteurs, et l'acné que j'appelle *éléphantiasique* si remarquable par l'hypertrophie générale du système glandulaire de la peau. (Voir aux observations le fait relaté par M. Lutz.)

(1) J'ai, depuis l'époque où j'écrivais ces lignes, observé beaucoup de faits d'acné varioliforme. Dans un cas, il existait chez le sujet des accidents arthritiques ; dans un autre, l'acné couvrait les parties sexuelles et semblait avoir été produite par le contact du mucus blennorrhagique. Mais ces faits n'infirment pas la règle que j'ai établie ; ils s'expliquent par l'action des causes occasionnelles. Je ne crois pas à la contagion de cette variété d'acné.

L'acne *miliaris* a spécialement son siége sur le front. Elle est caractérisée par de très petites pustules qui, au premier aspect, ressemblent ou à des papules pseudo-vésiculeuses de gale ou même à de petites vésicules d'eczéma acuminées. C'est l'orifice du canal sébifère qui est bouché et soulevé par le produit de la sécrétion glandulaire, mêlé à un peu de lymphe ou de sérosité purulente. Cette forme de l'acné est pour la glande sébacée ce que l'eczéma vésiculeux est pour la glande sudoripare.

L'acne *indurata* (varus *disseminatus*) est formée par des pustules plus grosses, dures, rouges à la base, purulentes au sommet. Ces pustules sont isolées, le plus souvent discrètes, quelquefois cohérentes ; deux ou trois se réunissent et forment une petite masse, un petit groupe tuberculeux. Cette disposition s'observe encore assez souvent à la base des ailes du nez ou sur la face postérieure des épaules.

L'acne *indurata* se termine souvent par la destruction de la glande sébacée, qui s'élimine par suppuration ou par l'évacuation d'une petite masse de bourbillon, à la manière du furoncle, et laisse après elle soit une tache cicatricielle, soit une cicatrice plus accusée, plus large, oblongue et plissée.

L'acne *rosea* emprunte à son siége et aux conditions physiologiques qui favorisent son développement, comme l'âge critique ou la suppression d'un flux sanguin habituel, les caractères spéciaux qui la distinguent. Ce sont de petites éminences papulo-pustuleuses dont la couleur varie depuis le rose pâle jusqu'au rouge lie de vin, à sommet habituellement purulent et jaunâtre qui tranche sur la couleur rouge de la base et des parties environnantes ; elles se pressent, plus ou moins nombreuses sur les joues et le menton, sur le nez, quelquefois sur les régions temporales ou sternales. La peau qui les supporte est ordinairement rouge, érythémateuse ou offre un état manifestement phlébectasique des capillaires faciaux.

Telles sont les formes simples de la scrofule cutanée bénigne ; mais ces diverses scrofulides se trouvent souvent réunies chez nos scrofuleux.

Ainsi, à la dernière consultation, quelques-uns d'entre vous ont été à même de voir une jeune malade qui portait sur la joue une plaque d'érythème induré et en même temps de l'*acne sebacea*.

Rien de plus commun que la coexistence du lichen avec l'eczéma ou avec l'eczéma impétigineux.

Non-seulement on rencontre ensemble, chez le même sujet, toutes les variétés de l'acné, mais combien de fois n'avons-nous pas vu toutes les variétés de l'acné, avec l'eczéma, soit local, soit généralisé, avec l'impétigo du cuir chevelu ou de la face.

Les transformations de ces différentes affections sont très fréquentes. Le lichen de la face et du col se transforme en eczéma simple ou en eczéma impétigineux. Ce dernier se transforme en pustules d'ecthyma ou encore en pustules d'acné ou en furoncles.

Combien est fréquente la transformation des gourmes en *acne sebacea* ou en pityriasis du cuir chevelu. On pourrait presque dire que ces deux dernières affections en sont un mode ordinaire de terminaison.

Enfin, nous avons vu l'eczéma et l'impétigo prendre, chez les scrofuleux, tous les caractères du psoriasis ; mais ces pseudo-psoriasis, par leur siége, par l'irrégularité de leur développement, par leur mode d'évolution, ne sauraient vous en imposer pour la dartre squameuse, l'herpès furfureux arrondi, en un mot, pour le vrai psoriasis, qui toujours est une affection d'origine herpétique.

Marche, durée, terminaisons de la scrofule cutanée bénigne. — La scrofule cutanée sécrétante ouvre le plus souvent la marche des accidents scrofuleux, c'est-à-dire qu'elle débute dans la plus tendre enfance; mais à quel âge disparaît-elle pour faire place à de nouveaux accidents, tels que l'ophthalmie, par exemple, ou l'écrouelle? Dans la plupart des cas, c'est vers l'âge de trois ou quatre ans que la gourme disparaît; toutefois elle peut se continuer, comme gourme, pendant la jeunesse et même dans l'âge adulte, sous forme d'eczéma chronique, de pityriasis ou d'*acne sebacea.*

La scrofule sécrétante vient aussi quelquefois révéler primitivement l'existence de la diathèse scrofuleuse, dans la jeunesse ou même dans l'âge adulte. Il y a plus, c'est que, comme le lupus, elle peut constituer une forme fixe primitive de la scrofule; toute la maladie semble alors s'épuiser sur la peau.

Parmi les différentes variétés de scrofulides boutonneuses, le lichen généralisé, précédé du strophulus, est une affection qui date en général de la même époque de la vie que la scrofule sécrétante. La gourme et le lichen peuvent coexister chez le même sujet ou se remplacer mutuellement. Ces deux affections, comme en général toutes les formes de la scrofule bénigne, sont sujettes à récidive pendant le cours de la première période ou même pendant le cours des périodes subséquentes de la scrofule.

La scrofulide acnéique n'existe pas dans la première enfance, si on en excepte l'acné varioliforme, que nous avons rencontrée vers l'âge de cinq à dix ans. C'est le plus ordinairement vers l'époque de la puberté que l'acné apparaît; cette affection se continue pendant un temps quelquefois fort long. Le plus souvent, elle se montre par poussées successives. Elle disparaît en général, comme les autres scrofulides bénignes, dans les périodes ultérieures de la scrofule.

Dans l'âge adulte, surtout chez les femmes qui arrivent à l'époque critique, la scrofule peut débuter par la couperose, qui dure un temps fort long, et ne disparaît que quand viennent à se montrer les premiers signes de la scrofule viscérale.

Enfin, la scrofulide érythémateuse survient d'habitude de dix à vingt ans. Elle est souvent précédée ou suivie d'autres accidents de la scrofule primitive. Je donne en ce moment des soins à une demoiselle de dix-huit ans, pour une scrofulide impétigineuse du cuir chevelu, de la face et du cou. Dans l'enfance, elle a eu des ophthalmies avec de légères ganglites; à quinze ans, une scrofulide érythémateuse sur les jambes ; à dix-sept ans, de la gourme eczémateuse et impétigineuse. Il peut y avoir différentes étapes dans la manifestation de la scrofule primitive.

La durée de la scrofule cutanée primitive considérée d'une manière générale n'a rien de fixe. Il est impossible d'en fixer les limites, même d'une manière approximative. Assez souvent on la voit se prolonger depuis la dentition jusqu'à l'époque de la puberté. Mais le plus souvent ses accidents ne suivent pas une marche continue : ils sont périodiques, se succèdent ou alternent l'un avec l'autre.

La scrofulide cutanée primitive peut offrir une marche paroxystique et à chaque nouveau paroxysme, à chaque poussée nouvelle de la maladie, présenter une forme nouvelle. — Voyez pour la gourme : c'est d'abord l'achore, puis une nouvelle crise transforme l'achore en impétigo. — Une nouvelle poussée du mal amènera de l'eczéma fluent derrière les oreilles, et enfin au bout de quelques semaines, à la suite d'une nouvelle exacerbation vous aurez de l'eczéma impétigineux.

D'autres fois l'affection conserve le même caractère pendant tout son cours, offrant seulement par intervalles, des rémissions et des exacerbations.

La scrofulide cutanée peut se propager aux parties des membranes muqueuses voisines de la peau, ce qui s'explique par l'analogie d'organisation des deux membranes tégumentaires à leur jonction.

Les scrofulides bénignes peuvent dégénérer *in situ* en scrofulides malignes, nous voyons fréquemment l'impétigo simple du nez ou de la lèvre se transformer au bout d'un certain temps en scrofulide rongeante et même en véritable lupus fibro-plastique. Vous savez que j'attache une très grande importance à ces transformations, parce qu'elles démontrent clairement la supériorité de nos doctrines sur celles des dermatologistes qui, n'admettant pas les scrofulides bénignes, les considèrent comme des manifestations de la diathèse dartreuse.

Je viens de passer en revue les différentes éruptions cutanées que l'on doit compter au nombre des accidents de la scrofule primitive; mais ce ne sont pas les seules qu'on remarque chez les sujets atteints de scrofule. Nous voyons parfois encore chez nos scrofuleux se déclarer les pseudo-exanthèmes, tels que le *pityriasis rubra* aigu, l'urticaire, affections auxquelles je ne saurais reconnaître le caractère strumeux et qui ne sont que des complications de la scrofule, soit qu'on les considère comme des affections indépendantes ou comme des manifestations de l'herpétisme.

Partie étiologique. — Les causes de la scrofule cutanée primitive se confondent évidemment avec celles de la scrofule considérée d'une manière générale : la cause d'un symptôme ou d'une affection c'est la maladie. Toutefois, parmi ces influences étiologiques, il en est qui semblent provoquer plus directement la localisation de la maladie sur le tégument externe, et c'est uniquement de ces dernières que je veux un instant vous entretenir. Je passerai successivement en revue les influences physiologiques, pathologiques et physiques.

1° *Des influences physiologiques.* — Les troubles de l'organisme qui signalent l'évolution physiologique des âges ont la plus grande influence sur la détermination des scrofulides primitives. Ayez bien soin de ne pas confondre cependant des troubles fonctionnels, que l'on peut appeler physiologiques, avec des accidents pathologiques. Ainsi, les feux de dents se rattachent normalement, si je puis m'exprimer ainsi, au travail de la première dentition, comme les bouffées de chaleur faciale se rattachent à l'âge critique ; mais, si les feux de dents, caractérisés par des congestions momentanées du visage, par des éruptions érythémateuses ou lichénoïdes passagères, ont amené des gourmes persistantes, si les bouffées de chaleur à la face ont amené chez la femme de la couperose, ce ne sont plus les effets d'un travail physiologique, ce sont les effets d'un travail pathologique, en un mot, c'est de la scrofule.

La puberté peut aussi comme la dentition éveiller la scrofule primitive. Les congestions qui s'établissent chez les jeunes filles, à cette époque de la vie, du côté des mamelles produisent de l'érythème sur les seins, et si cet érythème persiste, il survient de la gourme eczémateuse et consécutivement de la ganglite axillaire.

La grossesse, la parturition, le défaut d'allaitement surtout, provoquent le développement des manifestations scrofuleuses sur la peau. Les maladies dites laiteuses, les laits répandus ne sont bien souvent autre chose que des gourmes eczémateuses; elles traduisent à la peau la prédisposition scrofuleuse des sujets qui en sont affectés.

Le sexe exerce-t-il quelque influence sur la production des éruptions cutanées d'origine scrofuleuse? Il est difficile de résoudre cette question. Il m'est impossible, en effet, d'établir des calculs statistiques avec les relevés des malades admis à l'hôpital. Les scrofulides primitives, confondues avec les dartres et avec les éruptions d'origine arthritique, sont reçues indistinctement dans tous les services, et en général il n'entre chez nous, dans les services des scrofuleux, que les cas complexes, c'est-à-dire, les scrofulides, coexistant avec d'autres accidents de la scrofule, comme les engorgements ganglionnaires et les caries. Je serais assez disposé à croire cependant que les scrofulides primitives sont plus fréquentes chez la femme que chez l'homme.

Le tempérament a une influence incontestable sur le développement de la forme des affections cutanées scrofuleuses : *lymphatique*, il prédispose aux éruptions sécrétantes; *bilieux*, aux éruptions acnéiques; *bilioso-nerveux*, aux éruptions papuleuses; *sanguin*, à la couperose.

La constitution joue le même rôle que le tempérament : *sèche*, elle prédispose aux éruptions papuleuses; *forte* et *grasse*, aux éruptions érythémateuses et acnéiques.

2° *Des influences pathologiques.* — Ici se placent certaines maladies, comme on disait autrefois, *totius substantiæ*, telles que les exanthèmes fébriles, la chlorose, etc.; souvent on voit survenir à leur suite, les scrofulides primitives de la peau ou des membranes muqueuses, l'ophthalmie, l'hypertrophie scrofuleuse des amygdales.

3° *Des influences physiques.* — L'apparition de la scrofule primitive n'est pas toujours déterminée par le travail de l'évolution physiologique ou pathologique, c'est très souvent l'action des agents physiques qui en provoque le développement. En première ligne se trouvent les agents qui sont sur la limite des causes pathologiques, et des agents physiques purs, se rattachant aux premières par leur origine et aux seconds par leur mode d'action, les crasses laiteuses et les parasites.

Dans le premier âge de la vie, les glandes sébacées du cuir chevelu sécrètent abondamment : si l'enfant est tenu malproprement, si on néglige l'hygiène de la tête, si jamais on ne se sert de la brosse, du peigne ou de l'éponge pour nettoyer le cuir chevelu, les produits sécrétés se collent aux cheveux, et forment ces enduits jaunâtres ou brunâtres que l'on a désignés sous les noms de *crasse membraneuse* et de *crasse laiteuse :* la première, propre aux sujets blonds lymphatiques et occupant plus particulièrement les régions frontale et temporale; la seconde, propre aux sujets bruns, et occupant plus spécialement les régions temporale et occipitale : la première, semblable à du parchemin, la seconde sous forme de membrane, et plus souvent en écailles roussâtres.

Ces crasses n'ont qu'un inconvénient, c'est de s'opposer mécaniquement à la sortie des cheveux, de produire l'atrophie des papilles pileuses, et d'entraîner plus tard une calvitie permanente.

Les crasses laiteuse et membraneuse ne sont pas de la scrofule, mais elles agissent comme irritants mécaniques pour l'éveiller chez les sujets qui y sont prédisposés. La crasse membraneuse provoque le développement de la croûte de lait (pseudo-teigne, achore, *tinea faciei*); la crasse laiteuse amène la gourme granulée (*impetigo granulata*), qui souvent encore, mais dans un âge plus avancé, est provoquée par la vermine.

Les parasites du règne animal et du règne végétal ne déterminent pas seulement des éruptions parasitaires, ils éveillent les manifestations cutanées de la scrofule chez les sujets qui y sont prédisposés. Les poux, les acares, les cryptogames des teignes faveuse et tonsurante, sont, pour la peau de l'enfant, des épines qui provoquent la production des scrofulides, de la même manière qu'un coup ou une chute appelle, sur la partie qui en a été le siége, un abcès, une carie, ou une tumeur blanche.

Après ces deux ordres de causes, vient le froid, qui, en exerçant une action vive et plus ou moins irritante sur le corps du nouveau-né et de l'enfant à la mamelle, provoque, soit sur la peau, soit sur les muqueuses, le développement d'éruptions qui, par leur persistance, traduisent encore l'existence du vice scrofuleux en voie d'évolution. Ainsi, l'ophthalmie produite par un courant d'air peut se reproduire à chaque instant, devenir permanente et prendre tous les caractères de l'ophthalmie scrofuleuse. Ainsi, les engelures, soit aux mains, soit au nez, soit aux oreilles, par leur longue durée ou leur permanence, par leur tendance à l'ulcération ou au boursouflement, peuvent être regardées comme un signe non équivoque de la constitution scrofuleuse.

Enfin, l'onanisme, un des fléaux les plus redoutables du jeune âge, en même temps qu'il produit l'anémie, ralentit la circulation à ce point, que nous avons vu le pouls, chez des sujets de quatorze à quinze ans, tomber à 50 et même à 40 pulsations par minute. De là un ralentissement dans tous les actes de l'organisme, et en particulier dans la circulation des humeurs excrémentitielles ; de là sans doute aussi la fréquence de l'acné chez les sujets livrés à ces désastreuses manœuvres.

Partie séméiotique.— 1° *Diagnostic.*— Le diagnostic d'une affection de la peau soulève toujours les trois questions qui suivent :

1° Déterminer l'élément anatomique primitif de l'affection : est-ce une vésicule, une papule, une pustule, etc.?

2° Déterminer le genre de l'affection : est-ce un eczéma, ou un herpès, un prurigo, ou un lichen, etc.?

3° Déterminer la nature de l'affection. Remarquez-le bien, par *nature* je n'entends pas le mode pathogénique, comme, par exemple, s'il s'agissait d'établir le caractère hypertrophique ou inflammatoire d'une papule; j'entends par nature l'origine primitive, la source commune de toutes les affections. Indiquer la nature d'une affection, c'est donc indiquer son principe, sa cause, la *diathèse* ou plutôt la maladie d'où dépend cette affection.

Je vous rappellerai, à ce sujet, que la plupart des affections cutanées que nous observons à notre consultation, quelque variées que soient leurs formes, peuvent être rapportées à trois sources principales, qu'il est bien essentiel de distinguer au point de vue pratique et thérapeutique. Il ne se passe pas de jour de consultation que vous n'observiez, en effet :

1° Des éruptions *artificielles* produites, ici par l'eau *sédative*, là par des frictions avec l'huile de cade ou avec l'huile de morue, ailleurs par l'huile de croton, la térébenthine, le soufre, etc. Chacun de ces agents produit, sur le tégument externe, une éruption spéciale que vous devez connaître, afin de ne pas la confondre avec une éruption analogue de cause interne.

2° Des éruptions *parasitaires*, aussi nombreuses que variées, plus propres encore à vous en imposer pour des éruptions de cause interne. Elles sont produites par des parasites du règne animal ou par des parasites du règne végétal.

Vous savez combien sont variées et multipliées les éruptions psoriques. Quant aux éruptions myco-dermiques, leur diversité n'est pas moins grande : tantôt ce sont des croûtes épaisses, jaunâtres, irrégulières ou en godets (*achorion*); d'autres fois ce sont des cercles érythémateux, des furfures, des papulo-pustules, des tubercules ou des furoncles (*trichophyton*) ; ailleurs, des taches blanches ou couleur de café (*microsporon*).

3° Enfin des éruptions *constitutionnelles* scrofuleuses ou syphilitiques, dartreuses ou arthritiques.

Eh bien ! je le répète, votre diagnostic n'est complet que quand vous êtes arrivés à la connaissance de ces trois choses : l'élément anatomique primitif, l'affection, la nature de l'affection. Dire, avec les médecins étrangers à la connaissance des maladies de la peau, *affection vésiculeuse* ou *affection squameuse*, c'est faire un pas seulement dans la diagnostic : dire, avec les dermatographes modernes, *eczéma* ou *lichen*, c'est avancer un peu plus dans le diagnostic ; mais c'est rester toujours dans l'affection générique, dans le fait général, dans l'abstraction, et, par conséquent, en dehors du malade et de la maladie : dire, avec nous, *eczéma scrofuleux, lichen arthritique ou parasitaire*, c'est spécifier la maladie, donner une idée de la constitution du malade, des accidents qui ont pu précéder ou qui pourront suivre et permettre au praticien d'asseoir les bases d'un traitement rationnel et efficace.

Et je ne crains pas de le dire, cette dernière notion est la plus essentielle des trois. Que vous importe, en effet, qu'une affection myco-dermique soit vésiculeuse, papuleuse ou tuberculeuse, que ce soit un herpès ou un lichen, votre malade est, dans tous les cas, sûr de guérir par l'épilation et les parasiticides, dès que vous êtes certains d'avoir affaire à une affection *parasitaire*. Ne pensez-vous pas avec moi qu'il est bien plus utile de savoir qu'on a à combattre une affection cutanée de nature syphilitique ou scrofuleuse, que de connaître si cette affection a débuté par une papule ou par une pustule? Voyons donc si, pour les scrofulides bénignes, il est permis d'arriver, dans la plupart des cas, à un diagnostic complet.

Le premier problème à résoudre, ai-je dit, c'est de déterminer l'élément anatomique primitif.

L'*érythème*, la *papule* et l'*hypertrophie crypteuse* sont les éléments primitifs qu'on a le plus fréquemment l'occasion d'observer chez les scrofuleux. La vue et le toucher suffisent, dans la plupart des cas, à les faire reconnaître.

La papule demi-transparente ou pseudo-vésiculeuse est facile à confondre, chez les enfants, avec la vésicule ; mais il suffit de piquer avec une aiguille la pointe du bouton pour s'assurer qu'elle ne renferme pas de sérosité.

La présence de l'ombilic, sur les saillies formées par l'hypertrophie des cryptes sébacées, vous servira à les distinguer des tubercules syphilitiques, fibro-plastiques ou du véritable molluscum.

La *vésicule* et la *pustule* sont des éléments primitifs qui, bien que plus ordinaires dans la scrofule bénigne, s'offrent moins souvent à l'observation, parce que, dans un temps très court, elles changent d'état et se transforment en écailles ou en croûtes. C'est alors, par la nature des exfoliations que vous arrivez au diagnostic rétrospectif de l'élément primitif. Une croûte squameuse, mince, molle, humide, indique la préexistence de la vésicule eczémateuse. D'autres fois, le siége de l'éruption vous met sur la voie du diagnostic. C'est ainsi qu'une affection suintante qui siége derrière les oreilles, vous porte à penser que toute l'éruption du cuir chevelu est eczémateuse, et a, par conséquent aussi, débuté par l'élément vésiculeux. Il y a, comme vous le savez, deux ordres de pustules : la pustule dite *phlyzaciée* et la pustule *psydraciée*. La première est purulente en totalité de la base au sommet : la seconde est dure à la base, purulente seulement au sommet. Or, la scrofulide bénigne peut débuter par ces deux ordres de pustules.

Mais la pustule phlyzaciée passe vite et se transforme en croûte, tandis que la pustule psydraciée conserve pendant tout son cours, la plupart de ses caractères, ne subissant que des changements en plus ou en moins. Dans le premier cas, le diagnostic a pour objet de faire connaître un élément qui n'est plus. On y arrive par l'inspection des croûtes qui sont purulentes, jaunâtres, épaisses, relevées sur les bords. Dans le second cas, l'élément primitif subsiste toujours, avec ses caractères les plus essentiels, et le diagnostic a pour objet d'établir le siége précis de l'induration pustuleuse, afin de ne pas la confondre avec d'autres pustules analogues, quant aux caractères physiques, bien différentes par le siége et par la nature; je veux parler du diagnostic différentiel des pustules de l'*acne indurata* et de celles de la mentagre : les premières sont une inflammation des glandes sébacées; les secondes, une inflammation des bulbes pilifères.

Dans l'acné, les pustules sont disséminées, isolées, écartées les unes des autres : elles sont groupées dans la mentagre; dans l'acné, elles ont leur siége sur le front, les joues, les ailes du nez, sur les régions où se trouve le plus de glandes sébacées : dans la mentagre, elles sont agglomérées sur les lèvres, le menton, les régions pileuses; un poil les traverse de la base au sommet.

Dans l'acné, on remarque, avec les pustules indurées, la coexistence de *tannes;* dans la mentagre, la coexistence de tubercules et de furoncles, etc.

J'arrive au diagnostic de l'affection.

Les Willanistes (1) ont admis quatre espèces différentes d'affections dans la scrofulide sécrétante : 1° l'eczéma, 2° l'eczéma impétigineux, 3° l'achore, 4° l'impétigo; ils ont admis quatre sortes d'éléments primitifs pour ces quatre affections : la vésicule de l'eczéma contenant un fluide transparent; la vésico-pustule de l'eczéma impétigineux, renfermant un fluide séro-purulent, se rapprochant plus de la vésicule que de la pustule; la vésico-pustule de l'achore se rapprochant plus de la pustule que de la vésicule, et la pustule de l'impétigo.

A ces éléments primitifs succéderaient, dans la seconde phase de l'évolution du mal, quatre espèces différentes de croûtes : 1° des squames ou croûtes molles, humides, d'un blanc jaunâtre ou verdâtre dans l'état aigu, *furfuracées* ou *amiantacées* dans l'état chronique (*eczéma*); 2° des croûtes plus épaisses, jaunâtres ou brunâtres, amincies sur les bords (*eczéma impétigineux*); 3° des croûtes d'un jaune doré ou rougeâtre, teintes de sang, comparées par Alibert à des

(1) Cazenave, *Traité des maladies du cuir chevelu*, p. 96 et suiv.

croûtes de gâteau, enduites de miel (*achores*); 4° enfin, des croûtes plus épaisses encore, plus jaunes, plus mates, relevées sur les bords (*impétigo*).

Ces distinctions me paraissent subtiles, la plupart du temps impossibles à établir, et constamment inutiles dans la pratique; elles ne sont bonnes qu'à hérisser la science de difficultés et à la rendre inabordable.

De l'achore et de l'eczéma impétigineux, de l'eczéma et de l'impétigo scrofuleux je ne fais qu'une seule affection à laquelle je donne le nom de *scrofulide sécrétante* ou *exsudative*. Jamais, en effet, chez les scrofuleux, l'affection ne conserve, pendant toute sa durée, le caractère d'eczéma ou d'impétigo. Vous voyez chaque jour l'eczéma se transformer en eczéma impétigineux, l'achore en impétigo. Il y a plus, c'est que sur la même tête vous voyez, sur un point de l'eczéma, et sur un autre de l'impétigo. C'est la même affection qui, selon l'âge, selon l'intensité du mal ou son ancienneté, selon que tel ou tel élément cutané est plus spécialement affecté, prend les caractères de l'eczéma ou de l'impétigo ou des formes intermédiaires.

Il est donc bien inutile d'établir le diagnostic de ces formes entre elles, en tant qu'affections génériques; la seule chose qui mérite toute votre attention, c'est le diagnostic, à la période d'exfoliation, de la scrofulide exsudative et des *crasses*, de la même affection, et des *croûtes parasitaires;* mais ici, en même temps que nous établissons le diagnostic différentiel de l'affection générique, nous entrons dans des différences de nature, c'est-à-dire que nous touchons à la solution de notre troisième problème.

Avant d'aborder cet important problème de la nature des affections cutanées, qu'il me soit permis de vous dire un mot seulement sur le diagnostic de la scrofulide exsudative considérée comme affection générique.

On peut la confondre avec la scrofulide exsudative profonde ; en traitant de cette dernière, je vous dirai à quels signes il vous sera facile de l'en distinguer.

La scrofulide sécrétante peut aussi, dans quelques circonstances particulières, être confondue avec une affection squameuse, le pityriasis ou le psoriasis. Il faut avouer que, quand la scrofule sécrétante est passée à l'état chronique et ne produit plus, pour ainsi dire, qu'une sécrétion épidermique, il devient difficile de la distinguer du véritable pityriasis ; mais vous vous rappellerez que ce dernier est une affection dartreuse, et doit par conséquent en posséder les caractères généraux ; que, de plus, le *pseudo-pityriasis* scrofuleux a été précédé de gourme, ce qui n'a pas lieu dans le pityriasis ordinaire.

Quant au psoriasis, il vous sera plus facile de le distinguer de la scrofulide exsudative.... par son siége ; il est rare qu'il débute par la tête : le plus souvent les *gouttes* apparaissent d'abord sur le tronc ou les membres. N'oubliez pas que, dans le plus grand nombre des cas, on en observe sur les coudes et sur les genoux ; par la forme de l'éruption, qui a lieu en général par petites plaques arrondies ; enfin, par la nature des squames, qui sont argentées, chatoyantes. Notez bien qu'il ne s'agit encore que du diagnostic de l'affection comme genre, et non de la nature de l'affection.

La scrofulide boutonneuse est rarement confondue avec une autre affection cutanée.

En raison de sa persistance et de l'apyrexie, le strophulus ne saurait être pris pour la rougeole *boutonneuse*. Le lichen des scrofuleux, bien que facile à reconnaître dans la plupart des cas, est peut-être, de toutes les variétés du lichen, celle qui peut, comme affection, vous embarrasser le plus dans son diagnostic. On voit, en effet, assez souvent le lichen scrofuleux se compliquer d'eczéma, et, dans d'autres circonstances, subir une véritable transformation eczémateuse. Les deux affections se fondent pour ainsi dire l'une dans l'autre. C'est à ces formes intermédiaires que M. Devergie a donné les noms de *lichen eczémateux* et d'*eczéma lichénoïde ;* elles sont propres à la scrofule.

Dans les cas ordinaires, il vous sera facile de distinguer le lichen de l'eczéma : la première affection siége au côté externe; elle s'accompagne de l'épaississement du corps papillaire de la peau, du rapprochement et de l'hypertrophie des papilles; s'il existe des squames ou des croûtes, elles sont minces, fragmentées, individuelles, en quelque sorte, pour chaque papule. La seconde affection siége au côté interne des membres, dans le sens de la flexion, sur le pli des articulations, à la partie antérieure du tronc; la peau n'est point épaissie, les squames ou croûtes ont plus d'étendue, le suintement est plus abondant.

L'acné scrofuleuse pourrait, à la rigueur, être confondue avec le prurigo ou le lichen; mais la première affection est pustuleuse, tandis que les autres sont papuleuses : le volume des boutons n'est pas le même. La coexistence presque constante des *tannes* avec les pustules d'acné contribue encore à dissiper les doutes.

La couperose a été prise pour un lupus fibro-plastique. Il vous sera facile en général d'éviter l'erreur. La rougeur vive ou violacée de la couperose n'est pas le rouge sombre du lupus; les tubercules fibro-plastiques ne sont pas purulents au sommet, comme les indurations pustuleuses de la couperose.

La scrofule érythémateuse, comme affection, donne bien rarement lieu à une méprise. Avec quoi pourriez-vous la confondre? Serait-ce avec l'érysipèle? Mais la rougeur extensive et douloureuse de ce dernier, la fièvre, ne vous permettraient pas de commettre une pareille faute. — Avec l'*eczema rubrum?* Mais son extension, sa marche, l'éruption vésiculeuse, ne pourraient vous laisser un seul instant dans le doute. — Avec une induration scrofuleuse sous-cutanée? Mais ici l'induration se fait sentir tout d'abord, la rougeur de la peau est consécutive : c'est tout le contraire dans la scrofulide érythémateuse.

Abordons le troisième et le plus important problème, celui de la nature des affections cutanées.

Dans l'une de mes premières leçons, je vous ai fait connaître les caractères communs des affections scrofuleuses, considérées dans tous les systèmes organiques; le moment est venu de vous indiquer les caractères généraux des affections scrofuleuses de la peau, et d'abord des affections scrofuleuses primitives ou bénignes.

Les caractères communs des dartres scrofuleuses sont : la ténacité, la persistance dans le même lieu, l'ordre qu'elles suivent dans leur propagation, s'étendant en général de la tête et des parties supérieures du corps aux parties inférieures; leur prompte dissémination sur les diverses régions du corps; la modalité particulière du travail inflammatoire, qui est essentiellement sécrétant et suppuratif ou hypertrophique; la participation des follicules et des glandes, et souvent aussi du tissu cellulaire sous-cutané à ce travail inflammatoire; le retentissement sur les ganglions lymphatiques du voisinage; l'absence de douleur et de prurit, ou tout au moins de ce prurit violent et permanent qui augmente par la chaleur du lit, et porte sans cesse le malade à se déchirer la peau avec les ongles; enfin, les traces qu'elles laissent après elles.

Le prurit ne dépend pas seulement de la nature de la maladie, mais encore du siége et du caractère particulier de l'affection; si l'inflammation s'étend aux couches profondes de la peau, il n'y a plus de prurit; lorsqu'elle ne dépasse pas les couches superficielles, il est d'autant plus vif qu'il y a moins de congestion et moins de sécrétion. C'est pour cela que le prurit est en général plus vif dans le prurigo et le lichen que dans le pityriasis et le psoriasis; plus aussi dans le pityriasis que dans le psoriasis; plus enfin dans l'eczéma que dans l'impétigo, où le travail inflammatoire a plus d'intensité locale. Mais notez bien que cela peut tenir aussi à ce que l'eczéma est plus souvent de nature dartreuse ou arthritique que l'impétigo.

Appliquons ces données générales aux affections en particulier.

Je ne m'arrêterai pas au diagnostic des dartres scrofuleuses et des éruptions artificielles. Si, dans un cas donné, le doute pouvait s'élever dans vos esprits, si une affection cutanée, soupçonnée scrofuleuse, s'offrait à votre observation avec tous les traits d'une éruption artificielle, vous auriez à vous enquérir des antécédents, dont la connaissance viendrait aussitôt dissiper toutes vos incertitudes.

C'est donc à établir le diagnostic différentiel des scrofulides bénignes et des éruptions parasitaires et constitutionnelles que nous devons surtout nous attacher. Pour traiter ce sujet délicat, je réclame un instant votre attention la plus sérieuse.

Il y a, comme je vous le disais tout à l'heure, deux sortes

d'affections parasitaires : celles que déterminent les animaux parasites et celles que produisent les végétaux parasites.

Les éruptions psoriques, par leur généralisation, pourraient en imposer, à la première vue, pour des dartres scrofuleuses ; mais l'absence de ces éruptions sur la tête, qui reste étrangère au mal, la multiplicité des éléments primitifs (papules, vésicules, ecthyma), le caractère particulier des démangeaisons, et, par-dessus tout, la présence des acares constatée par l'existence des sillons, et, au besoin, par le microscope, ne vous laisseraient que bien peu de temps dans le doute.

L'impétigo parasitaire du cuir chevelu est plus facile à confondre avec la scrofulide impétigineuse ; mais l'existence de nombreux *pediculi* et l'absence d'ulcérations sous les croûtes impétigineuses, contribueraient puissamment à faire cesser votre hésitation.

Les éruptions *dermophytiques* ressemblent bien davantage encore aux dartres scrofuleuses, et le traitement étant essentiellement différent dans les deux cas, vous devez comprendre de quelle importance il est pour vous de savoir par quels moyens vous pouvez arriver à une connaissance certaine de la nature du mal.

Parmi les végétaux parasites, il y en a deux surtout qui provoquent sur toutes les régions du corps, mais particulièrement à la tête, des éruptions analogues aux gourmes ; vous devinez sans doute que je veux parler de l'*achorion* et du *trichophyton*.

Comment distinguer le favus de la gourme ? Le diagnostic est facile dans les cas simples ; il n'en est plus de même dans les cas complexes. Le favus, au bout d'un certain temps, se complique de gourme scrofuleuse : c'est alors une affection parasitaire qui a éveillé le développement d'une affection scrofuleuse ; ou bien le favus vient s'enter sur la gourme. Ce dernier cas est plus rare, parce que le champignon germe difficilement sous une croûte, et que les grattages de l'enfant, l'action répétée d'une brosse ou du peigne, sur une tête malade, ne sont pas des conditions favorables à la germination de la plante parasite.

Que l'exfoliation favique existe seule ou qu'il y ait un mélange de favus et de gourme, la question capitale, importante pour le diagnostic, c'est de constater l'existence du végétal. De sa présence, en effet, découle la nécessité d'un traitement que ne contre-indique jamais l'existence antérieure ou consécutive d'une gourme scrofuleuse.

N'allez pas croire qu'il soit toujours facile de reconnaître un favus du cuir chevelu. Dans un grand nombre de cas, soit à la consultation de l'hôpital Saint-Louis, soit ailleurs, je me suis vu obligé de faire mes réserves, d'ajourner mon diagnostic ; et, s'il en est ainsi pour moi, jugez des difficultés que doit éprouver le médecin ordinaire de la ville, inexpérimenté autant que l'on peut l'être en pareille matière, lorsqu'il est obligé de se prononcer sur la nature d'une éruption du cuir chevelu. Aussi, voyons-nous chaque jour se commettre les erreurs les plus graves dans le diagnostic et dans le traitement de ces éruptions, les opinions les plus étranges se faire jour sous le couvert de noms célèbres.

Vous rencontrerez tous les jours, dans Paris, ce foyer de lumières et de science, d'excellents praticiens qui vous diront sérieusement que le favus est une maladie légère, cédant aux émollients, guérissant par toutes sortes de moyens.

D'autres voient du favus partout ; ils épilent, et par notre procédé, de malheureux enfants atteints de gourmes scrofuleuses. J'ai encore en ce moment, dans mes salles, deux petites filles qui ont été les victimes de cette déplorable méprise.

Mais quelles sont donc les causes de ces erreurs si communes dans le diagnostic du favus ; d'où vient qu'un médecin instruit, exercé à l'étude des affections de la peau, n'osera pas se prononcer dans un cas particulier, et que l'homme incompétent n'hésitera pas à prendre une gourme scrofuleuse pour une vraie teigne ?

Ce qui embarrasse le médecin le plus habile à reconnaître les affections de la peau, le dermatologiste le plus expérimenté, c'est d'abord la coexistence et la confusion, sur une même tête, de plusieurs affections d'une nature essentiellement différente.

Je viens de vous le dire : le favus et la gourme peuvent se rencontrer ensemble ; j'ai, dans le service, un enfant qui porte sur la tête de la teigne tonsurante et de l'impétigo ; un autre du favus et de l'herpès ; chez un troisième, vous trouverez de l'impétigo scrofuleux, du favus et de l'herpès. Cette double ou triple complication est déjà une des causes qui obscurcissent le diagnostic. Il y en a d'autres encore.

Les traitements plus ou moins intempestifs que l'enfant a subis en ville, et, dans quelques cas plus rares, les soins hygiéniques donnés par les parents, contribuent encore à rendre le diagnostic difficile chez les petits malades que l'on amène à notre consultation.

En effet, les topiques irritants enflamment les surfaces malades, font naître des pustules qui altèrent les caractères propres des affections parasitaires, et les soins hygiéniques, qui consistent surtout à peigner l'enfant, à brosser sa tête plusieurs fois par jour, font disparaître les croûtes, dont la présence était utile pour le diagnostic.

Telles sont les causes de l'hésitation que peut montrer, dans le diagnostic des teignes, un médecin habitué à voir les maladies de la peau. Voici maintenant les causes des erreurs que commettent journellement les personnes étrangères à la connaissance spéciale de ces affections. Toutes ces causes trouvent leur raison d'être dans une importance trop grande exclusivement donnée, au détriment des autres, à l'un des caractères particuliers des affections parasitaires.

L'un voit, dans la couleur jaune des croûtes, un signe pathognomonique de la vraie teigne; l'autre, le trouve dans une odeur spécifique : celui-ci attache une extrême importance à la dépression et à la forme arrondie des exfoliations; celui-là à la sécheresse des croûtes, etc. Mais l'impétigo peut offrir la couleur jaune-soufré du favus; la dépression centrale et la forme circulaire appartiennent tout aussi bien à l'herpès, au psoriasis du cuir chevelu qu'au *porrigo scutulata;* la sécheresse est parfois aussi grande que possible dans les pseudo-teignes chroniques, et, quant à l'odeur, comme le dit très justement M. Lebert, il faut se méfier de la séméiologie olfactive.

En un mot, il faut tenir compte de l'ensemble des caractères et non s'attacher à un caractère unique.

Examinons toutefois la valeur absolue et relative de chacun des signes qui distinguent la teigne des gourmes scrofuleuses.

M. Lebert donne, comme un excellent moyen de diagnostic, l'ulcération qui existe sous les croûtes dans la gourme, sa non-existence dans le favus; mais, après le détachement des croûtes faviques, on voit presque toujours l'épiderme enlevé par places. Seulement, l'ulcération est plus superficielle, un peu déprimée, traversée à son centre par un cheveu; dans la gourme elle est plus profonde. Toutefois, si l'on détache, avec précaution, la croûte favique, à l'aide d'une sonde cannelée ou d'une spathule, on ne trouve pas d'ulcération.

La couleur est un excellent signe et plus encore la réunion de ces nuances différentes de jaune-orange, jaune-soufré, jaune-blanchâtre, gris-blanchâtre ou couleur de plâtre. Toutes ces nuances qui indiquent l'âge plus ou moins avancé des couches successives de la croûte favique constituent par leur ensemble un caractère distinctif d'une haute importance.

La sécheresse des croûtes qui est d'autant plus grande que le favus est plus ancien, leur pulvérulence, l'enchâssement sous-épidermique de la circonférence ou des bords de la croûte, enfin la dépression en cupule, en godet ou en lampion, selon l'expression consacrée par M. Devergie, contribuent encore à éclairer le diagnostic.

Un signe que vous devez prendre en très grande considération, c'est l'état des cheveux. Dans le favus, les cheveux sont altérés notablement dans leurs qualités physiques. Ils sont changés de couleur, devenus d'un gris cendré ou de souris, ternes, fauves, sans éclat; ils tranchent sur les cheveux des parties saines. On les trouve souvent tortillés, friables, lanugineux, d'une facile extraction. Au bout d'un certain temps, ils tombent et rien de plus ordinaire dans les teignes déjà anciennes, que des plaques de calvitie, des surfaces complétement dégarnies et sur lesquelles le cuir chevelu offre comme un aspect cicatriciel. Dans la gourme aussi, les cheveux sont altérés et tombent : il y a, comme dans la teigne, des places de calvitie; mais l'altération n'est jamais portée aussi loin. Les cheveux sont ternes, mais ils ne sont pas transformés comme dans le favus.

L'existence d'un élément de la maladie sur une autre région est encore un bon signe; mais ce n'est qu'une présomption, ce n'est pas une certitude. S'il existe une plaque d'eczéma fluent derrière l'oreille, on ne sera que trop disposé à rejeter le favus ; s'il existe sur la face ou sur le tronc quelques godets faviques, on ne serait que trop disposé en faveur de l'opinion contraire. Cependant il peut y avoir coïncidence, coexistence des deux affections.

Malgré tous ces signes, il y a donc des cas où l'on se trouve obligé de rester dans le doute. Que faut-il faire alors? Nettoyer la tête et attendre la reproduction des croûtes; recommander aux parents de cesser toute application topique, tous soins hygiéniques. Plus tard les croûtes reparaîtront, mais sans mélange, sans altération, avec tous les caractères qui leur sont propres.

Il y a un moyen de lever les doutes immédiatement, d'éclaircir à l'instant même le diagnostic : c'est le microscope, avec lequel il est facile de reconnaître, lorsqu'ils existent, les éléments constitutifs de l'*achorion*.

Des trois variétés de porrigo, l'*alvéolaire* est celui qui peut le moins en imposer pour la pseudo-teigne. Le *scutulé*, dans sa période pityriasique, peut être pris facilement pour une gourme *amiantacée* et mieux encore pour un psoriasis. Il est des cas même où l'on est obligé d'attendre l'apparition de la matière jaune favique, au milieu de la matière blanche épidermique sur laquelle elle tranche. Voulez-vous, dans ces cas, être fixé le plus vite possible sur le diagnostic, il vous faut recourir au microscope : vous distinguerez nettement les éléments constitutifs du favus alors qu'à l'œil nu ou armé de la loupe, vous n'apercevriez encore que de l'épiderme.

Le porrigo *squarrhosa* est peut-être celui qui ressemble le plus à de la gourme; cependant il y a dans cette disposition bosselée du cuir chevelu, dans l'aspect sec et terreux de ces protubérances, dans l'insertion sous-épidermique des bords, quelque chose de spécifique qui n'échappe jamais à un œil exercé.

La teigne *tonsurante* du cuir chevelu a quelquefois été prise au début pour une gourme pityriasique ; à une période avancée, quand la tonsure a été dénaturée par des topiques substitutifs, ou qu'il existe sur le cuir chevelu, par suite de l'effet ordinaire du champignon sur les bulbes, une véritable mentagre pustuleuse ou tuberculo-furonculaire, cette même teigne peut en imposer pour une scrofulide impétigineuse. Dans ces cas difficiles, je ne connais qu'un moyen sûr et prompt de préciser le diagnostic, c'est l'examen microscopique des poils.

Ce n'est pas seulement au cuir chevelu que le diagnostic de la gourme et des éruptions parasitaires rencontre des difficultés, c'est sur toutes les régions du corps. Je ne vous entretiendrai que de celles qui ont leur siége sur la face.

Comment distinguerez-vous la gourme impétigineuse des éruptions trichophytiques; en d'autres termes, comment distinguerez-vous l'impétigo de la mentagre parasitaire ?

Il semble que cela soit facile, parce que les pustules de la mentagre occupent les follicules pileux, tandis que les pustules de l'impétigo sont groupées, réunies, et forment des croûtes larges, détachées sur les bords, d'un jaune doré. Les pustules mentagreuses sont dures à la base, purulentes seulement au sommet; les pustules de l'impétigo sont superficielles, purulentes en totalité.

Quand l'impétigo siége sur le front, sur le nez, les joues, les commissures labiales, il ne peut donner lieu à aucune erreur de diagnostic; mais, s'il occupe les lèvres, le menton, les régions massétérines ou sous-maxillaires, c'est-à-dire les mêmes parties qu'affecte la mentagre, il devient souvent assez difficile à reconnaître. C'est dans ces cas que, pour trancher la question, M. Devergie a admis un *impétigo sycosiforme* contre lequel se révoltent les Willanistes.

Dire que l'impétigo n'est pas la mentagre, que, quand il existe, il ne constitue qu'une complication, ce n'est pas résoudre la question. Il est d'ailleurs évident qu'ici les sectateurs de Willan confondent l'affection avec la maladie, puisque cette dernière seule peut avoir des complications.

M. Devergie peut répondre aux Willanistes qu'il connaît aussi bien qu'eux les caractères qui distinguent l'impétigo de la mentagre, mais que, pour lui, l'*impétigo sycosiforme* est un intermédiaire qui participe tout à la fois de l'une et de l'autre affection : ce n'est pas la pustule de l'impétigo, ce n'est pas celle de la mentagre, c'est une pustule intermédiaire. Il en est de même de la croûte qui survient après la rupture des pustules.

Pour moi, l'impétigo sycosiforme est une affection constitutionnelle, tantôt scrofuleuse, tantôt arthritique, tantôt primitive, tantôt consécutive à une affection parasitaire. Le sycosis est une affection parasitaire, l'impétigo est généralement une affection scrofuleuse. Or, vous le savez déjà, les diathèses scrofuleuse et syphilitique entretiennent les affections parasitaires; elles rendent le terrain favorable. L'impétigo sycosiforme n'est autre chose que le trichophyton transmis par contagion sur la face d'un scrofuleux, déjà prédisposé à l'impétigo.

Vous avez vu, dans nos salles, deux sujets affectés de cet impétigo sycosiforme; ils ont fait un assez long séjour dans les autres services de cet hôpital, où les traitements mis en usage ont complétement échoué. Depuis leur entrée au Pavillon, ils ont déjà subi plusieurs fois l'épilation de la face, et, bien que cette épilation ait été chaque fois suivie d'une amélioration remarquable, les pustules se sont reproduites. Je suis convaincu, cependant, que ces deux malades guériront parfaitement sous l'influence de la médication antiscrofuleuse et de l'épilation répétée, qui peut encore être utile même alors que le bulbe des poils ne renfermerait plus de parasites.

Il me reste à vous faire connaître les signes qui différencient les éruptions scrofuleuses des autres éruptions constitutionnelles ; mais un mot d'abord sur le diagnostic des *crasses*.

Les *crasses* dites *laiteuses* et *membraneuses* sont des excrétions en quelque sorte physiologiques, et le plus souvent provoquées par le défaut de soins chez les petits enfants; sous ce rapport, on peut les rapprocher des éruptions artificielles. Mais bien souvent elles se transforment en *gourmes* muqueuse, impétigineuse, sébacée, et deviennent dès lors de véritables symptômes de la scrofule.

Dans les *crasses* on observe une croûte mince, assez souvent demi-transparente, comme parcheminée, lisse, unie ou offrant çà et là quelques bosselures qui correspondent à une sécrétion plus abondante ou à une accumulation plus grande de matière sébacée. Cette croûte est blanchâtre, rougeâtre ou brunâtre ; si on la détache, on n'observe au-dessous d'elle aucune ulcération. La surface du cuir chevelu est nette et n'a subi aucune dépression, aucune perte de substance. A ces caractères il vous sera facile de distinguer les crasses des véritables gourmes.

Maintenant comparons les scrofulides bénignes avec les syphilides, avec les éruptions dartreuses et arthritiques.

Le diagnostic différentiel doit être établi aux divers âges de la vie, aucun âge n'étant incompatible avec aucune des éruptions constitutionnelles.

La scrofule cutanée de la première enfance ne saurait être confondue avec la syphilis héréditaire.

Les éruptions sont essentiellement différentes : dans la scrofule ce sont des gourmes plus ou moins sécrétantes, des éruptions lichénoïdes ou eczémateuses généralisées ; dans la syphilis, ce sont des érythèmes, des roséoles, des éruptions papulo-pustuleuses avec ou sans excoriations, des éruptions bulleuses (*pemphigus neatorum*). Le siége est différent : les éruptions scrofuleuses occupent le cuir chevelu, les parties supérieures du corps, toute la peau ; les éruptions syphilitiques siégent sur les parties sexuelles et anale, sur la région ombilicale, les membres inférieurs de préférence, à la face, sur les lèvres. Les manifestations scrofuleuses n'apparaissent guère avant le cinquième ou le sixième mois ; les manifestations syphilitiques ont lieu, le plus souvent, à l'époque de la naissance ou peu de temps après.

En dehors des caractères propres aux deux éruptions, vous trouvez encore des signes distinctifs dans la constitution. Le petit enfant scrofuleux est remarquable par le développement exubérant des parties molles, le volume énorme des membres, une sorte de boursouflement général qui contraste avec l'émaciation, la flétrissure du petit syphilitique dont la peau est ridée, semblable à celle d'un petit vieillard, dont tous les membres sont en quelque sorte atrophiés.

Le cri est aussi bien différent dans l'un et l'autre cas : faible et éteint chez le syphilitique, il est fort et un peu rauque chez l'enfant scrofuleux.

La syphilis héréditaire peut aussi affecter les enfants de l'âge de deux ou trois ans, et même ne se montrer qu'à l'époque de la puberté ; mais elle ne saurait, dans ce cas, simuler en aucune façon les accidents de la scrofule primitive. Je reviendrai sur le diagnostic différentiel de ces manifestations tardives de la syphilis héréditaire, à l'occasion de la scrofulide maligne.

Dans la jeunesse et l'âge adulte, vous ne pouvez confondre la scrofulide fluente avec la syphilis acquise ; l'eczéma syphilitique n'existe réellement pas.

Les scrofulides papulo-pustuleuses et érythémateuses se rapprochent par leurs éléments anatomiques primitifs de l'érythème papuleux, du lichen et de l'acné syphilitiques ; mais il n'y a entre ces éruptions qu'une analogie grossière, et la couleur, la forme et le siége vous éclaireront bien vite dans la plupart des cas.

L'érythème papuleux, d'origine scrofuleuse, existe sur les parties découvertes, la face et le dos des mains ; il n'a pas une coloration spéciale. L'érythème papuleux syphilitique est répandu sur les membres, de couleur rouge, sombre ou cuivrée, souvent accompagné de roséole.

Le lichen scrofuleux est à grosses papules sans coloration spéciale, généralisé, accompagné de démangeaisons ; il affecte spécialement les enfants.

Le lichen syphilitique est à grosses ou à petites papules (syphilides *papulo-tuberculeuse* et syphilide *papuleuse miliaire*), exempt de prurit, de couleur cuivrée, couvert de squames épidermiques, précédé de chancres, souvent accompagné d'angine syphilitique.

Il est une autre variété de lichen spécifique que l'on peut appeler lichen vésiculaire et dont vous avez, en ce moment, un fort bel exemple à la salle Sainte-Foy. Vous trouverez le dessin et la description de ce dernier dans le remarquable ouvrage d'Erasmus Wilson, sous le nom de *syphilide en corymbes.* Ce lichen est constitué par des plaques circulaires de petites papules rouges, d'un rouge un peu sombre, très rapprochées, donnant de loin à la plaque l'aspect d'une surface érythémateuse granulée, autour desquelles se trouvent répandues de nombreuses papules, assez écartées les unes des autres, analogues pour le volume à des grains de mil ou de chènevis. Une gouttelette de sérosité transparente ou louche surmonte ces dernières et se résorbe dans un temps très court; l'épiderme se flétrit et se desquame au sommet des papules vésiculeuses (1).

Quant à l'acné, elle peut aussi être scrofuleuse ou syphilitique, mais l'acné scrofuleuse occupe presque exclusivement la face et le dos, les épaules, le devant de la poitrine. L'acné syphilitique est indistinctement répandue sur le tronc et même sur les membres inférieurs. La première n'affecte aucune disposition spéciale; dans la seconde, les pustules sont discrètes ou par petits groupes, entourées d'un cercle cuivré.

L'*ane rosea* peut être confondue avec la syphilide tuberculeuse circonscrite. Mais la première est symétriquement répandue sur la partie médiane de la face; la deuxième bornée au front, au nez, à la lèvre, est cuivrée, sans démangeaison, avec des squames à la surface des tubercules.

La scrofulide érythémateuse, à cause de son siége, de sa

(1) Voir *Syphilide papulo-vésiculeuse* dans nos leçons sur les syphilides.

coloration bleuâtre ou violacée, de l'induration sous-cutanée qui l'accompagne, ne peut donner le change, en laissant croire à un érythème de nature syphilitique.

Ce que je viens de faire pour la syphilis, il faut le faire maintenant pour la dartre et l'arthritis : établir le diagnostic différentiel, au point de vue de la nature de l'affection.

Suivons également la scrofulide bénigne dans les divers âges de la vie.

Dans la première enfance, rien n'est plus facile. La gourme, quand elle n'est pas parasitaire ou artificielle, ne peut être ni dartreuse ni arthritique : elle est nécessairement scrofuleuse.

J'en dirai autant du strophulus et du lichen généralisés.

Mais avant, pendant et après la puberté, comment distinguerez-vous les différentes natures, scrofuleuse, dartreuse et arthritique, de l'eczéma, du prurigo et du lichen?

Le siége est ici important à noter. Par la considération du siége, a dit Poupart, vous arriverez souvent à connaître le principe des dartres.

L'eczéma scrofuleux débute généralement par la tête, et s'étend de là aux diverses régions du corps ; l'eczéma dartreux commence indistinctement par telle ou telle région; l'eczéma arthritique débute par les régions exposées à l'air ou par les membres inférieurs.

Dans l'eczéma scrofuleux, vous remarquez, presque dès le début, une tendance à la production séro-purulente. A côté de vésicules transparentes, on en voit d'autres remplies d'une sérosité louche ; on voit même de véritables pustules. Les squames sont plus épaisses et souvent crustacées. Dans l'eczéma dartreux, sérosité claire, transparente, abondante, qui mouille et traverse les linges comme de l'eau ; dans l'arthritique, sérosité transparente et rare.

Dans l'eczéma scrofuleux, les groupes occupent de larges surfaces. Les groupes de l'eczéma dartreux sont plus circonscrits, entourés dès le début d'un liséré rouge inflammatoire. Dans l'eczéma arthritique, les éléments primitifs sont séparés, écartés, distants les uns des autres; la vésicule a un volume très variable, et l'on peut observer toutes les dimensions, depuis une vésicule très petite d'eczéma, analogue à la pseudo-vésicule de la gale, jusqu'à une grosse bulle de pemphix.

Dans l'eczéma scrofuleux, peu ou point de prurit; dans l'eczéma dartreux, prurit constant, permanent, qui augmente par la chaleur du lit; dans l'eczéma arthritique, douleurs piquantes, lancinantes, ressenties quelquefois par le malade sur chacun des éléments éruptifs.

Dans l'eczéma scrofuleux, pas de prurit avant-coureur, pas de troubles de la sensibilité, après guérison, sur les parties qui ont été le siége de l'éruption ; dans les eczéma dartreux et arthritique, prurit avant-coureur, démangeaisons ou névralgies consécutives, et souvent, pendant la durée de l'affection, prurit sur les parties saines, bien au delà des limites de l'éruption.

La coloration des éruptions eczémateuses a peu ou n'a point de valeur dans le diagnostic ; il faut en parler cependant. Dans les affections scrofuleuses sécrétantes, en général, absence de coloration ; dans les affections dartreuses, assez souvent, au début, cercle inflammatoire rosé ou bleuâtre; dans les affections arthritiques, couleur violacée, hémorrhagique ou phlébectasique autour des groupes éruptifs.

L'eczéma scrofuleux est fixe, l'eczéma dartreux est mobile ;

avec l'âge, les eczéma scrofuleux et arthritique disparaissent; avec l'âge, l'eczéma dartreux tend le plus souvent à se généraliser. Enfin, si tous ces caractères ne vous suffisaient pas, vous pourriez vous éclairer des signes fournis par les antécédents du malade, par les affections concomitantes, la constitution, etc.; mais, ne l'oubliez pas, le tempérament et la constitution répondent bien souvent par la négative, alors que l'affection accuse manifestement l'existence de la maladie constitutionnelle.

Je pourrais vous répéter, à l'occasion de la scrofulide boutonneuse, tout ce que je viens de vous dire des caractères distinctifs de la scrofule, de la dartre et de l'arthritis. Cela me paraît complétement inutile.

Si vous tenez compte de ces caractères différentiels, si vous voulez vous rappeler la symptomatologie du lichen scrofuleux, rien ne vous paraîtra plus facile à établir que la distinction des différences de nature dans les affections papuleuses et papulo-pustuleuses.

Ainsi, le lichen scrofuleux est déjà généralisé dans le jeune âge; son prurit n'est jamais aussi fort que celui du lichen dartreux; ses papules sont grosses, pâles, décolorées; la peau est notablement hypertrophiée. Les transformations de ce lichen sont fréquentes; il passe à l'eczéma et repasse tour à tour au lichen. Il cède en général avec la puberté.

Le lichen dartreux se montre d'abord par groupes, par plaques, sur la partie externe des membres, accompagné d'atroces démangeaisons. Le malade déchire sa peau, toutes les papules, qui sont généralement plus petites que celles du lichen scrofuleux, sont rouges, couvertes à leur sommet d'une gouttelette sanguine, desséchée. Le lichen dartreux ne disparaît pas, il se généralise avec l'âge, etc.

Le lichen arthritique se présente sous différentes formes, dont une seule, le lichen circonscrit, pourrait être confondu avec le lichen scrofuleux ; mais ce dernier n'est pas accompagné d'élancements, ses papules sont plus grosses, et il ne tarde pas à se généraliser. Quant aux formes *pilaris* et *lividus*, elles ne sauraient être prises pour des affections scrofuleuses. (Voir *Leçons sur l'arthritis et la dartre*, page 164.)

Le prurigo scrofuleux est à grosses papules, sans grandes démangeaisons et généralisé. A ces caractères, on le distingue facilement des prurigo dartreux et arthritique.

L'érythème papuleux, d'origine scrofuleuse, a une marche lente, qui ne permet pas de le confondre avec l'érythème papulo-tuberculeux arthritique.

L'acné scrofuleuse a des variétés qui lui sont communes avec l'acné arthritique : ce sont les variétés *indurata* et *rosea;* mais, dans ces dernières, rougeur violacée, picotements ou élancements ; dans les premières, suppuration, épaississement hypertrophique et absence de démangeaisons, tels sont les signes qui serviront au diagnostic.

Reste donc seulement la scrofulide érythémateuse, dont l'une des variétés, l'érythème induré, offre de l'analogie avec une affection de nature arthritique, l'érythème noueux (*erythema nodosum*) ; mais, dans la première affection, la couleur est la même sur toute l'étendue de la plaque, l'induration est égale, la pression est indolore ; dans la seconde, la couleur offre les nuances de l'ecchymose, l'induration présente des nodosités, la pression est plus ou moins douloureuse.

En terminant ce qui a trait au diagnostic, j'appelle votre attention sur la relation des affections cutanées avec les maladies constitutionnelles. Cette relation, on peut la formuler ainsi : les maladies constitutionnelles ont des affections communes, et chacune en particulier a des affections qui lui sont exclusivement propres.

La syphilis se distingue par la spécialité de ses affections; dans la scrofule, il y a des affections communes, les scrofulides bénignes, et des affections propres, les scrofulides malignes ; dans la dartre et dans l'arthritis, il n'y a guère que des affections communes.

2° *Pronostic.* — De toutes les affections scrofuleuses, celles dont je viens de tracer l'histoire sont les moins graves. Cependant il n'est pas rare de voir les scrofulides bénignes se transformer *in situ* en scrofulides malignes. Toutefois elles semblent, quand elles se sont généralisées ou qu'elles ont duré longtemps, mettre le sujet qui en a été atteint à l'abri des scrofulides profondes. J'ai vu maintes fois l'impétigo simple se transformer en scrofule cutanée maligne ulcéreuse, la couperose en lupus.

Les scrofulides primitives, toutes choses égales d'ailleurs, ne sont jamais aussi redoutables que les scrofulides secondaires ; elles ne détruisent pas, comme ces dernières, les tissus en profondeur, et, par conséquent, ne laissent jamais après elles les mêmes mutilations ; elles ne se montrent pas, comme elles, aussi réfractaires aux agents thérapeutiques; enfin, elles ne dénotent pas un état aussi avancé ni une forme aussi grave de la maladie scrofuleuse.

Les conditions hygiéniques et physiologiques dans lesquelles se trouve placé le sujet qui en est affecté, en modifient singulièrement le pronostic. Ainsi, pour ne parler que de l'âge des malades, on peut dire d'une manière générale que les scrofulides primitives ont d'autant plus de gravité que le sujet est plus avancé en âge.

Les circonstances étiologiques qui ont pu contribuer à faire éclater les scrofulides bénignes n'ont pas, sur le pronostic, une grande influence; néanmoins on peut dire que, plus l'action provocatrice extérieure a eu de part dans la production de l'affection cutanée, et plus on devra porter sur l'issue de celle-ci un pronostic favorable.

Le siége et l'étendue de l'affection, la forme particulière de l'éruption, méritent d'être pris en sérieuse considération.

Si l'éruption tégumentaire occupe une région velue, elle est toujours plus longue et plus tenace.

Si elle siége près des ouvertures naturelles, elle peut gêner l'exercice de fonctions importantes, se propager aux membranes muqueuses ou sur les organes des sens.

Lorsqu'elle est circonscrite, qu'elle n'occupe que la joue, par exemple, que tout se borne à quelques petites plaques, a de petits groupes de phénomènes éruptifs sur le tronc ou les membres, l'état du malade inspire moins d'inquiétude que quand l'affection est plus ou moins généralisée.

La forme de l'éruption influe sur le pronostic. Toutes choses égales d'ailleurs, je préfère les scrofulides sécrétantes aux scrofulides sèches, papuleuses ou érythémateuses.

L'existence, chez un enfant, d'une scrofulide sécrétante superficielle ne doit jamais être considérée comme une condition avantageuse pour sa santé. La gourme, même la gourme physiologique, est toujours nuisible. Il n'y a jamais de danger à en débarrasser les petits malades, quand on agit avec prudence, qu'on se borne à des soins de propreté, que l'on s'abstient des astringents, des répercussifs, et que l'on soumet, en même temps, ces enfants à un régime et à un traitement propres à modifier la constitution et à prévenir le développement des accidents ultérieurs de la scrofule.

Il y a même de l'avantage à guérir les gourmes, au point de vue de la conservation de la chevelure et de la santé générale ; car bien souvent il arrive, quand une gourme a duré longtemps, que la chevelure se trouve sérieusement compromise ou que çà et là on remarque, sur le cuir chevelu, des places tout à fait dénudées. L'abondance de la sécrétion humorale, la coexistence si fréquente de la vermine ou d'affections parasitaires avec les gourmes peuvent aussi, à la longue, porter une atteinte plus ou moins profonde à la santé générale de l'enfant.

Les différentes variétés de la scrofulide exsudative superficielle ne sont ni plus graves ni plus difficiles à guérir les unes que les autres. On a dit que l'eczéma résistait plus que l'impétigo ; ceci demande une explication.

Si l'on veut parler de l'eczéma dartreux, je ne conteste pas sa plus grande ténacité ; mais il ne s'agit en ce moment que de l'eczéma scrofuleux, et je soutiens que ce dernier est tout aussi facile à guérir que l'impétigo ou l'eczéma impétigineux.

Vous m'objecterez, sans doute, que tous les jours, chez les enfants, nous voyons certains impétigo du cuir chevelu disparaître promptement sous l'influence de quelques soins de propreté ; mais faites attention que, dans ces cas, vous avez affaire à l'impétigo purement parasitaire, et que, la vermine détruite, l'éruption pustuleuse disparaît d'elle-même.

La scrofulide boutonneuse est quelquefois très tenace. Un lichen généralisé disparaîtra promptement, par le badigeonnage, avec l'huile de cade ; mais il reparaîtra au bout d'un temps très court, si le traitement interne et externe n'est pas continué longtemps encore après la disparition de l'affection; chez les malades de nos hôpitaux, il arrive bien souvent que ces récidives sont provoquées par des grattages continuels ou par des frictions irritantes sur la peau, faites dans l'unique but d'amener le retour de l'affection, et d'avoir ainsi un motif légitime de rentrer à l'hôpital. Les mères encouragent elles-mêmes leurs enfants à se gratter ainsi; c'est un moyen commode pour elles, de s'en débarrasser en les plaçant dans les asiles de la charité publique.

L'acné scrofuleuse est une affection sans gravité, qui disparaît et reparaît souvent, comme le lichen, jusqu'à ce que l'âge ou une période plus avancée de la scrofule en ait mis pour toujours les malades à l'abri.

Mais les différentes variétés de l'acné ne sont pas toutes également légères. Les formes *sebacea* et *rosea* ont une bien autre ténacité que les formes *miliaris*, *punctata*, *indurata* et *molluscoïde*.

Non-seulement la couperose peut, comme je l'ai dit, se transformer *in situ* en scrofulide secondaire, mais, par sa modalité pathogénique, elle résiste davantage au traitement topique et général dirigé contre elle. Toutefois, je dois le dire, quand les malades ont eu assez de patience et de persévérance, j'ai toujours vu, soit en ville, soit à l'hôpital, la couperose scrofuleuse céder aux préparations ferrugineuses et iodurées, administrées à l'intérieur, et aux applications répétées d'huile de cade ou d'huile de noix d'acajou, sur les parties couvertes de l'éruption acnéique.

Partie thérapeutique. — Avant de soumettre un malade atteint d'une éruption cutanée à une médication quelconque, commencez par bien établir votre diagnostic, et, dans les cas douteux, attendez, avant d'agir, qu'un nouvel examen ou qu'un changement, survenu ultérieurement dans l'état de votre malade, vous ait permis d'éclairer tout ce qu'il pouvait y avoir d'obscur dans cette première et importante question du diagnostic.

La gourme scrofuleuse une fois bien reconnue, est-il toujours prudent d'en entreprendre la cure? Posée en d'autres termes, cette question, à laquelle il a été diversement répondu, ne saurait embarrasser personne. C'est comme si nous nous demandions, en effet, s'il faut attaquer la scrofule dès son principe, ou s'il vaut mieux attendre que le scrofuleux soit arrivé à une période plus avancée de sa maladie pour commencer le traitement. Évidemment, le précepte: *Principiis obsta*, est applicable ici, ou il ne le serait jamais en médecine.

On conçoit que, sous le règne des théories humorales, on ait pu donner le conseil de respecter les gourmes, dans lesquelles on ne voyait que des affections dépuratoires. Il ne saurait en être de même aujourd'hui, pour nous surtout, qui voyons dans ces éruptions le début ordinaire d'une maladie constitutionnelle.

Vous me dispenserez sans doute de vous parler du traitement hygiénique et préventif de la scrofule, de l'allaitement des enfants prédisposés à cette maladie par la nature de leur constitution, du choix d'une nourrice et d'une habitation convenable, etc., tout cela rentre dans le traitement de la scrofule en général, et, pour le moment, je ne dois pas vous en parler. Je me borne à vous exposer, aussi succinctement que possible, les moyens internes et externes que réclame le traitement des scrofulides bénignes.

Un très grand nombre d'agents médicamenteux ont été

proposés, et tous comme des remèdes héroïques, dans le traitement de la scrofule. L'or, le mercure, le soufre, l'antimoine, etc., ont eu tour à tour le privilége d'obtenir les honneurs de la vogue.

Je donne à deux de ces agents médicamenteux la préférence sur les autres, dans la première période de la scrofule. Le fer et l'iode sont d'une utilité incontestable, et pour guérir les accidents de la première période, et pour éloigner ou prévenir les accidents des périodes ultérieures de la maladie. Ainsi, toutes les préparations où il entre du fer et de l'iode, surtout les préparations sirupeuses, qui sont d'une administration plus facile chez les petits enfants, pourront être avantageusement employées. Le sirop antiscorbutique, dont les propriétés antiscrofuleuses paraissent tenir à l'iode que renferment les végétaux avec lesquels on le compose, le sirop de raifort iodé de Dorvaut, et, par-dessus tout, le sirop d'iodure de fer préparé d'après le procédé Dupasquier, telles sont les préparations auxquelles j'ai recours le plus habituellement.

La solution minérale iodo-phosphatée du docteur Uzac, convient aussi dans les scrofulides bénignes. Il me semble que rien n'empêcherait de composer, avec cette eau saline, un sirop ioduré et alcalin pour les petits enfants.

Tous ces sirops se donnent à la dose de 15 à 60 grammes par jour, suivant l'âge.

Beaucoup de praticiens prescrivent, dans la première période de la scrofule, et même à des enfants qui, sans être malades, présentent les attributs du tempérament lymphatique, l'huile de morue, à doses plus ou moins élevées. Je ne puis approuver cette pratique. Le sirop d'iodure de fer me paraît devoir être préféré à l'huile de morue, que l'on doit réserver pour combattre les scrofulides malignes et les divers accidents de la scrofule osseuse (1).

Quant au tempérament lymphatique, je vous l'ai déjà dit, ce n'est pas une maladie, et l'on n'est pas plus autorisé à diriger contre lui les antiscrofuleux qu'on ne le serait à combattre le tempérament sanguin par les émissions sanguines, ou le tempérament bilieux par les évacuants.

Comme adjuvants des préparations ferrugineuses et iodurées, nous donnons pour boissons à nos malades, dans le traitement des scrofulides primitives, les tisanes amères, celles de houblon, de gentiane, de fumeterre, de pensée sauvage, etc. J'administre un léger laxatif, l'huile de ricin, la manne, l'eau de Sedlitz, tous les cinq ou six jours. Il me paraît utile de débarrasser de temps à autre les premières voies ; c'est un moyen de stimuler les fonctions gastriques, et en même temps de provoquer l'absorption des remèdes internes.

Les auteurs ont préconisé d'autres agents que je n'ai pas encore suffisamment expérimentés ; je ne puis vous dire s'ils sont véritablement utiles dans le traitement des scrofulides bénignes : tels sont, par exemple, la feuille de noyer, la garance, la scrofulaire aquatique, le gland de chêne, etc. J'en dirai autant des eaux sulfureuses, telles que celles d'Enghien ou de Bonnes, qu'un grand nombre de praticiens prescrivent journellement contre les dartres scrofuleuses.

Toutes les éruptions cutanées primitives, d'origine scrofuleuse, cèdent aux moyens que je viens de vous faire connaître,

(1) Dans quelques cas de scrofulides bénignes rebelles aux moyens ordinaires de traitement, je me suis bien trouvé de l'association du sirop de fer et de l'huile de morue.

quand ils sont aidés d'un bon régime et d'applications topiques convenablement administrées.

Ce sont ces applications topiques qui constituent le traitement externe ou local ; elles sont extrêmement utiles, et méritent, à cause de cela, de fixer un instant toute votre attention.

Le traitement local des scrofulides bénignes varie selon que l'affection est sécrétante ou sèche, selon qu'elle est à marche aiguë ou à marche chronique.

La gourme scrofuleuse, non compliquée de parasites, quand elle se présente escortée par tous les symptômes d'une vive irritation locale, réclame tout d'abord l'emploi des émollients et des résolutifs : les lotions avec des décoctions émollientes ou légèrement styptiques, les décoctions de graines de lin, de pavot, de guimauve, d'orge et de miel, de gruau, seules ou additionnées de lait; si l'inflammation est un peu moins vive, on peut se servir d'une solution légèrement astringente, de ces mêmes décoctions, additionnées de miel rosat ou d'une infusion de cerfeuil, d'aigremoine, de racine de bistorte, etc. ; on fait prendre au malade, tous les jours ou de deux jours l'un, un bain de son, d'amidon ou de gélatine. On saupoudre les parties affectées, de fécule de pomme de terre, d'amidon ou de poudre de riz. On détache les croûtes par des applications de cataplasmes de fécule, de mie de pain, de farines résolutives. Si la gourme est compliquée de parasites, la première indication qui se présente à remplir, c'est de détruire le parasite, qu'il soit animal ou végétal. L'onguent napolitain ou le solutum de sublimé ou de sulfure de potasse est l'agent qu'on emploie le plus ordinairement à détruire la vermine. Quant à la teigne, qui peut compliquer la gourme, j'ai formulé le mode de traitement à suivre en pareil cas : on doit, sans plus tarder, le mettre immédiatement à exécution.

Dès que les symptômes inflammatoires sont tombés, il faut recourir à l'huile de cade, que je regarde c mme le modificateur par excellence de toutes les dartres scrofuleuses.

L'huile de cade, pure et vraie (*oleum à junipero*), est d'une couleur brun-rougeâtre, d'une odeur pénétrante, mais non repoussante. Il est nécessaire que vous en connaissiez les caractères physiques, pour la distinguer de l'huile de goudron ou de l'huile de cade impure, dont on se sert en médecine vétérinaire, qui est noire comme de l'encre, et que l'on vend, dans beaucoup de pharmacies, pour de l'huile de cade pure. Cette huile de goudron n'a pas, il s'en faut de beaucoup, les propriétés thérapeutiques de la véritable huile de cade.

J'emploie l'huile de cade, dans les scrofulides, ordinairement pure, sans la couper avec l'huile d'amande douce, la glycérine ou tout autre véhicule.

Je l'applique au moyen d'un petit balai de charpie, que je promène légèrement sur les parties affectées. Dans les gourmes chroniques, dans les scrofulides boutonneuses, au lieu d'une onction, c'est une friction qu'il faut faire et souvent répéter à diverses reprises. Une minute ou deux après l'onction, on essuie avec un linge fin, par pression et non par frottement, la partie qui a été couverte d'huile de cade. On répéte cette application tous les deux ou trois jours, suivant les cas. Dans quelques circonstances, il est nécessaire de mettre un plus long intervalle de temps entre les applications d'huile de cade.

Sur les régions velues, comment appliquer ce médicament?

Faut-il en imprégner la chevelure? ne vaut-il pas mieux couper les cheveux ou raser la tête au préalable?

Lorsque l'enfant est jeune, on obtient facilement des parents le sacrifice de la chevelure ; il n'en est plus de même lorsque l'on a affaire à des demoiselles de seize à vingt ans ou à de jeunes dames de vingt-cinq à trente, qui tiennent par-dessus toute chose à conserver leur chevelure intacte. Quel parti prendre? Voici ce que j'ai l'habitude de conseiller en pareille occurrence :

Chez tous les enfants au-dessous de quinze ans, de l'un et de l'autre sexe, quelle que soit l'étendue de la gourme scrofuleuse, je fais couper les cheveux à quelques millimètres du cuir chevelu, sur les surfaces malades, avant d'y appliquer l'huile de cade.

Chez les garçons au-dessus de quinze ans, même pratique. Sur les jeunes personnes du sexe, je n'exige en général le sacrifice momentané de la chevelure, que quand la gourme est très étendue, et qu'elle persiste malgré l'administration des topiques, faite aussi exactement que possible sur le cuir chevelu, à l'insertion des cheveux.

Je ne fais raser la tête à diverses reprises que dans une seule variété de la scrofulide exsudative, l'*acne sebacea* du cuir chevelu.

Le badigeonnage à l'huile de cade n'empêche pas la conspersion des poudres résolutives et l'administration des bains d'amidon ou de gélatine. Quand toute sécrétion, quand toute trace de rougeur ont disparu, il faut cesser les applications d'huile de cade, et les remplacer, dans les cas d'eczéma ou d'eczéma impétigineux du cuir chevelu, par les onctions avec les pommades de calomel, de calamine ou d'oxyde de zinc, et, dans les cas d'acné sébacée, par les lotions de glycérine ou les glycérolés d'ammoniaque, de carbonate ou de chlorate de soude. On remplace alors aussi, avec avantage, les bains d'amidon ou de gélatine par les bains gélatino-sulfureux, les bains d'eaux sulfureuses naturelles ou artificielles mitigées d'abord, et que l'on administre ensuite à l'état de pureté.

Sur le tronc et les membres, vous traiterez de la même manière les différentes variétés de la scrofulide exsudative. Les scrofulides boutonneuse et érythémateuse n'exigent pas d'autre traitement que celui de la scrofulide exsudative.

Les affections papuleuses aiguës réclament aussi, dans le principe, les bains émollients et gélatineux ; plus tard, les frictions avec l'huile de cade et les bains sulfureux et alcalins, les bains de sel ou les bains de mer.

Enfin, les différentes formes de l'acné et les scrofulides érythémateuses cèdent généralement à l'emploi des mêmes moyens thérapeutiques. Il est rarement nécessaire de recourir à des modificateurs plus énergiques (1).

ART. II. — DES SCROFULIDES MALIGNES.

Nous avons vu, dans les leçons précédentes, que la scrofule se traduisait, chez l'enfant, par des éruptions tégumentaires, des dartres fluentes, humides, qui avaient spécialement pour siége la tête et les parties supérieures du corps; que ces éruptions, après avoir duré un temps plus ou moins long, disparaissaient, le plus souvent sans laisser de traces

(1) Tout récemment, j'ai employé avec quelque avantage, dans le traitement des scrofulides bénignes, les bains d'eau d'amidon ou de Baréges, pulvérisée par l'appareil hydrofère de M. Mathieu (de la Drôme).

cicatricielles, ou ne laissant après elles que quelques dénudations sur les régions velues.

Les scrofulides acnéiques, il est vrai, laissent souvent après elles des traces cicatricielles, mais elles forment en quelque sorte le passage des scrofulides superficielles aux scrofulides profondes.

Dans une période plus avancée, avant ou après la puberté, survient un nouvel ordre d'éruptions tégumentaires, sur lequel je me propose aujourd'hui d'appeler toute votre attention.

Six caractères principaux distinguent ces nouvelles scrofulides : 1° l'extension aux couches profondes de la peau ; 2° la circonscription plus limitée, plus restreinte, des parties affectées ; 3° l'absence de douleur ; 4° l'hypertrophie, suivie plus tard d'une atrophie remarquable des parties atteintes ; 5° la coloration d'un rouge violacé ou livide ; 6° les cicatrices indélébiles et trop souvent hideuses que laissent après elles les scrofulides profondes.

Vous voyez que ces caractères séparent nettement la scrofulide maligne de la scrofulide superficielle.

La scrofulide maligne ne reste pas, comme la scrofulide superficielle, bornée aux couches réticulaires du derme ; elle pénètre plus profondément. Non-seulement elle envahit le derme et le détruit souvent de part en part, sans distinction de ses éléments constituants, mais encore elle peut gagner les parties sous-jacentes, et, de proche en proche, s'étendre jusqu'aux os, qui peuvent être une barrière pour quelques-unes de ses formes, mais qui sont, dans d'autres, attaqués aussi bien que les parties molles.

Les scrofulides dont il est maintenant question n'ont, en général, que peu de tendance à se généraliser. Le plus souvent ce sont des affections fixes, nettement circonscrites, bornées, dans un grand nombre de cas, à une seule région du corps.

En vous traçant l'histoire des scrofulides primitives, je vous ai dit qu'elles n'étaient point accompagnées de ce prurit constant, perpétuel, augmentant par la chaleur du lit, qui caractérise si bien toutes les éruptions dartreuses, de ces picotements, de ces douleurs brûlantes, lancinantes, qui caractérisent les éruptions d'origine arthritique. Toutefois, elles se rapprochent des dartres, et si le prurit n'est pas, à beaucoup près, aussi marqué que dans ces dernières, on ne peut cependant dire qu'il fait complétement défaut. Les enfants atteints d'achores sur le cuir chevelu et sur la face se grattent souvent avec force. Le lichen scrofuleux, chez les enfants, est souvent aussi accompagné d'assez vives démangeaisons. Dans la scrofulide profonde, il n'y a pas de douleurs. C'est une chose vraiment digne de remarque que cette destruction profonde de la peau et des tissus sous-jacents, qui survient dans le lupus, sans que le malade accuse la moindre souffrance.

La tendance hypertrophique est un caractère propre à toutes les affections scrofuleuses ; mais il est bien plus frappant dans les scrofulides malignes que dans les scrofulides bénignes : de là même le nom donné à l'une de ses formes, *lupus hypertrophique*. A cette hypertrophie succède une atrophie non moins remarquable après la guérison. De là aussi le nom d'*acné atrophique* donné à une autre forme. La couleur violacée se remarque surtout dans les scrofulides malignes inflammatoires, la couleur livide ou ocreuse dans les scrofulides fibro-plastiques.

Les scrofulides superficielles guérissent le plus souvent

sans cicatrices ; il n'en est pas de même des scrofulides profondes, qui laissent après elles des cicatrices enfoncées, bridées, irrégulières, qui souvent deviennent le siége d'indurations fibro-plastiques ou kéloïdiennes.

Considérations historiques sur les scrofulides malignes. — La scrofule cutanée profonde a, de tout temps, fixé l'attention des observateurs. Les Grecs l'ont appelée Ερπης εσθιομενος et les Latins *herpes exedens* ou *lupus ;* c'est encore par ces deux expressions qu'on la désigne aujourd'hui : *esthiomène* ou *lupus*.

Le mot *lupus*, longtemps abandonné, complétement tombé dans l'oubli, a été repris par Paracelse, qui a fait connaître la variété la plus grave de cette affection sous le nom de *lupus vorax*. Willan, Bateman et Samuel Plumbe ont conservé, dans leurs ouvrages, le même mot, qui a aussi été adopté par le plus grand nombre des dermatographes français.

Alibert, dans son premier ouvrage sur les maladies de la peau, avait, à l'exemple de Mercuriali, désigné le lupus sous la dénomination assez impropre de *dartre rongeante*, expression sous laquelle M. Gibert, dans son *Traité spécial des maladies de la peau*, comprend toutes les variétés de lupus.

Alibert et M. Gibert, avant eux, Mercuriali, avaient avancé que, dans les deux tiers des cas, le lupus est d'origine scrofuleuse ; mais si le lupus est d'origine scrofuleuse, ce n'est donc pas une dartre. Comment se fait-il qu'Alibert ait pu le laisser figurer dans ses dermatoses dartreuses? Il est vrai que, plus tard, il en fit un genre à part sous le nom d'*esthiomène*, et non une espèce du genre *herpès ;* mais ne valait-il pas mieux encore en renvoyer la description à la famille des dermatoses strumeuses?

Quoi qu'il en soit, Alibert admettait trois sortes de lupus : le scrofuleux, qui comprenait les deux tiers des cas de lupus ; le syphilitique, qui n'est qu'une des formes de la syphilide tuberculeuse, et l'idiopathique, que beaucoup d'auteurs reconnaissent encore aujourd'hui, espèce rare qui renferme le petit nombre de cas de lupus où l'on ne trouve, ni dans l'état actuel ni dans l'état antérieur du malade, dont la constitution est d'ailleurs irréprochable, aucun autre accident de nature scrofuleuse.

Les Willanistes, qui n'ont pas été avares de divisions pour les formes de la scrofule cutanée bénigne, ont au contraire confondu, sous la dénomination vague et insignifiante de *lupus*, presque toutes les formes ulcératives de la scrofule cutanée profonde.

Biett, tenant compte surtout de la marche du lupus, de son mode particulier d'accroissement, avait admis trois variétés, selon qu'il s'accompagne de l'hypertrophie des parties qui en sont le siége, selon qu'il s'étend en surface ou qu'il creuse en profondeur. Généralement, cette division du lupus a été conservée, non-seulement par les élèves de Biett, mais encore par tous ceux qui, depuis lui, ont écrit sur cette affection. M. Rayer paraît être le premier qui ait distingué le lupus de la scrofule cutanée tuberculeuse. Il a été imité par M. Baumès (de Lyon), qui a adopté complétement les idées de M. Rayer, et s'est conformé de tous points aux divisions établies par le dermatographe de Paris. D'ailleurs, MM. Rayer et Baumès confondent, sous le nom de *scrofule cutanée*, la scrofulide pustuleuse maligne et les abcès dermiques ; ils reconnaissent, comme leurs devanciers, un lupus idiopathique.

Dans les dernières monographies qui ont paru sur la scrofule, dans le livre fort estimé de Baudelocque, dans l'ouvrage si remarquable de M. Milcent, on voit figurer le lupus comme affection propre de la scrofule. M. Milcent rejette le lupus idiopathique.

Vous pouvez lire, dans le *Compendium de médecine* de MM. Monneret et Fleury, un bon article sur le lupus. L'auteur de l'article admet un lupus ulcéreux et un lupus non ulcéreux. Le premier détruit en surface ou en profondeur.

Dans cet article, M. Fleury paraît tenté de rattacher le lupus exclusivement à la scrofule ; mais il a consulté M. Cazenave, et ce dernier lui a assuré qu'il avait rencontré des cas de lupus idiopathique chez des sujets qui ne présentaient aucun des traits de la constitution écrouelleuse. L'autorité de M. Cazenave, en pareille matière, oblige le docteur Fleury à reconnaître l'existence d'un lupus idiopathique.

M. Devergie (*Traité pratique des maladies de la peau*, 1re édition) n'admet pas de lupus idiopathique ; cette affection, pour lui, est toujours scrofuleuse. Sa division du lupus est celle de M. Fleury, avec cette différence que, pour lui, le lupus tuberculeux, comme le lupus ulcéreux, peut être térébrant ou serpigineux.

Enfin, M. Hardy professe, sur la nature du lupus, la même opinion que Baudelocque, MM. Milcent et Devergie. Adoptant l'expression *scrofulide*, que nous avions substituée depuis longtemps (1) à celle de *lupus* ou dartre rongeante, il reconnaît six variétés différentes de cette affection :

(1) Voir notre mémoire sur l'acné varioliforme (*Journal des conn. méd. prat.*, 1851).

1° scrofulide *pustuleuse*, 2° *tuberculeuse*, 3° *verruqueuse*, 4° *érythémateuse*, 5° *phlegmoneuse*, 6° *cornée* (1).

Comme on le voit, l'expression *scrofulide* n'a été appliquée par M. Hardy qu'aux différentes variétés de lupus et aux abcès dermiques. Il n'est ici nullement question d'affections eczémateuses ou lichénoïdes ; c'est que notre collègue n'admet pas l'origine scrofuleuse des affections cutanées que nous avons désignées sous le nom de scrofulides bénignes. Pour lui, tout eczéma, tout lichen est une dartre ; mais, comme je l'ai déjà dit, la conversion *in situ* des scrofulides bénignes en scrofulides malignes démontre clairement la nature identique de ces deux ordres d'affections.

D'un autre côté, M. Hardy se trompe lorsqu'il prétend avoir appelé le premier l'attention des observateurs sur les abcès dermiques. Ces petites tumeurs n'avaient point échappé aux auteurs qui ont décrit avec soin toutes les affections scrofuleuses (2) de la peau et du tissu cellulaire sous-cutané ; seulement M. Hardy est, je crois, le premier qui en ait fait une variété particulière de scrofulide ; mais l'abcès dermique est, comme l'engorgement ganglionnaire, un accident de transition ; il n'appartient ni à la première ni à la seconde période de la scrofule. Sa place naturelle est à côté des engorgements ganglionnaires, dans l'histoire symptomatologique de la scrofule.

Quant à la scrofulide verruqueuse, elle ne me paraît être

(1) *Des scrofulides*, par M. Hardy, médecin de l'hôpital Saint-Louis (*Moniteur des hôpitaux*, 1855 ; *Leçons sur les maladies de la peau*, 1858, p. 123 et suiv.).

(2) Voir *Compendium de médecine*, par MM. Monneret et Fleury, t. VII, p. 523 ; Rayer, *Traité théorique et pratique des maladies de la peau*, 1re édit., t. I, p. 130.

qu'une scrofulide granulo-tuberculeuse à la période ulcérative. La scrofulide cornée n'est autre chose qu'une variété d'acné sébacée.

Je résume les opinions divergentes des auteurs sur la nature du lupus.

Pour les uns, MM. Rayer, Baumès (de Lyon), Gibert, Cazenave, etc., le lupus est une affection de la peau, se rattachant à la scrofule dans un très grand nombre de cas, prise, d'autres fois, pour une syphilide tuberculo-crustacée ulcéreuse, et constituant, dans quelques circonstances, une maladie idiopathique, parce qu'elle survient chez des sujets qui n'ont pas d'autre affection scrofuleuse, et ne présentent aucunement les traits de la constitution écrouelleuse.

Pour les autres, M. Devergie, par exemple, le lupus est dans tous les cas, une affection scrofuleuse, parce que les sujets qui n'offrent pas la constitution strumeuse et n'ont pas actuellement avec le lupus, dont ils sont atteints, d'autres affections scrofuleuses, en ont eu antécédemment, ou bien qu'ils sont nés de parents scrofuleux, ou enfin qu'il y a de la scrofule dans la famille.

Telles sont les opinions dissidentes des auteurs touchant la nature du lupus ; il me reste à vous faire connaître l'opinion que je professe moi-même sur cette importante question.

Le lupus est-il une affection propre, est-il une affection commune ? — Ainsi posée, la question est difficile à résoudre.

Si, sous le nom de lupus, on confond toutes les scrofulides malignes, le *rupia*, l'*impetigo rodens*, etc., — je dirai non, le lupus n'est point une affection exclusivement propre à la scrofule ; il y a un rupia syphilitique et un rupia scrofuleux.

Mais, bien que la confusion existe chez les auteurs, quant au nom, qui, pour eux, embrasse toutes les formes de la scrofule cutanée profonde, elle n'existe plus pour l'affection qu'il s'agit de séparer comme maladie idiopathique; c'est bien le lupus fibro-plastique, tuberculeux ou érythémateux, ulcéreux ou non ulcéreux, qui se trouve ici en cause.

Eh bien, j'admets que, dans ces cas, le lupus est une affection constamment scrofuleuse; est-ce à dire que, pour cela, je révoque en doute les faits de lupus idiopathique qui ont été rapportés par M. Cazenave et par d'autres? Nullement. J'ai, dernièrement encore, observé deux cas de *lupus vorax*, tous deux terminés par la mort, où, à l'autopsie, je n'ai absolument rien trouvé, à part les lésions propres au lupus, qui pût me faire croire à une identité de nature avec les autres affections scrofuleuses, ni tubercules dans les glandes, ni tubercules dans les poumons, ni foie gras, ni reins anémiés.

Vous me demanderez sans doute pourquoi je ne m'appuie pas sur ces deux faits pour admettre aussi l'existence d'un lupus idiopathique. Ma réponse est facile. Tous les lupus fibro-plastiques ont des caractères absolument identiques, et, de cette identité de caractères dans l'espèce, on est forcé de conclure à l'identité de nature.

En définitive, le lupus idiopathique des auteurs n'est autre chose qu'une des formes de la scrofule fixe primitive.

Je passe à la description des scrofulides malignes.

Partie nosographique. — Je divise les scrofulides malignes, comme les scrofulides bénignes, en trois groupes de phénomènes éruptifs. Le premier groupe renferme celles où il semble qu'il n'y ait que de l'érythème sur les parties affectées; le second groupe comprend toutes les scrofulides qui se distinguent par des saillies cutanées, et le troisième toutes celles où la suppuration sanieuse est le phénomène prédominant. Je donne au premier groupe le nom de scrofulide *érythémateuse*, au second celui de scrofulide *tuberculeuse*, et au troisième celui de scrofulide *crustacée-ulcéreuse*.

§ 1. — Scrofulide érythémateuse.

J'en distinguerai deux variétés.

a. Lupus érythémateux. — Vous en avez un remarquable exemple dans le n° 110 ; c'est un beau type de lupus érythémateux de la figure. Cette affection est évidemment plus rare que le lupus tuberculeux. On constate à la peau une simple rougeur congestive, érythémateuse, qui disparaît par la pression du doigt et reparaît dès qu'on vient à cesser la compression. La rougeur est permanente, fixe. Lorsqu'elle vient à disparaître, elle laisse après elle une cicatrice semblable à celle de la brûlure au troisième degré, et cependant l'épiderme n'a pas été détruit. Le travail ulcératif s'est accompli sans que la peau soit entamée ; il semble que les couches superficielles du derme aient peu à peu disparu, par suite d'un travail d'exfoliation épidermique ou d'absorption interstitielle.

La rougeur, dans le lupus érythémateux, est plus ou moins vive et quelquefois tout à fait analogue à celle de l'érysipèle, d'autres fois plus livide ou jaunâtre; elle varie d'ailleurs selon les conditions dans lesquelles se trouve le malade. Toutes les causes excitantes, toutes celles qui appellent le sang vers la tête, les émotions, les rayons calorifiques, l'insolation, les rhumes de cerveau, etc., augmentent momentanément la rougeur.

Les surfaces malades, ou sont de niveau avec la peau environnante, ou paraissent légèrement tuméfiées, turgescentes ; elles sont déprimées après guérison, lorsqu'il ne reste plus que le fond cicatriciel.

Le lupus érythémateux n'est pas douloureux ou offre une légère sensibilité à la pression. Le doigt, promené sur les surfaces malades, perçoit un peu d'induration ; quelquefois on sent çà et là de petites granulations. Dans un cas, j'ai pu examiner au microscope ces granulations, que j'ai trouvées complétement formées de tissu fibro-plastique.

La scrofulide érythémateuse a son siége presque constamment à la face, sur le front, sur les tempes et quelquefois aussi sur le cuir chevelu. Le n° 110 porte aussi du lupus érythémateux sur la face dorsale de la main et des doigts.

Quand le lupus érythémateux s'est montré par places sur le cuir chevelu, il laisse, après guérison, des plaques dénudées et quelquefois déprimées, blanches, qui pourraient faire croire, si l'on n'était prévenu, à l'existence antérieure d'un favus ou d'une teigne achromateuse.

Les plaques de lupus érythémateux sont assez ordinairement arrondies, ovalaires, plus ou moins allongées, uniques ou multipliées. Au bout d'un certain temps, elles peuvent se réunir, et le lupus couvre alors la plus grande partie de la face. Cette affection peut aussi se propager aux membranes muqueuses. Sur le n° 110, elle s'est étendue sur la muqueuse de la lèvre inférieure.

Enfin, la rougeur commence quelquefois par un point qui s'exfolie et se transforme en cicatrice, pendant qu'à la circonférence de la cicatrice apparaît une rougeur circulaire qui annonce les progrès du mal du centre à la circonférence. C'est ce que Biett avait désigné sous le nom d'*érythème cen-*

trifuge. Nous avons eu longtemps dans le service un malade affecté d'un érythème centrifuge, ayant pour siége l'arcade orbitaire externe.

b. Lupus acnéique. — M. Devergie a décrit cette affection sous le nom d'*herpès crétacé* du bout du nez. C'est une affection des glandes sébacées tout à fait spéciale, entourée d'une rougeur herpétique qui s'avance de plus en plus sur les parties saines au fur et à mesure que le mal fait des progrès. Le produit spécial blanchâtre et comme crayeux qui s'observe sur les surfaces malades, et qui a fait donner le nom d'herpès crétacé à cette maladie, est un mélange d'épiderme et de matière sébacée plus ou moins altérés. Quand cette affection est guérie, on voit les parties du nez qui en ont été le siége couvertes de petites dépressions semi-circulaires, cicatricielles, qui correspondent aux ouvertures des cryptes sébacées.

Par sa forme, sa marche, sa ténacité, cette affection se trouve très bien placée à côté de l'érythème centrifuge.

§ 2. — Scrofulide tuberculeuse.

Elle nous offre à étudier trois formes distinctes : le *lupus tuberculeux*, la *scrofulide tuberculeuse inflammatoire*, une variété rare du *molluscum* des auteurs.

a. Lupus tuberculeux. — C'est une scrofulide maligne, essentiellement caractérisée par le tubercule fibro-plastique. Elle n'a aucune tendance naturelle à s'ulcérer, et si fréquemment on observe des ulcérations plus ou moins superficielles à la surface des tubercules, cela tient surtout aux applications répétées des caustiques sur les parties affectées.

J'établis deux variétés de lupus tuberculeux : 1° le lupus

tuberculeux simple ; 2° le lupus tuberculeux avec hypertrophie.

1° *Forme tuberculeuse simple.* — Elle peut siéger partout, mais on la remarque aussi plus fréquemment sur la face, puis sur le menton, le cou, le tronc et les membres, sur les parties sexuelles. On peut l'observer tout à la fois sur la face et sur d'autres régions. Dans quelques circonstances plus rares, le lupus tuberculeux est généralisé ; on l'observe simultanément sur le cou, sur le tronc et les membres.

L'évolution et la disposition des tubercules méritent de nous arrêter un instant.

Le tubercule est quelquefois unique, situé sur le milieu de la joue par exemple (*lupus solitarius*). Mais le plus souvent les éléments tuberculeux sont multiples, disposés par groupes, affectant des formes tantôt régulières, tantôt irrégulières. Toutes les dispositions du psoriasis et de l'herpès vous seront offertes par le lupus tuberculeux. Ici, vous trouverez les tubercules du lupus disposés en arcs de cercles, en demi-lunes ; plus loin, en bandes ou en anneaux. Vous avez vu, dans le service, un jeune sujet dont le tronc et les membres sont couverts de ces plaques circulaires, complètes ou incomplètes. Elles en ont imposé bien souvent aux personnes qui le voyaient pour la première fois, en leur donnant l'idée que cette affection devait être un *psoriasis circinata.*

Le volume des saillies que forment les tubercules du lupus est très variable, depuis le grain de mil jusqu'à la grosseur d'une petite cerise. Au début, ce ne paraît être qu'une papille cutanée, légèrement hypertrophiée, et bientôt il a acquis le volume d'un petit pois.

Quant à la couleur, elle est parfaitement tranchée. Il faut

en tenir compte, car ce caractère a bien son importance dans le diagnostic. Généralement le tubercule du lupus est demi-transparent, rougeâtre, d'un rouge livide ou jaunâtre, couleur sucre d'orge.

Les tubercules sont rapprochés ou écartés, et en nombre très variable. Ils sont indolents ou très légèrement sensibles à la pression. Ils donnent au doigt qui les touche une sensation de rénitence élastique, bien caractérisée et tout à fait différente de celle des tubercules inflammatoires de la scrofule cutanée.

Le lupus tuberculeux a une marche ordinairement lente. Quand le tubercule a acquis un certain volume, il reste stationnaire : tout le travail morbide se borne souvent, pendant un temps très long, à une simple exfoliation épidermique qui s'opère à sa surface.

Il s'étend en surface de deux manières, par de nouvelles poussées tuberculeuses, de nouveaux groupes qui s'ajoutent aux premiers et en sont plus ou moins distants, ou bien à la manière de l'herpès tonsurant, par des bourrelets tuberculeux circonférentiels, de plus en plus éloignés du centre, ordinairement incomplets, qui apparaissent dès que ceux du centre se sont affaissés, ont disparu et laissé à leur place un tissu cicatriciel analogue à celui de la brûlure au troisième degré.

2° *Forme tuberculeuse hypertrophique.* — On la remarque de préférence encore sur la face ; mais on la voit aussi sur les membres, les bras et les jambes, et sur les organes sexuels de l'homme et de la femme.

Dans cette forme, la face acquiert un volume monstrueux, qui lui a fait donner le nom de *leontiasis ;* les jambes ont le volume et la forme de la jambe des barbades. L'hypertrophie des organes sexuels est telle aussi, qu'elle en impose tout d'abord pour un éléphantiasis de ces parties.

A la face, les traits disparaissent, les joues forment deux masses flasques et pendantes, donnant au doigt qui les presse une sensation d'empâtement ou mieux de rénitence élastique analogue à celle que donne la pression des tubercules du lupus. Les paupières sont énormément tuméfiées, et les yeux, semblant relégués au fond des orbites, s'aperçoivent à peine. L'ouverture de la bouche semble rétrécie par l'intumescence énorme des lèvres. Les oreilles ont un volume double de celui qu'elles présentent à l'état normal.

Sur les membres et sur les organes sexuels de l'un et de l'autre sexe, le lupus hypertrophique n'est pas moins remarquable.

Non-seulement le volume des membres, du bras ou de la jambe, est double ou triple, mais encore tous les éléments constitutifs de la peau sont hypertrophiés; les papilles cutanées sont saillantes et grosses quelquefois comme des grains de chènevis ou des petits-pois. La peau ressemble parfois à une peau de chagrin. C'est sur les limites des parties hypertrophiées que l'on voit des traînées de tubercules exfoliés ou couverts, à leur sommet, d'une croûte épaisse, noirâtre.

— La verge peut aussi acquérir, dans les cas de lupus hypertrophique, un volume double ou triple de celui qu'elle présente à l'état normal. Ce qu'il y a de plus remarquable dans ces cas, c'est l'hypertrophie des glandes sébacées sur ces parties et des follicules pileux du scrotum. Le dessin que j'ai l'honneur de faire passer sous vos yeux est celui d'un malade atteint d'un lupus hypertrophique du pénis et des bourses, qui est resté longtemps dans notre service. Chez lui, à ce qu'il paraît, les fonctions génératrices s'accomplissaient tout aussi bien que dans l'état normal, et le volume énorme de la verge n'apportait aucun obstacle à l'acte de la copulation.

Chez la femme affectée de lupus hypertrophique des parties sexuelles, on trouve les grandes lèvres et les petites lèvres énormément tuméfiées, formant des masses pendantes qui rappellent, jusqu'à un certain point, le tablier des Hottentotes. Les caroncules peuvent acquérir le volume des cerises ou de petites prunes.

Le lupus tuberculeux a généralement une marche fort lente. On le voit souvent persister pendant de longues années par des éruptions successives de nouveaux tubercules.

Individuellement, chaque tubercule peut se terminer : 1° par l'ulcération, qu'il ne faut pas confondre avec l'ulcère de la scrofulide ulcéreuse proprement dite ; 2° par l'exfoliation : le tubercule disparaît et laisse à sa place une cicatrice analogue à celle de la brûlure ; 3° par résorption : le tubercule s'affaisse, se flétrit, se décolore et disparaît au bout d'un temps variable. L'extension progressive des tubercules a lieu, dans cette forme comme dans la précédente, par l'addition successive de nouveaux groupes tuberculeux ou par des bourrelets de plus en plus éloignés du centre, à la manière de l'herpès tonsurant.

b. Scrofulide tuberculeuse inflammatoire. — Cette affection n'est pas commune ; elle peut occuper toutes les régions du corps, et se présente ordinairement sous forme de plaques constituées par des tubercules réunis en groupes, tubercules opaques, rouges, indurés, peu sensibles à la pression, quelquefois purulents ou croûteux à leur sommet.

*c. **Molluscum.*** — Le molluscum de Bateman comprend des affections très différentes et de siége et de structure. J'ai moi-même séparé de ce groupe l'acné varioliforme, dont la place naturelle est à côté des autres variétés de l'acné. Celui dont je veux parler en ce moment est constitué par une véritable tuberculisation du derme. C'est une affection très rare, dont je n'ai observé qu'un exemple depuis que je suis médecin de l'hôpital Saint-Louis. Elle consiste en une éruption de petites tumeurs variables en volume, depuis celui d'un pois jusqu'à celui d'une cerise. Le contenu de ces tumeurs n'est autre chose que du tubercule tout à fait analogue, pour la composition, au tubercule pulmonaire. Au bout d'un certain temps, les tumeurs se ramollissent; il se forme, dans leur centre, une matière caséeuse, puis de véritable pus. L'abcès tuberculeux se perfore, s'ouvre au dehors, le kyste se vide, et ses parois se cicatrisent un peu plus vite et mieux que celles des cavernes pulmonaires.

Dans le cas que j'ai observé, et dont je place le dessin sous vos yeux, les parois de la tumeur étaient formées d'une double enveloppe : de la peau amincie et presque réduite à sa couche épidermique, et d'une tunique profonde; c'était un véritable kyste, dans lequel se trouvait renfermée la matière tuberculeuse.

§ 3. — Scrofulide crustacée-ulcéreuse.

Dans la scrofule tégumentaire superficielle, aussi bien que dans la scrofule tégumentaire profonde, c'est l'exfoliation croûteuse qui constitue le phénomène le plus important. La lésion qui précède la croûte a quelquefois si peu de durée, qu'elle a pu même échapper à l'attention des willanistes, puisqu'ils ont admis un lupus où la rougeur érythémateuse est promptement suivie de la formation d'une croûte épaisse ou d'un ulcère.

Je suis, dans ce cas, plus willaniste que les willanistes eux-mêmes. En effet, je n'admets pas la croûte sans bulle, sans vésicule ou pustule. Quoi qu'en ait dit Plenck, la croûte et l'ulcère sont toujours des états secondaires consécutifs à la vésico-pustule (1).

Seulement, il arrive assez souvent, dans la scrofulide maligne ulcéreuse, que le phénomène primitif, ou n'ait qu'une durée très éphémère, ou se dérobe à la vue, en raison du siége qu'il occupe. C'est le plus souvent, en effet, sous l'aile du nez, près de la cloison, que s'observe cette variété du lupus.

Vous savez que les sectateurs de Willan ont admis quatre lésions primitives dans la scrofulide sécrétante superficielle; je m'étonne qu'ils n'en aient pas admis six ou huit pour la scrofulide profonde. En effet, cette dernière peut débuter par autant d'éléments, qui sont :

1° La *vésicule eczémateuse* (forme eczémateuse du lupus) ;

2° La *pustule* (forme impétigineuse) ;

3° La *papulo-pustule ;*

4° La *bulle de rupia ;*

5° Un groupe de pustules *ecthymatiques* ou de *petites bulles ;*

6° Le *tubercule* cutané *simple* ou *fibro-plastique*, isolé ou par groupes.

Mais toutes ces lésions élémentaires, qu'il n'est pas toujours facile de reconnaître, aboutissent, en définitive, à la formation d'une croûte épaisse, brunâtre, enchâssée dans la peau, formée d'un plus ou moins grand nombre de couches superposées, assez souvent concentriques. Cette croûte est conique ou aplatie, et toujours bien différente de celle qui

(1) Il faut en excepter la croûte, qui peut se produire à la surface des plaques muqueuses de la peau, sans avoir été précédée de vésico-pustule.

caractérise la scrofulide superficielle. Celle-ci est plus mince; elle n'entre pas dans la peau, comme la croûte de la scrofulide profonde; elle est plus blanche ou plus jaune; l'autre est d'un brun noirâtre, évidemment formée par le dessèchement d'une suppuration sanieuse.

Si les croûtes sont tombées ou ont été détachées par des applications de cataplasmes, on voit les surfaces ulcérées qui forment des excavations plus ou moins irrégulières et anfractueuses; d'autres fois, ces surfaces paraissent saillantes, fongueuses et granuleuses, rouges ou d'un blanc rougeâtre, imbibées d'une humeur ichoreuse, sanieuse, plus ou moins fétide, qui bientôt se dessèche et forme de nouvelles croûtes.

Les bords de l'ulcère sont habituellement rouges, un peu tuméfiés, légèrement sensibles à la pression; ils ne sont généralement indurés ou couverts de tubercules que dans la scrofulide ulcéreuse fibro-plastique. L'ulcère est quelquefois en partie cicatrisé; mais ce sont presque toujours des cicatrices bridées, vicieuses, sur lesquelles on voit souvent se former de nouveaux tubercules, puis de nouveaux ulcères qui se réunissent aux anciens. Ces cicatrices entraînent toujours après elles des difformités plus ou moins grandes.

J'admets une sous-division dans la scrofulide maligne ulcéreuse : la scrofulide ulcéreuse simplement *inflammatoire* et la scrofulide ulcéreuse *fibro-plastique*.

Cette distinction me paraît importante en pratique comme en théorie, au point de vue pronostique aussi bien qu'au point de vue thérapeutique.

Le début est différent : dans la scrofulide inflammatoire, les éléments primitifs sont la pustule et le tubercule cutané simplement inflammatoire; dans la scrofulide fibro-plastique, c'est le tubercule fibro-plastique, moins saillant ordinairement, plus induré, plus rouge qu'il ne l'est dans le lupus tuberculeux non ulcéreux.

La destruction marche plus vite et est généralement plus profonde dans la scrofulide fibro-plastique.

Les os forment le plus souvent, pour la scrofulide ulcéreuse inflammatoire, une barrière infranchissable. C'est dans cette variété qu'on observe, après guérison, des cicatrices bridées, enfoncées, adhérentes aux os, sans que ceux-ci aient subi aucune perte de substance. Les os sont généralement attaqués, tout aussi bien que les parties molles, dans la scrofulide fibro-plastique.

Ai-je besoin d'ajouter que la gravité relativement plus grande de la scrofulide fibro-plastique, pour laquelle je réserve exclusivement la dénomination *lupus*, et la difficulté plus grande aussi du traitement, ne justifient que trop la distinction que j'ai établie entre ces deux variétés de la scrofulide ulcéreuse maligne ?

Le siége le plus ordinaire de la scrofulide crustacée-ulcéreuse est la face ; mais on peut l'observer sur toutes les régions du corps, et partout elle présente les mêmes caractères. Elle envahit simultanément ou successivement plusieurs régions.

Les parties sur lesquelles on la rencontre le plus fréquemment, après la face, sont la région antérieure de la poitrine, les membres au voisinage des articulations.

A la face, c'est sur le nez qu'elle se montre de préférence, puis sur les joues, les commissures labiales, les paupières, les oreilles et le menton.

Le nez, comme vous le savez, n'est pas seulement le siége de prédilection des scrofulides malignes, c'est encore l'organe où se fixent de préférence les scrofulides bénignes impétigineuses de la peau et celles des muqueuses; de sorte que, sur le nez, vous pouvez étudier tous les degrés et toutes les formes de la scrofule tégumentaire. Le plus souvent, la scrofulide crustacée-ulcéreuse maligne débute par l'intérieur des narines; le nez est rouge, gonflé, luisant, légèrement sensible à la pression; il survient une petite croûte soit à la partie interne de l'aile du nez, soit dans l'angle de réunion de l'aile avec la cloison des narines. Le malade arrache cette croûte, qui bientôt est remplacée par une autre dont la chute, spontanée ou provoquée, laisse voir un petit ulcère couvert d'une sanie ichoreuse. Tel est le mode d'évolution le plus ordinaire de la scrofulide maligne sur le nez.

Dans quelques cas, la scrofulide maligne, débutant toujours par la pituitaire, détruit la sous-cloison et même une partie de la cloison du nez avant de gagner la peau qui recouvre cet organe. Vous avez vu, dans le service, un exemple de ce cas particulier.

Dans d'autres cas plus rares, l'affection débute par la pituitaire qui tapisse le plancher des fosses nasales, et, de proche en proche, gagne la muqueuse de la voûte palatine et le tissu gingival.

D'autres fois, le mode d'évolution est différent : c'est par l'enveloppe cutanée du nez que commence le travail morbide. Comme dans les cas précédents, le nez se gonfle, devient rouge, s'indure; une exhalation séro-purulente soulève légèrement l'épiderme, et se dessèche très rapidement; il se forme une croûte noirâtre, très adhérente, sur le bout du nez. La chute de cette croûte laisse voir un ulcère avec destruction plus ou moins profonde de la peau et de la charpente fibro-cartilagineuse; puis une nouvelle croûte se forme, dont le détachement permet de voir, à la circonférence, les parties molles rongées; au centre, deux ouvertures séparées par une cloison. Le bout du nez, la moitié ou les deux tiers de l'organe, peuvent ainsi être emportés par le travail destructeur.

Ce n'est pas tout encore : la scrofulide maligne procède quelquefois d'une autre manière. Un point isolé, rouge et tuméfié se montre sur la peau de l'aile du nez. Induré dans le principe, ce tubercule se ramollit peu à peu ; bientôt il s'ulcère, et, en très peu de temps, l'aile du nez est trouée, perforée de part en part ou échancrée sur son bord libre. — C'est à cette variété que les auteurs ont donné le nom de *lupus térébrant*, qui peut aussi affecter la cloison des narines et la perforer de part en part, puis la détruire dans une étendue plus ou moins grande. La même affection sur la voûte palatine donnera lieu à une perforation de la cloison qui sépare la cavité buccale de la cavité nasale, et fera communiquer la bouche avec les narines ; la voix sera nasillarde ; les boissons, les aliments, passeront de la bouche dans les narines, si l'art ne vient remédier à cette infirmité.

Lorsque le lupus térébrant a son siége sur la commissure labiale, il la détruit, agrandit l'ouverture de la bouche et gêne considérablement le travail de la mastication. Sa cicatrisation entraîne presque nécessairement le rétrécissement de l'ouverture buccale.

Si la même variété de scrofulide attaque les lèvres ou les paupières, elle détruit en partie ces voiles membraneux et protecteurs des organes qu'ils recouvrent. De là suit fatalement l'engorgement inflammatoire rougeâtre des gencives, de la conjonctive oculaire et palpébrale, le renversement des lèvres, l'ectropion, l'ophthalmie avec toutes ses conséquences, la cécité. En parcourant mes salles, votre attention n'a pu manquer d'être attirée, et peut-être avez-vous été impressionnés vivement par l'aspect hideux que présentent quelques-uns de mes malades atteints de lupus de la face. Chez l'un, la lèvre supérieure, atrophiée, réduite à un très petit volume et renversée, laisse voir l'arcade dentaire au-dessus de laquelle existe une surface rouge, fongueuse, saignante, constituée par la gencive et la muqueuse de la lèvre, enflammées et tuméfiées. Chez un autre, le n° 28 de la salle Saint-Laurent, les paupières sont renversées, les yeux sont saillants, comme repoussés de l'orbite : ils semblent avoir un volume double de celui qu'ils ont à l'état normal ; autour d'eux, la conjonctive est tuméfiée, rouge et fongueuse. L'œil droit est, depuis longtemps, couvert d'une taie qui intercepte le passage des rayons lumineux. Vous avez vu aussi tous les degrés de destruction du nez, des oreilles, du menton et les difformités qui en sont la suite, car aucune variété ne manque à notre collection, si tristement remarquable, des scrofulides malignes.

La scrofulide ulcéreuse se propage assez souvent de la face sur le cou, et particulièrement dans la région sous-maxillaire. Il est plus rare de la voir débuter par le cou : ne la confondons pas avec le lupus tuberculeux, avec les abcès dermiques, avec les ulcères ganglionnaires, tous accidents scrofuleux qui s'observent, au contraire, assez fréquemment sur le cou.

J'en dirai autant du cuir chevelu ; la scrofulide ulcéreuse y est rare, tandis que le lupus tuberculeux ou érythémateux s'y présente beaucoup plus souvent, sans que pour cela je veuille dire que ces affections y soient communes.

Sur le tronc, la scrofulide ulcéreuse n'est pas rare ; nous avons vu que, sur la face, on observe à peu près indistinctement toutes les variétés ; ici, au contraire, c'est à la scrofulide, qui débute par l'élément simplement inflammatoire, que l'on a le plus ordinairement affaire. Ainsi, on y rencontre plus souvent qu'ailleurs le rupia et l'ecthyma scrofuleux, l'impetigo scabida de nature scrofuleuse.

Aux membres, nous voyons reparaître, comme à la face, une proportion à peu près égale de scrofulides ulcéreuses inflammatoires et de scrofulides ulcéreuses fibro-plastiques. C'est au voisinage des articulations, et notamment sur la face dorsale des doigts et des orteils, qu'on a le plus souvent occasion de les rencontrer. Les symptômes sont les mêmes qu'à la face. Elles s'accompagnent de la tuméfaction des membres et des articles, empêchent les mouvements, la flexion des phalanges, la préhension des objets quand elles siégent sur les doigts, produisent la claudication quand elles siégent sur les membres inférieurs, et sont très souvent suivies, après guérison, de la pseudo-ankylose des articulations affectées, de l'atrophie, de l'incurvation et du raccourcissement des doigts et des orteils, qui, dans quelques cas, paraissent comme ratatinés.

Marche, durée, terminaisons de la scrofulide maligne. — En général, la scrofulide maligne a une marche lente et une durée fort longue. Ce que je dis là s'applique à toutes les formes de la scrofulide maligne, même à la scrofulide crustacée-ulcéreuse. Toutefois, dans certaines circonstances, cette dernière revêt un caractère phagédénique, et marche avec une rapidité désespérante. Si la scrofulide est simplement inflammatoire, les ravages ne s'étendent pas au delà de la peau et des parties molles ; si elle est fibro-plastique, l'affection gagne de proche en proche les parties molles et les os. La carie des os se produit et marche avec une rapidité vraiment effrayante.

On a, comme vous le savez, donné à ce lupus le nom de *lupus vorax*. Son siége ordinaire est la face, et en moins d'un mois ou de six semaines le nez est complétement rongé, les lèvres détruites. On voit, entre les ouvertures nasales, le vomer et la lame perpendiculaire de l'ethmoïde se raccourcir de jour en jour sous l'influence du travail destructeur des os. La langue se détruit par parties, et bientôt se trouve réduite à un moignon informe placé au fond de l'antre qui représente la bouche et les fosses nasales réunies, par suite de la chute des dents et de la destruction de la voûte palatine. Le plancher de l'orbite ne tarde pas à s'écrouler, et les globes oculaires tombent, retenus seulement par les nerfs optiques, auxquels ils se trouvent appendus comme à deux cordes.....

Qui pourrait croire que, dans un état aussi misérable, les malades atteints de ce lupus vorax sont encore accessibles à la crainte de la mort. J'ai vu un de ces malades qui tremblait de tous ses membres pour avoir pris, par mégarde, l'alcoolature de ciguë qui était destinée à l'un de ses voisins ; un autre malade, voué au même sort, qui redoutait, par-dessus toute chose, la *contagion* cholérique.

Les malades parvenus à ce degré de la scrofulide maligne sont ordinairement enlevés par une phlegmasie ultime, assez souvent par une péricardite ou une pleurésie avec épanchement.

Tandis que la scrofulide ulcéreuse fibro-plastique aboutit à la carie des os, la scrofulide tuberculeuse fibro-plastique, avec hypertrophie, détermine un autre genre d'altération du système osseux. Le tissu fibro-plastique se produit non-seulement dans la peau, le tissu cellulaire sous-cutané, intermusculaire, dans les articulations, mais encore dans les cavités médullaires des os ; puis les produits déposés dans ces cavités, au fur et à mesure qu'ils augmentent de volume, distendent les parois de l'os en les amincissant. De là un véritable *spina-ventosa.*

Ainsi, la scrofule maligne, par ses progrés, amène la détérioration générale de l'individu et la mort ; elle peut rester à peu près stationnaire, ne faisant que des progrès fort lents, pendant quinze et vingt ans, ou enfin se terminer par résolution, sans que l'art intervienne, par suite du seul bénéfice de la nature. Ajoutons tout de suite que cette heureuse terminaison est rare, et que, quant aux explications physiologiques qui ont été données par les auteurs, elles sont nulles et de nulle valeur. La résolution spontanée des scrofulides malignes est un effet de l'évolution naturelle de la scrofule. C'est tout simplement le résultat d'une loi par suite de laquelle les accidents scrofuleux disparaissent dans l'ordre où ils se sont manifestés au fur et à mesure que de nouveaux accidents se produisent.

Association des diverses formes de la scrofulide maligne. — Ses rapports avec les autres accidents scrofuleux. — Les deux tiers, les trois quarts peut-être des scrofulides malignes ont été précédées de scrofulides bénignes, de gourmes, d'impétigo, d'ophthalmie et d'engorgements ganglionnaires ; beaucoup coexistent avec des ophthalmies, des engorgements glandulaires, des caries. On peut aussi, sur le même sujet, voir de la scrofulide ulcéreuse à la face et de la scrofulide tuberculeuse sur le tronc et les membres. Toutefois il est bien rare de trouver sur le même sujet, ici de la scrofulide inflammatoire, et, sur une autre région, de la scrofulide fibro-plastique.

J'ai déjà dit qu'il ne fallait pas confondre l'ulcération individuelle des tubercules fibro-plastiques, ulcération qui, en général, ne s'étend pas au delà du tubercule, avec la scrofulide ulcéreuse, qui ronge et tubercules et parties saines de la peau et des tissus sous-jacents.

Enfin, je dois vous rappeler encore les transformations des scrofulides bénignes en scrofulides malignes. La couperose, l'erythema papulatum, peuvent se transformer *in situ* en scrofulides fibro-plastiques ; l'impétigo et l'eczéma impétigineux en scrofulides ulcéreuses profondes.

Partie étiologique. — La scrofulide maligne débute d'emblée ou succède à la scrofulide bénigne. Dans l'immense majorité des cas, elle s'établit d'emblée.

Le plus habituellement, elle se manifeste sous la seule influence de la diathèse morbifique.

On ne la voit pas indistinctement survenir à tous les âges de la vie ; elle apparaît d'habitude entre quinze et vingt-cinq ans.

On a dit qu'elle était plus fréquente dans le sexe féminin. Cette assertion n'a pas été étayée de preuves suffisantes.

Ne vous attendez pas à trouver, sur les sujets atteints de lupus, les traits ordinaires du tempérament lymphatique. Le tempérament qui prédispose le plus au lupus serait, d'après mes observations, le tempérament sanguin. Quant à la scrofulide maligne inflammatoire, c'est autre chose. Sur les sujets qui en sont affectés, on retrouve les attributs ordinaires du tempérament lymphatique.

Les agents physiques et mécaniques n'ont qu'une bien faible part dans la détermination des accidents propres de la scrofule secondaire.

Partie sémiotique. — Il me reste à examiner les

scrofulides malignes sous le rapport de la sémiotique et sous le rapport de la thérapeutique. C'est à cette étude que je vais consacrer toute la leçon d'aujourd'hui.

Diagnostic. — Dans la scrofule cutanée secondaire, aussi bien que dans la scrofule cutanée primitive, le diagnostic doit donner la solution des trois questions qui suivent :

1° Déterminer l'élément primitif de l'affection qui est actuellement soumise à votre observation.

2° Établir le diagnostic de l'affection elle-même.

3° Indiquer les caractères à l'aide desquels on parvient à connaître la nature scrofuleuse de cette affection.

Diagnostic de la lésion cutanée élémentaire. — Dans la scrofulide maligne érythémateuse, l'élément primitif, c'est l'exanthème, qui pourrait être confondu avec la squame ou l'éruption vésiculeuse, si l'affection était prise pour un pityriasis ou pour un eczéma circonscrit. C'est donc ici le diagnostic de l'affection qui vient nous éclairer sur le diagnostic de la lésion primitive.

Il faut mettre de côté tout d'abord les exanthèmes aigus ; il ne nous restera plus que les exanthèmes à marche chronique, c'est-à-dire toutes les affections érythémateuses.

La couperose érythémateuse n'est pas régulièrement limitée en plaques arrondies, comme le lupus ; elle est aussi, le plus souvent, accompagnée d'acné pustuleuse.

L'*erythema marginatum*, affection parasitaire dans certains cas, arthritique dans d'autres, est en plaques arrondies et rouges, comme celles du lupus érythémateux, mais la marche est plus aiguë, la rougeur plus inflammatoire ; les plaques sont aussi, le plus souvent, relevées sur les bords.

Dans l'*erythema papulatum*, affection propre à la scrofule cutanée primitive, il n'y a pas de fond cicatriciel, comme dans le lupus érythémateux, qui ne présente d'ailleurs aucune éruption papuleuse.

L'érythème centrifuge peut être confondu avec l'intertrigo ou bien encore avec l'érythème circiné parasitaire; la présence du tissu cicatriciel suffira pour le distinguer. L'herpès crétacé ou lupus acnéique du bout du nez ne sera pris ni pour l'herpès circiné ni pour l'acne sebacea. Les orifices dilatés des glandes sébacées, la matière comme crayeuse qui les remplit, les dépressions semi-circulaires cicatricielles, seront autant de signes qui vous serviront à établir le diagnostic différentiel.

La lésion cutanée élémentaire est facile à déterminer dans les scrofulides malignes tuberculeuses.

Le tubercule fibro-plastique du lupus ne saurait être confondu avec la grosse papulo-pustule par laquelle débute si souvent la scrofulide maligne inflammatoire. La couleur n'est pas la même : d'un rouge obscur, livide ou comme demi-transparente, et se rapprochant de la couleur d'ocre ou de sucre d'orge, dans le véritable tubercule du lupus, elle offre, dans le second cas, une teinte rouge plus ou moins foncée, simplement inflammatoire, ou diffère peu de la couleur normale de la peau. Dans le tubercule fibro-plastique, la saillie cutanée est lisse, de couleur uniforme : elle est toujours plus ou moins rugueuse, inégale et souvent purulente au sommet dans le tubercule inflammatoire. Le premier n'est nullement douloureux à la pression, et donne au doigt qui le comprime une sensation de résistance élastique ; le second est toujours plus ou moins douloureux, et donne à la pression une sensation de dureté plus ou moins grande.

Enfin, les groupes fibro-plastiques sont en général plus étendus que les groupes de tubercules inflammatoires.

Ne pourrait-on pas prendre les tubercules de l'*acne rosea* pour des tubercules de lupus ? — Le médecin qui confondrait le lupus tuberculeux avec la couperose serait sans excuse, mais il ne s'exposerait pas au même reproche de légèreté, dans l'examen du malade, s'il prenait pour de la couperose un groupe de tubercules inflammatoires appartenant à la scrofule cutanée proprement dite. En effet, dans la couperose, aussi bien que dans la scrofulide maligne inflammatoire, l'élément éruptif est à peu près le même, si ce n'est que, dans la couperose, l'inflammation a pour siége exclusif la glande sébacée.

Vous éviterez l'erreur en vous rappelant que l'*acne rosea* est, le plus souvent, accompagnée d'*acne punctata ;* qu'elle n'est pas circonscrite, qu'elle a un siége spécial, et qu'elle n'entraîne pas à sa suite l'ulcération des tissus sur lesquels elle siége.

Le molluscum se distingue du tubercule de l'acné varioliforme par l'absence d'ombilic. Toutefois on doit toujours jeter les yeux sur l'ensemble de l'affection, car il est des tubercules d'acné varioliforme qui, à la première vue, ressemblent, à s'y méprendre, à des tubercules de molluscum, l'ombilic ne se trouvant pas au sommet de la tumeur ; il faut soulever le petit tubercule, et l'on aperçoit alors l'ombilic sur l'un des côtés, caché entre la tumeur et la peau.

Quel est l'élément anatomique primitif dans la scrofulide crustacée-ulcéreuse ?

Il n'est pas toujours facile de déterminer cet élément. Dans quelques cas, on rencontre, au pourtour de la croûte ou de l'ulcère, des traces plus ou moins accusées de l'élément primitif : ainsi, sur une rougeur sombre que présente la peau qui circonscrit la croûte, on sent des indurations profondes, aplaties, qui souvent font très peu de saillie sur la partie affectée. Un tel état indique que le mal a débuté par un tubercule qui a suppuré et s'est transformé en croûte.

Si les bords de la croûte sont profondément enchâssés dans la peau et semblent situés sur le même plan que les parties environnantes; si la croûte semble se continuer avec le bord rouge induré de la peau, faire en quelque sorte corps avec lui, l'élément primitif a été un *tubercule cutané* ou *sous-cutané*.

La situation, la forme, la disposition des croûtes, éclairent le diagnostic de l'élément primitif.

L'écaille d'huître ou de patelle caractérise le rupia proéminent, et indique la présence, au début, de la bulle de rupia ou de la pustule de l'ecthyma.

La croûte jaunâtre, saillante, détachée du fond de l'ulcère, caractérise l'impétigo et indique la préexistence de la pustule.

La croûte humide, suintante, imprégnée d'un pus séro-sanguinolent, démontre que l'affection a débuté par la vésico-pustule.

Diagnostic de l'affection générique. — Ce que j'ai dit précédemment du diagnostic de la lésion primitive dans les scrofulides érythémateuses suffit à leur diagnostic comme affections génériques; je n'ai rien à ajouter.

La scrofulide maligne tuberculeuse non ulcéreuse pourrait être confondue avec la couperose pustuleuse. J'ai déjà fait connaître les caractères différentiels de leurs éléments anatomiques primitifs ; ils suffisent au diagnostic de ces deux affections.

Le lichen, en général, a bien peu de ressemblance avec le

lupus; toutefois il est une variété de cette affection que je désigne habituellement sous le nom de lichen à papules déprimées, sur laquelle j'ai déjà plusieurs fois appelé votre attention, soit à ma visite, soit à la consultation du vendredi, et qui, à la première vue, pourrait éveiller l'idée du lupus. L'incertitude ne durerait qu'un instant, car l'éparpillement et la dissémination de l'éruption, la couleur et les variations dans le volume des boutons, ne permettraient pas de croire à l'existence d'un lupus.

On peut confondre le lupus avec la scrofulide maligne *tuberculeuse inflammatoire*, non ulcéreuse, et avec la syphilide tuberculeuse. Ces trois affections se distinguent par les caractères objectifs différents des tubercules qui les constituent. Il est inutile de revenir sur la description que j'en ai déjà donnée.

J'ai vu confondre le lupus avec le psoriasis circiné. Il vous sera difficile de commettre une pareille méprise, si vous jetez un œil investigateur sur tout l'ensemble de l'éruption, et non sur une partie seulement.

Le lupus hypertrophique a pu être pris pour l'éléphantiasis des Arabes, pour une infiltration séreuse résultant de la compression exercée sur le trajet des vaisseaux par une tumeur quelconque ; mais si le volume de la partie malade est également augmenté dans toutes ces maladies, le fond cicatriciel et la présence de tubercules n'ont lieu que dans le lupus ; d'autres signes seraient superflus.

Considérée comme affection générique, la scrofulide crustacée ulcéreuse a son évolution partagée en trois périodes : 1° éruption cutanée papulo-tuberculeuse ; 2° croûte ou ulcère ; 3° cicatrice irrégulière plus ou moins difforme, simplement déprimée ou profondément enfoncée et adhérente aux os. Ce travail morbide de la peau se présente à l'observation dans beaucoup de maladies. En effet, sans parler des affections exotiques, telles que le bouton d'Alep, ou de maladies rares, comme le pian ou *mycosis fongoïdes*, n'avons-nous pas le scorbut, le cancer et la syphilis, qui, chaque jour, nous en offrent de nombreux exemples? Mais, pour le moment, je ne veux pas entrer dans les caractères qui distinguent l'espèce, je tiens à rester dans le diagnostic de l'affection générique.

Eh bien! comme affection générique, je ne vois que la scrofulide exsudative superficielle, ou l'ulcère suite de scrofule ganglionnaire ou cellulaire, qui pourraient en imposer pour une scrofulide maligne crustacée-ulcéreuse.

Dans la scrofulide sécrétante superficielle, l'élément anatomique primitif est toujours vésiculeux ou pustuleux; il n'est jamais tuberculeux.

A la période d'exfoliation, on trouve une croûte située superficiellement, et non profondément enfoncée dans le tissu de la peau, ni épaisse, ni rugueuse, ni brunâtre, comme dans la scrofulide maligne. A la période cicatricielle enfin, c'est une simple maculature, qui disparaît avec le temps, et non une cicatrice difforme, bridée et enfoncée ou adhérente aux os.

La scrofule ganglionnaire ou cellulaire peut aussi produire sur la peau des lésions tout à fait analogues à celles de la scrofulide maligne crustacée ulcéreuse. A quels signes reconnaîtrons-nous ces lésions?

Dans la période non ulcéreuse de l'affection, vous n'irez pas prendre des ganglions engorgés ou même des abcès dermiques pour des papulo-pustules, ou pour des tubercules cutanés en voie de ramollissement. Évidemment, la difficulté dans le diagnostic ne commence que quand il existe, sur une ou plusieurs régions du corps, des ulcères couverts de croûtes. Dans ces cas, il faut tenir compte du siége des ulcères, de leur forme sinueuse, irrégulière, de la couleur bleuâtre et du décollement de la peau dans les environs de la croûte. Interrogez les malades, et vous apprendrez que le mal a commencé par des abcès et non par des boutons. A la période cicatricielle enfin, tout en tenant compte de la forme et du siége des cicatrices, vous ne sauriez vous dispenser d'interroger les malades sur la marche et sur les évolutions de leur mal antérieur, si vous tenez à préciser le diagnostic rétrospectif du genre de l'affection.

Mais ce n'est pas assez d'avoir établi le genre de l'affection, vous devez connaître la variété de l'affection à laquelle vous avez affaire. Est-ce une affection fibro-plastique? est-ce une affection simplement inflammatoire? En d'autres termes, à quels signes distinguerez-vous le lupus de la scrofule cutanée proprement dite?

Dans le lupus, on remarque, sur les confins de l'ulcère ou de la croûte, des portions de peau rouges, indurées et souvent même des tubercules ou des traces de tubercules. Quelquefois il existe une hypertrophie remarquable, molle, flasque, élastique, des parties qui sont le siége de l'affection, et parfois, à côté de cette hypertrophie, une atrophie de la peau, un amincissement tel, qu'elle laisse voir au-dessous d'elle les cartilages ou les tissus sous-jacents avec la couleur et la forme qui leur sont propres. Si le mal est déjà ancien et occupe la face, les gencives participent le plus ordinairement à la dégénérescence; elles sont gonflées, ramollies, bleuâtres, saignantes, exhalent une odeur des plus fétides. Le lupus, qui arrive à la surface des os, les ronge et les détruit; de là des caries plus ou moins étendues et profondes. Enfin, la surface de l'ulcère, dans le lupus, est souvent couverte de fongosités, de granulations rouges ou d'un rouge blanchâtre, baignées d'une suppuration ichoreuse infecte.

Dans l'affection inflammatoire ou dans la scrofule cutanée proprement dite, s'il existe sur les limites des parties ulcérées ou croûteuses, des tubercules, ce sont des tubercules inflammatoires, ou plutôt de grosses papulo-pustules ; il n'y a ni hypertrophie, ni atrophie, ni semi-transparence des parties circonvoisines. La suppuration n'exhale pas la même fétidité. Enfin, les os ne participent pas, en général, à la destruction ulcéreuse des parties molles.

Diagnostic de la nature de l'affection. — Au début, la scrofulide érythémateuse maligne peut être prise pour une scrofulide érythémateuse bénigne, pour un érythème arthritique ou parasitaire ; mais sa longue durée, sa persistance opiniâtre, l'état des glandes sébacées sur les plaques, l'exfoliation épidermique, et surtout l'atrophie qui succède à l'hypertrophie des plaques, puis le fond cicatriciel, en décèlent suffisamment l'origine scrofuleuse.

La scrofulide maligne tuberculeuse non ulcéreuse ne peut que bien rarement donner lieu à quelque embarras dans la question du diagnostic. Nous avons affaire ici à une éruption tuberculeuse n'offrant point le caractère ulcératif. Vous retrouvez une affection analogue dans l'éléphantiasis des Grecs et dans la syphilide tuberculeuse non ulcéreuse. Quelques mots sur le diagnostic différentiel de ces deux maladies. Le tubercule de la lèpre est exotique, celui du lupus est indigène. Le premier est bronzé, disséminé sur toutes les parties de la face, sur les avant-bras et les mains, accompagné d'anesthésie cutanée. Le tubercule du lupus est rougeâtre, en groupes; la peau qui le supporte n'a rien perdu de sa sensibilité normale.

Le tubercule syphilitique est cuivré, disposé par groupes, en lignes arrondies, en croissant ou en fer à cheval, plus dur en général que le tubercule du lupus, surmonté d'une exfoliation épidermique blanchâtre; il affecte un siége spécial. Le molluscum scrofuleux ne peut donner lieu à aucune erreur de diagnostic.

La scrofulide maligne crustacée-ulcéreuse peut être prise pour une affection scorbutique, cancéreuse ou syphilitique.

Vous reconnaîtrez le scorbut à l'état fongueux et à la disposition hémorrhagique des ulcères et aux autres phénomènes concomitants, tels que le ramollissement des gencives, le purpura, l'œdème scorbutique, etc.

Le cancer et la syphilis sont plus difficiles à reconnaître, et les méprises, il faut bien le dire, sont ici très communes.

Quand l'affection cancéreuse est accompagnée, sur les bords, de bosselures noueuses et dures, quand le fond de l'ulcère est couvert de gros champignons indurés, le doute ne saurait exister; mais si l'affection cancéreuse se présente à la face avec les caractères ordinaires du *noli me tangere*, le diagnostic peut présenter les plus sérieuses difficultés.

Et d'abord, vous simplifierez autant que possible votre diagnostic en vous éclairant des antécédents, de l'âge du sujet, des affections antérieures ou concomitantes; puis vous tiendrez compte du début de l'affection, de sa marche, des symptômes qui l'accompagnent. Le *noli me tangere* débute en général par un tubercule unique, le lupus par un groupe de tubercules; le premier détruit en surface, le second en surface et en profondeur. Il y a des douleurs lancinantes dans l'affection cancéreuse, il n'y en a pas dans le lupus.

La syphilis, plus souvent encore que le cancer, s'offrira à votre observation sous les traits de la scrofulide crustacée-ulcéreuse. Il est bon d'en tracer le parallèle avec la scrofule dans les trois périodes successives de l'affection.

Dans la période éruptive, c'est une vésico-pustule, un tubercule proprement dit, ou une gomme sous-cutanée, trois syphilides ulcéreuses venant de la partie superficielle, de la partie moyenne ou de la partie profonde de la peau, qui toutes trois ont des caractères tellement tranchés, que le diagnostic ne saurait être longtemps incertain.

Dans la seconde période, ulcérative ou croûteuse, les difficultés sont d'autant plus grandes qu'il reste moins d'éléments primitifs.

Arrêtons-nous quelques instants sur le diagnostic des trois variétés que je viens d'indiquer.

Le rupia est tantôt scrofuleux, tantôt syphilitique, mais, contrairement à l'opinion générale, il est bien plus souvent scrofuleux que syphilitique. Je n'ai pas besoin de vous dire qu'à chaque instant on commet des erreurs déplorables, au point de vue thérapeutique, sur la nature de cette affection. Vous venez de voir, dans nos salles, un jeune homme dont le tronc est couvert des cicatrices proéminentes d'un rupia qui, dans un autre service de cet hôpital, a été pris pour une affection de nature syphilitique; erreur d'autant plus facile à éviter, dans le cas présent, que ce jeune scrofuleux était en même temps affecté de carie du tibia et d'ankylose du genou du côté droit.

A quels signes nous sera-t-il permis de distinguer le rupia scrofuleux du rupia syphilitique?

Dans l'affection scrofuleuse, l'éruption est en général plus étendue ; les croûtes sont entourées d'une auréole d'un rouge bleuâtre ; elles sont plus saillantes, de couleur brun jaunâtre ; elles laissent, à leur chute, des ulcères couverts de granulations et de fongosités rougeâtres ; on les trouve à peu près indistinctement sur toutes les régions du corps, peut-être plus fréquemment sur les régions antérieures du thorax et sur les membres supérieurs.

Dans l'affection syphilitique, l'éruption est moins multipliée ; les croûtes sont entourées d'une auréole cuivrée ; elles sont affaissées, de couleur noirâtre, et laissent, à leur chute, des surfaces ulcérées, grisâtres, à bords taillés à pic. Enfin, on les observe plus spécialement sur les membres inférieurs, les régions lombaire et dorsale, etc.

Ajoutez toujours à ces signes ceux qu'on peut tirer de la concomitance et de la filiation avec les accidents antérieurs, et, dans la plupart des cas, votre jugement ne sera passible d'aucune réforme ultérieure.

La syphilide ulcéreuse qui a pour élément primitif le tubercule, venant de la partie moyenne de la peau, est l'affection qui répond au lupus : c'est la dartre rongeante vénérienne.

Avant d'établir le diagnostic différentiel du lupus scrofuleux et du lupus syphilitique, nous nous demanderons s'il existe, dans la syphilis comme dans la scrofule, deux éléments anatomiques primitifs : le tubercule simplement inflammatoire et le tubercule fibro-plastique. Je suis très disposé à admettre cette distinction dans les deux maladies, ce qui ne m'empêche nullement de reconnaître des caractères différents dans les deux natures d'affections.

En général, le tubercule est plus saillant, plus détaché de la peau dans la syphilis ; le tubercule inflammatoire est plus gros et cuivré dans l'affection vénérienne. Le tubercule fibro-plastique est mou, rénitent, élastique, dans la syphilis comme dans la scrofule; mais, dans la première maladie, il y a un reflet obscur de couleur brune, tandis qu'il est livide ou demi-transparent et d'un jaune rougeâtre dans la scrofule.

Le lupus s'accompagne d'exostoses et de nécrose dans la syphilis; il s'accompagne de carie dans la scrofule. Il y a souvent des douleurs ostéocopes dans le premier cas; il n'y en a jamais dans le second.

Enfin, l'ulcère et la croûte présentent souvent les caractères différentiels que j'ai déjà signalés dans l'une et l'autre maladie. J'en dirai autant de la marche des deux affections et des cicatrices qu'elles laissent après elles.

J'ai, maintenant, à vous parler de la syphilide gommeuse, de celle qui a pour élément anatomique primitif le tubercule gommeux de la face profonde de la peau. A la période éruptive, rien de plus facile à reconnaître que les gommes cutanées ou sous-cutanées; mais, quand elles sont ulcérées et réunies de manière à former un ulcère couvert d'une suppuration plus ou moins sanieuse, le diagnostic est quelquefois très obscur, parce que l'ulcère syphilitique simule parfaitement, dans un grand nombre de cas, l'ulcère de la scrofulide profonde.

Notez donc bien que, dans ces cas d'un diagnostic si difficile, vous manquez presque toujours des notions qui vous seraient si utiles sur les antécédents du malade, et que vous ne trouvez sur le sujet aucune autre affection propre à éclairer votre jugement; en un mot, vous n'avez pour asseoir votre diagnostic, que les caractères propres de l'ulcère qui est, en ce moment, l'unique objet de vos recherches.

Lorsque les gommes de la peau forment, par leur agglomération, de larges plaques, dont chacune présente, ici de petites cicatrices arrondies, blanches au centre, rougeâtres à la circonférence, là de petits ulcères circulaires et profonds, qui semblent comme l'ouverture rétrécie d'une poche plus étendue, ailleurs encore des taches d'un rouge obscur, sous lesquelles on sent une petite tumeur dure ou ramollie vers le centre, le diagnostic de la syphilide gommeuse est facile, et la moindre attention doit suffire pour vous la faire distinguer de la syphilide tuberculo-crustacée ulcéreuse ou serpigineuse. Ces deux syphilides sont successives ou serpigineuses; mais, dans la première forme, ce sont des gommes cutanées bien différentes des tubercules. La peau est amincie, mais elle est intacte dans la gomme ; elle fait corps avec le tubercule dans la seconde forme. Au fur et à mesure que disparaissent les gommes et les tubercules, de nouvelles poussées éruptives se manifestent : sur des surfaces arrondies et irrégulières, dans la syphilide gommeuse; en décrivant, dans la plupart des cas, des formes déterminées, celles d'un fer à cheval ou d'une lettre de l'alphabet, dans la syphilide tuberculo-crustacée ulcéreuse.

Arrivons donc, enfin, au cas le plus difficile qui puisse se présenter, celui d'un ulcère unique. Dans le cas précédent, les gommes, bien que formant de larges plaques par leur agglomération sur un même lieu, étaient encore indépendantes les unes des autres; dans le cas présent, tous les ulcères individuels sont réunis et forment un ulcère unique, qui peut avoir jusqu'à 8 ou 10 centimètres de diamètre.

Eh bien ! sur cet ulcère unique vous pouvez retrouver quelques-uns des caractères propres aux gommes suppurées et ulcérées, et ces caractères vous suffisent pour émettre une opinion exacte sur la nature du mal.

D'abord, la circonférence de l'ulcère, dans beaucoup de cas, est sinueuse, frangée, formée par la réunion d'un grand nombre de segments circulaires ; ou bien on dirait une bandelette de linge troué, détachée du fond de l'ulcère, sans adhérence avec la partie sous-jacente. Le fond de l'ulcère lui-même est très remarquable ; il n'est pas formé par un plancher unique, il semble comme étagé. Sur chaque compartiment on peut voir des perforations qui ne sont autre chose que les ouvertures des gommes plus profondément situées, et qui viennent toutes aboutir au foyer commun, de telle sorte que l'ulcère est non-seulement le produit de la suppuration et de l'ulcération des gommes cutanées et sous-cutanées, mais encore de toutes les poussées de gommes venant de départements très différents, de couches de plus en plus profondes, depuis le tissu cellulaire sous-cutané jusqu'au périoste.

Il y a un autre caractère, encore bien important à connaître pour le diagnostic, c'est la présence, sur les surfaces ulcérées, d'une couche blanchâtre, putrilagineuse, comme gangréneuse, qui caractérise, suivant moi, d'une manière très positive la nature syphilitique de l'affection.

Pronostic. — Toutes les affections de la scrofule secondaire sont sérieuses, longues et difficiles à guérir. Le lupus peut constituer une forme fixe primitive de la scrofule, faire de rapides progrès, et amener la mort en très peu de temps.

Toutes les affections essentiellement fibro-plastiques sont relativement graves, plus longues, plus rebelles que les affections seulement inflammatoires ou simplement hypertrophiques.

Les affections fibro-plastiques ulcéreuses sont plus graves que les affections ulcéreuses inflammatoires, parce qu'elles se propagent de proche en proche jusqu'au système osseux, qu'elles finissent par altérer et détruire, tandis que les scrofulides profondes, inflammatoires, s'arrêtent en général devant le système osseux, qui, presque toujours, limite leurs progrès destructeurs.

Les formes exfoliatrices, non ulcéreuses, de la scrofule cutanée maligne sont suivies de l'atrophie des parties sur lesquelles elles ont siégé pendant un temps plus ou moins long, et de cicatrices plus ou moins vicieuses ou difformes, mais en général moins profondes que celles de la scrofulide ulcérative.

Le siége de l'affection a ici une importance immense. Aux parties sexuelles, le lupus hypertrophique gêne l'accomplissement des fonctions génératrices, quand il acquiert les proportions d'un véritable éléphantiasis.

Aux joues, la scrofulide maligne ulcérative est très souvent suivie d'ectropion, du renversement des paupières.

Sur le nez, qui a le triste privilége d'en être plus souvent affecté que tout autre organe, le lupus détermine l'occlusion des narines ou la perte complète ou incomplète du nez.

Aux lèvres, il met à nu les gencives et les dents par la destruction de part en part des parties sur lesquelles il siége, ou bien il rétrécit l'ouverture buccale, après avoir détruit en partie leurs bords libres et la commissure labiale.

D'une manière générale, on peut dire que le lupus a des effets d'autant plus fâcheux qu'il siége plus près des ouvertures naturelles.

L'étendue et la marche des scrofulides malignes exercent aussi une très grande influence sur le pronostic.

Si le lupus ne consiste qu'en un seul tubercule, en un seul groupe de tubercules, il sera plus facile de l'attaquer localement, et vous savez combien le traitement local a d'influence sur la thérapeutique. On peut d'ailleurs, dans ce cas particulier, le détruire par les caustiques, le fer rouge ou même l'instrument tranchant ; il n'en serait plus de même si le lupus occupait une très grande surface ou s'il était disséminé sur presque toutes les régions du corps.

La marche du lupus n'a pas moins d'influence sur son pronostic. S'il est stationnaire, le cas est assurément moins sérieux que s'il s'étend de jour en jour, soit en surface, soit en profondeur.

La coexistence avec la scrofulide maligne d'autres accidents scrofuleux ne me paraît pas en augmenter la gravité. J'ai remarqué même que, dans les cas complexes, le traitement interne avait plus d'influence que dans ceux où l'affection de la peau existait seule, sans complication d'aucune sorte.

Les différentes affections de la scrofulide maligne sont loin d'avoir toutes la même gravité.

Le molluscum, au moins dans le cas qu'il m'a été donné d'observer, m'a paru une affection légère et sans gravité. Toutes les petites tumeurs de la peau ont disparu sous l'influence résolutive de la ciguë, administrée intérieurement et employée extérieurement en frictions. Quelques-unes, plus volumineuses, ont été extirpées au moyen de l'instrument tranchant.

La scrofule cutanée proprement dite, tuberculeuse ou papulo-pustuleuse, est toujours plus facile à guérir que le lupus.

La scrofulide érythémateuse n'est pas la moins tenace. Si

elle n'est pas suivie d'effets aussi désastreux que ceux du lupus ulcératif, elle est pour le moins d'une curation aussi longue, aussi difficile. Voyez le n° 110 : il y a déjà plusieurs années qu'il demande sa guérison tour à tour à tous les médecins de l'hôpital Saint-Louis ; mais aucun n'a pu, jusqu'à ce jour, la lui faire obtenir.

Partie thérapeutique. — Plus nous avançons dans les évolutions successives de la scrofule, plus le traitement devient long et difficile. Les indications générales sont les mêmes, mais les moyens de les remplir sont différents. Nous n'administrons pas à l'intérieur les mêmes agents antiscrofuleux, nous n'appliquons pas les mêmes topiques dans la première et dans la deuxième période de la scrofule.

J'ai à examiner successivement les moyens thérapeutiques dont l'emploi est commandé : 1° par la période de la maladie ; 2° par les affections profondes de la scrofule cutanée ; 3° par chacune des scrofulides malignes en particulier.

1° *Moyens thérapeutiques indiqués par la deuxième période de la scrofule.* — En rattachant à la scrofule toutes les affections cutanées que j'ai décrites sous le nom de *scrofulides malignes*, j'ai simplifié et facilité leur thérapeutique. Voulez-vous vous en convaincre, parcourez ce que les auteurs ont écrit sur le traitement du rupia, de l'impetigo rodens, du molluscum, du lupus, etc., et vous verrez que tous les remèdes, si nombreux et si variés, préconisés contre ces affections, ont été suggérés par l'empirisme seul. Aucune règle n'est établie, aucune indication n'est posée. Le praticien qui lit, dans un traité spécial, le traitement du lupus, apprend que l'huile animale de Dippel, l'arsenic et le biiodure de mercure, ont été employés tour à tour avec des résultats divers contre cette affection, et la vérité est que ces trois préparations n'ont aucune espèce d'action sur le lupus. Je dois cependant, à propos du lupus, faire une exception en faveur de M. Devergie, qui, dans son *Traité pratique des maladies de la peau*, a parfaitement indiqué la thérapeutique de cette affection. Personne, avant lui, n'avait aussi bien posé les règles du traitement rationnel de cette maladie.

Il résulte des recherches de M. Devergie (et je me plais d'autant plus à le citer que, de mon côté, je suis arrivé aux mêmes résultats) que l'iode seul ou les préparations ferrugineuses n'ont qu'une très médiocre action sur les accidents de la scrofule secondaire. C'est à l'huile de foie de morue que cet honorable praticien donne la préférence ; il la regarde, dans ce cas, comme un remède héroïque ; il l'associe à l'iodure de fer, qui, suivant lui, a l'avantage de fortifier la constitution. Il donne le composé à doses graduellement croissantes. Je ne fais pas autre chose dans le traitement des scrofulides malignes.

J'associe l'huile de morue au sirop d'iodure de fer, dans des proportions égales pour commencer, et si le malade tolère l'huile, j'en porte graduellement la dose à 2 et 300 grammes par jour ; mais rarement je dépasse 60 à 90 grammes de sirop d'iodure de fer.

Il est des circonstances, que vous devez connaître, qui obligent à modifier ou à suspendre ce traitement.

Parfois il arrive que les ulcères des scrofulides malignes prennent tout à coup un mauvais aspect ; ils deviennent blafards, se couvrent d'une couche couenneuse, comme putrilagineuse, augmentent d'étendue ; leurs bords sont déchirés et déjetés en dehors ; ils répandent une odeur infecte. Dans ce cas, j'ai cru remarquer que l'huile contribuait à augmenter la pourriture, et je me suis toujours empressé d'en suspendre l'emploi. A quoi cela peut-il tenir? Serait-ce à une altération spéciale de l'huile de morue? Je ne saurais le dire. Toujours est-il que le fait n'en subsiste pas moins.

L'huile de morue, administrée à hautes doses, nourrit le malade; elle augmente souvent très rapidement l'embonpoint, mais elle a un grand inconvénient, c'est de diminuer l'appétit, qui se perd de plus en plus; ce qui finit par amener l'anorexie, un dégoût profond pour toute espèce d'aliments : de là la nécessité d'en suspendre l'usage. J'ai pour habitude, dans ce cas, de purger le malade une ou deux fois avant de reprendre l'huile de foie de morue.

En général, toute médication est mieux supportée pendant l'hiver que pendant l'été; cela s'applique surtout à l'huile de foie de morue. Aussi, pendant l'été, se trouve-t-on bien souvent obligé de réduire la dose à deux cuillerées à soupe dans les vingt-quatre heures. Mais qu'observe-t-on alors? C'est que le mal ne fait aucun progrès vers la résolution; il reste stationnaire, ce qui montre clairement combien est grande l'erreur de ceux qui prétendent qu'avec de petites doses d'huile de morue, on obtient les mêmes effets qu'avec de fortes doses.

Il y a donc indication de commencer la cure des scrofulides malignes en automne, pour qu'il soit permis d'arriver l'hiver aux doses les plus élevées de la médication, et de pouvoir les diminuer graduellement au printemps. Le moment de l'administration du remède n'est pas indifférent. Le médicament doit être pris avant le repas; donné pendant le travail de la digestion, il pourrait troubler les fonctions de l'estomac et provoquer le vomissement. J'ai pour habitude de faire prendre, le matin à jeun, une tasse de tisane de gentiane ou d'infusion de sommités de houblon; une demi-heure ou une heure avant le premier repas, la première dose du mélange d'huile de morue et de sirop d'iodure de fer; — une heure avant le dîner, la seconde dose du même mélange; le soir, en se couchant, le malade prend une seconde tasse de tisane amère.

Cette médication est administrée de la même manière et aux mêmes doses dans les deux sexes. L'âge ne saurait y apporter de grandes variations, car il se trouve compris en général, pour tous les malades affectés de scrofule secondaire, entre quinze et vingt-cinq ans.

Quelques malades ont une répugnance invincible pour l'huile de morue; quoi qu'ils fassent, ils ne peuvent s'y habituer. Il faut bien les soumettre à une autre médication. C'est dans des cas pareils que je prescris l'eau iodo-phosphatée, le fer associé à la poudre de semences de ciguë. On a vanté le chlorhydrate de baryte, et, comme étant d'une administration plus commode et moins dangereuse, le chlorhydrate de chaux, que l'on fait dissoudre à la dose de 4 grammes dans 500 grammes d'eau distillée, et dont on donne au malade une cuillerée à bouche tous les jours, en augmentant graduellement la dose jusqu'à huit ou dix cuillerées par jour. Je ne puis rien dire de ce médicament, que je n'ai pas expérimenté.

J'ai employé, mais sans aucun succès, la teinture de garance (*Rubia tinctorum*), à doses graduellement croissantes, contre les accidents de la scrofule secondaire.

Ajoutez à ces moyens une bonne hygiène, un air pur, une habitation salubre, un régime essentiellement réparateur, composé principalement de viandes rouges, rôties ou grillées, de légumes herbacés cuits, et, pour boisson aux repas, le vin coupé avec les deux tiers d'eau ordinaire, de tisane amère ou d'une eau digestive, telle que celle de Bussang ou de Soultzmatt, quelques bains stimulants de sulfure de potasse, de carbonate de soude, de varec ou de sel marin, et vous aurez l'ensemble de la thérapeutique indiquée par la deuxième période de la scrofule.

Voyons maintenant quels sont les moyens que réclament plus spécialement les scrofulides malignes considérées comme affections locales.

2° *Moyens thérapeutiques indiqués par les scrofulides malignes.* — De tout temps, on a senti la nécessité d'attaquer ces affections graves de la peau par des moyens énergiques, et plus encore peut-être à une époque où l'on regardait ce mal comme une affection toute locale qu'aujourd'hui, où la filiation de ces accidents avec ceux qui les ont précédés et ceux qui doivent les suivre est beaucoup mieux établie.

Aussi je proscris généralement, dans le traitement de la scrofulide profonde, inflammatoire ou fibro-plastique, le feu, la pâte arsenicale, le caustique de Canquoin ou le chlorure de zinc et le caustique de Vienne.

Règle générale : plus la scrofulide maligne est généralisée, plus elle a de tendance à s'étendre, moins elle réclame de caustiques énergiques; plus elle est limitée, circonscrite, stationnaire, plus on est en droit de l'attaquer par des agents destructeurs.

Quand la scrofulide maligne coexiste avec d'autres accidents de la scrofule primitive ou tertiaire, il est encore indiqué de mettre de côté les caustiques énergiques, pour se borner à l'emploi d'agents plutôt modificateurs que caustiques.

Je me sers habituellement, comme caustiques et modificateurs dans les scrofulides malignes, des agents thérapeutiques qui suivent :

L'huile de cade ;

La créosote ;

L'huile de noix d'acajou ou de croton tiglium ;

Le perchlorure de fer ;

La teinture caustique d'iode ;

Le biiodure de mercure ;

Les acides sulfurique et nitrique, le nitrate acide de mercure.

La causticité plus ou moins grande de ces agents fait qu'on répète plus ou moins fréquemment leur application, ce qui fait varier, entre vingt-quatre heures et huit ou dix jours, l'intervalle de temps qui sépare deux applications. En général, il vaut mieux attendre la chute spontanée de l'eschare ou de la croûte qui succède à l'application du caustique que de la provoquer par des applications de cataplasmes.

Les phénomènes locaux qui se produisent immédiatement après l'application du caustique sont très variables, suivant la nature de celui-ci. L'huile de cade produit à peine une sensation de chaleur modérée, tandis que le biiodure de mercure, le nitrate acide, l'acide sulfurique, sont en général suivis de vives douleurs, accompagnées de chaleur et souvent de tuméfaction des parties. Ces phénomènes sont aussi prononcés que possible après l'application du chlorure de zinc et de la pâte de Vienne. Ils cèdent le plus souvent au bout de quelques heures ; on les calme en général en recommandant au malade d'appliquer un linge imbibé d'eau fraîche sur la partie qui vient d'être cautérisée.

Si la scrofulide maligne est répandue sur diverses parties du corps, si elle occupe une grande surface, on ne peut cautériser, en une seule fois, toute l'étendue des parties affectées. J'ai vu des accidents fort graves, et même la mort, survenir presque immédiatement après ces cautérisations imprudentes. Aussi je n'hésite pas à vous donner le conseil de ne jamais appliquer un caustique dangereux ou par son action cautérisante, ou par ses propriétés toxiques, sur une surface ayant plus de 5 à 6 centimètres de diamètre, que cette surface existe sur une seule partie ou bien qu'elle soit fractionnée et formée abstractivement de la réunion des divers points sur lesquels il est nécessaire d'appliquer le caustique.

Ainsi, dans les cas de scrofulides malignes très étendues ou très nombreuses, les cautérisations seront partielles et successives.

Dans l'intervalle des cautérisations, je fais laver les parties malades avec une décoction ou une infusion de plantes émollientes, s'il existe une réaction inflammatoire un peu vive; dans le cas contraire, si les chairs sont blafardes, je recommande les lotions styptiques, stimulantes, avec la teinture de myrrhe, d'aloès, le vin aromatique, la liqueur de Labarraque, ou bien encore avec l'eau de goudron, l'eau distillée de bourgeons de sapin, l'infusion de matico (feuilles du *Piper angustifolium* de la *Flore péruvienne*), etc.

J'ajouterai encore, à ces moyens déjà si nombreux, d'autres topiques qui m'ont souvent rendu de bien grands services dans le traitement des scrofulides malignes. Je veux parler de la glycérine pure ou étendue d'eau, seule ou chargée de principes médicamenteux. Vous avez pu voir, dans nos salles, un lupus tuberculeux de la face qui a été remarquablement amélioré par l'application, répétée chaque jour deux ou trois fois, d'un glycérolé de tannin.

Enfin, chez un autre malade, l'irrigation froide de la face, continuée pendant environ six ou huit heures sur vingt-quatre, a eu, sur la scrofulide maligne, la plus heureuse influence.

3° *Moyens thérapeutiques indiqués par chaque affection en particulier.* — Commençons par les scrofulides ulcéreuses.

Les scrofulides ulcéreuses inflammatoires, par cela même qu'elles sont moins graves et guérissent plus vite que les scrofulides ulcéreuses fibro-plastiques, qu'elles ne sont pas, comme ces dernières, compliquées de produits morbides, hétéromorphes, réclament moins impérieusement l'emploi de caustiques énergiques.

On se bornera à l'administration des remèdes internes et à quelques applications topiques fort simples, comme la conspersion de poudre de riz ou d'amidon dans le rupia et l'ecthyma scrofuleux. La croûte est ici le meilleur topique.

L'impetigo rodens, ainsi que toutes les scrofulides malignes pustuleuses de la face ou d'une autre région, demande à être modifié par des agents appropriés, dans le but de changer la nature ulcéreuse de l'inflammation. Le caustique que j'emploie de préférence ici, c'est la teinture caustique d'iode, préparée d'après la formule de Lugol. Ce soluté contient une partie d'iode et d'iodure de potassium sur deux parties d'eau distillée. On l'applique sur l'ulcère, après avoir au préalable fait tomber la croûte à l'aide d'un cataplasme, au moyen d'un petit pinceau de charpie imprégné de cette teinture. On répète cette application tous les quatre ou cinq jours, jusqu'à parfaite cicatrisation.

Si la teinture saturée d'iode amenait une inflammation trop grande des parties affectées, si son application était suivie d'une douleur trop vive, on pourrait la rendre moitié moins forte, en doublant la quantité proportionnelle d'eau distillée, celle de l'iode et de l'iodure de potassium restant la même.

C'est encore la teinture caustique d'iode et quelquefois le biiodure de mercure en pommade, dans la proportion d'un tiers ou de moitié de l'excipient, qui nous servent à cautériser les surfaces ulcérées de la scrofulide maligne fibro-plastique.

Le solutum saturé d'iode doit être appliqué sur toute l'étendue de l'ulcère, aussi bien sur la peau que sur les muqueuses, quand celui-ci anticipe sur le tégument interne.

Mais avant tout, je ne saurais trop le répéter, établissez bien votre diagnostic, et rappelez-vous que le nez, siége de prédilection du lupus, est aussi le siége de prédilection du cancroïde et de l'ulcère sébacé.

Vous trouverez, dans votre pratique, beaucoup de sujets affectés d'*acne sebacea* du bout du nez qui auront été pris pour des lupus par des praticiens peu expérimentés, ou tout au moins peu familiers avec le diagnostic des affections de la peau. On s'empresse d'appliquer des caustiques, souvent très énergiques, sur le nez, et l'on fait ainsi de l'*acne sebacea* un ulcère interminable, tandis qu'en cessant les caustiques et lavant les surfaces ulcérées avec l'eau ferrée, on arrive en très peu de temps à la guérison du mal. Vous reconnaîtrez l'acné à ses caractères propres sur le pourtour de l'ulcère : de petites croûtes jaunâtres ou noirâtres, sous lesquelles apparaissent les orifices dilatés des conduits sébifères.

Quant au *noli me tangere*, j'ai déjà parlé de son diagnostic; je n'y reviendrai pas à propos du traitement, je me bornerai à vous recommander, comme le meilleur caustique en pareil cas, la poudre arsenicale de Dupuytren (1 partie d'acide arsénieux pour 99 parties de calomel ou d'amidon).

Quand la scrofulide crustacée-ulcéreuse fait de rapides progrès et prend les caractères du *lupus vorax*, qu'y a-t-il à faire? En pareil cas, j'ai tout essayé, mais jusqu'à présent je ne suis arrivé à aucun résultat.

Quand l'ulcère est saignant, couvert de granulations ou de fongosités, je substitue avec avantage à la teinture d'iode le solutum de perchlorure de fer à 35°, qu'on applique de la même manière, à l'aide d'un pinceau de charpie, sur toute l'étendue des surfaces ulcérées.

Les scrofulides malignes tuberculeuses exigent quelques moyens spéciaux.

Si vous avez affaire à de la scrofule cutanée tuberculeuse inflammatoire, il vous suffira, dans la plupart des cas, de prescrire des frictions avec une pommade de ciguë ou d'iode.

Le lupus tuberculeux, quand il se présente par groupes et sur des surfaces très étendues, doit être attaqué par les caustiques, et, parmi ces caustiques, c'est à l'huile de noix d'acajou que je donne la préférence dans ce cas particulier.

Vous connaissez le produit qui résulte de l'expression du péricarpe de la noix d'acajou (*Anacardium occidentale*): c'est une huile épaisse, brunâtre quand elle est congelée, et l'hiver elle se présente toujours sous cet état. Dans le commerce, vous la trouverez rouge et toujours liquide; mais alors elle n'est pas pure : elle est mêlée à l'huile d'amandes douces, et n'a plus des propriétés caustiques aussi prononcées.

Je dois la connaissance de cette huile à mon ami le docteur Patin, qui a eu l'obligeance d'en mettre à ma disposition assez pour l'expérimenter sur une grande échelle, pendant deux ans. Depuis que j'en suis privé, je m'aperçois que je ne guéris plus, dans le même espace de temps, un aussi grand nombre de lupus. C'est vainement que, pour la remplacer, j'ai employé la teinture d'iode, le biiodure de mercure, etc.; tous ces caustiques sont loin d'être aussi efficaces que l'huile d'acajou.

L'action de l'huile d'acajou est analogue à celle de la cantharide. On obtient quelquefois, au bout de six à huit heures, et toujours après vingt-quatre heures au plus tard, une vésication qui diffère de celle produite par les cantharides, en ce que l'épiderme est soulevé, non pas par de la sérosité pure, mais par une sérosité purulente. Son application est, en général, suivie d'une douleur moins forte que celle du vésicatoire, mais tout aussi durable.

Sur le lupus, l'huile d'acajou produit une action encore plus énergique que sur la peau saine. On trouve, au bout de vingt-quatre heures, la partie couverte d'une véritable eschare, tout à fait analogue à une feuille de parchemin. Si la couche d'huile a été fort mince, si le malade s'est empressé de l'enlever quelques minutes après son application, l'effet est le même que sur la peau : vésication, épiderme soulevé par une sérosité purulente.

L'eschare mince, parcheminée, formée par l'huile d'acajou, se détache en quelques jours, sans laisser de plaie, dans le plus grand nombre des cas. Les tubercules du lupus sont moins rouges et moins saillants, et, au bout de huit à dix jours, on peut réappliquer sur la même partie une nouvelle couche du même topique. On répète les applications jusqu'à ce qu'on ne sente plus dans la peau les noyaux tuberculeux.

Le caustique de Canquoin ou la pâte de Vienne ne seraient utiles que dans le cas où quelques tubercules isolés de lupus auraient résisté aux applications répétées de teinture d'iode ou d'huile de noix d'acajou.

Dans le lupus hypertrophique, j'emploie avec avantage les frictions avec la pommade de ciguë sur les empâtements cellulaires, et les applications d'huile d'acajou sur les tubercules circonférenciels. Il peut être utile de recourir à l'instrument tranchant dans les lupus éléphantiasiques qui gênent l'exercice de certaines fonctions. C'est ainsi qu'étant médecin de l'hôpital de Lourcine, j'ai cru devoir pratiquer l'amputation partielle des grandes lèvres sur une jeune femme affectée d'un lupus hypertrophique de la vulve.

Dans le molluscum, je fais frictionner plusieurs fois par jour les petites tumeurs avec la pommade de ciguë, j'excise les grosses avec l'instrument tranchant.

Les scrofulides érythémateuses n'exigent pas d'autres moyens que les scrofulides tuberculeuses. Les meilleurs modificateurs sont encore ici l'huile de cade, et surtout l'huile d'acajou. Je n'ai pas retiré, de l'emploi répété du perchlorure de fer, tout le succès que j'en attendais.

ART. III. — DES SCROFULIDES DES MEMBRANES MUQUEUSES.

Dans les précédentes leçons, je vous ai fait connaître les manifestations primitives et secondaires de la scrofule sur le tégument externe, étudions-les maintenant sur le tégument interne.

Le système muqueux se divise en deux parties : dans l'une,

la membrane tégumentaire est couverte d'un épithélium analogue à l'épiderme cutané; dans l'autre, cet épithélium n'existe pas. La première contribue à former l'enveloppe périphérique : son organisation la rapproche de la peau. La seconde partie est la portion profonde du tégument interne; c'est une dépendance des viscères, un élément splanchnique dont les affections morbides ne sauraient être séparées des altérations viscérales.

Je n'ai donc à vous parler, pour le moment, que des affections scrofuleuses qui siégent sur les membranes muqueuses les plus rapprochées de la peau.

Vous comprenez facilement que nous devons retrouver sur les muqueuses un très grand nombre d'affections, soit bénignes, soit malignes, communément observées sur la peau, et aussi des affections nouvelles, puisque, dans l'organisation des muqueuses, il entre des éléments anatomiques communs aux deux membranes et des éléments anatomiques propres à chacune d'elles. Ainsi le catarrhe est une affection propre à la membrane muqueuse, le lupus est une affection commune aux membranes muqueuses et à la peau.

Nous avons admis dans les scrofulides cutanées deux ordres d'affections : les unes, primitives ou bénignes; les autres, secondaires ou malignes. Ces deux ordres, nous les retrouvons aussi dans les scrofulides des membranes muqueuses; mais plus souvent encore qu'à la peau, l'affection maligne et profonde n'est que la suite de l'affection primitive et bénigne. C'est ce qu'il vous est facile d'observer tous les jours sur l'œil qui, pendant un temps souvent fort long, reste atteint de blépharite glandulaire ou de conjonctivite granuleuse, quand, à une époque plus avancée de la maladie, vous le voyez soudainement pris de kératite profonde, bientôt suivie d'une perforation de la cornée, entraînant la sortie de l'humeur aqueuse et la hernie de l'iris.

Je vous parlerai d'abord des scrofulides catarrhales, puis des scrofulides éruptives.

§ 1. — Des scrofulides catarrhales.

Le catarrhe est une affection précédée ou accompagnée d'inflammation, consistant essentiellement dans une modification pathologique de la sécrétion des membranes muqueuses. Il joue, sur le tégument interne, le rôle que joue la scrofulide exsudative sur le tégument externe.

Mais tout catarrhe est-il une affection constitutionnelle? Ne devons-nous pas reconnaître des catarrhes idiopathiques? Je dirai de ces affections ce que j'ai dit des pseudo-exanthèmes. Dans l'état actuel de la science, il me paraît difficile de faire disparaître complétement les catarrhes, comme maladies, des cadres nosologiques. Toutefois il faut reconnaître que dans l'immense majorité des cas, le catarrhe n'est qu'une traduction sur les muqueuses d'un état morbide constitutionnel.

Partie nosographique. — Les auteurs ont, comme vous le savez, partagé la symptomatologie générale du catarrhe en trois périodes :

Première période (irritative), caractérisée par la sécheresse de la muqueuse, due à la suspension de la sécrétion normale, par les caractères locaux de toute inflammation (rougeur, chaleur, tuméfaction), par une sensation douloureuse plus ou moins prononcée de titillation, de démangeaison ou de pression analogue à celle que produirait le contact d'un corps étranger, enfin par le trouble fonctionnel des organes qui sont le siége du catarrhe. Ainsi, la vue est plus ou moins altérée dans le catarrhe oculaire, l'audition dans l'otite catarrhale, l'olfaction dans le coryza, etc.

Deuxième période. — Sécrétion d'un fluide incolore, limpide, comme séreux, qui irrite, enflamme, excorie les parties sur lesquelles il coule. De là l'érythème des paupières et des joues dans l'ophthalmie, le gonflement de la lèvre supérieure et la tuméfaction inflammatoire des ailes du nez dans le coryza, la rougeur et l'excoriation des petites lèvres et du gland dans le catarrhe génito-urinaire, etc.

Troisième période. — Le fluide sécrété change de nature, devient opaque, puriforme, en même temps qu'il perd de ses qualités âcres.

A ces phénomènes locaux de toute affection catarrhale il faut ajouter, pour l'état aigu, quelques symptômes de réaction fébrile : malaise, frissonnements suivis de chaleur à la peau et de fréquence du pouls, d'urines sédimenteuses, d'inappétence, etc.

Cette symptomatologie du catarrhe, ai-je besoin de vous le dire, n'appartient pas plus à la scrofule qu'à toute autre maladie constitutionnelle; ce que je dois particulièrement vous faire connaître ici, ce sont les modifications qu'elle présente chez les scrofuleux, soit qu'on la considère d'une manière générale, abstraction faite du siége de l'affection, soit qu'on l'étudie sur chaque membrane muqueuse en particulier.

Appliquez aux catarrhes ce que j'ai dit des éruptions cutanées de nature scrofuleuse, et vous posséderez toute l'histoire de la symptomatologie spéciale des catarrhes scrofuleux : ténacité et longue durée de l'affection ; tendance pyogénique ; engorgement, induration des tissus sous-jacents ; production de granulations, de fongosités, de végétations verruqueuses ou polypeuses, à la surface des membranes enflammées ; enfin, retentissement de l'inflammation sur les ganglions lymphatiques compris dans la sphère d'action des parties affectées : tels sont, dans un cas comme dans l'autre, dans les scrofulides cutanées exsudatives aussi bien que dans les scrofulides catarrhales des membranes muqueuses, les caractères à l'aide desquels vous parviendrez toujours à distinguer l'inflammation de nature scrofuleuse, qu'elle ait son siége, je le répète, sur le tégument externe ou sur le tégument interne.

La marche du catarrhe scrofuleux mérite surtout de fixer toute votre attention. Ou l'inflammation scrofuleuse se montre d'emblée avec tout le cortége de ses caractères propres, ou longtemps à l'avance elle a été précédée d'une ou de plusieurs inflammations simples, traumatiques ou spontanées, que la constitution du sujet et ses antécédents pouvaient seuls faire craindre de voir reparaître, au bout d'un temps plus ou moins long.

Le catarrhe scrofuleux est aigu ou chronique : le plus souvent il se présente sous ce dernier état, soit d'emblée, soit après avoir passé d'abord par l'état aigu.

Une fois bien établie, la scrofulide catarrhale reste assez souvent stationnaire, sans faire de progrès sensibles, avec des rémissions et des exacerbations qui ont le plus souvent lieu vers le soir. Plus rarement, on voit le catarrhe scrofuleux disparaître pour un temps et revenir en quelque sorte périodiquement, à des intervalles de temps plus ou moins rapprochés.

Nous avons vu la scrofulide catarrhale alterner avec la scrofulide exsudative cutanée. C'est elle assez souvent qui ouvre la scène de la scrofule ; mais, plus souvent encore, elle a été précédée de gourmes. Enfin, elle existe seule ou compliquée des autres accidents de la scrofule primitive ou secondaire.

Comment se termine le catarrhe scrofuleux? Ordinairement par la résolution, qui arrive comme dans toutes les autres variétés de catarrhes, mais en général bien plus tardivement. J'ai remarqué, comme la plupart des auteurs qui ont écrit sur les catarrhes scrofuleux, que la guérison, après avoir été demandée en vain, pendant un temps fort long, aux traitements les plus variés et les plus énergiques, survenait quelquefois tout à coup, sans qu'il fût possible de connaître les causes d'un changement aussi remarquable et aussi inattendu dans l'état du malade.

La scrofulide catarrhale, si superficielle et si simple qu'elle soit d'ailleurs, laisse assez souvent après elle des traces de son passage, comme des taches cicatricielles sur la muqueuse, un épaississement du tissu sous-muqueux, d'où le rétrécissement des cavités que tapisse la membrane et le trouble fonctionnel des organes qui en sont le siége.

La résolution pure et simple n'est pas le seul mode de terminaison propre à la scrofulide catarrhale, qui ne cesse quelquefois que pour être remplacée par un autre mode inflammatoire, comme l'éruption pustuleuse, par exemple.

Quelles sont maintenant les particularités que présente l'inflammation catarrhale sur chacune des parties du système muqueux chez les sujets affectés de scrofule?

Toutes les membranes muqueuses ne subissent, ni au même degré, ni aussi fréquemment, l'influence de la diathèse scrofuleuse. Voici à peu près, sous le rapport de la fréquence des atteintes, l'ordre dans lequel elles doivent être placées :

1° La conjonctive;

2° La pituitaire ;

3° Les membranes auriculaires ;

4° Celles de l'arrière-bouche ;

5° La muqueuse génito-urinaire.

Les scrofulides catarrhales des membranes muqueuses des bronches et de l'intestin ne sont pas rares sans doute, et si quelques-uns d'entre vous s'étonnaient de ne point les voir figurer sur cette liste, je leur rappellerais qu'il ne s'agit en ce moment que de la scrofule extérieure ou périphérique, et que les catarrhes des bronches et de l'intestin se rattachent plus spécialement à la scrofule interne ou viscérale.

Je vais passer successivement en revue chacune de ces inflammations catarrhales, en vous prévenant d'avance que je ne veux pas en faire une histoire complète. Il me suffira d'attirer votre attention sur les points les plus saillants, les plus utiles pour le diagnostic.

1° Catarrhe scrofuleux de la conjonctive.

L'ophthalmie scrofuleuse des auteurs comprend des états morbides très différents les uns des autres, mais qu'on peut cependant rattacher à deux groupes d'inflammations scrofuleuses. Le premier groupe renferme toutes les inflammations superficielles de l'œil, en y comprenant celles des paupières, des glandes de Meibomius, des voies lacrymales ; elles sont en général catarrhales et résolutives ; vous les observez particulièrement dans nos salles d'enfants, seules ou accompagnées des autres accidents de la scrofule primitive. Le second groupe se compose d'inflammations plus profondes, pustuleuses, suppuratives, ulcératives ; elles ont leur siége sur la cornée et l'iris ; vous les rencontrerez sur des sujets plus avancés en âge, seules ou avec les accidents de la scrofule secondaire. L'un de nos malades, atteint d'une scrofulide maligne inflammatoire, a été pris d'une ophthalmie violente, avec production d'une pustule qui a perforé la cornée de part en part. Sur un autre, affecté de lupus de la face, il est survenu de l'iritis avec formation de pus sur la face antérieure du segment inférieur de cette membrane. Ainsi, dans le cours de la scrofule secondaire, vous ne sauriez trop redouter l'ophthalmie, parce que cette inflammation participe ordinairement du caractère malin, qui est propre à toutes les affections cutanées de cette période de la maladie.

Le catarrhe de l'œil débute le plus souvent de cinq à dix ans chez les sujets scrofuleux; quelquefois beaucoup plus tôt, d'autres fois plus tard. Il s'établit spontanément, avec les caractères qui lui sont propres, sous la seule influence de la diathèse scrofuleuse, ou bien il est précédé d'ophthalmie traumatique ou exanthémateuse. Dans la plupart des cas, il commence par le bord libre des paupières; l'inflammation se propage aux follicules ciliaires. Les cils s'atrophient, tombent et repoussent partiellement, fins et décolorés; ils se dévient, se dirigent du côté de l'œil et irritent la conjonctive. Les paupières sont rougeâtres, chassieuses, parfois le siége d'un léger œdème. Il se forme des croûtes et des ulcérations sur les bords des paupières. Cette blépharite catarrhale est souvent accompagnée de granulations, d'orgeolet, de dacryocystite et de tumeur lacrymale.

Mais l'inflammation catarrhale ne reste pas bornée aux paupières; elle gagne la surface du globe oculaire; la conjonctive devient rouge, boursouflée, granuleuse ou fongueuse, quelquefois couverte de véritables végétations (nous en avons eu un remarquable exemple au pavillon Gabrielle). Le produit sécrété est un muco-pus assez abondant, qui couvre la surface de l'œil. Parvenue à ce degré, l'ophthalmie catarrhale se complique presque toujours de kératite ; il y a de la photophobie, du larmoiement, une sensation de corps étrangers, de sable ou de graviers entre l'œil et les paupières, ou même des douleurs vives et piquantes. La cornée devient louche et s'opacifie ; parfois elle se couvre de granulations, de petites dépressions en forme de facettes ou de petits ulcères qui n'intéressent que les lames superficielles de cette membrane.

La marche du catarrhe oculaire, chez les scrofuleux, n'a rien de fixe. Assez souvent il affecte en commençant une marche périodique. Dans les premières attaques, l'inflammation cède facilement, quels que soient d'ailleurs les moyens thérapeutiques mis en usage ; mais plus tard elle résiste aux traitements les plus énergiques, devient stationnaire ou ne présente plus que des rémissions ou des exacerbations quotidiennes, et parfois de temps à autre des poussées fluxionnaires dont il est difficile de connaître les causes.

Je ne puis vous indiquer, même d'une manière approximative, quelle est la durée de l'ophthalmie catarrhale des scrofuleux.

Cette ophthalmie se termine le plus souvent par résolution ; mais elle laisse très communément après elle des traces de son passage sur l'œil : absence de cils, entropion, taies sur la cornée.....

2° Coryza scrofuleux.

Comme le catarrhe oculaire, le catarrhe nasal des scrofuleux s'établit de deux manières : il succède à une ou plusieurs attaques de coryza aigu, ou bien, et le plus souvent, il se montre d'emblée à l'état chronique ; il est simple ou compliqué d'impétigo des ouvertures nasales.

N'allez pas confondre cet impétigo, qui si souvent existe seul, avec l'affection catarrhale : ce sont là deux lésions bien distinctes, et si leur fréquente coexistence rend les altérations du nez plus communes dans la scrofule que les altérations des yeux, il n'en est pas moins vrai que le coryza scrofuleux, pris séparément, est bien moins ordinaire dans cette maladie que la conjonctivite catarrhale.

De quelque manière que se soit déclaré le coryza scrofuleux, voici les symptômes qui le caractérisent : Embarras des narines, apparence de dyspnée provenant de ce que l'air ne peut traverser librement les fosses nasales, et que le malade est obligé de tenir constamment la bouche entr'ouverte ; enchifrènement, voix nasonnée ; écoulement par les ouvertures nasales de mucosités purulentes, plus ou moins abondantes, qui souvent se dessèchent, forment des croûtes, lesquelles contribuent, avec la tuméfaction de la pituitaire, à obturer les cavités nasales. Dans ces cas, il vous arrivera souvent de trouver le nez comme gonflé, hypertrophié, et si en appuyant un peu avec le doigt sur son extrémité pour agrandir l'entrée des narines, vous regardez la pituitaire, vous la trouverez rouge, fongueuse ou ulcérée. Enfin, vous ne devez pas oublier que le coryza scrofuleux entraîne fort souvent après lui la formation de polypes muqueux sur la pituitaire.

Il est rare de le voir suivi des accidents de la scrofule secondaire ou tertiaire, qui sont d'ailleurs si communs sur la pituitaire et sur les fosses nasales.

3° Catarrhe auriculaire.

L'oreille n'est pas à beaucoup près aussi fréquemment affectée dans la scrofule que l'œil ou le nez; toutefois les altérations de la membrane qui en tapisse les cavités ne sont pas rares, et nous ne restons jamais bien longtemps sans en avoir quelques cas dans notre service.

L'otorrhée scrofuleuse se montre d'emblée avec les caractères de l'état chronique, ou bien elle a été précédée, une ou plusieurs fois, de l'otite aiguë.

Contrairement à ce qui a lieu si souvent pour le catarrhe oculaire, et surtout pour le catarrhe nasal, où les deux côtés sont affectés, l'inflammation scrofuleuse de l'oreille ne se montre généralement que d'un seul côté.

Les symptômes qui la caractérisent sont les suivants : écoulement muco-purulent par le conduit auditif externe ; rougeur, gonflement, état granuleux des parois de ce conduit ; surdité plus ou moins grande. Ces phénomènes ont été précédés d'un écoulement séreux, si le catarrhe chronique a succédé au catarrhe aigu. Lorsque la membrane tympanique est perforée, la chaîne des osselets se brise quelquefois, et ces petits os s'échappent au dehors avec le pus.

Le catarrhe auriculaire est fréquemment accompagné de scrofulide cutanée, d'impétigo ou d'eczéma du pavillon; d'autres fois, lorsqu'il a duré longtemps, il est suivi de la production d'excroissances polypeuses sur les parois du conduit auditif externe.

4° Angine catarrhale scrofuleuse.

Le catarrhe scrofuleux de la gorge, chez les enfants, a toujours été précédé de plusieurs amygdalites aiguës. Après chaque nouvelle attaque d'esquinancie, les amygdales restent un peu plus hypertrophiées.

Le retour périodique de l'angine a pour effet de diminuer la violence de l'inflammation, mais aussi de la rendre plus longue, d'une résolution plus lente et plus difficile à obtenir, jusqu'à ce qu'enfin il s'y soit établi un travail permanent d'inflammation chronique qui ne reste plus borné aux amygdales, mais s'étend encore aux parties circonvoisines, aux piliers du voile du palais, à la partie supérieure du pharynx, aux trompes d'Eustachi et à l'extrémité postérieure des fosses nasales.

Voici les principaux symptômes auxquels donne lieu l'angine catarrhale scrofuleuse : voix gutturo-nasale, surdité, bourdonnement d'oreilles pendant la toux, pendant la phonation ; ronflement et quelquefois suffocation pendant le sommeil ; expuition d'un muco-pus épais, jaunâtre ou blanchâtre, quelquefois crémeux ; parfois efforts de vomissement, gêne de la respiration... L'examen de l'arrière-bouche fait découvrir l'hypertrophie amygdalienne, la rougeur et la tuméfaction, l'état granuleux du pharynx et de l'isthme du gosier.

5° Catarrhe scrofuleux génito-urinaire.

Il est commun aux deux sexes ; mais on l'observe plus souvent chez la femme que chez l'homme.

Sur les enfants, il est primitif, et survient sous la seule influence de la diathèse scrofuleuse, ou provoqué par les funestes habitudes de l'onanisme.

Chez les adultes, il est, dans la plupart des cas, consécutif et le plus souvent il succède à une blennorrhagie.

La balanite scrofuleuse se caractérise par une sécrétion

muco-purulente à l'extrémité de l'urèthre et à la surface de la muqueuse glando-préputiale, l'état granuleux et quelquefois végétant des surfaces enflammées, la persistance opiniâtre de l'affection catarrhale, qui souvent coexiste avec une scrofulide exsudative de la même région.

La blennorrhée scrofuleuse est spontanée ou consécutive à une blennorrhagie contagieuse, dont elle se distingue par sa persistance opiniâtre et son siége, qui est le plus souvent la portion prostatique de l'urèthre ; elle s'accompagne de l'engorgement des glandes uréthrales, d'engorgements de la prostate, de rétrécissements du canal de l'urèthre.

La vulvite catarrhale scrofuleuse s'observe plus souvent que la balanite de même nature ; elle n'est pas rare chez les petites filles scrofuleuses, caractérisée par un écoulement purulent abondant, l'état granuleux de la muqueuse affectée, et quelquefois des végétations polypeuses sur le méat urinaire.

Le catarrhe utéro-vaginal est aussi beaucoup plus fréquent que l'urétrorrhée scrofuleuse ; il a pour symptômes habituels un écoulement muco-puriforme extrêmement abondant, qui occasionne le plus souvent des démangeaisons à la vulve, et provoque sur les lèvres et la partie interne et supérieure des cuisses le développement d'une éruption suintante eczémateuse ; ajoutez l'exulcération, l'état granuleux et fongueux du col utérin, la production de polypes muqueux à la surface interne de l'utérus, un sentiment de chaleur lombaire, le dérangement des évacuations mensuelles, qui, d'habitude, se rapprochent ou deviennent plus abondantes, et vous aurez les principaux troubles fonctionnels et organiques que peut occasionner, chez les femmes scrofuleuses, l'inflammation catarrhale de la muqueuse utéro-vaginale.

§ 2. — Des scrofulides éruptives.

Les éruptions des membranes muqueuses ont été peu étudiées. M. Rayer est le seul, parmi les dermatologistes, qui ait fait une étude comparative des affections propres aux deux téguments, et je suis persuadé qu'en le lisant, vous ne regretterez qu'une chose, c'est que l'auteur n'ait pas cru devoir s'étendre plus longuement sur un sujet si intéressant et à peine ébauché.

Je m'explique difficilement cette négligence de la part des dermatographes, car on peut observer sur les muqueuses, à l'exception peut-être des squames (1) et des macules, tous les ordres éruptifs de la classification de Willan, et encore les macules ne doivent pas être exclues. Le *nævus* est aussi bien une affection des membranes muqueuses que de la peau.

Voyez plutôt : l'érythème n'est-il pas aussi commun sur les muqueuses que sur la peau? Notez bien que je ne parle pas seulement de l'érythème précurseur des affections exanthémateuses, diphthéritiques ou catarrhales, mais encore de celui qui constitue à lui seul toute l'affection.

La vésicule et la bulle se remarquent sur les muqueuses comme à la peau. Vous y rencontrerez, comme à la peau, deux ordres de vésicules : la vésicule conique, accuminée de l'eczéma, et la vésicule plus grosse, arrondie, de l'herpès, qui répond à l'aphthe des membranes muqueuses. Les papules

(1) Dans les affections squameuses de la peau, dans les pityriasis surtout, certaines muqueuses sont quelquefois le siége d'un prurit très tenace. On ne découvre aucune éruption à l'œil nu, mais l'examen microscopique du produit sécrété par la muqueuse laisse voir une quantité de cellules épithéliales.

de la peau sont, en grande partie, représentées par les granulations des membranes muqueuses ; les tubercules se développent sur les deux téguments, avec cette différence essentielle qu'ils sont toujours moins saillants sur les muqueuses. Quant aux pustules, vous savez qu'elles ne sont pas rares sur les muqueuses qui avoisinent la peau ; mais je dois vous signaler tout de suite un caractère qui les distingue de celles de la peau : c'est leur rupture prématurée. Il en est de même des bulles.

Les scrofulides éruptives des muqueuses sont bénignes ou malignes, comme les scrofulides de la peau.

Je rapporte aux scrofulides bénignes des membranes muqueuses les affections catarrhales, les éruptions granuleuses qui en sont la suite, et les éruptions pustuleuses ou vésico-pustuleuses superficielles. Pour moi, les aphthes, et les éruptions vésiculeuses de l'hydroa, bulleuses du pemphigus, n'ont jamais la scrofule pour cause ; ce sont des produits de la dartre ou de la diathèse arthritique.

Les pustules que l'on observe à la surface des membranes muqueuses, chez les scrofuleux, sont rarement très nombreuses ; elles sont isolées ou en groupes. Quand elles ont pour siége des glandules, comme sont celles qui résultent d'une inflammation des conduits excréteurs des glandes de Meibomius, des glandes cérumineuses ou des glandes sébacées de la couronne du gland, elles sont dures à la base, rouges et douloureuses, ressemblent à de petits furoncles, et arrivent plus lentement à maturité. Celles qui sont superficielles, analogues aux pustules de l'impétigo, sont plus souvent multiples, rassemblées en petits groupes ; à peine sont-elles formées qu'elles sont déjà rompues. Le pus se dessèche et forme de petites croûtes jaunâtres comme celles de l'impétigo culiné, à la chute desquelles on remarque parfois de petites ulcérations qui en occupent la place.

L'impétigo scrofuleux des membranes muqueuses s'observe fréquemment sur la pituitaire, à l'entrée des narines; vous ne le confondrez pas avec le sycosis impétiginiforme de nature arthritique, qui a si souvent le même siége, mais se distingue de l'autre en ce que les pustules se développent à la base des poils qui garnissent l'entrée des narines, et que l'affection est, dès le principe, accompagnée de démangeaisons ou de picotements, qui n'ont pas lieu dans l'impétigo purement scrofuleux.

La scrofulide éruptive bénigne se montre communément sur la conjonctive oculaire, où elle est connue des auteurs sous les noms de conjonctivite *partielle*, conjonctivite *angulaire*, *kératite partielle*, conjonctivite ou kératite *aphthoïde*, *phlycténulaire*, *pustuleuse*, conjonctivite et kératite *scrofuleuses pures* de Sichel.

Cette inflammation occupe rarement toute l'étendue de la conjonctive oculaire; le plus souvent elle est limitée à l'une de ses parties, et le plus ordinairement à son côté externe. Si elle est générale, diffuse, l'éruption pustuleuse est multiple; si elle est partielle, il n'existe qu'une ou deux pustules sur la circonférence de la cornée, à l'extrémité interne d'une tache rouge, vasculaire, inflammatoire, siégeant sur la sclérotique. Cette conjonctivite partielle est en général peu douloureuse, à moins que l'œil ne soit exposé à une lumière vive. Dans la conjonctivite pustuleuse générale, il y a photophobie et larmoiement, mais non sécrétion de mucopus à la surface de l'œil.

La scrofulide éruptive bénigne se termine par résolution. De la rupture de ses pustules il ne peut jamais résulter que des ulcérations superficielles sur la cornée, qui amèneraient quelques taies après leur cicatrisation, mais jamais une opacité complète ou la perforation de cette membrane. Après la rupture des pustules, dans la conjonctivite angulaire, le faisceau vasculaire, à l'extrémité interne duquel elles s'étaient développées, disparaît très promptement.

Vous connaissez tous la fréquence de la scrofulide exsudative sur l'oreille ; il arrive fort souvent que cette scrofulide se propage à la membrane interne du conduit auditif externe, et que, par suite de l'inflammation et de la tuméfaction de cette dernière membrane, il y a obturation du canal auriculaire, et, par suite, une surdité plus ou moins prononcée.

Sur la muqueuse des organes sexuels, les éruptions ne sont pas rares ; on les observe fort souvent sur le prépuce et le gland, sur le méat urinaire, la vulve, le vagin et même sur les lèvres du museau de tanche ; mais la plupart de ces éruptions, à part les pustules ou tubercules d'acné, ne reconnaissent pas pour cause la diathèse scrofuleuse. On les voit, en effet, le plus souvent constituées par des papules ou papulo-pustules qui sont syphilitiques ou parasitaires, par des groupes de vésicules herpétiques, par de l'eczéma ou du prurigo, qui sont des affections dartreuses ou arthritiques.

Il me reste à vous dire quelques mots des scrofulides éruptives malignes des membranes muqueuses pour terminer la partie nosographique.

Eh bien ! toutes les scrofulides malignes qu'on rencontre sur la peau peuvent également s'observer sur les membranes muqueuses. Elles commencent quelquefois par ces dernières membranes ; mais, plus souvent encore, elles débutent par la peau, et gagnent de proche en proche les membranes muqueuses avoisinantes. Vous aurez donc sur les muqueuses comme sur la peau, des scrofulides érythémateuses, des scrofulides tuberculeuses et des scrofulides crustacées ulcéreuses. Vous aurez également des scrofulides purement inflammatoires et des scrofulides fibro-plastiques ou lupus.

Le lupus érythémateux, que l'on observe assez souvent sur les lèvres, présente quelques différences avec celui de la peau.

On le trouve, en effet, toujours couvert de croûtes brunâtres, rugueuses, formées d'épithélium sécrété en grande quantité, de pus et de sang desséchés.

Le travail ulcératif survient plus tôt; sa marche est plus rapide dans les scrofulides malignes des muqueuses que dans celles de la peau. Ne savez-vous pas que la destruction de la cloison des narines, sa perforation, s'effectuent dans un très court espace de temps? qu'il en est de même du voile du palais et de la voûte palatine?

Le tubercule du lupus, s'il s'ulcère plus vite sur les muqueuses, n'acquiert jamais, sur ces membranes, un volume aussi considérable que sur la peau.

Ainsi, il ne vous sera pas difficile de reconnaître sur la pituitaire, sur la muqueuse palatine, sur la muqueuse vulvaire, les éléments des scrofulides malignes; mais en est-il de même pour la conjonctive?

Vous avez pu voir, dans mon service, sur les sujets affectés de lupus, d'engorgements ganglionnaires ou même de caries scrofuleuses, survenir plus ou moins brusquement des ophthalmies fort graves : une saillie pustuleuse profonde apparaît au centre ou sur l'un des côtés de la cornée; il existe bientôt entre les lames de cette membrane un dépôt purulent qui les écarte; puis le dépôt se fait jour au dehors en laissant un ulcère profond sur la cornée, ou bien il s'ouvre dans la chambre antérieure, d'où résulte un hypopyon. Dans quelques cas, la cornée est perforée; l'humeur aqueuse s'écoule au dehors par la perforation; l'iris vient s'accoler à la face postérieure de la cornée ou faire hernie à travers son ouverture. Ces désordres, comme vous devez le penser, ne sauraient avoir lieu sans qu'il en résulte de grands troubles dans la vision, des douleurs plus ou moins vives, de l'épiphora, une photophobie très grande. Mais que sont ces pustules? Sans nul doute, elles sont de même nature que celles de la scrofulide maligue crustacée ulcéreuse de la peau. Il y a entre elles et les pustules superficielles de la conjonctive, la différence qui existe entre les pustules de la scrofulide exsudative bénigne et celles de la scrofulide pustuleuse maligne.

J'ajouterai que, sur la conjonctive palpébrale et oculaire, on ne distingue plus, aussi bien que sur la pituitaire ou sur la muqueuse des lèvres, les éléments anatomiques propres aux différentes variétés d'affections fibro-plastiques ou de lupus proprement dits.

Partie étiologique. — La diathèse scrofuleuse est la cause première de toutes les scrofulides; mais certaines influences provoquent plus spécialement ses manifestations sur les membranes muqueuses; ce sont ces influences que vous devez connaître.

Influences physiologiques. — L'âge exerce une influence évidente sur le développement de ces accidents et sur leur siége dans telle ou telle partie du système muqueux. C'est ainsi que la première et la seconde enfance prédisposent aux scrofulides des muqueuses bucco-gutturale et oculaire, que la puberté prédispose aux catarrhes des muqueuses glando-préputiale et vulvaire, l'âge critique aux catarrhes utérins, la vieillesse aux catarrhes pulmonaires.

Si les deux sexes paraissent également aptes à contracter les scrofulides du nez, des yeux, des oreilles, il n'en est plus de même pour les scrofulides des organes génito-urinaires, qui sont incomparablement plus communes chez la femme que chez l'homme. L'étendue de la muqueuse utéro-vaginale, les excitations que produisent sur cette membrane le travail de la parturition, les flux sanguins périodiques, rendent raison de cette différence.

Les scrofulides catarrhales me paraissent affecter de préférence les personnes d'une constitution molle, celles qui portent tous les attributs du tempérament dit lymphatique.

Influences pathologiques. — Notons ici toutes les scrofulides qui surviennent à la suite des exanthèmes fébriles : variole, rougeole, scarlatine; toutes celles qui se montrent à la suite d'un catarrhe spécifique, d'une blennorrhagie, etc.

Influences physiques. — Elles ont une très grande part dans la détermination des scrofulides catarrhales et éruptives. Le froid, et surtout le froid humide, provoque, comme on sait, la manifestation des rhumes, des catarrhes en général et du catarrhe scrofuleux en particulier; leur influence n'est pas moins évidente sur la production des scrofulides éruptives. C'est aussi la raison qui fait que ces accidents de la scrofule tégumentaire sont plus fréquents dans les pays froids et humides, sur le bord des cours d'eau, et qu'on les voit communément apparaître pendant les saisons froides et pluvieuses.

L'action trop forte ou trop longtemps prolongée de leurs excitants naturels rend les muqueuses très propres à recevoir les produits de la cause morbifique interne. L'œil s'enflamme par l'action d'une lumière trop vive, et bientôt l'ophthalmie, développée sous l'influence d'une cause toute physique, ne tarde pas à prendre tous les traits de l'ophthalmie scrofuleuse.

Je place au même rang l'influence si remarquable de l'onanisme dans le développement du catarrhe vaginal scrofuleux chez les petites filles.

Partie sémiotique. — Le diagnostic présente ici, comme pour la peau, trois points à éclaircir : l'élément primitif, l'affection générique, la nature de l'affection. Il peut se présenter, de plus, une quatrième question : déterminer le siége de l'affection. En effet, les muqueuses, au delà des ouvertures naturelles, se dérobent à la vue, et c'est à l'aide d'instruments de recherches, désignés sous le nom de spéculums, ou par l'inspection des produits de sécrétion, qu'on peut seulement arriver à connaître le siége précis du mal.

D'un autre côté, les parties enflammées peuvent être soustraites à l'œil investigateur du médecin par la contraction spasmodique des sphincters aux ouvertures naturelles. C'est ainsi que dans l'ophthalmie, en raison du blépharospasme, il peut être très difficile d'inspecter la surface du globe oculaire.

Diagnostic de la lésion primitive. — L'élément primitif des scrofulides catarrhales, c'est l'érythème ; il est si vite suivi de la sécrétion pathologique, que son diagnostic se confond avec celui de l'affection.

Dans les scrofulides éruptives des membranes muqueuses, il faut surtout vous attacher à ne pas confondre la pustule avec une vésicule : la pustule est en général un élément propre à la scrofule ; la vésicule, un élément de la dartre ou de l'arthritis. Toutes les pustules de la scrofulide éruptive sont loin de se ressembler. Les unes sont très petites, blanchâtres, et semblent constituées par un dépôt de lymphe plastique; les autres, plus grosses, purulentes, jaunâtres, sont formées par du pus et tout à fait semblables à celles de l'impétigo cutané. Quant aux vésicules, elles sont aussi, petites, coniques ou plus grosses, pisiformes, mais toujours transparentes : les premières sont des vésicules eczémateuses; les secondes, des vésicules aphtheuses. Ajoutez encore à ces caractères ceux que vous pourrez tirer de l'injection vasculaire qui existe à la base de ces éléments éruptifs : vaisseaux séparés ou fascicule vasculaire dans la pustule; rougeur vive et continue, cercle de feu entourant la base des vésicules. Je vous ai déjà fait connaître les caractères différentiels des pustules de l'impétigo et des pustules du sycosis qui peut avoir son siége sur les muqueuses garnies de poils. Je n'y reviendrai pas.

Les granulations fibro-plastiques des scrofulides malignes demandent une attention particulière pour ne pas être confondues avec les granulations de la scrofulide catarrhale. Mais, ainsi que vous le savez, la couleur est bien différente : dans la granulation inflammatoire, la couleur est d'un rouge foncé, violacé; dans la granulation fibro-plastique, elle est d'un rouge jaunâtre et comme demi-transparente. Les granulations inflammatoires sont peu nombreuses et accompagnées d'ailleurs d'une sécrétion muco-purulente à la surface de la muqueuse enflammée, sécrétion qui n'a pas lieu dans le lupus des membranes muqueuses.

Diagnostic de l'affection générique. — Voyons le diagnostic de l'affection. Rien de plus facile à distinguer que nos deux variétés de scrofulides. La catarrhale est accompagnée d'un écoulement muco-puriforme que l'on n'observe pas dans la scrofulide éruptive proprement dite. Les granulations inflammatoires de la première ne sauraient en imposer pour les pustules de la seconde. Quant aux suffusions lymphatiques à la surface ou entre les lames de la cornée, suffusions qui ont lieu dans la conjonctivite catarrhale compliquée de kératite, il vous suffira de la moindre attention pour ne pas les confondre avec les pustules lymphatiques ou purulentes de la conjonctivite éruptive.

La scrofulide catarrhale peut-elle être confondue avec un autre mode inflammatoire, comme, par exemple, avec l'eczéma sur le conduit auditif externe, avec l'impétigo sur les ouvertures nasales?

Quand l'eczéma des régions auriculaires se prolonge au conduit auditif externe, un suintement a lieu par l'oreille, qui peut faire croire à l'existence d'une otorrhée séreuse; mais, dans l'eczéma, on retrouve sur le pavillon, derrière le pavillon, des traces de l'affection éruptive. Le malade éprouve des démangeaisons dans le conduit auditif; il y a des squames, etc.

Vous apporterez la même attention dans le diagnostic du catarrhe vulvo-vaginal et de l'eczéma vulvaire, qui fréquemment est accompagné d'un écoulement séro-purulent très abondant.

Le coryza peut aussi donner lieu à quelques méprises dans le diagnostic; on peut le confondre avec l'eczéma ou avec l'impétigo des narines; mais, dans ce dernier cas, il n'y a pas de flux par les ouvertures nasales, comme dans le catarrhe de la pituitaire, pas d'excoriations rouges avec gerçures, pas d'engorgement hypertrophique des ailes du nez, de la lèvre supérieure.

La scrofulide catarrhale peut non-seulement être confondue avec un autre mode inflammatoire de la muqueuse, mais encore avec l'affection d'un autre système organique. Ainsi, l'otorrhée catarrhale peut être confondue avec l'otorrhée purulente symptomatique d'une carie du rocher; on reconnaît la perforation de la membrane du tympan, dans le catarrhe auriculaire, à l'écoulement séro-purulent, à la sortie des osselets de l'ouïe, à la surdité, aux données que fournit le cathétérisme du conduit auriculaire ; on reconnaît la carie du rocher à l'écoulement sanieux, sanguinolent, fétide, mêlé de parcelles osseuses, à l'hémiplégie faciale.

Vous distinguerez de la même manière le coryza scrofuleux, de l'ozène, qui tient, dans la plupart des cas, à une carie des os, et se distingue par l'écoulement d'un pus sanieux et fétide, par l'odeur repoussante qui s'exhale des cavités nasales.

Pour terminer ce qui a trait au diagnostic de l'affection, je dirai quelques mots des scrofulides malignes.

En parlant des caractères distinctifs des éléments primitifs, je vous ai déjà indiqué le moyen de ne pas confondre les scrofulides bénignes avec les scrofulides malignes. L'erreur est facile à éviter dans l'immense majorité des cas, surtout quand il s'agit d'établir le diagnostic différentiel du lupus et des affections de la scrofule primitive. Le diagnostic devient plus difficile s'il s'agit de déterminer le caractère de bénignité ou de malignité d'une affection pustuleuse purement inflammatoire des membranes muqueuses. Qu'une pustule se montre sur la cornée, par exemple : aurez-vous à redouter la perforation de cette membrane et tous les accidents qui en sont la conséquence ? ou bien cette pustule doit-elle s'ouvrir constamment au dehors, sans que vous ayez à craindre d'autres suites que la production d'une simple taie à la surface de l'œil ? Ce n'est qu'en vous éclairant des antécédents et des affections concomitantes, en tenant compte aussi des caractères propres de l'affection pustuleuse, que vous parviendrez à trancher cette question. La pustule bénigne de la cornée est superficielle, accompagnée de conjonctivite catarrhale ou d'un faisceau vasculaire de la conjonctive. La pustule d'un caractère malin est profonde ; elle siége dans l'épaisseur même de la cornée, est accompagnée d'un plus grand trouble de la vision, et coïncide avec le développement d'un lupus ou de toute autre affection de la scrofule secondaire.

Diagnostic de la nature de l'affection. — Arrivons donc enfin au troisième point, qui est le diagnostic de la nature de l'affection.

1° *Dans les scrofulides catarrhales.* — Le catarrhe scrofuleux peut être confondu avec le catarrhe spécifique que vous connaissez sous le nom de *blennorrhagie*, avec le catarrhe syphilitique, le catarrhe dartreux ou arthritique. Quels sont les signes qui différencient ces affections ?

Par la connaissance du siége et des caractères propres de l'affection catarrhale, vous arriverez, dans la plupart des cas, à déterminer sa nature.

La blennorrhagie a spécialement pour siége l'extrémité du canal de l'urèthre et la fosse naviculaire ; le catarrhe scrofuleux, la portion prostatique : les catarrhes arthritique et dartreux affectent indifféremment telle ou telle portion des voies urinaires. Aussi la plupart des catarrhes vésicaux ont-ils pour principe l'arthritis et la dartre, et non la syphilis ou la scrofule. L'ophthalmie blennorrhagique attaque de prime abord toute l'étendue de la muqueuse oculo-palpébrale ; l'ophthalmie scrofuleuse catarrhale débute par les paupières et les glandes de Meibomius.

Le coryza scrofuleux siége sur la partie antérieure de la pituitaire. Le coryza arthritique et le coryza dartreux ont plus spécialement leur siége sur la portion la plus rapprochée de la gorge.

Les caractères propres de l'affection subissent des modifications importantes à étudier, qui vous mettent encore plus sur la voie du diagnostic différentiel.

Vous vous rappelez ce que je vous ai dit de l'évolution catarrhale, que les auteurs ont partagée en trois périodes. La première est la période d'irritation ; la deuxième, la période de crudité ; la troisième, de coction. Eh bien ! ce qui imprime aux catarrhes constitutionnels un cachet spécial, c'est la prédominance et la longue durée, l'état stationnaire en quelque sorte de l'une de ces périodes.

Ainsi, l'état stationnaire de la période irritative caractérise la dartre ; — de la période de crudité, caractérise l'arthritis ; — de la période de coction, caractérise la scrofule. Ou, ce qui revient au même, les catarrhes secs, latents, sibilants, appartiennent généralement à la dartre ; les catarrhes pituiteux à l'arthritis, et les catarrhes muco-purulents à la syphilis et à la scrofule. Il y a d'autres caractères sans doute, et bien importants, que vous tirez de la marche de la maladie, de l'état des muqueuses affectées et des parties qui les avoisinent. Pour arriver à la connaissance parfaite de la maladie, pour établir sûrement votre diagnostic, vous ne devez négliger aucun des symptômes qui vous sont offerts par l'état bien étudié du malade.

Le coryza scrofuleux est essentiellement caractérisé par un flux nasal muco-purulent qui excorie et tuméfie la lèvre, produit des gerçures sur les angles des narines ; il est accompagné d'un gonflement granuleux ou fongueux de la pituitaire, du rétrécissement des ouvertures nasales, du gonflement du nez.

Dans le coryza arthritique, vous avez d'autres symptômes : enchifrènement habituel, sécheresse des narines antérieures, écoulement de mucosités glaireuses, pituiteuses, albumineuses, par les ouvertures postérieures des fosses nasales, qui rougissent et enflamment les parois de l'arrière-bouche, provoquent l'expuition et sont rejetées par la bouche, non sans avoir quelquefois occasionné des nausées, des vomiturutions ou de vains efforts de vomissement. C'est surtout le matin, quand l'individu qui porte ce catarrhe sort du lit, qu'ont lieu les nausées et les efforts de vomissement. On comprend, en effet, que, pendant le sommeil, dans la position horizontale, les mucosités doivent s'accumuler sur la paroi postérieure du pharynx et du voile du palais, et qu'au lever, dans la position verticale, elles doivent tomber sur la luette et l'épiglotte, et provoquer des nausées et des efforts d'expuition, efforts qui durent souvent pendant un temps fort long, et sont suivis quelquefois du rejet de crachats sanguinolents.

Les mêmes phénomènes se produisent quand le sujet, après un exercice actif et le corps couvert de sueur, s'expose au refroidissement ou bien à l'action de quelque courant d'air.

Si vous examinez l'arrière-bouche dans cette affection, vous trouvez toutes les parties qui la composent, les amygdales, les piliers du voile du palais, la luette, la paroi postérieure du pharynx, rouges, plus ou moins tuméfiées et luisantes, comme subœdématiées.

Le coryza dartreux occupe le même siége, mais les symptômes sont un peu différents ; le produit exhalé n'est pas en gros flocons albumineux : ce sont de petits crachats transparents, comme gélatiniformes, en petites masses tremblotantes ou semblables à de la gomme, quelquefois parsemés de points blancs, opaques; la paroi postérieure du pharynx, les piliers du voile du palais, sont couverts de granulations ou de petits tubercules (*angine pharyngée granuleuse*). La sécrétion n'est pas, à beaucoup près, aussi abondante que celle du catarrhe arthritique, et n'est pas, comme elle, modifiée par les variations de température.

Sur les sujets atteints de lèpre ou d'éléphantiasis des Grecs, le nez est tuméfié ; il y a de l'enchifrènement, des croûtes dans les narines et souvent perforation de la cloison. Cet état morbide pourrait être pris pour de la scrofule, mais le nez est luisant, la voix est souvent modifiée, il y a des macules ou des tubercules sur d'autres régions du corps, de l'insensibilité cutanée, etc.

J'arrêterai encore quelques instants votre attention sur le diagnostic différentiel du catarrhe oculaire. C'est, en effet, sur l'œil que vous pouvez le mieux discerner toutes les nuances que l'état diathésique et constitutionnel imprime aux symptômes des maladies.

Permettez-moi de vous rappeler succinctement les caractères principaux de l'ophthalmie scrofuleuse, et d'en grouper les signes les plus importants. Début par le bord libre des paupières; l'élément glandulaire souvent attaqué isolément, d'où résultent l'orgeolet, le tylosis, les callosités qui succèdent à l'inflammation des glandes de Meibomius; quelquefois de petites ulcérations, soit sur le grand angle seulement, soit sur différents points du bord libre des paupières. L'inflammation peut se propager de là aux conduits lacrymaux, qu'elle oblitère, d'où l'épiphora ; au sac lacrymal (dacryocystite), avec oblitération du canal nasal et sécheresse de la narine correspondante; elle gagne la conjonctive palpébrale, produit des granulations à sa surface, occasionne de la gêne, de la douleur, une sensation de sable ou de graviers entre la paupière et la surface du globe oculaire; puis elle arrive à la conjonctive scléroticale, où elle donne lieu à la formation de faisceaux vasculaires qui s'avancent jusque sur la cornée, et à l'extrémité interne desquels se montrent parfois des épanchements lymphatiques, des points pustuleux blanchâtres, puis des ulcérations, d'autres fois des granulations verruqueuses, ou même de véritables végétations; enfin, cette inflammation scrofuleuse attaque la cornée elle-même, qui devient louche, opaque dans certains points, par suite de suffusion lymphatique entre ses lames superficielles ou de très petites granulations développées à sa surface. La kératite scrofuleuse est accompagnée de photophobie, de larmoiement, de troubles de la vision, quelquefois de cécité; elle peut être suivie d'ulcérations de la cornée, et laisser après elle des taches opaques sur cette membrane, taches que vous connaissez sous les noms de *taies* et d'*albugo*.

Un pareil ensemble de symptômes ne se présente dans aucune autre inflammation de la conjonctive oculo-palpébrale.

L'ophthalmie blennorrhagique a une marche rapide; en très peu de temps elle envahit toute l'étendue de la conjonctive oculo-palpébrale; elle s'accompagne de tuméfaction, de boursouflement de la conjonctive, qui est d'un rouge violacé : il y a production de chémosis, sécrétion d'une énorme quantité de muco-pus verdâtre. L'ophthalmie syphilitique proprement dite, celle qui fait partie du cortége de la syphilis constitutionnelle, n'est pas un catarrhe oculo-palpébral, c'est une iritis spécifique qui ne saurait jamais vous en imposer pour une iritis scrofuleuse, comme je le disais tout à l'heure en vous parlant du diagnostic différentiel des scrofulides malignes de l'œil.

Quant aux ophthalmies arthritique et dartreuse, elles peuvent affecter toutes deux la forme de l'inflammation catarrhale; mais le catarrhe arthritique est essentiellement pituiteux, et le catarrhe dartreux essentiellement irritatif, c'est-à-dire que dans l'ophthalmie arthritique (par cette expression je désigne les ophthalmies rhumatismale et arthritique des auteurs), l'inflammation catarrhale reste stationnaire à la seconde période, et que dans l'ophthalmie dartreuse elle reste stationnaire à la première période : c'est ce qui fait que le caractère catarrhal de l'ophthalmie a été méconnu dans l'inflammation arthritique de l'œil, et la sécrétion morbide de la muqueuse confondue avec l'épiphora.

Quelques mots encore sur le diagnostic de ces catarrhes spéciaux. J'insiste d'autant plus sur ce point qu'il vous offre plus d'intérêt et vous montre combien nos doctrines diffèrent de celles qui ont cours aujourd'hui dans la science. L'ophthalmie arthritique se distingue par le caractère particulier des douleurs qui l'accompagnent : elles sont pongitives, lancinantes, ont leur siége dans l'orbite et souvent dans toute la tête, ne sont pas en rapport avec le degré de l'inflammation. Elle se distingue encore par la marche, qui est paroxystique avec exacerbations vers le soir, et par la nature de ses symptômes qu'on a partagés en deux périodes, l'une de congestion, l'autre d'éruption. Dans la première, l'injection vasculaire de la sclérotique se compose de vaisseaux dilatés, disposés parallèlement, assez écartés les uns des autres, se dirigeant de la sclérotique vers la circonférence de la cornée ; elle forme un plan profond de vascularisation sur lequel on peut faire glisser la conjonctive. L'injection de la conjonctive est plus superficielle, composée de vaisseaux plus rapprochés ou formant un plan uniforme, continu, qui n'a que quelques rares anastomoses avec les vaisseaux de la sclérotique. Dans la seconde période, il y a éruption de phlyctènes ou de petites vésicules sur la cornée, éruption qui laisse après elle de petites taies, et plus souvent seulement de petites dépressions en forme de facettes. Ajoutez à ces signes que cette ophthalmie peut disparaître brusquement et alterner avec l'arthropathie rhumatismale ou goutteuse.

L'ophthalmie dartreuse, admise par la plupart des ophthalmologistes, est loin d'avoir une signification nette et précise. Pour M. Sichel, l'ophthalmie dartreuse n'est qu'une blépharite, avec granulations ou pustules, coïncidant avec une éruption cutanée, une gourme impétigineuse, par exemple : en un mot, c'est tout simplement une manifestation de la scrofule sur l'œil. Weller a décrit, comme ophthalmie dartreuse, une conjonctivite dont le caractère principal serait aussi l'éruption granuleuse ou vésico-pustuleuse.

Ainsi, parmi les auteurs qui ont parlé de l'ophthalmie dartreuse, pour les uns, c'est de la scrofule ; pour les autres, ce n'est qu'une manifestation de l'éruption dartreuse sur la conjonctive.

Quant à moi, j'admets parfaitement que la dartre et la scrofule peuvent se traduire en éruptions granuleuses ou vésico-pustuleuses sur la conjonctive ; mais j'admets, de plus, une forme catarrhale spéciale propre à la dartre sur la membrane muqueuse oculo-palpébrale. Ce qui caractérise cette forme, c'est la sécheresse de la muqueuse ou la faible quantité de sécrétion morbide à sa surface. L'œil est le siége d'une rougeur, accompagnée de démangeaisons, qui se font sentir surtout aux bords libres et à la surface des paupières. Il y a souvent, la nuit, une sécrétion qui rend les yeux chassieux, ou de petites croûtes à la base des cils.

2° *Dans les scrofulides éruptives.* — Les scrofulides éruptives des membranes muqueuses sont en général d'un diagnostic plus obscur que celles de la peau ; assez souvent elles se dérobent à la vue, et l'attention du médecin n'est appelée sur elles que quand déjà elles ont fait de très grands ravages. Ce que je dis là s'applique particulièrement aux scrofulides malignes.

Comme à la peau, la scrofulide bénigne peut être confondue avec l'éruptiou dartreuse ou arthritique, la scrofulide maligne avec l'éruption syphilitique.

Mais si, sur la peau, il est assez souvent difficile de préciser la vraie nature d'une affection éruptive, n'oubliez pas que les difficultés sont plus grandes encore sur les membranes muqueuses, où les éruptions marchent plus vite, parcourent plus promptement toutes les phases de leur évolution, et subissent si facilement de nombreuses modifications sous l'influence des agents thérapeutiques mis en usage. Je puis, toutefois, vous indiquer quelques signes qui vous seront d'un grand secours pour arriver à la solution du problème.

L'éruption constitutionnelle primitivement pustuleuse appartient, presque toujours, à la diathèse scrofuleuse. L'éruption essentiellement vésiculeuse, claire, transparente, dépend de l'arthritis ou de la dartre. La granulation, qu'il ne faut pas confondre avec la papule, est scrofuleuse, tandis que cette dernière est dartreuse ou arthritique. La granulation est d'un rouge foncé, arrondie, hémisphérique, variable pour le volume, depuis un grain de mil jusqu'à un grain de chènevis. La papule est conique et ne semble être autre chose qu'une hypertrophie de la papille.

Les éruptions de nature scrofuleuse, celles de nature syphilitique surtout, ne sont accompagnées d'aucune douleur, d'aucunes démangeaisons ; les éruptions dartreuses ou arthritiques se caractérisent par un prurit plus ou moins vif, par des douleurs piquantes et semblables à des coups d'aiguille.

Les éruptions scrofuleuses coexistent avec des éruptions analogues sur la peau, souvent dans le voisinage des muqueuses affectées ; les éruptions dartreuses et arthritiques alternent souvent avec de pareilles affections de la peau, ou bien avec des affections d'autres systèmes, mais de même origine.

Enfin, il ne faut jamais négliger les commémoratifs : l'âge du malade, ses antécédents... Toutes ces notions sont de la plus haute importance dans le diagnostic.

Jetons un coup d'œil rapide sur les éruptions bénignes de chaque muqueuse en particulier.

Sur la pituitaire, nous rencontrons fort souvent l'impétigo scrofuleux, qui ne saurait être confondu qu'avec l'impétigo parasitaire ou le sycosis arthritique. J'ai déjà indiqué les caractères distinctifs sur lesquels je ne reviendrai pas.

Sur la conjonctive, les éruptions lymphatiques ou pustuleuses de la scrofule peuvent être prises pour celles de la dartre ou de l'arthritis ; mais les premières sont des pustules, les secondes des vésicules. Il est vrai que les vésicules aphtheuses de l'arthritis, que nous avons vues se montrer simultanément sur la muqueuse bucco-pharyngienne, sur le nez, sur la conjonctive, ressemblent parfois, à s'y méprendre, à des pustules ; mais, dans ce cas, il faut interroger les antécédents du malade, les affections concomitantes et la nature des douleurs qui accompagnent les éruptions. On sait qu'elles sont prurigineuses ou pongitives dans la dartre et l'arthritis.

Les granulations de la blépharite scrofuleuse peuvent être confondues avec les papules ou les vésicules de la dartre; j'ai dit déjà comment on peut les en distinguer. Ces dernières, d'ailleurs, sont accompagnées d'un prurit qui manque dans la blépharite scrofuleuse, et coexistent ou alternent avec des éruptions dartreuses de la peau.

Dans le conduit auditif, vous trouvez, avec les éruptions eczémateuses ou impétigineuses propres à la scrofule, des éruptions squameuses, pityriasiques ou psoriasiques, des éruptions papuleuses ou vésiculeuses propres aux autres maladies constitutionnelles. Tous ces produits éruptifs sont ici les mêmes qu'à la peau, et je n'ai rien à ajouter à ce que j'ai dit ailleurs du diagnostic des scrofulides cutanées bénignes.

Sur les lèvres et sur la muqueuse bucco-pharyngienne, rien de plus facile, en général, que de préciser la nature des éruptions bénignes. Comme accident de la scrofule, je ne connais, sur ces régions, que l'impétigo et l'eczéma impétigineux, qui, des joues et du menton, se propagent sur les lèvres et sur les commissures labiales, y forment des croûtes épaisses, jaunâtres, saillantes, détachées de la muqueuse ou de la peau. La dartre et l'arthritis s'y traduisent par des éruptions bien moins épaisses, moins purulentes, squameuses, papuleuses ou vésiculeuses, toujours accompagnées de vives démangeaisons ; elles pénètrent plus avant sur la muqueuse buccale, se répandent sur la langue, sur les gencives, où elles se font reconnaître par le sentiment de cuisson, de brûlure ou de prurit qu'elles y déterminent, par des névralgies dentaires, par une rougeur ponctuée, l'érection des papilles, qui sont rouges, transparentes et comme vésiculeuses au sommet. Les *aphthes* sont un produit de la dartre ou de l'arthritis, et ne se montrent jamais sous la seule influence de la diathèse scrofuleuse. Il en est de même des grosses vésicules de l'hydroa et des bulles de pemphigus, qui se présentent sous l'aspect de taches ulcérées, blanchâtres, rouges à la circonférence, où l'on peut apercevoir l'épithélium soulevé et déchiré. Ces vésicules et ces bulles sont de l'arthritis et non de la scrofule.

Sur les parties sexuelles, on peut rencontrer, comme ailleurs, les éruptions de la scrofule bénigne : c'est surtout dans les cas d'eczéma impétigineux généralisé que l'éruption peut se propager sur les organes de la génération ; mais vous saurez parfaitement distinguer ces éruptions de celles qui ont pour principe les autres maladies constitutionnelles. L'eczéma dartreux cause beaucoup de prurit ; le produit de l'exhalation morbide est clair et transparent ; il y a des squames et non des croûtes... J'ai tant de fois déjà insisté sur ces caractères différentiels, que je crois parfaitement inutile d'y revenir encore. L'herpès et le prurigo s'observent fréquemment sur les organes de cette région ; mais ce sont là des affections dartreuses ou arthritiques, et non des affections scrofuleuses.

Vous savez combien est fréquent l'*herpes præputialis*, vous savez, aussi, qu'on le confond assez souvent avec des chancres. C'est une erreur grave, que ne doivent jamais commettre les médecins qui ont fait une étude approfondie des affections de la peau. Mais quelques médecins instruits, sans confondre l'herpès avec les chancres, sembleraient disposés à admettre un rapport, une relation de cause à effet, entre la syphilis constitutionnelle et l'herpès périodique du prépuce et du gland. Une telle manière de voir est-elle basée sur une interprétation exacte et fidèle des faits? Je ne le pense pas. Voici quel est mon sentiment :

Le fait vrai, c'est la reproduction périodique de l'herpès préputial sur les sujets qui ont eu des chancres sur la verge ; mais on ne saurait inférer de là que l'herpès soit, dans ce cas, un accident vénérien. En effet, il ne présente aucun des caractères spécifiques des affections syphilitiques ; il disparaît seul, et sa ressemblance est complète avec l'herpès des autres régions du corps. Maintenant, voici l'explication que nous donnons de ce fait. L'herpès préputial est, comme le zona, une manifestation aiguë de la dartre ou de l'arthritis, et, s'il se présente plus souvent à la verge chez les sujets qui ont eu des chancres, c'est que la dartre apparaît plus facilement sur une partie de la peau qui a été, pendant un temps plus ou moins long, le siége d'une inflammation chronique. Sur ce point, la peau est plus impressionnable, et le contact d'un agent irritant, celui, par exemple, de la matière leucorrhéique pendant les rapprochements sexuels, ou même la seule influence de la cause morbifique interne, suffisent pour y déterminer l'apparition de l'éruption herpétique.

Je passe à la scrofulide maligne des membranes muqueuses, et c'est par là que je terminerai ce que j'ai à dire du diagnostic.

Lorsque la scrofulide maligne des muqueuses n'est que l'extension de celle de la peau qui l'avoisine, il ne peut y avoir aucune incertitude. Ainsi, quand bien même, sur les lèvres, l'éruption croûteuse, fendillée, ne vous semblerait pas de prime abord appartenir au genre lupus, si l'affection a commencé par la peau des lèvres, et ne s'est étendue que consécutivement à la muqueuse, vous pouvez être sûrs que vous avez affaire, sur les deux téguments, à deux affections de même nature, appartenant toutes deux à la scrofule tégumentaire profonde.

Quand la scrofulide maligne débute par la pituitaire, par la cloison du nez ou par l'arrière-bouche, le voile du palais, la voûte palatine, à quels caractères la distinguerez-vous de la syphilide ulcéreuse des mêmes régions? Il va sans dire que nous écartons tous les renseignements qui pourraient être fournis par les affections concomitantes et les antécédents; nous demandons, en ce moment, uniquement à l'ensemble des caractères propres aux affections, de nous fixer sur le diagnostic différentiel.

Je vous le déclare en toute sincérité : dans ces cas, le diagnostic est quelquefois tellement obscur, qu'il faut rester dans le doute, et ne pas craindre d'essayer, comme pierre de touche, les remèdes antisyphilitiques, notamment le sirop de biiodure de mercure.

Rappelez-vous cependant que la syphilide ulcéreuse a plus de tendance à débuter par la muqueuse, pour s'étendre consécutivement à la peau, tandis que la scrofulide ulcéreuse débute plus souvent par la peau, et ne s'étend que consécutivement à la muqueuse. La forme, la disposition des parties ulcérées, l'odeur des produits qui en découlent sont autant de signes qu'il est important de connaître. Dans la scrofulide maligne, vous trouverez généralement une plus grande quantité d'éléments primitifs sur les bords de l'ulcère que dans la syphilide ulcéreuse, plus de granulations et de fongosités à la surface des parties ulcérées.

Sur l'œil, les pustules profondes de la cornée ont toujours

pour point de départ la diathèse scrofuleuse ; elles ne sauraient, par conséquent, donner lieu à aucune méprise dans le diagnostic de la nature de l'affection. Il n'en est pas de même des affections de l'iris, qui peuvent se produire spontanément sous l'influence des diathèses scrofuleuse, arthritique et syphilitique. Toutefois, il faut dire que l'iritis scrofuleuse coïncide le plus ordinairement avec d'autres lésions du globe oculaire, qu'en général elle survient consécutivement à la kératite, à l'hypopion. L'altération de la couleur de l'iris, son immobilité, les troubles de la vision, sont des symptômes communs à toutes les iritis ; mais, dans aucune variété, vous n'observerez une si grande déformation, une si profonde altération de cette membrane que dans l'iritis syphilitique. Le siége et le caractère nocturne des douleurs qui accompagnent l'iritis syphilitique, la coloration comme cuivrée de l'iris, les inégalités ou tubérosités de sa surface, la déformation, le rétrécissement de la pupille, qui semble portée en haut et en dedans, enfin les antécédents du malade, vous empêcheront de la confondre avec les iritis scrofuleuse ou arthritique.

Jamais, sur les organes sexuels, la syphilide tuberculo-ulcéreuse ne prend les développements que peut y acquérir la scrofulide maligne fibro-plastique. Il n'y a pas lieu, par conséquent, de s'arrêter sur le diagnostic de ces deux affections.

Pronostic. — Les scrofulides des membranes muqueuses sont, toutes choses égales d'ailleurs, plus graves, plus opiniâtres, plus difficiles à guérir que celles de la peau.

Elles sont plus dangereuses par leurs suites, en ce qu'elles peuvent apporter des obstacles à l'accomplissement des fonctions digestives, troubler d'une manière grave ou même suspendre complétement l'exercice des fonctions des organes des sens.

Ajoutez encore que, sur les muqueuses, le travail morbide, et surtout le travail ulcératif marchent plus vite que sur la peau, s'étendent davantage et se propagent bien plus vite aux parties fibreuses, cartilagineuses ou osseuses.

Les scrofulides malignes ne sont pas seulement plus redoutables parce qu'elles dénotent une période plus avancée de la scrofule, mais encore parce qu'elles entraînent après elles des difformités ou infirmités graves, telles que surdité, perte de l'olfaction, cécité complète ou incomplète, etc.

Les scrofulides bénignes éruptives n'offrent rien de spécial quant au pronostic; ce que j'ai dit des scrofulides cutanées bénignes leur est de tous points applicable.

Les scrofulides catarrhales ne sont pas graves par elles-mêmes, mais par le travail morbide qu'elles appellent sur les organes sous-jacents à la muqueuse, par les accidents et les complications qui peuvent les accompagner.

Le siége et l'étendue des catarrhes scrofuleux en modifient singulièrement le pronostic. Autant une bronchite généralisée peut être grave, autant un simple coryza est une affection légère, qui n'a par elle-même aucune sorte d'importance.

L'otorrhée n'a de gravité que par sa complication avec la carie du rocher. Cependant l'otorrhée simplement catarrhale peut amener la surdité.

De toutes les scrofulides catarrhales dont il a été question dans cette leçon, le catarrhe oculaire est celui qui peut avoir les conséquences les plus sérieuses, parce qu'il compromet la vue, qui tient assurément le premier rang parmi les sens.

Partie thérapeutique. — Les affections scrofuleuses du tégument interne réclament-elles des moyens thérapeutiques spéciaux et différents de ceux que je vous ai fait connaître pour la scrofule tégumentaire externe?

Vous devez vous rappeler que j'ai préconisé, contre les scrofulides bénignes, les préparations de fer et d'iode, contre les scrofulides malignes, l'huile de morue; mais, si je m'en rapporte uniquement à mon expérience pour juger la valeur de ces remèdes dans le traitement de la scrofule tégumentaire interne, je vous dirai franchement : Ne comptez nullement sur leur efficacité. Il y a plus, c'est que, depuis quelque temps, j'ai renoncé à leur emploi pour essayer d'autres remèdes, et notamment la ciguë et le chlorhydrate de chaux, plus facile à manier que le chlorhydrate de baryte. Je donne aux enfants de dix à quinze ans, en débutant, une cuillerée à soupe de la solution de chlorhydrate de chaux, et plus tard, en augmentant graduellement la dose, deux, trois, etc., jusqu'à six ou huit cuillerées par jour. Cette solution renferme 4 grammes de sel pour 500 grammes d'eau distillée.

Les préparations sulfureuses ont été employées, dit-on, avec un grand succès, dans le traitement des catarrhes scrofuleux. Un hydrologiste distingué, M. Allard, s'est parfaitement trouvé de l'emploi des eaux sulfureuses de Saint-Honoré contre les inflammations scrofuleuses des voies aériennes.

Il ne suffit pas d'attaquer l'élément spécifique; dans les scrofulides des muqueuses, plus encore que dans les scrofulides cutanées, il ne faut pas négliger de combattre l'élément inflammatoire par les antiphlogistiques, les dérivatifs et les révulsifs : sangsues en nombre proportionné à l'âge et à la force du sujet, au degré de l'inflammation, à sa modalité spéciale ; frictions avec l'onguent napolitain, vésicatoires volants, purgatifs, tels que le calomel, l'huile de ricin, l'eau de Sedlitz, bains simples ou composés. On combat la douleur et le spasme qui accompagnent l'état inflammatoire par les applications narcotiques.

Nous avons enfin les modificateurs locaux ou le traitement topique, qui diffère ici quelque peu du traitement local des scrofulides cutanées. — Règle générale : on fait un moins fréquent usage des bains généraux et des pommades dans le traitement de la scrofule tégumentaire interne. Les agents thérapeutiques s'emploient le plus habituellement, sous forme liquide, en lotions, injections, gargarismes, etc. Au surplus, la forme et le siége des scrofulides internes apportent des modifications assez importantes au traitement, pour que je croie devoir vous en dire quelques mots.

1° *Scrofulides catarrhales.* — Une foule de moyens ont été mis en usage pour tarir la sécrétion morbide : l'eau froide, les astringents, les caustiques, la compression. Nous avons employé d'une manière assez suivie, dans notre service, l'irrigation froide. C'est surtout dans le traitement du catarrhe oculaire, de l'ophthalmie scrofuleuse, que nous avons mis ce moyen en usage. Dans quelques cas, il nous a réussi ; dans d'autres, il n'a rien fait, et, sur quelques malades, il a plutôt aggravé qu'il n'a diminué le mal. Chez quelques-uns de nos scrofuleux, les symptômes inflammatoires de l'œil sont tombés sous l'influence de l'irrigation froide permanente ; mais, au bout de très peu de temps, de nouvelles fluxions se sont reproduites sur les yeux, de sorte qu'en définitive on n'a rien gagné à employer l'eau froide. J'ajouterai que ce moyen est difficilement supporté par certains malades.

Les astringents les plus usités, le plus communément employés dans le traitement des catarrhes scrofuleux, sont l'alun, le borax, les sulfates de cuivre et de zinc, le ratanhia, etc.

Vous savez qu'ils s'emploient en injections dans l'otorrhée, le coryza, les catarrhes de l'urèthre et du vagin; en gargarismes dans l'angine catarrhale; en lotions dans le catarrhe oculaire. Parmi ces astringents, nous choisissons de préférence, pour la conjonctive, le borax, les sulfates de zinc et de cuivre, que nous employons, en général, à très faible dose. Je me trouve généralement mieux d'un collyre avec 25 milligrammes seulement de sulfate de cuivre pour 200 grammes d'eau distillée, que d'un solutum contenant, pour la même quantité de véhicule, 25 centigrammes de sulfate de cuivre.

Pour l'arrière-bouche, je me sers de l'alun ou du borax, à la dose de 1 à 2 ou 3 grammes, dans 500 grammes d'eau. Le ratanhia, l'alun, l'alcoolé de tannin, sont plus particulièrement employés dans les cas de catarrhe utéro-vaginal.

Les caustiques, et, sous cette dénomination, je vous demande la permission de comprendre tous les modificateurs autres que les astringents, sont : l'iode, si vanté par Lugol contre toutes les affections scrofuleuses, et, en particulier, contre les catarrhes de même nature; le nitrate d'argent, le perchlorure de fer, etc. Leur action est tout aussi incertaine que celle des astringents.

La compression m'a quelquefois réussi. Elle se fait, ou par l'occlusion des cavités que tapisse la muqueuse affectée, ou par une application directe de l'agent compressif. Dans le premier cas, en même temps qu'il y a compression par l'accumulation du produit de sécrétion morbide, il y a encore soustraction de l'air sur la muqueuse. J'ai employé, avec des résultats divers, ces deux méthodes : la première, dans le traitement du catarrhe oculaire ; la seconde, dans le traitement du catarrhe utéro-vaginal, par le tamponnement du vagin.

2° *Scrofulides éruptives bénignes.* — Outre les caustiques et les astringents qui sont employés dans la cure des scrofulides catarrhales, on a souvent encore recours, dans le traitement des scrofulides éruptives, aux poudres et aux pommades. Ainsi, dans l'impétigo des ouvertures nasales, j'emploie assez fréquemment la pommade au précipité rouge, dans la proportion de 5 centigrammes pour 10 grammes d'axonge.

Il n'est personne de vous qui ne sache que l'oxyde rouge de mercure est le principe actif des pommades du *Régent*, de *Desault*, etc., si vantées dans le traitement de la blépharite chronique, qui n'est, en général, qu'une scrofulide éruptive.

Certaines huiles, comme l'huile de lis, ont été quelquefois employées avec grand avantage, comme topiques, dans le traitement des scrofulides éruptives, notamment celles des yeux et des oreilles.

Les poudres que l'on met le plus souvent en usage en pareil cas sont résolutives, astringentes, et, le plus souvent, elles ne servent que comme absorbantes ou pour séparer les deux feuillets accolés de la muqueuse, dans le but de préserver les surfaces malades du contact plus ou moins irritant des produits excrétés. C'est ainsi que nous employons tour à tour, dans le traitement des balanites granuleuses, des granulations du col utérin, les poudres de riz, d'amidon, de sang-dragon, de ratanhia, d'oxyde de bismuth, etc.

On triomphe, en général, assez facilement des scrofulides éruptives, quel que soit leur siége, par des cautérisations plus ou moins rapprochées, faites avec un solutum de nitrate d'argent ou d'iode, qui doit être plus ou moins concentré, suivant le siége de l'éruption, selon l'intensité des phénomènes inflammatoires qui l'accompagnent. Sur l'œil, en collyre, vous pourrez, par exemple, vous servir d'un solutum qui ne contiendra pas plus de 5 à 25 centigrammes de nitrate d'argent pour 30 grammes d'eau distillée, tandis que, sur le col utérin, vous ne craindrez pas d'employer le même solutum à l'état de saturation, partie égale de nitrate et d'eau distillée.

Si l'affection est rebelle et siége sur une région velue, à l'entrée des narines ou sur les paupières, je conseille, en pareil cas, l'épilation répétée, qui favorise singulièrement la guérison du mal.

3° *Scrofulides malignes.* — Lorsque les scrofulides malignes des muqueuses coexistent avec les scrofulides malignes de la peau, dont elles ne sont, en général, que l'extension, le même traitement est applicable aux unes et aux autres. C'est ainsi que, dans notre service, les sujets atteints de lupus de la face, et qui portent en même temps des affections malignes de la pituitaire ou de la cornée, sont exclusivement soumis au traitement de la scrofule secondaire ; ils prennent l'huile de morue, à doses graduellement croissantes, parce que c'est encore là le remède par excellence des scrofulides malignes. Toutefois, il m'arrive souvent d'en suspendre momentanément l'emploi, pour diriger contre l'inflammation de la muqueuse, une médication antiphlogistique et révulsive des plus énergiques.

D'un autre côté, les modificateurs locaux ne sont pas oubliés ; ce sont les caustiques que nous employons de préférence, et nous choisissons ceux dont l'action est limitée, pour que l'inflammation qui se montre après leur application ne se répande pas sur la muqueuse au delà des limites du mal et dans les tissus sous-jacents. L'iode, le nitrate d'argent, le nitrate acide de mercure, et même l'acide chromique, remplissent parfaitement le but que nous désirons obtenir.

Dans le traitement des accidents graves de la scrofule tégumentaire interne, il ne faut pas négliger les bains composés, les bains sulfureux, par exemple, soit qu'on les donne comme modificateurs de la constitution, soit pour produire une dérivation sur une vaste étendue de la peau saine.

ART. IV. — DES ÉCROUELLES.

Jusqu'à présent, je ne vous ai entretenus que des affections scrofuleuses qui ont primitivement leur siége sur l'enveloppe tégumentaire du corps, et constituent pour moi les deux premières périodes de la scrofule; aujourd'hui, j'aborde l'étude d'affections plus profondes, qui ont pour siége, soit le système lymphatique, soit le système cellulaire.

De même que j'ai divisé, pour l'étude nosographique, le système tégumentaire en deux portions, l'une superficielle et l'autre profonde, de même aussi je diviserai les systèmes lymphatique et cellulaire en deux parties, ne voulant, pour le moment, vous parler que des affections de la partie périphérique, qui se rattachent essentiellement aux deux premières périodes de la scrofule.

L'évolution naturelle de la scrofule m'imposait l'obligation d'en agir ainsi. Ne voyez-vous pas, en effet, que l'histoire du carreau et de la tuberculisation des ganglions bronchiques sera mieux placée à côté de la phthisie scrofuleuse qu'à côté des gourmes ou du lupus. Ainsi, quand je traiterai de la scrofule interne ou viscérale, le moment sera venu de vous faire connaître les affections scrofuleuses de la portion profonde des systèmes cellulaire et lymphatique. Aujourd'hui, j'ai le dessein de vous parler des écrouelles.

L'*écrouelle*, vieux mot que j'emploierai exclusivement à désigner les affections scrofuleuses superficielles des glandes lymphatiques et du tissu cellulaire, l'écrouelle, dis-je, est un des symptômes les plus importants de la scrofule. C'est le type des affections strumeuses, l'affection nécessaire pour beaucoup de médecins, sans laquelle il ne saurait y avoir de maladie scrofuleuse (1).

L'écrouelle était connue des Grecs, qui la désignaient sous le nom de χοιρας; des Latins, qui l'appelaient *struma;* des Arabes et des Arabistes, qui en ont donné la description sous la dénomination de *scrophulæ*, d'où est venu le mot scrofule par lequel nous spécifions aujourd'hui la *diathèse* scrofuleuse, dont l'écrouelle n'est qu'une des nombreuses manifestations locales. C'est assez vous dire que, dans tous les temps, cette affection a dû fixer l'attention des observateurs. Elle a été étudiée sous tous les points de vue, et tour à tour expliquée,

(1) C'est là une très grave erreur : l'écrouelle n'est pas un symptôme constant dans la scrofule, mais elle existe peut-être chez les deux tiers des sujets atteints de cette maladie.

dans ses phénomènes intimes, par les hypothèses physiologiques dont se composent tous les systèmes qui ont régné en médecine.

Je suivrai, dans l'étude de l'écrouelle, l'ordre que j'ai adopté pour les affections de la scrofule tégumentaire.

Partie nosographique. — Considérée d'une manière générale, indépendante de son siége, l'écrouelle se présente sous la forme d'une tumeur qui fait une saillie plus ou moins considérable sur un point quelconque de la surface du corps. Les régions où on l'observe le plus communément sont celles où la peau offre le plus de laxité, comme les parties latérales du col, les régions sous-maxillaires, les aisselles, etc. On y rencontre les écrouelles en nombre plus ou moins grand, tantôt isolées, tantôt réunies et formant quelquefois, par leur agglomération, des masses d'un volume énorme. La forme et le volume des tumeurs écrouelleuses sont extrêmement variables. Le plus souvent arrondies, ovoïdes, ces tumeurs présentent, pour la grosseur, tous les degrés intermédiaires entre le volume d'une aveline et celui d'une tête de fœtus.

Leur consistance n'est pas moins variable que leur volume et leur forme ; ordinairement dures dans le principe, elles finissent souvent par se ramollir et deviennent le siége d'une fluctuation évidente.

Elles sont indolentes et froides, ou chaudes, rouges, douloureuses, accompagnées des caractères locaux de l'inflammation.

La structure anatomique, la durée, la marche, les terminaisons des écrouelles varient selon qu'elles ont leur siége dans le système lymphatique ou dans le système cellulaire ; de là la division bien naturelle de ces tumeurs en *écrouelles ganglionnaires* et *écrouelles cellulaires*, que nous devons étudier séparément.

§ 1. — Écrouelles ganglionnaires.

Dans l'état normal, les glandes lymphatiques sont à peine appréciables au toucher, à cause de leurs petites dimensions et de leur forme aplatie. Vous savez qu'elles ont à peu près le volume et la forme d'une lentille; — si donc on les sent mobiles sous la peau, arrondies, pisiformes, globuleuses, c'est que déjà elles sont hypertrophiées. On les trouve ordinairement roulantes et en nombre plus ou moins considérable, uniques ou multiples, isolées, écartées les unes des autres, indépendantes ou réunies par une sorte de cordon intermédiaire qu'on peut aussi sentir sous la peau; c'est le vaisseau efférent hypertrophié, engorgé, induré, que l'on sent au milieu des glandes formant chapelet, et non pas immédiatement sous la peau, comme dans la syphilis.

Ce premier degré de l'engorgement ganglionnaire se présente à notre observation sous deux états différents : 1° l'état hypertrophique pur; 2° l'état inflammatoire.

Dans le premier cas, les glandes ne sont nullement sensibles à la pression; elles sont invisibles ou à peine visibles extérieurement, et ne peuvent encore, en raison de leur petit volume, occasionner d'accident par la pression qu'elles exercent sur les organes du voisinage.

Dans le second cas, celui de gangliite ou d'angioleucite, qui est ordinairement consécutif à une inflammation de la peau, comme l'érysipèle, la scarlatine, la rougeole, la gale ou une scrofulide primitive, la pression sur les petites glandes occasionne de la douleur; tantôt sourde, tantôt vive, aiguë, cette douleur existe sur tout le trajet des ganglions et vaisseaux lymphatiques enflammés. On trouve, de plus, une coloration rosée, en plaques ou sous forme de bande, qui correspond exactement à la direction des vaisseaux atteints d'inflammation. Le plus souvent alors la marche de la gangliite est aiguë, et l'inflammation disparaît avec la cause qui l'a déterminée; mais, dans quelques cas, les ganglions restent hypertrophiés, entretenus dans cet état par la constitution scrofuleuse du sujet.

Un deuxième degré de l'engorgement ganglionnaire est encore caractérisé par deux états pathologiques différents : l'hypertrophie d'une part, et, de l'autre, l'adénite suppurative.

La glande, qui avait le volume d'un pois ou d'un haricot, prend graduellement de l'augmentation, et acquiert bientôt la grosseur d'une aveline, d'un œuf de pigeon ou d'une noix ordinaire. Cette augmentation graduelle de son volume s'opère sans douleur. La glande conserve son élasticité, sa légèreté ; elle reste unie et lisse à sa surface, et toujours roulante sous les téguments; ou bien, en même temps qu'elle grossit, elle devient douloureuse, chaude, cesse d'être roulante sous la peau, contracte des adhérences avec les parties voisines; elle est le siége de battements, de douleurs pulsatives ; la peau qui la recouvre rougit, et bientôt on y sent de la fluctuation. C'est un abcès qui s'ouvre à l'extérieur ; le pus qui s'en écoule est épais, jaunâtre, crémeux ; il a tous les caractères du pus phlegmoneux.

Dans un troisième degré de l'engorgement ganglionnaire, les glandes lymphatiques acquièrent un volume plus considérable ; elles contractent des adhérences entre elles et avec les organes circonvoisins, et forment, au devant des oreilles, sous la mâchoire, sur les parties latérales du cou, aux environs de la clavicule, sous les aisselles, aux aines, des saillies en relief, de forme et de volume extrêmement variables. On a vu de ces tumeurs qui pesaient 10, 20 et même, dit-on, 30 kilogrammes. Elles sont globuleuses, ont la forme d'un sphéroïde, ou bien elles sont aplaties, irrégulièrement quadrilatères. Celles qui produisent les intumescences les plus remarquables sont les glandes cervicales et sous-mastoïdiennes, alors qu'elles se réunissent à la couche de glandes hypertrophiées, situées entre le peaucier et la face externe du sterno-mastoïdien. Quelques-uns d'entre vous ont pu voir dans mes salles, l'année dernière, un jeune homme scrofuleux qui portait, sur la partie latérale du cou, une tumeur glandulaire qui avait atteint presque le volume de la tête d'un fœtus.

Lorsque ces engorgements sont froids, c'est-à-dire lorsqu'ils ne sont le siége d'aucun travail inflammatoire, ils sont indolents; la seule souffrance que le malade éprouve, quand on les presse, est celle qui résulte de la transmission de la pression aux organes sous-jacents. Quand l'inflammation s'empare de ces tumeurs, elle est toujours partielle; les glandes qui, par leur connexion, constituent ces grosses tumeurs, s'enflamment isolément. Des douleurs vives et tous les symptômes locaux de l'inflammation se montrent sur les points envahis.

La consistance de ces gros engorgements ganglionnaires (*scrofula concatenata*, *conglomerata*) est variable, et le plus souvent inégale sur les divers points de leur surface. Là, elle est encore rénitente, élastique; ailleurs, dure, d'une dureté qui cependant va rarement jusqu'à celle du squirrhe. En déplaçant latéralement cette masse ganglionnaire, on sen qu'elle est lourde et pesante. Ce n'est plus, en effet, le ganglion seul, c'est le ganglion infiltré ou chargé en masse d'un produit morbide étranger à l'organisme, le tubercule.

La plupart des auteurs qui ont écrit sur la scrofule, Baumes, Hufeland notamment, ont insisté sur les troubles que, par la pression sur les organes environnants, ces masses ganglionnaires apportent à l'exercice des fonctions. Ils ont dit qu'en comprimant la veine jugulaire et les vaisseaux cervicaux, ces tumeurs pouvaient déterminer des congestions faciales ou cérébrales, des étourdissements, des coups de sang, des hémorrhagies cérébrales ; qu'en comprimant la trachée, elles pouvaient occasionner une dyspnée habituelle et plus tard la suffocation ; qu'en comprimant l'œsophage, elles amenaient une dysphagie progressive.

Assurément, je ne nie pas la possibilité de ces accidents, mais je crois qu'on a beaucoup exagéré leur fréquence. J'ai vu, pour ma part, un nombre déjà bien considérable de scrofuleux, et la scrofule ganglionnaire est tellement commune, qu'il m'est impossible d'admettre, dans mon service, tous les scrofuleux atteints d'écrouelles : je réserve mes lits pour les engorgements ganglionnaires d'un volume considérable. Quant aux malades qui n'ont que des écrouelles légères, ils peuvent continuer leurs travaux, et je me borne à leur prescrire des médicaments que leur fournit gratuitement le dispensaire de l'hôpital. Eh bien, je puis dire que très rarement j'ai vu un trouble notable causé par la pression, sur les organes environnants, des tumeurs ganglionnaires externes.

J'ai vu aussi d'énormes tumeurs ganglionnaires de l'aisselle, qui n'étaient pas toujours accompagnées de l'infiltration œdémateuse du membre correspondant. Je puis en dire autant des bubons scrofuleux pour les membres inférieurs.

On a cité des cas d'asphyxie produite par la paralysie du diaphragme, à la suite d'une pression sur les nerfs phréniques, occasionnée par l'engorgement des ganglions médiastinaux antérieurs. J'ai moi-même observé deux cas de phthisie bronchique, tous deux terminés par la mort, laquelle dut être rapportée à une pression exercée sur la bifurcation de la trachée par une masse ganglionnaire. L'un de ces cas est celui d'une jeune fille de dix-sept à dix-huit ans qui portait, sur les parties latérales du cou et sous les aisselles, de nombreuses tumeurs ganglionnaires. Depuis longtemps elle était en proie à une dyspnée dont rien ne pouvait enrayer les progrès. L'expectoration était peu abondante, composée de quelques crachats spumeux. L'auscultation des deux côtés de la poitrine, pratiquée avec le plus grand soin, ne fit découvrir, sur aucun point, l'existence de craquements humides, mais partout s'entendaient un souffle tubaire et la résonnance amphorique de la voix. Mais je m'aperçois que j'entre sur le domaine de la scrofule viscérale; arrêtons-nous, puisque je dois revenir plus tard sur ce sujet. Toutefois, retenez bien ceci : c'est que, si l'on ne peut nier d'une manière absolue les accidents qui résultent de la compression exercée par les écrouelles sur les organes qu'elles entourent, ces accidents sont beaucoup moins fréquents qu'on ne le dit.

Caractères anatomiques. — Quelles sont les lésions propres à l'adénopathie scrofuleuse?

S'il fallait adopter les doctrines des anatomo-pathologistes, si la diversité de lésions devait entraîner la diversité de maladies, je n'aurais à mentionner qu'un très petit nombre de lésions ganglionnaires comme affections propres à la scrofule.

En effet, à l'autopsie des scrofuleux, nous trouvons presque constamment du tubercule dans les glandes lymphatiques altérées, et, pour les organiciens, le tubercule est le caractère anatomique et le signe pathognomonique de la diathèse tuberculeuse, maladie bien différente de la scrofule. L'engorgement simple des ganglions lymphatiques n'existe plus quand la mort arrive ; il a été remplacé par l'engorgement tuberculeux. Mais, il y a mieux : les abcès tuberculeux des glandes lymphatiques ont souvent disparu et sont remplacés par des cicatrices, avec induration de quelques portions des ganglions échappées à la suppuration tuberculeuse. Savez-vous ce que diront, dans ce cas particulier, les anatomo-pathologistes? — Que les cicatrices et les indurations chroniques des glandes lymphatiques sont de la scrofule!

Il suit de là que, pour une évolution non interrompue du même engorgement ganglionnaire, vous pourrez avoir scrofule au début (adénite ou hypertrophie du ganglion), diathèse tuberculeuse au milieu, et encore scrofule à la fin (cicatrices et induration ganglionnaire).

Une pareille doctrine, permettez-moi de le dire, est souverainement absurde. L'écrouelle est encore aujourd'hui, comme elle l'était autrefois, le type de la scrofule, parce qu'elle en est la lésion la plus commune, et aussi parce qu'elle représente la diversité des produits pathologiques qui caractérise cette maladie constitutionnelle.

Le premier degré de l'écrouelle est anatomiquement caractérisé : 1° par l'hypertrophie ganglionnaire, 2° par la gangliite.

Le ganglion lymphatique, dans l'état normal, est formé d'un parenchyme gris rougeâtre ou jaunâtre, granuleux et friable, d'une cassure granuleuse. Dans l'hypertrophie, c'est toujours la même structure ; le tissu est un peu plus serré, moins friable, mais d'une texture encore granuleuse. Dans la gangliite, le parenchyme est plus rouge, gorgé de sang ramolli.

Le deuxième degré de l'écrouelle est encore constitué, comme vous le savez, par l'hypertrophie ganglionnaire ou par la gangliite ; mais si, dans ce second degré de l'hypertrophie, on trouve, dans le ganglion hypertrophié, les mêmes éléments constitutifs que dans le premier degré, il y a, de plus, décoloration et texture plus serrée du parenchyme, tandis que, dans le second degré de la gangliite, le tissu ganglionnaire est, en certains points, comme carnifié, analogue au parenchyme pulmonaire hépatisé. Dans d'autres points, il est infiltré de pus, et, à une période plus avancée, on trouve le pus collecté, formant de petits foyers purulents dans l'intérieur des ganglions.

Enfin, le troisième degré de l'écrouelle est caractérisé par la présence de produits morbides hétéromorphes dans les ganglions lymphatiques. C'est l'infiltration tuberculeuse du ganglion, ou le dépôt en masse de la matière tuberculeuse dans son parenchyme. Dans le premier cas, si l'on incise le ganglion, on trouve les surfaces blanchâtres et striées ; dans le second, la surface de l'incision a été très justement comparée à celle d'un marron cuit. Dans quelques cas assez rares, on trouve des produits mixtes dans les ganglions lymphatiques, un mélange de tubercule, de squirrhe, de mélanose, etc.

Marche et durée. — L'écrouelle ganglionnaire a généralement une marche lente. Il n'est pas rare, dans la scrofule bénigne ou de moyenne gravité, de voir se dérouler successivement les accidents de plus en plus avancés de la scrofule, et ces accidents accomplir toutes leurs périodes pendant que l'engorgement ganglionnaire reste là, ne faisant que des progrès fort lents.

Considéré au point de vue topographique, l'engorgement strumeux des ganglions lymphatiques affecte généralement une marche descendante : il commence par les régions sous-maxillaires et parotidiennes, et de proche en proche, au moyen des vaisseaux efférents, il s'étend aux régions cervicales latérales, puis aux ganglions claviculaires, présternal, mammaires internes, médiastinaux antérieurs, aux ganglions axillaires et sus-épitrochléen, et enfin aux régions inguinales.

C'est une chose curieuse à voir que cette destruction successive de tout le système ganglionnaire. Le premier groupe de ganglions, la chaîne du digastrique s'enflamme et suppure pendant la durée des accidents primitifs ; le deuxième groupe, celui des ganglions sterno-mastoïdiens, s'engorge et suppure pendant la durée des accidents secondaires ; le troisième groupe, formé des ganglions sous-claviculaires et axillaires, se tuméfie, se ramollit, et suppure pendant la durée des accidents tertiaires. Les cicatrices se forment ainsi successivement, de haut en bas, et se montrent sur une ou deux rangées, sur les parties latérales du cou, selon que les deux côtés ont été isolément, successivement ou simultanément envahis : vous pouvez observer, sur le même sujet, des cicatrices blanchâtres déjà anciennes, au-dessous des cicatrices rougeâtres, de formation plus récente, et plus bas, enfin, des ouvertures fistuleuses qui conduisent à des engorgements ganglionnaires encore en voie de suppuration.

On trouve assez fréquemment sur les écrouelleux (et cette

coïncidence a dû frapper votre attention en parcourant mes salles) une cicatrice au devant de l'oreille, tenant la place des ganglions préparotidiens, en même temps qu'une cicatrice audevant de la partie supérieure du sternum, qui accuse l'existence antérieure d'un ganglion présternal qui s'est engorgé et a été détruit par la suppuration.

Bien que ce ganglion présternal ne se trouve pas indiqué par les anatomistes, son existence ne saurait être révoquée en doute ; je l'ai senti, différentes fois, hypertrophié et roulant sous les téguments qui recouvrent le sternum à sa partie supérieure.

D'un autre côté, ce n'est point à la disposition de l'aponévrose cervicale que l'on doit attribuer la fréquence des collections purulentes au devant de l'extrémité supérieure du sternum ; on ne peut admettre que le pus tombe en ce point comme dans un cul-de-sac. Si le pus fusait entre les feuillets de l'aponévrose cervicale pour venir former, en quelque sorte, un abcès par congestion au devant de la pièce sternale supérieure, il y aurait une communication fistuleuse, qui n'existe point, entre l'abcès du cou et le foyer qui se trouve au devant du sternum.

L'écrouelle sert d'intermédiaire entre la scrofule tégumentaire et la scrofule profonde ; elle peut contribuer elle-même à la production des lésions qui constituent la scrofule tertiaire. Ainsi, en se propageant de proche en proche, des régions cervicales aux ganglions médiastinaux antérieurs, elle occasionne des collections purulentes dans le médiastin, des abcès qui, tendant à se faire jour au dehors, détruisent le périoste et amènent consécutivement la carie du sternum.

Nous verrons plus tard que les mêmes lésions, occasionnées

par les mêmes causes, peuvent se produire du côté du bassin. L'engorgement des ganglions lombaires, consécutif aux catarrhes scrofuleux de l'utérus et des intestins, se tuberculise, se ramollit et suppure, d'où résulte un abcès de la fosse iliaque interne qui amène la carie de l'os des iles.

Terminaisons. — L'écrouelle ganglionnaire se termine par résolution ou par suppuration. Dans quelques cas, elle reste stationnaire, et n'est plus, en quelque sorte, qu'une difformité; elle ne s'accroît ni ne diminue. C'est ainsi que vous voyez certains sujets, guéris de la scrofule, garder toute la vie des ganglions engorgés, qui ne constituent pas plus une maladie que certains corps fibreux de l'utérus.

La résolution des écrouelles est spontanée ou provoquée par l'art. Le premier mode de terminaison s'observe, dans quelques cas, sans effet physiologique appréciable; il survient par le seul fait de l'évolution des accidents successifs de la maladie : les premiers disparaissent au fur et à mesure qu'il s'en manifeste de plus graves. D'autres fois, la résolution coïncide avec le développement d'un travail physiologique nouveau, comme la puberté et le mariage, qui d'ailleurs bien plus souvent augmentent les accidents scrofuleux qu'ils ne les diminuent. Dans d'autres circonstances, enfin, c'est par suite d'un travail pathologique que l'on voit disparaître les écrouelles, comme cela est arrivé quelquefois à la suite du choléra, ou de la fièvre typhoïde, ou de toute autre maladie intercurrente. De toutes les fièvres éruptives, la variole est incontestablement la plus puissante pour amener cette heureuse résolution.

Que le ganglion hypertrophié ou enflammé revienne à son état normal, il n'y a rien là qu'une chose fort ordinaire; ce qui paraît plus difficile à admettre, c'est que la résolution puisse se faire quand le ganglion est infiltré de tubercules, et cependant les faits ne permettent guère d'en douter.

La suppuration est la terminaison la plus ordinaire des écrouelles ; comme la résolution, elle est spontanée ou provoquée par l'art.

L'adénite simple peut suppurer aussi bien que l'adénite tuberculeuse. Cette terminaison est annoncée par une série de symptômes inflammatoires que j'ai déjà fait connaître, et auxquels viennent rarement s'adjoindre quelques troubles généraux : frissons, fièvre, chaleur de la peau, urines sédimenteuses, etc.

La suppuration, dans les grosses tumeurs ganglionnaires, est ordinairement partielle ; les ganglions qui composent ces tumeurs s'enflamment et suppurent séparément, chacun individuellement, comme je l'ai déjà dit. D'autres fois, l'inflammation se répand en même temps sur tous les ganglions qui composent la tumeur. Quel que soit le mode qu'elle affecte, quand l'écrouelle suppure, elle se convertit en un abcès qui s'ouvre à l'extérieur largement, ulcérativement, ou par une ouverture étroite et fistuleuse.

Ceci me conduit à vous parler des abcès scrofuleux qui ne procèdent pas des ganglions lymphatiques, c'est-à-dire de l'écrouelle cellulaire.

§ 2. — Écrouelles cellulaires.

Les auteurs ont divisé les abcès scrofuleux en abcès chauds et en abcès froids. J'admettrai des abcès superficiels et des abcès profonds ; ces derniers se rattachent à la scrofule profonde. Je ne vous parlerai que des abcès superficiels, me réservant de faire l'histoire des abcès profonds ou des abcès froids proprement dits, quand j'aborderai l'étude des scrofules osseuse et viscérale. Les abcès scrofuleux superficiels sont, en général, moins étendus que les abcès profonds ; mais, d'un autre côté, ils sont ordinairement plus nombreux. Ils sont situés ou dans l'épaisseur même de la peau, ou dans le tissu cellulaire sous-cutané, et même dans le tissu sous-aponévrotique.

Les abcès de la peau se montrent le plus souvent à la face et sur le col, assez souvent aussi sur les membres inférieurs. On peut d'ailleurs les observer indistinctement sur toutes les régions du corps. Ils commencent par une induration circulaire, nettement circonscrite, sur laquelle la peau devient rouge, violacée dans toute son étendue. En peu de jours, l'induration est devenue une petite tumeur molle et fluctuante, d'un volume variant de celui d'un gros pois à celui d'une petite cerise. Bientôt la tumeur se crève, quand elle n'est pas ouverte avec la pointe du bistouri. Si l'on introduit un stylet dans l'ouverture, et que l'on pressse avec ce stylet sur le fond de la petite poche, il est facile de s'assurer, par l'impossibilité de le faire pénétrer au delà de la peau, que les parois du foyer sont formées aux dépens et dans l'épaisseur même du tégument.

La seconde espèce d'abcès scrofuleux superficiels est caractérisée par des tumeurs plus étendues, aplaties, de 1 à 2 centimètres de diamètre; la peau qui les recouvre devient rouge et violacée, douloureuse à la pression. La fluctuation ne tarde pas à se montrer évidente sur toute l'étendue de la tumeur. Ce qui caractérise surtout ces abcès, c'est la promptitude avec laquelle s'effectue la suppuration, et, sous ce rapport, on peut les rapprocher des abcès métastatiques. On trouve, dans ces tumeurs, la peau soulevée, amincie, complétement décollée jusqu'aux limites circonférentielles ; elle a perdu tout lien avec les parties sous-jacentes, ce qui fait qu'après l'ouverture de ces petites tumeurs, il est bon d'ébarber ou d'exciser la peau décollée, de chaque côté de l'incision, d'emporter les lambeaux.

Les abcès scrofuleux superficiels sont précédés de tous les signes du phlegmon, des caractères locaux de l'inflammation : rougeur, chaleur, tuméfaction ; mais il est juste d'ajouter que ces caractères se tiennent renfermés dans des limites extrêmement modérées. Le pus qui s'écoule de ces tumeurs est crémeux, jaunâtre, parfois séreux, avec des caillots fibrineux ou des concrétions caséeuses, quelquefois sanieux et rougeâtre ; jamais il ne présente les qualités du pus du phlegmon franchement inflammatoire.

Caractères anatomiques. — Qu'est-ce que l'écrouelle cellulaire ? — N'est-elle toujours qu'un simple phlegmon ?

Vous devez distinguer trois modes de génération dans l'écrouelle cellulaire. Elle débute : 1° par une induration plus ou moins oblongue, inflammatoire, douloureuse, située en général sur le trajet des lymphatiques ; 2° par un foyer purulent de prime abord ; 3° par une tumeur stéatomateuse sous la peau, indolente, non douloureuse à la pression.

Qu'y a-t-il dans les tumeurs stéatomateuses ? Est-ce du tubercule ? — Le tubercule se développe-t-il primitivement dans le tissu cellulaire ? Nous manquons ici de données précises pour répondre à toutes ces questions. Je ne sache pas qu'une analyse exacte de cette matière ait été faite par les anatomo-pathologistes. Quoi qu'il en soit, la suppuration s'empare de ces tumeurs au bout d'un certain temps, comme elle le fait de celles qui sont constituées par le tubercule.

Dans le deuxième mode de génération des écrouelles cellulaires, le pus se forme dans un kyste appelé membrane pyogénique; c'est dans ce cas qu'il présente les caractères du pus véritablement scrofuleux, pus séreux, fade, offrant moins de globules que le pus traumatique, contenant des masses caillebottées, fibrineuses, et, plus rarement, des fragments caséeux semblables à du fromage mou. Ce dernier caractère appartient, en effet, plus spécialement au pus des abcès par congestion.

Marche, durée, terminaisons. — L'écrouelle cellulaire a une marche plus rapide que l'écrouelle ganglionnaire. Comme cette dernière, elle peut récidiver, persister pendant plusieurs mois et même pendant plusieurs années, par *poussées* successives, qui ont lieu à des intervalles plus ou moins rapprochés. Elle se termine, dans le plus grand nombre des cas, par un abcès qui s'ouvre à la surface du tégument externe; le foyer se vide, la peau le plus souvent se détruit en partie, et du fond de l'ulcère naissent des bourgeons vasculaires, sur lesquels s'établit une cicatrice enfoncée et plus ou moins rayonnée.

Mais l'écrouelle cellulaire peut aussi se terminer par résolution, bien que cette terminaison soit assez rare, ce qui peut avoir lieu dans la période qui précède la suppuration, ou même quand déjà cette suppuration est parfaitement établie; le pus se résorbe, la peau, pendant quelque temps, reste bleuâtre, amincie sur le point précédemment occupé par l'abcès.

Ne croyez pas que les écrouelles ganglionnaires excluent les écrouelles cellulaires; les deux affections peuvent très bien exister ensemble sur le même sujet, mais elles peuvent aussi exister séparément. Vous avez pu voir, dans mon service, quelques sujets qui n'ont jamais eu que des écrouelles cellulaires, et, entre autres, une jeune fille de dix-huit ans, qui a le corps couvert de cicatrices déprimées, et chez laquelle des poussées successives d'écrouelles cellulaires sur les bras et les jambes, sur le cou et la face, se sont faites à plusieurs années d'intervalle, sans qu'il ait été possible de découvrir chez elle le moindre engorgement ganglionnaire.

Partie étiologique. — Les écrouelles, comme les autres accidents de la scrofule, se développent sous l'influence de la *diathèse* scrofuleuse. Elles sont primitives, spontanées ou consécutives aux irritations scrofuleuses des membranes tégumentaires.

Dans la plupart des cas, l'écrouelle est consécutive : c'est un accident de succession qui rattache la première période de la scrofule à la deuxième ou à la troisième période.

Les gourmes de l'enfant à la mamelle produisent une irritation des lymphatiques des téguments crâniens qui retentit sur les ganglions sous-maxillaires et cervicaux. La stomatite aphtheuse, l'amygdalite, l'ophthalmie et le coryza, l'impétigo facial, l'otite catarrhale, réagissent sur les ganglions intra et extra-parotidiens. Mais ce ne sont pas seulement les accidents scrofuleux primitifs qui provoquent la turgescence congestive ou inflammatoire des ganglions sous-maxillaires ; le seul travail de la dentition, la rougeole et la scarlatine, transmettent la même irritation de la muqueuse bucco-pharyngienne, de la conjonctive et de la pituitaire, aux mêmes points du système absorbant. Signalons encore les teignes, et notamment la teigne faveuse, comme des affections qui s'accompagnent constamment de l'engorgement des ganglions compris dans la sphère d'action des parties affectées.

Dans tous les cas dont il vient d'être question, l'irritation transmise aux vaisseaux et ganglions lymphatiques n'est qu'une irritation sympathique. L'engorgement ganglionnaire est une adénite simple, et, pour abcéder ou pour devenir un engorgement dur, bosselé, tuberculeux, il est nécessaire que la lésion purement hypertrophique ou inflammatoire reçoive directement l'influence de la maladie, ce qui souvent n'arrive qu'après un temps fort long, de plusieurs mois ou même de plusieurs années.

La scrofule débute quelquefois, mais beaucoup plus rarement, par les organes sexuels. C'est une irritation de la muqueuse uréthrale ou glando-préputiale, et plus souvent encore de la muqueuse vulvo-utérine, chez les petites filles, qui amène une inflammation légère des glandes inguinales, et, plus tard, l'adénopathie scrofuleuse dans les mêmes régions. Dans un grand nombre de cas, la scrofule inguinale a pour point de départ une blennorrhagie simplement catarrhale ou de nature syphilitique, qui provoque l'adénite inguinale simple, suivie plus tard du bubon scrofuleux.

L'engelure, affection déterminée par le froid, mais qui, par sa persistance, annonce toujours une constitution scrofuleuse, est encore une source d'irritation sympathique. Si l'engelure siége sur les mains, on verra se prendre les lymphatiques de l'avant-bras, s'engorger le ganglion sus-épitrochléen et même les ganglions axillaires; si elle siége sur les pieds, ce sera les ganglions poplités et inguinaux.

A l'époque de la puberté chez l'homme, et, chez la femme, au moment de la gestation, pendant et après la lactation, le travail physiologique qui s'opère du côté des glandes mammaires peut s'élever jusqu'au degré de la phlogose, et provoquer l'apparition d'une dartre sur les mamelles, d'une inflammation de la glande elle-même, et consécutivement l'angiogangliite axillaire.

Enfin, les scrofulides primitives se répandent souvent sur tout le corps, et, partout où elles siégent, l'irritation inflammatoire peut se propager aux lymphatiques et aux ganglions du voisinage, et devenir ainsi plus tard le point de départ de la scrofule ganglionnaire.

Il est d'observation que plus les inflammations sont superficielles, plus elles se répandent facilement sur les vaisseaux lymphatiques ; aussi les scrofulides bénignes sont-elles plus constamment suivies de l'engorgement des ganglions lymphatiques que les scrofulides profondes.

Si l'on s'en rapportait au dire des malades, l'écrouelle serait, de toutes les affections scrofuleuses, la plus commune, celle qui, dans le plus grand nombre des cas, ouvrirait la scène et commencerait la chaîne des accidents scrofuleux. En effet, les scrofulides primitives sont cachées, dissimulées ou passent inaperçues. Le médecin, même en interrogeant les parents du malade, n'est pas encore certain d'arriver à la connaissance de la vérité : chez les uns, c'est une incurie si grande, que les scrofulides primitives de leurs enfants ont complétement échappé à leur attention ; chez d'autres, c'est une fausse honte qui les porte à cacher la vérité.

Quoi qu'il en soit, nous voyons tous les jours se présenter à nous des sujets porteurs de tumeurs ganglionnaires sur différentes régions du corps, sans qu'il nous soit possible d'arriver à reconnaître la cause immédiate de leur développement ; quelques malades accusent des causes mécaniques, comme l'action d'un collet d'habit trop dur ou trop serré ; d'autres, l'action du froid humide. Je ne conteste pas l'influence que ces causes physiques peuvent exercer, en irritant les lymphatiques de la peau, mais on ne peut les considérer que comme des causes provocatrices de la scrofule, et d'ailleurs, dans la plupart des cas, elles sont étrangères au développement des engorgements ganglionnaires qui surviennent sans cause appréciable.

Nous avons vu d'autres sujets chez lesquels toutes les régions pourvues de glandes lymphatiques étaient couvertes de tumeurs souvent énormes; on en trouvait à la fois sur les côtés du cou, sous les aisselles, aux régions inguinales. Le système absorbant semblait atteint dans sa totalité. Or, dans un cas pareil, on ne peut accuser l'action d'une cause locale : le mal se produit évidemment sous l'influence d'une cause interne ou d'une diathèse.

Remarquez que l'écrouelle spontanée devient, en peu de temps, grosse, dure, bosselée, manifestement farcie de tubercules, et qu'elle n'offre pas, comme l'écrouelle consécutive, deux périodes, l'une d'inflammation simple, l'autre d'inflammation tuberculeuse.

Après ce que je viens de dire, j'ai peu de choses à ajouter sur l'étiologie des écrouelles ; il me semble en effet que j'ai passé successivement en revue, comme je l'ai fait pour les accidents tégumentaires de la scrofule, les influences physiologiques, physiques et pathologiques. Quelques mots encore sur l'influence de l'âge et du tempérament, avant de passer au diagnostic.

Je manque de relevés statistiques pour établir d'une manière rigoureuse l'influence de l'âge, du sexe et du tempérament sur le développement des écrouelles. Mais, ainsi que je vous l'ai dit, l'écrouelle est, dans l'immense majorité des cas, un accident de succession de la première période de la scrofule ; la plus grande fréquence doit, par conséquent, se trouver de dix à vingt ans. Or, c'est là, en effet, ce que nous apprend la statistique de M. Lebert. Toutefois on peut exceptionnellement observer des écrouelles dans l'âge adulte et même dans la vieillesse.

Si vous vous rappelez ce que je vous ai dit de l'influence des tempéraments, en vous parlant des causes de la scrofule en général, vous ne serez nullement étonnés de m'entendre répéter que le tempérament lymphatique, qui ne prédispose pas à la scrofule considérée comme maladie, prédispose cependant aux écrouelles, ce qui s'explique par la prédominance du système absorbant, qui caractérise essentiellement cette sorte de tempérament.

Partie sémiotique. — *Diagnostic.* — Le diagnostic des écrouelles comprend, comme celui des scrofulides, le diagnostic spécial et le diagnostic différentiel ; nous devons chercher à élucider séparément ces deux questions.

Et d'abord comment distinguerons-nous l'écrouelle ganglionnaire de l'écrouelle cellulaire ? Rien n'est plus facile, au moins dans le plus grand nombre des cas. Le siége est différent : la première occupe exclusivement les régions pourvues de glandes lymphatiques, comme les régions cervicales, axillaires, inguinales ; la seconde occupe indistinctement toutes les régions du corps. Toutefois ce seul caractère ne suffit pas, puisque l'écrouelle cellulaire peut affecter le même siége que l'écrouelle glandulaire, mais l'évolution n'est pas la même dans les deux cas. Si, à une époque donnée, les deux écrouelles constituent des abcès sous-cutanés, la première période de l'affection est bien différente dans l'une et dans l'autre : dans l'écrouelle ganglionnaire, vous sentez, en effet, une glande hypertrophiée, plus ou moins roulante sous la peau ; dans l'écrouelle cellulaire, c'est, ou une tumeur fluctuante dès le principe, ou une induration inflammatoire, bien différente du ganglion lymphatique engorgé.

J'ai rapporté à l'écrouelle, vous devez vous le rappeler :

1° L'hypertrophie ganglionnaire ;

2° L'adénite, ou l'engorgement inflammatoire de la glande;

3° L'infiltration tuberculeuse des ganglions lymphatiques.

Est-il possible de distinguer, sur le vivant, ces trois états de l'écrouelle ganglionnaire? Oui, certainement.

L'écrouelle simple est moins grosse, moins lourde, moins dure, plus élastique, que l'écrouelle tuberculeuse; elle ne dépasse guère le volume d'une olive ou d'un œuf de pigeon.

L'écrouelle inflammatoire est douloureuse à la pression, accompagnée de tous les signes locaux de l'inflammation. Ces caractères n'existent pas dans l'écrouelle hypertrophique.

Entrons maintenant dans le diagnostic différentiel de l'affection, considérée du point de vue générique et du point de vue de la nature de la maladie.

Comment distinguerez-vous l'écrouelle inflammatoire de l'adénite traumatique ou de l'inflammation sympathique des glandes provoquée par un travail phlegmasique du voisinage? L'adénite, développée sous la seule influence de la diathèse scrofuleuse, est persistante, et, dans la plupart des cas, suppurative; elle n'est accompagnée d'aucun travail inflammatoire du côté de la peau. L'adénite sympathique est essentiellement résolutive ; elle disparaît avec la phlegmasie cutanée qui a provoqué son développement.

Le goître, les tumeurs enkystées, les squirrhes, les tumeurs anévrysmatiques, pourraient être pris, par un chirurgien inexpérimenté, pour des écrouelles ; je vous suppose assez de connaissances pratiques pour éviter de pareilles méprises, et vous me permettrez de ne pas m'arrêter à ce diagnostic éminemment chirurgical.

J'arrive au diagnostic de l'affection, considérée du point de vue de la nature de la maladie.

Vous savez que la dermopathie est commune aux quatre maladies constitutionnelles dont l'étude comparative fait l'objet spécial de ce cours ; en est-il de même de l'adénopathie? J'ai déjà répondu à cette question dans les considérations générales sur la symptomatologie comparative de la scrofule et de la syphilis, de la dartre et de l'arthritis. De ces quatre maladies, les deux premières seulement ont une adénopathie spécifique, les deux autres en manquent absolument.

Sans doute les inflammations cutanées propres à la dartre et celles de l'arthritis peuvent, jusqu'à un certain point, s'accompagner, comme les scrofulides et les syphilides, d'une adénite sympathique; mais cette adénite est purement inflammatoire, et disparaît avec l'inflammation de la peau qui l'a déterminée. D'ailleurs, cette adénite sympathique elle-même n'est ni aussi fréquente ni aussi constante dans l'arthritis et la dartre que dans la scrofule et la syphilis.

D'un autre côté, jamais l'adénopathie n'est spontanée et ne survient sous la seule influence de la cause interne ou de la diathèse dans la dartre et l'arthritis, comme cela a lieu dans la scrofule et la syphilis (1).

(1) Après la guérison d'un hydroa, affection de nature évidemment arthritique, j'ai vu se produire un engorgement ganglionnaire énorme des régions cervicales; j'ai vu se développer, après la guérison d'un eczéma arthritique des parties sexuelles, un bubon inguinal très volumineux. Dans les deux cas, l'adénopathie dut être considérée comme une manifestation de la scrofule, et non comme une affection de l'arthritis.

Je n'ai donc à vous tracer, pour le diagnostic, que le parallèle de l'adénopathie scrofuleuse et de l'adénopathie syphilitique.

J'ai admis une scrofule ganglionnaire et une scrofule cellulaire ; j'admettrai aussi une syphilis ganglionnaire et une syphilis cellulaire. Comme l'écrouelle ganglionnaire, la syphilis glandulaire est un accident de succession et de transition de la première à la deuxième période et de la deuxième à la troisième.

Ajoutons, pour compléter l'analogie, que l'adénopathie syphilitique, comme l'adénopathie scrofuleuse, est tantôt primitive et tantôt secondaire, qu'elle est ou symptomatique ou spontanée, c'est-à-dire qu'elle est consécutive à une inflammation de la peau, ou survient sous la seule influence de la viciation de la constitution.

1° *Syphilis ganglionnaire.* — La syphilis ganglionnaire fait partie ou des accidents primitifs ou des accidents secondaires de la vérole.

L'adénopathie primitive est tantôt sympathique et tantôt spécifique.

L'adénopathie sympathique est un engorgement ganglionnaire inflammatoire ou hypertrophique, qui survient à la suite d'une blennorrhagie ou d'un chancre. L'irritation inflammatoire se propage, par l'intermédiaire des cordons lymphatiques, qui émergent des surfaces enflammées, aux ganglions voisins. C'est le *bubon inflammatoire* symptomatique, qui n'est qu'une adénite simple, et n'offre pas plus les caractères propres des affections syphilitiques que l'engorgement ganglionnaire inflammatoire provoqué par les gourmes n'offre les caractères propres aux affections scrofuleuses.

L'adénopathie spécifique survient aussi consécutivement au chancre et quelquefois à la blennorrhagie. C'est la propagation de l'inflammation spécifique aux ganglions voisins, ou le *chancre dans le ganglion*, selon l'expression consacrée par M. Ricord. Cette adénopathie est connue sous le nom de *bubon vénérien ;* elle est un symptôme de la vérole, et participe des caractères propres aux autres affections syphilitiques.

Le bubon vénérien peut-il être primitif, comme le bubon scrofuleux, qui commence si souvent la série des accidents de la scrofule ? Les auteurs, comme vous le savez, ne sont pas d'accord sur cette question. Les uns, Astruc, Swediaur, M. Lagneau, Vidal (de Cassis), répondent par l'affirmative ; et d'autres, MM. Ricord et Cullerier, par exemple, par la négative. Ces derniers n'admettent pas le bubon d'emblée : le chancre précéderait toujours, suivant eux, le développement du bubon virulent.

En admettant que, dans quelques cas qui seraient certainement très rares, le bubon vénérien puisse être primitif, il n'en existerait pas moins, sous ce rapport, une énorme différence entre la scrofule et la syphilis, puisque le bubon scrofuleux d'emblée, loin d'être rare, est au contraire une affection fort commune.

L'adénopathie syphilitique secondaire est spontanée ou consécutive à des affections syphilitiques de la peau.

Il est d'observation que plus les syphilides sont superficielles, plus elles provoquent l'engorgement des vaisseaux et glandes lymphatiques du voisinage. J'appelle surtout votre attention sur cette induration des vaisseaux lymphatiques qui accompagne si souvent les roséoles et les syphilides papuleuses, induration qui ne me paraît pas avoir fixé d'une manière particulière l'attention des auteurs.

Déjà plusieurs fois, sur les syphilitiques de notre service, j'ai eu l'occasion de vous faire sentir ces petits cordons durs et noueux que les vaisseaux lymphatiques enflammés forment sous la peau. On les sent parfaitement sur toutes les parties du corps, mais plus particulièrement sur les membres supérieurs, à la partie antérieure et interne du bras et de l'avant-bras. Leur diamètre est variable : assez souvent nous les avons comparés, pour la grosseur, à des tuyaux de plume à écrire ; ils offrent, de distance en distance, des renflements ou nodosités qui correspondent aux valvules des vaisseaux lymphatiques.

Cet état des lymphatiques sous-cutanés constitue un des caractères les plus importants de la syphilis cutanée constitutionnelle ; on ne le retrouve pas dans la scrofule.

L'adénopathie syphilitique secondaire est souvent spontanée ; elle apparaît sans avoir été précédée de syphilide.

Les gangliites syphilitiques primitives affectent un siége de prédilection. Le plus souvent on les remarque sur les régions inguinales, déterminées par les blennorrhagies uréthrales, vaginales et anales, les chancres des parties sexuelles et anales ; sous les mâchoires, provoquées par des chancres de la lèvre inférieure ; au devant des parotides par des chancres de la lèvre supérieure, par des ophthalmies blennorrhagiques. Les bubons axillaires ont pour point de départ les chancres des mamelons.

Les bubons secondaires ont un siége plus général ; non-seulement on les rencontre souvent sur les mêmes régions, mais encore partout où il y a des ganglions, et même sur des points où, dans l'état normal, l'anatomiste n'a pu constater la présence de glandes lymphatiques.

J'attribue la fréquence relative des engorgements des ganglions cervicaux postérieurs à la fréquence des syphilides du cuir chevelu, qui passent si souvent inaperçues, à la fréquence de l'angine syphilitique. Telle n'est pas l'opinion de M. Ricord, qui aurait observé beaucoup de syphilitiques avec des engorgements cervicaux, sans éruption sur le cuir chevelu, et, d'un autre côté, aurait vu des syphilides profondes tuberculo-crustacées ulcéreuses du cuir chevelu sans engorgement ganglionnaire.

Je ne veux pas nier la spontanéité des engorgements ganglionnaires de la syphilis; elle est tout aussi évidente que celle de la scrofule, mais je ferai remarquer que souvent les syphilides sont éphémères, et qu'ensuite on les méconnaît, dans beaucoup de cas, lorsqu'elles ont leur siége sur le cuir chevelu, où les caractères sont peu apparents et masqués par la chevelure; je ferai observer, de plus, que les syphilides profondes tuberculo-crustacées sont bien plus rarement accompagnées de l'engorgement sympathique des ganglions lymphatiques qne les syphilides superficielles.

Le bubon primitif, ai-je dit, est une adénite simple ou une adénite spécifique; la première n'est pas inoculable, la seconde est inoculable et reproduit le chancre : cette dernière seule est de la syphilis. Le bubon vénérien primitif, accident de succession du chancre, peut se montrer partout sur les ganglions qui reçoivent les lymphatiques de la partie où le chancre a son siége. Ce bubon se caractérise par sa marche aiguë, son apparition rapide, sa circonscription à un ganglion unique, sa situation superficielle, sa tendance prononcée vers la suppuration. Souvent une lymphite l'accompagne, et l'on sent sous la peau un cordon dur et sensible à la pression, qui du chancre se rend au ganglion enflammé. La peau qui recouvre la tumeur rougit, devient violacée et se perfore; de là résulte une ouverture par laquelle s'échappe un pus qui, inoculé, reproduit la pustule chancreuse. Puis l'ouverture s'agrandit chaque jour, et se convertit en un ulcère qui revêt bientôt tous les caractères de l'ulcère vénérien.

Le bubon scrofuleux est plus gros, plus profond, bosselé, formé par l'agglomération de ganglions engorgés. Quelquefois il est composé de plusieurs lobes séparés par des scissures profondes. Sa marche est plus lente que celle du bubon vénérien ; il n'est pas rare de le voir durer plusieurs mois et même plusieurs années. Ce bubon n'offre pas, comme le bubon vénérien, deux périodes bien tranchées, l'une de progrès, l'autre de réparation. Enfin, le pus pris sur l'ulcère et inoculé ne produit pas la pustule chancreuse.

Chez un sujet prédisposé à la scrofule, le bubon vénérien peut, après avoir parcouru ses périodes, cesser d'être vénérien et se transformer en un véritable bubon scrofuleux ; mais alors ce bubon composé a deux temps bien distincts : l'un dans lequel il présente les caractères du bubon vénérien, et l'autre pendant lequel il offre tous les signes du bubon scrofuleux.

Le bubon secondaire, ou bubon induré, est tantôt une annexe du chancre, et tantôt il en est indépendant. Le bubon annexé au chancre forme une tumeur dure, arrondie, le plus souvent indolente ou peu douloureuse à la pression, à surface lisse ou bosselée, qui, à cause de sa situation, de son isolement, de son exacte circonscription, de la coexistence du chancre, ne saurait être confondue avec le bubon scrofuleux.

Le bubon indépendant peut se rencontrer partout, mais c'est ordinairement à la région cervicale postérieure et sous-occipitale qu'on l'observe. Ces engorgements sont individuels pour chaque ganglion ; ils sont isolés, et leur siége, leur forme olivaire, leur existence individuelle, les circonstances antécédentes, les distinguent suffisamment des engorgements scrofuleux, qui ont pour siége la chaîne du digastrique, les régions cervicales latérales, superficielles et profondes ; qui sont en grosses masses dures, pesantes, bosselées, etc.; toutefois j'ai la conviction que beaucoup d'engorgements cervicaux, latéraux et antérieurs, pris journellement pour de la scrofule, sont des engorgements de nature syphilitique. Il vous sera permis d'avoir des doutes et d'incliner vers la syphilis, si le malade a eu des chancres plus ou moins longtemps avant l'apparition des masses ganglionnaires, si les engorgements se sont développés rapidement, s'ils ont été précédés de céphalées, s'ils sont accompagnés d'une sorte d'empâtement mou dans les parties environnantes, si les vaisseaux lymphatiques qui en émergent sont enflammés et forment des cordons qu'on distingue par le toucher au milieu des parties tuméfiées. Enfin, l'absence des signes qui caractérisent la complexion scrofuleuse, l'absence de tout phénomène primitif de scrofule chez le malade, viendraient encore éclairer votre diagnostic.

Il y a des cas fort embarrassants, où le praticien le plus expérimenté hésite et n'ose se prononcer sur le véritable caractère du mal. En pareille circonstance, il est indiqué de donner, à titre d'essai, les préparations mercurielles, et, de préférence, le sirop de biiodure de mercure. Si ce traitement amène promptement la désagrégation de la masse ganglionnaire et une fonte rapide de l'engorgement cellulaire périphérique, nul doute, c'est que le mal est de nature spécifique.

L'adénopathie scrofuleuse diffère donc de l'adénopathie

syphilitique, assez souvent par le siége, le plus ordinairement par le nombre et la disposition des ganglions affectés, toujours par l'ensemble des symptômes, la marche et la durée, les terminaisons des engorgements ganglionnaires. En diffère-t-elle aussi par les caractères anatomiques? Examinons cette question avec toute l'importance qu'elle mérite.

La gangliite syphilitique primitive a des caractères anatomo-pathologiques qui, dans l'état actuel de la science, ne sauraient être distingués de ceux de la gangliite purement inflammatoire ou de la gangliite scrofuleuse ; dans les trois cas, qui sont si différents du point de vue pathologique, les caractères anatomiques sont les mêmes : c'est toujours l'hypérémie du tissu ganglionnaire, l'infiltration ou la collection de pus dans le parenchyme de la glande.

Le bubon induré n'offre pas tout à fait la même structure que le bubon scrofuleux indolent et chronique. Dans les deux cas, il est vrai, le microscope démontre la présence des éléments anatomiques du ganglion hypertrophié : trame fibreuse, appareil vasculaire, globules propres du ganglion ; puis un élément morbide, le tissu fibro-plastique, mais ce tissu est en plus grande abondance dans les gangliites syphilitiques. Il y a enfin le corpuscule propre du tubercule, si fréquent dans les bubons scrofuleux, et si rare dans les bubons syphilitiques.

La présence bien constatée du tubercule dans les engorgements lymphatiques de nature syphilitique a fait naître une divergence d'opinions parmi les auteurs, les uns admettant qu'il était le produit de la syphilis elle-même, les autres n'y voyant que l'explosion d'une autre maladie sous l'influence de la syphilis agissant seulement comme cause occasionnelle. Je reviendrai plus tard sur cette intéressante question, qui n'est pas exclusive aux glandes lymphatiques, et doit se représenter pour tous les organes, notamment pour le poumon.

2° *Syphilis cellulaire.* — La scrofule cellulaire, ai-je dit, se compose des abcès cutanés et sous-cutanés qui se rattachent aux accidents primitifs et secondaires, et des abcès froids et profonds qui se rattachent aux accidents tertiaires. Il en est de même de la syphilis. Les abcès sont ici représentés par les gommes, qui sont superficielles ou profondes : les premières forment en quelque sorte le passage des accidents secondaires aux accidents tertiaires ; les secondes se rattachent aux altérations du système fibreux et osseux, lesquelles constituent les accidents tertiaires de la syphilis.

Je ne sache pas qu'une analyse exacte ait été faite des gommes (1), aussi minutieuse du moins que celle qui a été faite des tubercules. Quelles sont les différences que l'analyse microscopique fait voir entre le tubercule et la gomme à la période de crudité? — Le ramollissement des gommes est-il toujours accompagné d'inflammation et de suppuration, ou peut-il avoir lieu sans mélange de pus, comme celui du tubercule? — Enfin, la gomme serait-elle à la syphilis ce que le tubercule est à la scrofule, et les engorgements ganglionnaires syphilitiques, où nous avons cru trouver des tubercules, ainsi que le poumon, le cerveau, le foie, où, à l'autopsie des sujets morts de la cachexie syphilitique, on croit avoir trouvé des tubercules, n'auraient-ils recélé que des tumeurs gommeuses? — Des recherches sont à faire sur cet intéressant sujet; nous manquons de documents précis,

(1) D'après M. Charles Robin, la gomme est un composé de matière amorphe, de cytoblastions et d'éléments fibro-plastiques. (Voy. *Dictionnaire de Nysten*, édition de MM. Robin et Littré, article Gomme.)

de données suffisantes, pour asseoir une opinion quelconque.

Les tumeurs gommeuses sous-cutanées ont été regardées, par certains auteurs, comme des abcès froids développés chez des scrofuleux atteints de syphilis... L'expérience et l'observation manquent assurément à ceux qui ont pu soutenir une pareille manière de voir. Les caractères différentiels des gommes et des abcès froids sont plus nombreux et plus faciles à saisir que ne sont grandes et multipliées les analogies.

Examinons donc les caractères qui les rapprochent et ceux qui les différencient.

Les gommes, ainsi que les abcès scrofuleux, sont tantôt rares et d'autres fois très multipliés. Leur nombre varie de deux ou trois à cent ou cent cinquante. Il est vrai de dire, toutefois, que ce dernier chiffre s'applique seulement aux gommes, car le nombre des abcès scrofuleux n'est jamais aussi considérable. On les observe indistinctement sur toutes les parties du corps ; cependant les abcès strumeux se rencontrent plus spécialement sur la face et le cou, la partie interne des membres ; les tumeurs gommeuses, sur le côté externe, à la partie postérieure des épaules, sur le crâne, etc. ; mais on peut les rencontrer partout et sur des points rapprochés de ceux où se montrent d'habitude les lésions scrofuleuses. A cette occasion, je vous signalerai un siége de prédilection de la tumeur gommeuse qui s'est déjà, nombre de fois, présenté à mon observation, et que je ne trouve mentionné nulle part dans les traités classiques sur la vérole : c'est le point d'insertion sur le sternum du tendon du muscle sterno-cléido-mastoïdien. Cette gomme est toujours accompagnée d'une sorte d'hypertrophie du tendon.

Les gommes et les abcès scrofuleux se montrent isolés ou réunis par groupes ; tous deux se terminent par suppuration, perforation de la peau qui les recouvre, à la suite de laquelle la poche ou le kyste se vident par l'évacuation d'un pus sanieux ; dans les deux cas, l'ouverture s'agrandit et se transforme en ulcère.

Voilà pour les caractères communs, mais les différences sont bien plus nombreuses et bien plus frappantes.

La période d'induration préliminaire est bien plus longue dans les tumeurs gommeuses, dont la forme est plus distincte que celle des abcès froids. On les sent sous la peau, à la face profonde de laquelle elles semblent adhérer par un pédicule. Leur grosseur varie depuis un pois, un grain de chènevis, jusqu'à celle d'une olive ou même d'une petite noix ; leur consistance est plus dure que celle de la tumeur scrofuleuse. La suppuration ne se fait pas presque simultanément, comme dans cette dernière, dans toute l'étendue de la tumeur ; elle commence par le centre, où l'on sent de la fluctuation, tandis que la base est encore indurée. C'est une espèce de coque arrondie; la peau n'est pas soulevée en cône, comme dans l'abcès scrofuleux. Quand l'ouverture est sur le point de se faire, la peau devient violacée au centre de la tumeur ; sur un ou plusieurs points, elle paraît comme gangrenée ; après l'ouverture, on la sent dure encore à la circonférence. Quand l'abcès scrofuleux est ouvert, on trouve la peau amincie, complétement décollée sur toute l'étendue de la poche.

Après l'ouverture et l'évacuation du pus, qui a lieu quelquefois, aussi bien dans un cas que dans l'autre, par un assemblage de petits orifices disposés en arrosoir, la base de la tumeur se couvre d'un cercle érythémateux, rosé ou violacé dans la scrofule, d'un rouge sombre ou cuivré dans la syphilis.

Le pus n'est pas le même dans les deux cas : il est semblable à du petit-lait, plus ou moins trouble, jaunâtre ou roussâtre, avec des fragments caséeux ou fibrineux, d'une odeur fade, dans la scrofule ; sanieux, plus ou moins fétide, pareil à la colle ou à une solution de gomme, dans la syphilis.

Enfin, l'ulcère tertiaire de la syphilis diffère de l'ulcère scrofuleux ; j'en ai déjà indiqué les caractères distinctifs, je n'y reviendrai pas. Il me suffira de dire qu'ici, comme pour l'abcès scrofuleux, on a, ou bien une ouverture étroite, fistuleuse, ou une large ouverture arrondie, au fond de laquelle, au lieu de voir le tubercule granuleux, on trouve une couche pultacée, blanchâtre, analogue au bourbillon du furoncle.

Ajoutez encore, comme dernier caractère différentiel, la marche différente des gommes et des abcès scrofuleux sous l'influence des moyens thérapeutiques appropriés. Vous savez parfaitement que les premières arrivent bien plus vite à parfaite cicatrisation.

Pronostic. — L'écrouelle n'a pas par elle-même, en général, une très grande gravité ; si elle a de la gravité, c'est plutôt par sa valeur sémiotique. Cependant, quand les écrouelles sont très multipliées et qu'elles viennent à suppurer, elles jettent le malade dans une faiblesse très grande, entraînent une détérioration générale, bientôt suivie de la mort.

D'autres fois, elles sont encore cause de mort par la compression qu'elles exercent sur des organes essentiels à la vie.

Mais, le plus souvent, ce n'est pas parce qu'elle compromet l'existence que l'écrouelle est fâcheuse, c'est par la difformité qu'elle occasionne, par les cicatrices plus ou moins hideuses qu'elle laisse après elle, accidents toujours plus fâcheux et plus regrettables pour les personnes du sexe.

Vous savez la honte qui s'attache à ces stigmates des écrouelles et des abcès scrofuleux, que l'on connaît dans le monde sous le nom d'*humeurs froides*. La répugnance que cette maladie inspire est telle, que souvent elle devient un obstacle aux projets d'union matrimoniale. Aussi vous arrivera-t-il souvent, dans le cours de votre pratique, d'être consultés sur l'état de santé de tel ou tel de vos jeunes clients ou clientes qui seront soupçonnés d'être plus ou moins entachés de la maladie scrofuleuse. Ainsi, les écrouelles ne sont pas seulement des affections sérieuses par elles-mêmes ou par les accidents qui peuvent les suivre, elles ont encore des inconvénients qui leur sont propres, en ce qu'elles sont plus connues des gens du monde, qui se font de cette maladie une idée trop sombre et d'ailleurs assez fausse, puisqu'ils la croient contagieuse et qu'elle ne l'est à aucun degré.

Le pronostic des écrouelles varie d'ailleurs beaucoup, suivant le siége, le nombre et la disposition des tumeurs écrouelleuses, l'âge de l'affection, la période à laquelle elle est arrivée, la variété d'écrouelle ou la structure anatomique de ces tumeurs, les causes qui ont présidé à leur développement et les moyens thérapeutiques mis en usage.

Les écrouelles internes, ai-je besoin de vous le dire, sont plus graves que les écrouelles externes. Sur les parties découvertes, les écrouelles annoncent peut-être un danger moins sérieux, mais, d'un autre côté, elles ont plus d'inconvénients, parce qu'il est souvent assez difficile de les soustraire aux regards du public, et que l'on redoute davantage les cicatrices qu'elles peuvent laisser à leur suite. Enfin, les auteurs regardent comme plus dangereuses les écrouelles qui ont leur siége sur le trajet de gros vaisseaux ou de nerfs importants, à cause de la compression qui peut en résulter; déjà je vous ai fait connaître mon opinion sur ce point, je ne reviendrai pas sur ce que j'ai dit précédemment.

Le nombre des écrouelles a de l'importance quant au pronostic. Si un sujet vous est présenté avec deux ou trois glandes au cou, vous pourrez rassurer votre malade ou les parents qui l'accompagnent sur sa santé future; si, au contraire, vous lui trouvez des glandes engorgées sur diverses régions, non-seulement au cou, mais encore sous les aisselles, aux aines, etc., votre jugement sera beaucoup plus réservé.

Le volume et le poids des écrouelles, la durée plus ou moins grande de ces tumeurs, ont une influence manifeste sur le pronostic; inutile d'insister sur ce point.

Plus les tumeurs écrouelleuses sont anciennes, plus elles disparaissent difficilement, et plus le pronostic en est grave.

Les écrouelles suppurées sont, toutes choses égales d'ailleurs, plus fâcheuses que celles qui sont encore à l'état de crudité, parce qu'elles laissent nécessairement à leur suite des cicatrices que l'on doit toujours chercher à éviter.

Toutes les écrouelles ne sont pas également graves.

Toutes choses égales d'ailleurs, je préfère l'écrouelle ganglionnaire à l'écrouelle cellulaire. Cette dernière annonce toujours une diathèse plus active, mieux établie, si je puis m'exprimer ainsi, que l'écrouelle ganglionnaire, et puis on observe constamment après elle des cicatrices souvent très difformes. D'un autre côté, on peut dire, à l'avantage des écrouelles cellulaires, qu'elles ont généralement une durée moins longue que les écrouelles ganglionnaires.

Les écrouelles simplement inflammatoires ou hypertrophiques disparaissent plus promptement que les écrouelles tuberculeuses. On en obtient la résolution très facilement, tandis qu'on voit persister souvent, avec une opiniâtreté vraiment désespérante, les écrouelles tuberculeuses, à ce point que certains auteurs ont pensé qu'il était impossible d'obtenir la fonte des ganglions infiltrés de tubercules. Cette opinion, envisagée d'une manière absolue, constitue tout simplement une erreur. Ce qui est vrai, c'est que la difficulté d'arriver à cette résolution, dans la plupart des cas, nous engage à administrer des remèdes propres à provoquer l'inflammation suppurative des écrouelles tuberculeuses rebelles.

Les causes des écrouelles ne sont pas sans influence sur le pronostic. Consécutives aux affections cutanées, aux agents mécaniques ou physiques, à divers états pathologiques, elles n'ont pas la gravité des écrouelles spontanées.

Enfin, les moyens thérapeutiques, en exerçant une influence très manifeste sur la marche des écrouelles, en font varier le pronostic. Si vous administrez exclusivement l'huile de morue à vos malades affectés d'écrouelles, soyez certains que les tumeurs ne feront pas de grands progrès vers la résolution ; les choses se passeront autrement, si vous leur donnez la ciguë seule ou la ciguë iodurée, à doses graduellement croissantes.

Partie thérapeutique. — On peut dire, d'une manière générale, que l'écrouelle est toujours longue et difficile à guérir. Cependant comparez la durée du séjour que font, dans mes salles, les malades affectés d'écrouelle avec le temps qu'ils y passaient autrefois. Je puis affirmer, sans crainte d'être démenti par les faits, que, soumis au traitement par l'iode seul, les malades restaient, en moyenne, dix-huit mois à l'hôpital, et que, depuis que j'ai substitué au traitement iodé le traitement par la ciguë, ils n'y séjournent pas plus de six mois.

L'adénopathie scrofuleuse réclame un traitement interne et un traitement externe.

Moyens internes. — J'ai tour à tour expérimenté, dans le traitement des écrouelles, l'iode administré en solution iodurée, comme le faisait Baudelocque, l'huile de foie de morue, la solution minérale iodo-phosphatée d'Uzac, l'iodure de fer, la ciguë, les sels de M. Barrier ; je donne la préférence à la ciguë.

J'emploie la ciguë de deux manières, selon que je me propose ou d'obtenir la fonte des tumeurs écrouelleuses ou d'en provoquer l'inflammation suppurative. Dans le premier cas, on arrive au but par les petites doses; dans le second cas, par les hautes doses.

Ainsi, les deux préparations de ciguë que je mets habituellement en usage sont l'alcoolature et la poudre de semences. Pour obtenir un effet résolutif, vous devez employer l'alcoolature, de 50 centigrammes à 4 grammes par jour, et la poudre de semences depuis 10 centigrammes jusqu'à 50 centigrammes ; pour obtenir l'inflammation suppurative, vous débuterez par 1 gramme d'alcoolature sur un sujet de vingt à trente ans, et de cinq en cinq jours vous augmenterez de 1 gramme la dose de chaque jour, jusqu'à 12 et 15 grammes par jour. Quant à la poudre, il faut l'administrer de 50 centigrammes à 1 gramme, 1 gramme 50 centigrammes. Depuis cinq ans, c'est à peine si j'ai rencontré trois sujets chez lesquels j'aie observé ou des phénomènes d'intoxication (quelques troubles du côté de la vue) ou quelques signes d'irritation intestinale par l'administration non interrompue de ces préparations.

J'associe assez souvent à la ciguë les préparations d'iode et de fer, sans en augmenter graduellement la dose, comme je le fais des préparations de ciguë. Ainsi, je dépasse rarement 20 à 30 centigrammes par jour de proto-iodure de fer.

S'il survient quelque embarras gastrique pendant le cours de ce traitement, il faut le suspendre momentanément et profiter de cette suspension pour purger le malade, avant de reprendre les moyens ordinaires.

Les premiers effets curatifs du traitement par la ciguë sont sensibles presque immédiatement et frappent l'œil des plus incrédules ; mais bientôt ces effets se ralentissent : il reste un noyau d'induration qui est toujours très long à disparaître.

La ciguë a cet avantage sur beaucoup d'autres préparations, et notamment sur l'huile de foie de morue, qu'elle est d'une administration facile et n'inspire aucune répugnance aux malades, surtout si on leur laisse ignorer le nom du médicament qu'on leur administre. Je donne l'alcoolature dans un julep approprié, que le malade prend par parties en deux ou trois fois dans le courant du jour. La poudre de semences s'emploie sous la forme pilulaire, seule ou associée aux préparations ferrugineuses.

On doit chercher à obtenir la résolution des écrouelles quand elles sont peu volumineuses, quand les glandes lymphatiques ne sont pas infiltrées de produits hétéromorphes, quand elles siégent sur des parties habituellement découvertes, enfin, quand elles affectent des sujets du sexe féminin ou se sont montrées à la suite d'affections cutanées.

On cherche à provoquer la suppuration des écrouelles déjà

anciennes, rebelles aux traitements mis en usage ; de celles qui sont lourdes, volumineuses, manifestement infiltrées de produits hétéromorphes, qui existent chez des sujets du sexe masculin ou qui ont apparu spontanément sur diverses régions du corps.

On croit généralement que la résolution des écrouelles ne peut avoir lieu que quand elles sont simplement inflammatoires ou hypertrophiques ; c'est une erreur. Par les préparations de ciguë, j'obtiens tous les jours la fonte d'écrouelles évidemment formées par des ganglions farcis de tubercules ; il est vrai de dire que la résolution de ces dernières, pour être obtenue, demande beaucoup plus de temps, et que, dans quelques cas, les malades se fatiguent et ne veulent plus continuer leur traitement. Je me propose d'essayer, dans le traitement des écrouelles tuberculeuses, les hypophosphites alcalins, et de comparer les effets obtenus à l'aide de ces agents avec ceux que procure l'usage des préparations de ciguë et de fer.

On a beaucoup vanté, contre les écrouelles, certaines eaux minérales, et particulièrement les eaux alcalines et les eaux sulfureuses ; je pense qu'elles ne méritent pas les éloges qu'en ont faits quelques auteurs. Je donne assez habituellement aux écrouelleux des bains de sulfure de potasse, mais seulement à titre d'excitants généraux. Ce que je puis vous affirmer, c'est que les malades affectés d'écrouelles que j'ai dirigés vers les sources thermales en sont revenus tels qu'ils étaient partis, sans aucun résultat quant à l'affection locale.

Je dois mentionner les crucifères, le houblon, les végétaux antiscorbutiques, qui n'agissent très probablement que par l'iode qu'ils renferment ; on les donne comme adjuvants sous forme de tisanes. L'infusion de sommités de houblon est la tisane que je préfère, celle que je prescris habituellement dans le traitement de toutes les affections scrofuleuses, et des écrouelles en particulier.

Je passe aux moyens externes.

Moyens externes. — Le traitement local est d'un grand secours dans la cure des écrouelles, qu'on se propose d'arriver à la guérison de la maladie par la fonte de ces tumeurs, ou d'atteindre le même but par une voie différente, la suppuration.

Vous ne sauriez imaginer combien de moyens ont été proposés, tant le nombre en est considérable, tant la diversité en est grande, contre les tumeurs écrouelleuses. Passons successivement en revue chacun de ces moyens; je les rattacherai aux fondants proprement dits, aux excitants locaux, aux caustiques et aux moyens chirurgicaux.

Fondants. — L'iode est, à coup sûr, le plus en vogue, si ce n'est le remède le plus utile.

On emploie, à l'extérieur, l'iode pur ou ses préparations, l'iodure de potassium, l'iodure de plomb, l'iodure de soufre, etc.

Avec la teinture plus ou moins concentrée, à l'aide d'un petit balai de charpie, on fait, tous les jours ou tous les deux ou trois jours seulement, un badigeonnage sur les tumeurs écrouelleuses.

Les préparations d'iode, seules ou avec un excès d'iode, s'emploient le plus souvent en pommades sous forme de frictions.

Voici les formules que nous prescrivons habituellement :

N° 1.

Axonge.................... 30 grammes.
Iodure de potassium.......... 2 grammes.
Iode............... de 20 à 50 centigrammes.

N° 2.

Axonge....................	30 grammes.
Iodure de potassium..........	4 grammes.
Iode......................	1 gramme.

Je conserve à peu près les mêmes proportions pour les iodures de plomb et de soufre. Quant aux iodures de mercure, je ne les emploie sous aucune forme dans le traitement de la scrofule.

L'iode doit, suivant moi, céder le pas à la ciguë dans le traitement local, comme dans le traitement interne des écrouelles ganglionnaires non suppurées ; mais, dans la cure des ulcères et des fistules qui succèdent aux ganglites suppuratives et aux écrouelles cellulaires, cet agent thérapeutique rend évidemment beaucoup plus de services que la ciguë.

C'est un moyen sûr de hâter la cicatrisation des ulcères scrofuleux que de les laver chaque jour avec un solutum iodé, de faire des injections avec le même solutum dans les trajets fistuleux, et enfin de panser les plaies avec un linge percé, enduit d'une couche de cérat iodé.

La ciguë n'est pas moins utile à l'extérieur qu'elle l'est à l'intérieur dans le traitement des écrouelles. Avec l'extrait de ciguë, dans les proportions de 4 à 8 grammes pour 30 grammes d'axonge, nous composons une pommade qui, suivant moi, est la meilleure de toutes celles que l'on peut employer comme fondante dans le traitement des écrouelles; j'ajoute quelquefois à cette pommade une certaine quantité d'iode ou d'iodure de potassium. Je n'ai pas remarqué que l'addition de ces agents la rendît plus active.

Beaucoup d'autres remèdes ont été proposés par les auteurs : l'emplâtre de Vigo, les préparations mercurielles, le muriate d'or, etc. Après m'en être servi pendant quelque temps, je suis revenu à la ciguë, dont l'action est infiniment plus certaine et plus efficace. Je dirai même que la plupart de ces agents sont inférieurs aux préparations iodées (1).

Excitants locaux. — Parmi les excitants locaux, je rangerai l'électricité localisée, moyen que je n'ai pas expérimenté, mais qui paraît avoir été employé avec quelque succès, dans ces derniers temps, par le docteur Boulu.

La térébenthine, les huiles de pétrole, d'asphalte, etc., qui ont été employées à l'extérieur, dans le traitement des écrouelles, ne me paraissent pas agir autrement que par l'excitation locale qu'elles produisent.

Caustiques. — Les caustiques ne me paraissent indiqués que quand l'écrouelle est ouverte, et qu'au fond de l'ulcère on aperçoit le tissu ganglionnaire infiltré de tubercules. C'est alors le cas, pour abréger la durée du mal, de porter sur ce fond tuberculeux, afin de le détruire le plus vite possible, ou le nitrate de mercure, ou le caustique de Vienne, ou le chlorure de zinc, ou mieux l'acide chromique, dont l'action est prompte et énergique, mais dont l'application n'est pas sans dangers et ne saurait être confiée à des mains inexpérimentées.

On a proposé d'ouvrir les abcès scrofuleux, les écrouelles cellulaires, par le moyen des caustiques. Ce procédé peut être bon chez des personnes pusillanimes, mais généralement on préfère le bistouri, qui est plus expéditif.

Moyens chirurgicaux. — La chirurgie est appelée fort

(1) J'emploie depuis quelque temps avec grand avantage, dans le but d'obtenir la fonte des engorgements ganglionnaires, l'eau de mer pulvérisée par l'appareil hydrofère de M. Mathieu (de la Drôme).

souvent à intervenir dans la cure des écrouelles ; son intervention est utile et approuvée de tous lorsqu'il s'agit d'ouvrir avec la lancette ou le bistouri les écrouelles suppurées, les abcès scrofuleux, d'ébarber, d'exciser les lambeaux de peau complétement décollée, et de prévenir par là des cicatrices difformes, de faire sauter les *ponts* ou languettes de peau qui séparent les orifices fistuleux, de cautériser les bourgeons exubérants. En est-il de même quand le chirurgien attaque les écrouelles ganglionnaires, à l'état de crudité, par la ponction répétée, l'excision ou l'amputation de ces tumeurs ?

Règle générale, je ne puis que blâmer cette chirurgie aveugle : extirper une glande infiltrée de tubercules, ce n'est pas guérir la scrofule. Le tubercule se dépose dans les glandes du voisinage, et vous ne pouvez avoir la prétention d'extirper tout le système lymphatique ; de même, quand vous coupez la jambe pour une tumeur blanche de l'articulation tibio-tarsienne, le mal se reproduit dans l'articulation du genou.

Vous citerai-je des exemples ? Mais vous en avez en ce moment plusieurs dans notre service. N'avons-nous pas, dans notre première salle, un scrofuleux, qui a subi l'extirpation d'une grosse tumeur ganglionnaire de la région cervicale, à l'hôpital Beaujon, et chez lequel se sont développés, depuis lors, des bubons scrofuleux des régions axillaires et inguinales ? Non loin de ce malade en est un autre qui, à l'hôpital de Lariboisière, a eu le premier métatarsien amputé pour une carie du gros orteil, ensuite la jambe coupée pour une tumeur blanche de l'articulation tibio-tarsienne, et qui aujourd'hui est affecté d'une tumeur blanche du genou. Si nous adoptions les principes du chirurgien qui lui a donné des soins, nous n'aurions aujourd'hui qu'une chose à faire, ce serait de lui faire couper la cuisse ; le mal se montrerait bientôt sur l'articulation coxo-fémorale, et, n'ayant plus rien à couper que le tronc, il faudrait rester l'arme au bras, spectateur impassible des progrès d'une lésion qu'aucun moyen chirurgical ne saurait enrayer. Mais ce qui condamne cette déplorable pratique, ce sont les faits de guérison obtenus par les traitements rationnels. J'ai déjà eu plusieurs fois l'occasion de vous faire voir des malades qui, après avoir obstinément refusé de se soumettre à ces cruelles mutilations, sont entrés dans mon service et y ont trouvé une entière et parfaite guérison.

Dans quelques circonstances, l'écrouelle est isolée, unique, et constitue plutôt une difformité qu'une maladie; la diathèse paraît enrayée dans sa marche. Si le malade veut être débarrassé promptement de sa tumeur et consent à l'opération, l'extirpation est évidemment praticable et permise dans ce cas particulier.

Il en serait de même si la tumeur comprimait un organe dont les fonctions seraient importantes, indispensables à la vie ; on comprend que, dans ce cas, il pourrait être indiqué ou d'en exciser une partie, ou de l'extraire en totalité.

Quand les foyers de suppuration sont multipliés, l'épuisement du malade réclame quelquefois l'emploi des toniques, et particulièrement du vin de quinquina.

Je combats avec beaucoup d'avantage le phagédénisme et la pourriture scrofuleuse par les lotions avec le solutum de sublimé, par les pansements faits avec des plumasseaux imbibés d'huile de cade.

CHAPITRE II.

DES AFFECTIONS DE LA TROISIÈME PÉRIODE.

(Scrofule osseuse.)

En traçant successivement l'histoire de ces affections, je m'attacherai surtout à bien faire ressortir les caractères propres qui les distinguent comme affections spéciales, et les rattachent à cette source commune d'où émanent toutes les affections scrofuleuses, aussi bien celles de la scrofule externe que celles de la scrofule interne.

Nous devons considérer comme dépendant plus ou moins de l'appareil locomoteur les affections qui suivent :

1° Les *tumeurs blanches* (affections scrofuleuses des articulations mobiles, arthropathies scrofuleuses, arthrites lymphatiques) ;

2° L'*ostéite scrofuleuse*, qui comprend toutes les affections scrofuleuses des os ;

3° Les *abcès froids profonds*.

ARTICLE PREMIER. — DES TUMEURS BLANCHES.

On désigne sous le nom de *tumeur blanche* l'inflammation scrofuleuse des articulations mobiles.

La tumeur blanche et la carie sont les accidents les plus ordinaires de la scofule tertiaire. La proportion relative des tumeurs blanches indiquée par les auteurs est déjà grande, puisque M. Lebert les a rencontrées sur un sixième des scrofuleux soumis à son observation, et que M. Beaugrand, sur 270 scrofuleux, a compté 103 sujets affectés de tumeurs blanches. Mais, pour moi, cette proportion est plus considérable encore. En effet, je n'admets pas la tumeur blanche traumatique, je n'admets pas les tumeurs blanches de nature rhumatismale ou dartreuse. Je ne vois, dans ces affections, que des manifestations locales de la scrofule, éveillées par des causes mécaniques ou par le rhumatisme articulaire, ou des évolutions naturelles de la scrofule, qui, après s'être montrée sous la forme d'éruptions dartreuses, dans la première ou la seconde période de la maladie, se traduit dans la troisième sous forme de tumeurs blanches.

Quiconque a fréquenté les hôpitaux de Paris a pu s'assurer que les affections dont nous parlons ici abondent, non-seulement dans les services de scrofuleux de l'hôpital Saint-Louis et de l'hôpital des Enfants, mais encore dans les salles de chirurgie, où leur nature véritable n'est pas toujours parfaitement appréciée.

La tumeur blanche est unique ou multiple ; le plus souvent elle est unique, et, dans beaucoup de cas, elle est le seul accident par lequel se traduit la scrofule. La forme fixe primitive est peut-être le plus ordinairement constituée par la tumeur blanche. Cela n'a rien qui doive étonner : l'arthrite scrofuleuse est l'expression la plus complète de la scrofule ; elle renferme en elle tous les produits que peut engendrer cette maladie, éléments ordinaires de tout travail inflammatoire : pseudo-membranes, sérosité purulente et pus ; éléments organiques homœomorphes : graisse, tissus fibreux et osseux ; éléments hétéromorphes : tubercules, cellules fibro-plastiques, etc. Toutes les formations anatomo-pathologiques que l'on rencontre isolément dans les autres affections de la scrofule se trouvent pour ainsi dire associées et confondues dans la tumeur blanche.

Je suivrai, dans l'étude des tumeurs blanches, l'ordre que j'ai adopté pour les autres affections de la scrofule.

Partie nosographique. — *Symptômes propres des tumeurs blanches.* — Le premier symptôme par lequel s'annonce la tumeur blanche est une gêne dans les mouvements de l'articulation, gêne qui devient une véritable douleur si les mouvements sont un peu brusques. L'altération fonctionnelle se traduit par des phénomènes divers, selon l'articulation affectée.

A cette gêne succède, au bout d'un certain temps, une douleur plus ou moins vive ; tantôt la douleur est vague, obscure, profonde, se répand sur toute l'articulation ; d'autres fois elle est circonscrite et occupe ou l'un des côtés ou, le plus souvent, sa partie moyenne. La pression avec le doigt n'augmente que fort peu la souffrance du malade. Si la douleur est vive, superficielle et facilement augmentée par la pression, c'est qu'il existe une collection purulente qui menace de se faire jour au dehors, soit que cette collection communique avec l'intérieur de l'article, soit qu'elle n'ait aucune communication avec la synoviale.

L'articulation malade se gonfle, se tuméfie, d'où le nom de tumeur donné à cette affection. Le plus souvent, la tuméfaction est inégale et se prononce sur tout le pourtour de l'articulation ; elle est toujours plus saillante cependant sur certains points de son contour.

La peau, à la surface de la tumeur blanche, est pâle, amincie ou conserve ses caractères normaux ; on y voit assez souvent quelques veines sous-cutanées plus ou moins dilatées.

Dans le principe, la main appliquée sur la tumeur blanche ne perçoit aucune différence de température, mais plus tard, quand des foyers de suppuration se développent dans l'articulation malade ou dans les parties circonvoisines, la main perçoit une chaleur vive, en même temps que la peau s'anime et se colore.

Le toucher fournit des signes qui sont d'une haute importance pour le diagnostic; l'engorgement articulaire est dur et donne partout la sensation du tissu osseux plus ou moins hypertrophié ou ramolli; d'autres fois, et le plus ordinairement même, les parties proéminentes donnent au doigt qui les comprime une sensation de rénitence élastique. Dans quelques cas, c'est un sentiment de fluctuation qui peut être vraie, mais qui bien souvent n'est qu'illusoire. Enfin, dans une période avancée de la maladie, si l'on imprime aux extrémités articulaires des mouvements de latéralité en sens contraire, on détermine une crépitation qu'il est possible parfois d'entendre à distance, et que la main peut toujours facilement apprécier. Nous verrons tout à l'heure quelle est l'importance de ces signes dans le diagnostic de la lésion.

Dans le principe, les mouvements de l'articulation malade sont seulement gênés, mais plus tard ils peuvent devenir tout à fait impossibles; l'articulation est condamnée à une immobilité absolue.

Le membre est atrophié au-dessus et au-dessous de la tumeur blanche; les muscles sont rétractés, les fléchisseurs l'emportent sur les extenseurs; il en résulte que le membre a une tendance à prendre et à garder une situation demi-fléchie.

Plus tard, si la lésion a fait de grands ravages, si les surfaces articulaires ont été détruites par les progrès de la carie, les extrémités osseuses perdent leurs rapports, et, obéissant à la puissance des muscles, elles se luxent en se portant du côté où les entraîne la plus forte action musculaire : il y a, comme on dit, *luxation spontanée*.

Symptômes sympathiques. — La tumeur blanche, à son début, peut se concilier avec un état de santé parfaite en apparence. Elle ne trouble en rien l'exercice des principales fonctions de l'économie ; mais, à une période avancée, les douleurs dont elle devient le siége, les foyers de suppuration qui s'établissent sur l'articulation malade, amènent de l'insomnie, de l'inappétence, provoquent de la fièvre ; plus tard des suppurations intarissables sont suivies de diarrhée, de sueurs profuses, d'amaigrissement, d'où la détérioration des forces, l'épuisement du malade et la mort, qui peut être causée par le seul fait de l'évolution progressive de la tumeur blanche, sans complication d'aucune affection d'un autre organe.

Caractères de la lésion ou anatomie des tumeurs blanches. — L'anatomie pathologique des tumeurs blanches est aujourd'hui parfaitement connue. Il est inutile de s'étendre longuement sur ce point, d'ailleurs si intéressant, de leur histoire.

J'ai défini la tumeur blanche l'inflammation scrofuleuse des articulations mobiles ; il ne saurait, par conséquent, y avoir de tumeur blanche sans inflammation de la synoviale ; des tumeurs scrofuleuses développées en dehors de l'articulation, l'ostéite articulaire simple, ne sont pas des tumeurs blanches.

Le caractère anatomique le plus constant de la tumeur blanche est donc l'inflammation de la synoviale ; mais ce caractère seul ne suffirait pas pour la distinguer anatomiquement de l'arthrite simple ou rhumatismale : à la synovite il faut encore ajouter la transformation fongueuse ou lardacée du tissu sous-synovial.

La synovite est anatomiquement caractérisée par l'injection capillaire des vaisseaux sanguins, la teinte rose ou ecchymotique de la séreuse articulaire, le dépoli de cette membrane, les éminences papillaires qui hérissent parfois sa surface, les petits foyers purulents dans le tissu sous-synovial, l'induration plastique de cette couche, le ramollissement et l'ulcération de la séreuse, l'épanchement sanguin, séreux ou purulent dans l'intérieur de l'articulation.

L'arthrite scrofuleuse comprend aussi, avec l'inflammation de la synoviale, celle des autres éléments constitutifs de l'articulation.

Les extrémités articulaires des os peuvent être tuméfiées, ramollies, infiltrées de pus.

Les paquets celluleux, dits *glandes synoviales*, sont parfois infiltrés de sang ou de pus.

Quant aux ligaments et aux cartilages, leur altération, qui consiste dans le ramollissement, l'ulcération ou la destruction de ces organes, est toujours consécutive à la lésion des autres parties de l'articulation.

On a trouvé quelquefois les cartilages inter-articulaires rosés ou rouges ; mais cette teinte a été attribuée à l'imbibition sanguine par le contact du liquide épanché, de même que la séparation du cartilage d'encroûtement des surfaces osseuses (décortication) a été rapportée à la destruction de leur adhérence par les produits d'une ostéite suppurative. Les anatomo-pathologistes rejettent assez généralement l'arthrite cartilagineuse, par cette raison que les cartilages ne contenant pas de vaisseaux sanguins, ne sont pas susceptibles de s'enflammer.

Avec ces produits ordinaires de l'inflammation, nous trouvons la transformation fongueuse ou lardacée du tissu cellulaire sous-synovial, transformation qui s'étend parfois aux ligaments, aux extrémités articulaires des os, aux paquets synoviaux, etc. Tous ces éléments anatomiques normaux se trouvent convertis en un tissu pâle, jaunâtre ou légèrement rosé, offrant une rénitence élastique, parfois assez dur et criant sous le scalpel, formant souvent des couches de plusieurs millimètres d'épaisseur. Ce produit morbide, connu sous le nom de *tissu fongueux* ou *lardacé*, a été analysé avec le plus grand soin par M. Lebert, qui l'a trouvé composé presque en totalité de tissu fibro-plastique.

Un autre produit anormal, qu'on trouve parfois dans la tumeur blanche, est le tubercule. On l'y rencontre au milieu du liquide de l'épanchement, dans les pseudo-membranes, dans les cellules des extrémités articulaires des os, et jusque dans des cavités creusées dans les cartilages eux-mêmes.

Enfin, la graisse est quelquefois anormalement développée dans les tumeurs blanches; on la rencontre ou en gouttelettes dans le liquide de l'épanchement, dans les cellules des extrémités articulaires des os, entre les ligaments ou réunie en masses lardacées.

Signalons encore l'atrophie et la transformation graisseuse des muscles qui avoisinent l'articulation malade.

Symptômes propres des tumeurs blanches en particulier. — La symptomatologie et l'anatomie pathologique des tumeurs blanches varient selon l'articulation affectée. Je ne ferai qu'indiquer les particularités les plus remarquables de l'arthropathie scrofuleuse dans chaque articulation.

Toutes les articulations mobiles peuvent devenir le siége de l'arthrite scrofuleuse; celles des membres inférieurs en ont plus souvent atteintes que celles des membres supérieurs.

Voici quel serait l'ordre de fréquence relative des parties affectées, d'après les relevés de M. Lebert : 1° l'articulation du pied ; 2° le genou ; 3° la hanche ; 4° le coude ; 5° le poignet ; 6° l'épaule.

Les articulations phalangiennes des doigts et des orteils ne figurent pas dans ce relevé. Elles peuvent être cependant, comme les grandes articulations, le siége des tumeurs blanches, notamment l'articulation de la première avec la seconde phalange. Je dois ajouter cependant qu'ici la tumeur blanche est presque constamment une ostéite articulaire, ce qui peut-être explique pourquoi elle est souvent indolente ou seulement le siége d'une douleur sourde, tandis que celle des grandes articulations est ordinairement accompagnée de douleurs vives. C'est surtout chez les enfants qu'on observe cette variété d'arthrite scrofuleuse.

§ 1. — Tumeur blanche de l'articulation tibio-tarsienne.

Très commune et peut-être la plus fréquente de toutes les tumeurs blanches. Il résulte de nos relevés statistiques que le genou et le pied sont les siéges les plus ordinaires de l'arthropathie scrofuleuse.

Comme dans toutes les tumeurs blanches, ici la douleur est fixe et circonscrite ou s'étend à toute l'articulation ; elle ne présente rien de spécial.

La gêne des mouvements est un des premiers symptômes de cette arthrite, et se révèle par une claudication que trop souvent le malade attribue à une entorse, bien que celle-ci ne soit ordinairement que la conséquence des premiers troubles apportés aux mouvements du pied par la tumeur blanche commençante.

Les changements de forme que subit l'articulation sont faciles à apprécier. L'articulation malade paraît plus grosse que celle du côté sain; les malléoles semblent et plus larges et plus écartées. Rarement il existe une déviation du pied, soit en dedans, soit en dehors.

A la période de suppuration, les foyers se montrent aux environs des malléoles. C'est aussi sur les régions malléolaires, sur les os du tarse et du métatarse, que s'établissent les ulcérations fistuleuses. Notons encore l'atrophie de la jambe, l'œdématie du pied, la rétraction du tendon d'Achille, que l'on observe quelquefois dans cette tumeur blanche.

Dans les caractères anatomiques, une seule particularité mérite d'être signalée : c'est la production abondante d'éléments fibro-plastiques.

§ 2. — Tumeur blanche de l'articulation tibio-fémorale.

La tumeur blanche du genou rivalise avec celle du pied pour la fréquence, mais elle réunit, bien plus complétement que cette dernière, l'ensemble des symptômes et des caractères anatomiques ; aussi a-t-elle été toujours regardée comme le type des tumeurs blanches : elle se rapproche, par conséquent, plus que les autres, de la description générale que j'en ai donnée.

La douleur peut, comme ailleurs, présenter de nombreuses modifications, mais il faut, de plus, noter la douleur sympathique de l'articulation située au-dessous du genou, c'est-à-dire dans le pied. Toutefois, je dois ajouter que cette douleur sympathique, signalée par les auteurs, est rare pour les articulations autres que la hanche. J'ai observé un très grand nombre de tumeurs blanches du genou, et dans aucune observation je ne trouve ce fait mentionné.

La difficulté du mouvement de flexion de la jambe sur la cuisse apporte plus ou moins d'obstacles à la marche ; de là les faux pas, la claudication.

La déformation est facile à constater par l'augmentation du volume du genou, qui est surtout manifeste quand on compare le genou malade à celui du côté opposé, par l'effacement du creux du jarret, les saillies latérales et sous-rotuliennes. Quelquefois la jambe reste étendue sur la cuisse, mais le plus souvent l'articulation tend à prendre une situation demi-fléchie. La jambe et la cuisse se trouvent placées dans une direction rectiligne, ou bien la première est légèrement déjetée en dehors.

Lors de la suppuration, les foyers purulents font saillie sur les parties latérales ; les ulcères fistuleux s'établissent sur les côtés de la rotule ou du ligament rotulien, rarement au creux du jarret.

§ 3. — Tumeur blanche de l'articulation iléo-fémorale.

La tumeur blanche de l'articulation iléo-fémorale, presque aussi fréquente que celles des articulations tibio-tarsienne et tibio-fémorale, se distingue de toutes les tumeurs blanches des articulations mobiles, par l'absence des signes que fournissent la vue et le toucher. L'épaisseur des parties molles qui entourent cette articulation nous empêche de voir et de toucher les déformations qu'elle subit pendant l'évolution de la coxalgie.

Dans les tumeurs blanches des articulations tibio-fémorale et tibio-tarsienne, la marche, quoique gênée, peut avoir lieu longtemps encore après le début de la tumeur blanche, mais, dans la coxalgie, la claudication est le premier symptôme, et parfois de très bonne heure on voit la marche devenir tout à fait impossible.

Avec la claudication, il y a le plus souvent allongement du membre.

La douleur est très variable ici, comme dans toutes les tumeurs blanches; le malade la ressent tantôt dans la région lombaire, d'autres fois dans la hanche ou dans la profondeur du bassin. Mais, ce qu'il faut noter surtout, c'est la fréquence de la douleur sympathique dans l'articulation sous-jacente, c'est-à-dire dans le genou. A la période de suppuration, les ulcères s'établissent du côté de la crête iliaque ou dans la région inguinale. Il est, la plupart du temps, impossible, en sondant les trajets fistuleux, d'arriver avec le stylet sur les parties cariées du fémur ou de l'os des iles.

Une autre particularité que présente encore cette articulation, c'est le déplacement des extrémités articulaires des os. Ce déplacement est tellement fréquent et caractéristique qu'il a donné son nom à la maladie que l'on désigne, en effet, très souvent sous la dénomination de *luxation spontanée*. Aussi, à l'ankylose, mode ordinaire de la terminaison heureuse des tumeurs blanches, faut-il ajouter ici la fausse articulation.

Les symptômes de cette luxation spontanée sont le gonflement de la hanche, la difficulté ou l'impossibilité des mouvements de l'articulation, l'effacement du pli de la fesse; à l'allongement du membre succède son raccourcissement; il y a déviation du pied.

Dans les caractères anatomiques, outre les lésions communes, nous devons signaler la transformation fongueuse de la capsule orbiculaire, de la *glande* synoviale, la carie de la tête du fémur, qui est quelquefois complétement détruite, celle du fond de la cavité cotyloïde, qui permet à la tête du fémur de passer dans le bassin; mais le siége le plus ordinaire est le côté externe de la même cavité, d'où la luxation de cette tête en dehors, sur la fosse iliaque externe. Plus rarement, par suite de la carie de la partie inférieure et interne de la cavité cotyloïde, cette luxation a lieu sur la fosse obturatrice.

§ 4. — Tumeur blanche de l'articulation huméro-cubitale.

Le caractère le plus spécial de la tumeur blanche du coude est la flexion du membre. Cette flexion a lieu dès les premiers temps de la maladie. L'avant-bras se fléchit à angle droit sur le bras, et garde une situation intermédiaire entre la pronation et la supination. Les extrémités osseuses font saillie sur les parties latérales de l'articulation. La flexion de l'avant-bras sur le bras est plutôt l'effet du raccourcissement du biceps que de l'ankylose.

Les mouvements sont fortement gênés dès le début; la douleur manque rarement et est souvent brûlante.

Quand l'olécrâne est affecté de carie, les ulcères s'établissent à la partie postérieure, sur les côtés du triceps. Si la carie siége sur les condyles huméraux, les fistules se présentent sur les parties latérales correspondantes de l'articulation.

§ 5. — Tumeur blanche de l'articulation radio-carpienne.

Le gonflement a lieu sur les parties antérieure et postérieure de l'articulation. La plupart des ouvertures fistuleuses mènent à des caries des os du carpe.

§ 6. — Tumeur blanche de l'articulation scapulo-humérale.

La gêne des mouvements du bras en est un des premiers symptômes. La douleur est quelquefois très vive, térébrante ; elle part de l'aisselle et se propage tout le long de la partie interne du membre. Le gonflement de l'articulation n'est pas très sensible ; l'épaule est abaissée, on sent la tête humérale faisant saillie sous l'aisselle ; le membre paraît un peu allongé ; le bras est légèrement écarté du tronc, l'avant-bras quelque peu fléchi sur le bras ; les ouvertures fistuleuses occupent les régions cervicale et antérieure de l'épaule, puis la partie supérieure du bras en dedans ou en dehors, près de l'insertion du deltoïde.

§ 7. — Tumeur blanche des articulations phalangiennes des doigts et des orteils.

Elle atteint plus fréquemment, au dire de M. Milcent, l'articulation des premières et des secondes phalanges; se présente sous la forme d'une tumeur arrondie, un peu fusiforme ; se termine souvent par l'ostéite suppurative et l'élimination d'une portion de phalange ou d'une phalange entière, après l'élimination de laquelle la phalange inférieure remonte et prend la place de celle qui n'existe plus. De là le raccourcissement si remarquable du doigt et de l'orteil.

Marche, durée, terminaisons des tumeurs blanches.— La marche des tumeurs blanches est ordinairement lente et le plus souvent continue. Quelquefois le mal semble s'arrêter dans sa marche, pour reprendre son cours après un laps de temps plus ou moins prolongé. Son évolution est le plus souvent irrégulière et paroxystique. L'aggravation a lieu par poussées successives.

La durée des tumeurs blanches est longue dans la plupart des cas, et souvent de plusieurs années.

Les terminaisons sont la résolution, avec rétablissement intégral de tous les éléments de l'articulation ; mais cette terminaison est la plus rare. Le plus souvent la guérison a lieu par ankylose complète ou incomplète, survenue après des caries, des suppurations plus ou moins prolongées.

La guérison par fausse articulation est un mode exceptionnel, et n'a lieu, comme je l'ai déjà dit, que pour l'articulation coxo-fémorale.

La tumeur blanche peut entraîner la mort, ainsi que je l'ai fait observer plus haut, par le seul fait de caries et de suppurations interminables.

Complications, rapports avec les autres accidents de la scrofule. — M. Lebert indique les rapports qui suivent sur 119 malades :

34 maladies des os,
13 abcès et ulcères (indépendants de la tumeur blanche),
5 ophthalmies,
2 maladies de la peau,
1 otorrhée.

La tumeur blanche est un accident de la troisième période de la scrofule, et il est naturel de supposer que les affections qui coexistent le plus souvent avec elle doivent aussi être des affections de la troisième période, comme les lésions du système osseux, les abcès et les ulcères.

Quant aux accidents des deux premières périodes de la scrofule, l'époque de leur manifestation est passée lorsque apparaît le travail morbide qui donne lieu à la tumeur blanche (1). Les affections de peau qui coexistent avec celle-ci sont ou des lésions tardives de la maladie scrofuleuse, ou, plus souvent encore, des produits sur la peau d'une autre maladie constitutionnelle, la syphilis, la dartre ou l'arthritis.

Mais pendant le cours de la tumeur blanche, on voit souvent apparaître des manifestations de la scrofule sur les viscères du thorax ou du bas-ventre : ainsi, la phthisie scrofuleuse, la néphrite albumineuse, les dégénérescences albumineuse et graisseuse du foie, viennent assez fréquemment aggraver le pronostic déjà si grave de l'arthropathie scrofuleuse.

Au nombre des complications, il faut ranger les inflammations et obturations des vaisseaux sanguins et le sphacèle qui en est la conséquence, la pourriture scrofuleuse, l'érysipèle, les phlegmasies ultimes.

Partie étiologique. — Deux ordres de causes peuvent agir dans la production de cette affection. La première et la plus importante est la cause interne, la prédisposition scrofuleuse. Viennent ensuite les causes occasionnelles, comme les coups, les chutes, les luxations, les entorses, puis les arthropathies rhumatismale et dartreuse, qui, dans notre opinion, peuvent éveiller le développement de l'inflammation scrofuleuse dans les articulations où elles ont leur siége.

La tumeur blanche survient à tout âge, mais il résulte des relevés de M. Lebert que la plus grande fréquence a lieu entre dix et vingt ans.

(1) Toutefois, il faut faire une exception pour les tumeurs blanches des doigts et des orteils, si fréquentes chez les enfants, et qui coexistent souvent avec des ophthalmies et des engorgements ganglionnaires.

Les deux sexes sont inégalement atteints ; sur 110 cas de tumeurs blanches rapportés par M. Lebert, on compte 66 sujets du sexe masculin et 44 seulement du sexe féminin.

Partie sémiotique. — *Diagnostic.* — Le diagnostic des tumeurs blanches, comme le diagnostic des affections de la peau, soulève trois questions :

1° Diagnostic de la lésion ;

2° Diagnostic de l'affection générique ;

3° Diagnostic de l'affection spéciale ou de la nature de l'affection.

Dans la tumeur blanche, la lésion est multiple ; elle comprend la synovite, l'ostéite articulaire hypertrophique et suppurative, les altérations des cartilages et ligaments, la transformation fongueuse, etc. Chacune de ces lésions peut être diagnostiquée pendant la vie.

La *synovite* se reconnaît à la gêne des mouvements, à la douleur, aux craquements des surfaces articulaires pendant les mouvements de flexion et d'extension, craquements que perçoit la main appliquée sur l'articulation, aux signes de l'épanchement dans la séreuse articulaire, etc.

L'*ostéite articulaire* est caractérisée par le gonflement hypertrophique des os, appréciable par le compas d'épaisseur, facile à reconnaître par la vue et surtout par le toucher.

Les *altérations des ligaments et des cartilages diarthrodiaux* se reconnaissent au peu de résistance que présentent les extrémités articulaires des os, lorsque l'on vient à imprimer des mouvements de latéralité à l'articulation, à la facilité avec laquelle on obtient ces mouvements, à la crépitation osseuse que l'on fait naître en pressant l'une sur l'autre les deux extrémités articulaires.

On détermine le siége de la carie et de l'ouverture de la capsule articulaire par la situation qu'occupent les ouvertures fistuleuses, et en sondant, avec un stylet approprié, les trajets fistuleux.

Enfin, la transformation fongueuse se décèle par la sensation particulière de rénitence élastique que perçoit la main appliquée sur les saillies proéminentes de la tumeur blanche.

L'*affection générique*, dans la tumeur blanche, n'est autre que l'arthrite chronique.

A la lenteur de sa marche, à l'absence de rougeur et de chaleur sur l'articulation compromise, à l'absence de tout symptôme de réaction, il est facile de distinguer l'arthrite chronique de l'arthrite aiguë.

On ne la confondra pas non plus avec l'hydarthrose, qui se reconnaît à la fluctuation que l'on obtient en pressant ou percutant les parties latérales de l'articulation, et dans laquelle d'ailleurs les signes de la synovite font défaut, tandis qu'ils existent toujours au début de la tumeur blanche.

L'entorse est une affection chirurgicale; le début et la marche de cette affection, les renseignements obtenus par le malade, ne permettent pas de la confondre avec la tumeur blanche. Néanmoins, si les accidents consécutifs à l'entorse se prolongent au delà du terme ordinaire, il convient d'examiner attentivement la partie malade, pour voir si l'entorse n'a pas éveillé dans l'articulation une évolution scrofuleuse.

Reste le diagnostic de l'affection spéciale, de l'arthropathie scrofuleuse ou de la tumeur blanche proprement dite, qui, pour nous, en effet, est toujours de nature scrofuleuse.

L'arthropathie scrofuleuse peut être confondue avec l'arthropathie rhumatismale. Les auteurs recommandent de chercher des caractères différentiels dans les antécédents, l'âge, la constitution du malade, etc.; mais ce ne sont là que des signes subjectifs.

L'arthrite scrofuleuse, disent-ils, est généralement unique ; l'arthrite rhumatismale est plus souvent multiple ; cette dernière est plus douloureuse, aboutit plus tardivement à la carie, offre moins de tendance que l'arthrite scrofuleuse aux formations pyogéniques, aux transformations fongueuses, débute toujours par la synovite, etc. Tout cela est parfaitement exact. Je ne diffère des auteurs qu'en un seul point, c'est que, suivant moi, l'ostéite articulaire suppurative ou tuberculeuse, les dégénérescences fongueuses, lardacées, ne sont jamais le produit de la *diathèse* (1) rhumatismale ou goutteuse, mais sont toujours le produit exclusif de la *diathèse* scrofuleuse. Lorsqu'elles se développent à la suite de l'arthrite rhumatismale, ce qui, pour le dire en passant, est extrêmement rare, c'est que l'arthritis a fait place à la scrofule.

On ne doit considérer comme lésions propres de l'arthrite rhumatismale que la synovite, l'épanchement, l'usure, l'érosion des cartilages, puis les caries et les dépôts tophacés.

Quelques auteurs, Ph. Boyer, entre autres, ont admis des tumeurs blanches syphilitiques. J'ai moi-même donné des soins à un malade affecté d'une arthropathie tibio-fémorale de nature syphilitique. Quels sont donc les caractères distinctifs de cette nouvelle espèce de tumeur blanche, ou plus exactement de cette arthropathie syphilitique? Le gonflement rapide et général de toute l'articulation, l'état intégral de la peau, qui n'est ni amincie ni luisante comme dans la

(1) Je n'emploie ce mot dans le sens de la tradition que pour faire mieux comprendre ma pensée.

tumeur blanche scrofuleuse, et n'offre pas de veines dilatées, le caractère des douleurs, qui sont plus fortes la nuit, l'absence de lésion osseuse, etc., tels sont, suivant les auteurs, les signes de la tumeur blanche syphilitique. Mais la plupart de ces signes n'ont aucune valeur ; et, quant à l'absence de lésion osseuse, je crois, pour mon compte, l'assertion trop hasardée. Dans bien des cas, au contraire, elle doit exister et même contribuer, par sa présence, à simplifier le diagnostic. On soupçonnera la nature syphilitique de l'arthropathie lorsque celle-ci aura été précédée de syphilides ou qu'elle coexistera avec des gommes, des nécroses ou d'autres accidents de syphilis constitutionnelle ; quand les extrémités articulaires sont exostosées et le siége de douleurs ostéocopes ; quand les ligaments et les tendons sont épaissis, hypertrophiés, infiltrés de productions gommeuses. L'absence des caractères propres à la tumeur blanche scrofuleuse contribue encore à éclairer le diagnostic.

Pronostic. — La tumeur blanche est une affection grave. Dans beaucoup de cas, elle entraîne la mort du sujet qui en est affecté, et, lorsqu'elle guérit, ce n'est le plus souvent que par la perte plus ou moins complète des mouvements de l'articulation

Le pronostic varie d'ailleurs selon la cause, l'étendue du mal, la période à laquelle il est arrivé, la nature des lésions, les rapports avec les autres affections de la scrofule.

La tumeur blanche, éveillée par une cause traumatique ou rhumatismale, est, toutes choses égales d'ailleurs, moins grave que la tumeur blanche survenue spontanément, sous la seule influence de la prédisposition scrofuleuse.

L'arthrite multiple entraîne toujours plus de dangers que la tumeur blanche unique.

Tant que la tumeur blanche reste sans suppurer, le pronostic est moins sérieux que quand surviennent les foyers de suppuration, l'ouverture de la capsule articulaire, la pénétration du pus et de l'air dans l'intérieur de l'article.

La nature de la lésion exerce une très grande influence sur le pronostic.

L'ostéite articulaire est toujours moins grave et guérit bien plus vite que la synovite, avec transformation fongueuse des tissus fibreux et synoviaux.

Quand la tumeur blanche constitue la seule manifestation de la scrofule, qu'elle représente la forme appelée par nous *scrofule fixe primitive*, elle est toujours plus grave que quand elle vient en son temps, précédée par toute la série des accidents de la scrofule cutanée et muqueuse, et la plupart du temps accompagnée de carie osseuse, c'est-à-dire, d'une autre forme de la scrofule tertiaire.

Partie thérapeutique. — Dans le traitement hygiénique, rien de spécial à la tumeur blanche, si ce n'est la question relative aux mouvements de l'articulation affectée.

Est-il avantageux de recommander l'exercice aussi longtemps qu'il est praticable sans causer trop de souffrance aux malades, ou bien faut-il condamner l'articulation compromise au repos le plus absolu ?

Ces deux pratiques ont eu chacune leurs partisans exclusifs. Lugol recommandait l'exercice dans tous les cas ; Lisfranc tenait le membre dans une immobilité complète.

Entre ces deux manières d'agir, l'une et l'autre trop absolues, se trouve, selon nous, la pratique la meilleure, la plus utile au malade.

Au début, l'exercice est utile pour prévenir l'ankylose ; il est d'ailleurs recommandé comme l'un des moyens hygiéniques les plus puissants dans le traitement général de la scrofule.

Mais, quand la suppuration s'est emparée de la tumeur blanche, quand les os sont cariés et que les mouvements ne peuvent avoir lieu sans causer d'horribles souffrances, le repos est nécessaire, et les gouttières ou les appareils propres à protéger l'articulation, à maintenir les extrémités osseuses dans l'immobilité, trouvent leur utile application.

On oppose à la marche progressive de la tumeur blanche des moyens internes et des moyens externes.

A. Moyens internes. — Nous savons déjà que l'agent sur lequel il est le plus permis de compter, dans le traitement de la scrofule tertiaire, c'est l'huile de morue.

Ce médicament est d'autant plus indiqué que le sujet est plus jeune, que la lésion consiste dans une altération des os, qu'elle a été précédée des accidents des scrofules primitive et secondaire.

J'ai dit plus haut quelle était ma manière de l'administrer, je ne reviendrai pas sur ce sujet.

L'iode et l'iodure de potassium ont eté préconisés, mais ils sont loin de valoir l'huile de morue.

J'ai employé, sans en obtenir de bons effets, le muriate de baryte, le mercure, la garance et beaucoup d'autres agents vantés par les auteurs.

Je n'ai pas obtenu de la ciguë les bons effets qu'elle produit constamment dans la scrofule écrouelleuse.

Les toniques, comme le houblon, la gentiane, le quinquina, etc., sont d'excellents adjuvants, qui trouvent surtout leur application dans les tumeurs blanches suppurées, dans celles qui sont accompagnées d'un grand délabrement des forces ou compliquées d'affections tuberculeuses du poumon.

Les opiacés ne sont utiles qu'à titre de palliatifs pour calmer les douleurs, procurer du repos et du sommeil au malade.

B. Moyens externes. — Il faut bien le dire, ces moyens n'ont qu'une action incertaine et toujours éphémère contre les tumeurs blanches, parce qu'ils ne s'adressent qu'à un seul élément de l'affection, l'élément inflammatoire. Ce sont, en effet, des antiphlogistiques : sangsues, ventouses, applications émollientes et réfrigérantes; des résolutifs, comme les applications saturnines ou de chlorhydrate d'ammoniaque, de nitrate de potasse, les frictions mercurielles, les douches chaudes ou froides, l'irrigation continue ; des sédatifs, comme les cataplasmes de feuilles de ciguë, de jusquiame, les emplâtres opiacés, etc.; des révulsifs, comme la pommade au nitrate d'argent, les frictions stibiées, les cantharides, le séton, le moxa, les cautères, les cautérisations avec l'acide sulfurique ou le chlorure de zinc ; la cautérisation transcurrente ; des agents perturbateurs, comme l'hydrothérapie, ou simplement mécaniques, comme la compression ; les bains généraux simples ou médicamenteux. Les bains à l'hydrofère avec l'eau de Kreuznach ou l'eau de mer pourraient être utilement employés comme auxiliaires des moyens internes, et non pas à titre seulement de modificateurs locaux.

On a beaucoup vanté les raies de feu sur l'articulation malade, mais ce moyen ne saurait dispenser du traitement interne. Il peut momentanément enrayer les progrès de la tumeur blanche, mais, au bout de quelque temps, elle reprend son cours avec une intensité nouvelle. Les personnes qui suivent ma visite à l'hôpital Saint-Louis sont à même de voir, dans mes salles, des sujets atteints de tumeur blanche, qui ont l'articulation malade couverte de cicatrices longitudinales, signes indicateurs du traitement chirurgical qu'ils ont subi antérieurement dans un autre service, et qui n'a amené qu'une trève momentanée dans la marche de la maladie.

La chirurgie intervient aussi, avec le bistouri ou le couteau, dans le traitement des tumeurs blanches.

On ouvre avec le bistouri les abcès qui sont situés en dehors de l'articulation, on divise les tendons rétractés, on applique des appareils orthopédiques pour prévenir les déviations. Enfin, l'on ampute le membre au-dessus de la tumeur blanche, ou bien l'on fait la résection des extrémités osseuses de l'articulation affectée. Il ne m'appartient pas de discuter les avantages et les inconvénients de ces deux opérations ; je dirai seulement qu'on ne doit recourir à l'amputation que quand la fièvre, la diarrhée, le marasme et la gravité des lésions articulaires ne laissent aucune chance au traitement interne. Combien de fois nous avons vu guérir, dans nos salles, des malades atteints de tumeur blanche, qui s'étaient obstinément refusés à l'opération qu'à diverses reprises le chirurgien leur avait présentée comme la dernière planche de salut ! ! !

ART. II. — DE L'OSTÉITE SCROFULEUSE.

Nous venons de voir que la tumeur blanche ou l'arthropathie scrofuleuse est spécialement caractérisée par la transformation fongueuse, lardacée ou fibro-plastique des éléments anatomiques de l'articulation malade : ce qui distingue l'ostéopathie scrofuleuse, c'est la production, au sein du tissu osseux, de tubercules ou d'éléments fongueux.

De même que la synovite seule ne suffit pas pour distinguer l'arthrite scrofuleuse des arthrites rhumatismale, syphilitique ou traumatique, de même l'ostéite seule ne suffit pas à caractériser la nature scrofuleuse de l'affection. En effet, l'ostéite, comme la synovite, peut être traumatique, arthritique, scorbutique, syphilitique. Ajoutons, pour être dans le vrai, que le mode de terminaison seul caractérise parfois la nature scrofuleuse de l'ostéite. Telle est l'ostéite hypertrophique, qu'il ne faut pas confondre avec celle qui donne lieu à l'exostose.

Partie nosographique. — *Symptômes propres.* — L'ostéite scrofuleuse s'annonce par une douleur sourde qui a son siége sur un point quelconque du système osseux, douleur survenue spontanément ou à la suite d'une violence extérieure. Quelquefois la douleur reste sourde pendant tout le temps que dure l'évolution de l'affection ; mais, le plus souvent, elle devient vive, térébrante par intervalles ; parfois, elle augmente pendant la nuit ; mais ce caractère de l'exaspération nocturne de la douleur n'est jamais aussi prononcé dans l'ostéite scrofuleuse que dans l'ostéite syphilitique.

La partie sur laquelle la douleur a son siége se tuméfie ; la pression exercée sur elle est douloureuse : on sent avec les doigts que la tuméfaction est dure et comme formée par une augmentation du volume de l'os. Au bout de quelque temps, la tumeur se rapproche de la peau, devient chaude, rouge et plus sensible à la pression. Le centre se ramollit et offre bientôt une fluctuation évidente. L'abcès s'ouvre au dehors, donne issue à un pus sanguinolent, sanieux, renfermant des concrétions tuberculeuses ou des parcelles osseuses. Les symptômes d'inflammation locale se dissipent, il reste une ou plusieurs ouvertures fistuleuses, quelquefois très étroites, d'autres fois plus larges, ressemblant à des ulcères fongueux; il s'en s'échappe un pus séreux, sanguinolent, et, de temps à autre, de petites lamelles osseuses, formées par un tissu spongieux, à aréoles gorgées de pus. Un stylet, introduit par ces ouvertures fistuleuses, conduit à la portion cariée, dans laquelle on peut faire pénétrer l'instrument, qui, en brisant et écartant les lamelles osseuses, donne la sensation d'un corps dur qui entrerait dans du sable ou dans du bois pourri •

Lorsque l'os atteint d'inflammation est profondément situé et recouvert de muscles et de parties ligamenteuses, le pus provenant de la carie forme une poche au-devant de la partie malade, et fuse sous l'enveloppe musculo-membraneuse, le ong des vaisseaux et des nerfs, et vient ainsi se présenter sur les parties déclives, aux ouvertures naturelles des cavités splanchniques, et, par sa collection, former ce que l'on connaît sous le nom d'*abcès par congestion*, d'*abcès migrateurs* ou *ossifluents*.

Telle est la forme la plus ordinaire de l'ostéite scrofuleuse, qui, comme on le voit, se termine par suppuration et aboutit à la carie, c'est-à-dire à la destruction de l'os par la mortification parcellaire et l'élimination successive des parcelles mortifiées ou des petits séquestres. Cette forme présente deux variétés, l'ostéite suppurative simple et l'ostéite tuberculeuse.

Dans une autre forme de l'ostéite scrofuleuse, l'affection s'annonce encore par une douleur sourde, profonde, bien que parfois il y ait absence complète de douleur ; les mouvements de la partie affectée sont plus ou moins gênés. Par le toucher, qui augmente la douleur, on constate le gonflement de l'os et l'absence de ramollissement ou de foyers de suppuration. L'os tuméfié ne présente aucune bosselure, aucune inégalité ; il donne au doigt qui le touche la sensation de la dureté osseuse : il semble qu'il n'y ait qu'une simple hypertrophie de l'os. C'est là l'*ostéite hypérostosique*, que l'on observe si souvent sur les extrémités osseuses dans les articulations mobiles, mais que l'on rencontre aussi sur la continuité des os longs et même sur les os plats.

Cette forme peut coexister avec la précédente ; assez souvent elle persiste après la guérison de l'ostéite suppurative.

Une troisième forme de l'ostéite scrofuleuse est celle que l'on pourrait appeler *ostéite par hypertrophie de la médulle :* c'est le *spina ventosa* des auteurs.

Le *spina ventosa* débute par une douleur vive, térébrante; toutefois, dans certains cas, l'affection se développe sans douleur. Bientôt apparaît le gonflement qui, sur le corps des os longs, occupe toute la circonférence de l'os, et se présente sous la forme d'une tumeur ovoïde, sorte de renflement qui augmente de jour en jour, et donne, dans le principe au doigt qui le comprime, une sensation de dureté osseuse, et, plus tard, sur certains points de la tumeur, la sensation d'une lame amincie qui se laisse déprimer, puis une crépitation comme si l'on appuyait le doigt sur du parchemin. La coque osseuse, qui constitue l'enveloppe extérieure de la tumeur, finit par se perforer, et le pus, le tissu fongueux, la graisse, le tubercule, se font jour au dehors, en provoquant le développement de foyers purulents qui s'ouvrent également à l'extérieur. De là des fistules par lesquelles s'échappe un pus sanieux et fétide.

Symptômes sympathiques. — Pendant longtemps, certaines variétés d'ostéite scrofuleuse se concilient avec un état de santé parfaite. Nous citerons pour exemples l'ostéite hypertrophique et l'ostéite suppurative superficielle; mais le plus souvent l'état général est plus ou moins compromis par l'évolution de l'ostéite scrofuleuse, suivant le siége, l'étendue, la forme de l'affection, le nombre des os altérés, l'importance des organes qui avoisinent les parties malades, etc.

Généralement la fièvre s'allume sous l'influence du travail suppuratif de l'ostéite scrofuleuse, et tombe après l'ouverture des collections purulentes.

L'abondance de la suppuration entraîne la détérioration des forces, l'amaigrissement, l'anorexie, la diarrhée, les sueurs, en un mot, tout l'ensemble des symptômes propres à la cachexie. En telle sorte, que la carie scrofuleuse, comme la tumeur blanche, peut amener la mort par les seuls progrès de l'affection. Ajoutons toutefois que la tumeur blanche est généralement plus grave et plus rapide dans sa marche.

Caractères propres de la lésion. — Les caractères anatomiques de l'ostéite scrofuleuse ont été étudiés avec un soin tout particulier par les chirurgiens modernes ; je me bornerai à les indiquer sommairement.

Trame osseuse, ramollie, plus vasculaire que dans l'état normal, substance aréolaire rouge, offrant l'aspect de bourgeons charnus ; substance compacte devenue friable, avec lamelles osseuses amincies et aréoles plus grandes (*ostéite raréfiante*), infiltration de pus, périoste tuméfié, rouge, ramolli, tombant en putrilage, ulcéré (*périostite*) ; membrane interne rouge et ramollie, infiltration de pus et collections purulentes dans l'intérieur des os.

Infiltration de tubercules et tubercules enkystés au sein de la trame osseuse; excavations comparables à de petites cavernes dans l'intérieur des os. Les lamelles osseuses sont épaissies, les aréoles plus petites (*ostéite condensante*). Le tubercule enkysté des os est admis par tous les auteurs, mais on a révoqué en doute l'existence du tubercule infiltré, que l'on aurait confondu soit avec des portions d'os nécrosées, soit avec du pus concret.

Stalactites osseuses, formation de nouvelles couches sur les limites de l'os enflammé, hypertrophie de l'os avec condensation de son tissu ; hypertrophie et transformation lardacée de la médulle, dilatation et amincissement des parois du canal médullaire, perforation de ces parois (*spina ventosa*) : telles sont les lésions qui caractérisent l'ostéite scrofuleuse.

Symptômes propres des ostéites scrofuleuses en particulier. — L'ostéite scrofuleuse attaque tous les os du squelette ; les os courts et les extrémités des os longs en sont plus souvent atteints que les os larges et le corps des os longs. Telle forme de l'ostéite se montrera de préférence sur tel os ou telle partie d'un os ; ainsi, l'ostéite hypertrophique, bien que l'on puisse l'observer sur la diaphyse des os longs, attaquera plus fréquemment leurs extrémités.

L'ostéite tuberculeuse a pour siége d'élection les os courts et les extrémités articulaires des os longs. Le tubercule prend souvent naissance entre les deux tables des os larges. Le *spina ventosa* affectionne la diaphyse des os longs.

Jetons un coup d'œil rapide sur toutes les pièces du squelette, et notons avec soin ce que l'ostéite scrofuleuse peut y offrir de particulier.

§ 1. — De l'ostéite des os du crâne et de la face.

De tous les os de la tête, celui qui est le plus fréquemment atteint d'ostéite est bien certainement l'os malaire. Non-seulement la carie de l'os malaire est la plus commune, mais elle est aussi celle qui se montre la première chez les scrofuleux. Nous voyons très fréquemment, dans notre service, des enfants, porteurs de glandes ou d'affections cutanées de nature scrofuleuse, présenter sur la face, au-dessous de la paupière, une cicatrice enfoncée, adhérente, plus ou moins bridée, avec ou sans renversement de la paupière, signe manifeste d'une ancienne carie de l'os, venue, pour ainsi dire, avant son tour, puisqu'il existe encore chez le sujet des manifestations des deux premières périodes de la scrofule. Quelle est la cause de cette sorte d'anomalie ? Je l'attribue à la fréquence des chutes chez les petits enfants. Évidemment, ce sont des causes traumatiques qui éveillent ces ostéites en quelque sorte prématurées.

Il n'est pas rare d'observer, chez les enfants, les mêmes lésions, provoquées sans doute par les mêmes causes, sur le front, au-dessus des arcades sourcilières.

L'os maxillaire supérieur est fréquemment atteint de carie, mais nous avons, au sujet de cet os, quelques remarques intéressantes à faire. Son apophyse montante est, ainsi que l'os unguis, le plus souvent frappée de carie, consécutivement à l'oblitération du canal nasal et à la dacryocystite scrofuleuse. La carie de l'os unguis et celle de l'apophyse montante du maxillaire supérieur ne sont, en quelque sorte, que des complications de la tumeur et de la fistule lacrymales. La portion palatine de cet os est plus souvent nécrosée que cariée ; il en est de même du vomer et des os propres du nez. Toutes ces nécroses sont ordinairement de nature syphilitique. Si, dans quelques cas, on observe, chez les scrofuleux, la carie des arcades dentaires, il est bien plus ordinaire de trouver des cas où la présence d'abcès et de fistules sur les régions faciale et sous-maxillaire donne lieu à une erreur de diagnostic. Combien de fois n'est-il pas arrivé, même à des médecins instruits, de prendre pour une affection scrofuleuse un abcès symptomatique d'une carie dentaire! — J'ai déjà parlé de ce fait dans le diagnostic de l'écrouelle; ce serait s'exposer à des répétitions que d'y revenir.

Je viens de dire que la carie scrofuleuse des os propres du nez, du vomer, du palatin et même du maxillaire supérieur, est une affection peu commune. Il est bien entendu que je parle seulement de la carie spontanée, et non de celle qui est consécutive au lupus de ces parties.

Les os du crâne sont plus souvent nécrosés que cariés, et la nécrose est plus souvent une affection syphilitique qu'une affection scrofuleuse.

J'ai vu quelquefois, chez de jeunes scrofuleux, à la suite de phlegmons multipliés du cuir chevelu, se produire une carie de la table externe des os du crâne, notamment du frontal et du pariétal.

Des tubercules peuvent aussi se développer entre les deux tables des os du crâne, soulever la table externe, la perforer et se faire jour au dehors. Je rapporte plus loin l'observation d'une jeune fille qui perdit, par une nécrose consécutive au développement de tubercules dans le diploé, une assez grande étendue de la table externe des os du crâne.

Le *rocher* est fréquemment atteint de carie scrofuleuse. Nous voyons survenir, dans ce cas, des accidents bien remarquables, mais dont la gravité varie selon la portion de l'os affectée.

Si l'ostéite s'est emparée des cellules mastoïdiennes, un abcès se produira derrière l'oreille, aux alentours de l'apophyse mastoïde, et l'ouverture de cet abcès donnera issue à la matière purulente, au tubercule ramolli, aux cellules cariées, etc. ; quelquefois l'abcès se fait jour du côté de l'oreille, perfore la caisse tympanique, et vient sortir, soit par la trompe d'Eustache, soit par le conduit auditif externe, après avoir détruit la membrane du tympan et plus ou moins endommagé la chaîne des osselets de l'ouïe.

Lorsque l'ostéite attaque la portion labyrinthique, les parois de l'aqueduc de Fallope, le pus se fait jour également dans l'oreille moyenne; mais, aux douleurs profondes de l'oreille, à l'otorrhée purulente, à la surdité, il faut joindre encore l'hémiplégie faciale. Dans un cas de carie du rocher avec hémiplégie faciale, j'ai vu survenir l'altération du timbre de la voix ; dans un autre cas, une aphonie complète.

Lorsque la carie existe sur les parois de la caisse du tympan, sur les osselets de l'ouïe, on constate une otorrhée sanieuse, fétide ; les osselets sont expulsés avec le pus. Un stylet, introduit avec précaution par l'orifice auriculaire, peut être conduit jusque sur la portion cariée, et donner en quelque sorte une idée de l'étendue des désordres.

Enfin, des symptômes de compression cérébrale ou d'encéphalite peuvent se déclarer si le pus se porte du côté de la dure-mère, et propage l'inflammation de ce côté. J'ai trouvé, sur un sujet mort dans des conditions analogues, un vaste abcès logé au milieu de l'un des hémisphères du cervelet. (Voir plus loin l'observation.)

§ 2. — De l'ostéite vertébrale.

Les caries scrofuleuses du rachis sont très communes, notamment celles des vertèbres dorsales et lombaires. La carie peut se montrer sur toutes les parties de la vertèbre, et ne frappe pas exclusivement le corps de cette dernière. Toutefois, on peut assurer que le corps des vertèbres est la partie le plus souvent atteinte.

La symptomatologie de l'ostéite vertébrale présente beaucoup de variétés, selon que l'affection siége sur telle ou telle région du rachis, selon qu'elle occupe tel ou tel point du cercle osseux formé par la vertèbre.

A. Ostéite du corps des vertèbres. — Cette affection est généralement connue sous le nom de *mal de Pott.* Elle est annoncée par une douleur qui a son siége sur un point de la colonne épinière, et qui augmente par les mouvements du tronc. C'est une douleur sourde, profonde, continue, manquant rarement, parfois exaspérée par la pression ou par la percussion exercée sur l'apophyse épineuse qui correspond à la vertèbre cariée.

Après un temps plus ou moins long, le sujet éprouve de la faiblesse dans les membres inférieurs ; la marche et même la station debout le fatiguent promptement. Il a parfois des coliques violentes, éprouve un sentiment de constriction épigastrique, de l'anxiété, de la gêne dans la respiration, puis tout à coup il est pris de paraplégie. En même temps, on remarque que la colonne s'est infléchie, que la poitrine s'est rapprochée du ventre et semble former un angle avec lui ; les côtes inférieures sont rapprochées, le diamètre transverse de la poitrine paraît agrandi ; puis, en arrière s'aperçoit une voussure de l'épine (gibbosité) formée par les apophyses épineuses des vertèbres, qui font saillie sous la peau. Au moment où se produit la courbure de la colonne, un craquement s'opère dans les vertèbres cariées, craquement que le malade peut percevoir, et qui peut même être entendu des personnes placées près de lui.

La paraplégie est quelquefois subite et complète dès son apparition ; mais le plus souvent elle ne survient que graduellement : le malade marche, mais avec peine ; son attitude est remarquable et a frappé tous les observateurs, soit pendant le décubitus, soit pendant la marche. Le décubitus a lieu constamment sur le côté ; pendant la station debout, comme pendant la marche, le tronc est courbé en avant, et le malade appuie les mains sur la partie extérieure des cuisses, comme pour soutenir le poids du tronc. Les pas sont lents et le malade promène un regard inquiet sur le chemin qu'il doit parcourir, comme s'il sentait instinctivement qu'un léger obstacle pourrait suffire à causer une chute qui pour lui aurait de terribles conséquences.

Quoi qu'il en soit, la symptomatologie n'a rien de constant dans la carie du corps des vertèbres. On voit exceptionnellement des cas où il n'y a ni déviation de la colonne ni paralysie, et d'autres, plus rares, où la déviation de la colonne n'entraîne aucune paralysie.

Il importe de remarquer que, dans l'immense majorité des cas, la paraplégie est incomplète. Le plus souvent, il n'y a paralysie que du mouvement ; le plus souvent aussi, les fonctions du rectum et de la vessie restent intactes ou ne sont que peu troublées. Fréquemment, il y a flexion des jambes sur les cuisses, et contracture plus ou moins prononcée.

A cette époque de la maladie, l'état de la santé générale est plus ou moins compromis. Le plus souvent, il y a de l'accélération dans le pouls, de la chaleur à la peau. La fièvre s'exaspère vers le soir ou pendant la nuit. L'appétit est diminué ; parfois il y a de la diarrhée. La respiration est toujours plus ou moins gênée ; le malade tousse, crache et peut offrir tous les symptômes de la tuberculisation pulmonaire.

La palpation abdominale permet de reconnaître, dans certains cas, une tuméfaction oblongue sur les côtés de la colonne vertébrale. Cette tuméfaction n'est autre chose que la poche formée par le pus provenant des vertèbres cariées. A cette époque de la maladie, le diagnostic est obscur; mais, quand cette poche a gagné la fosse iliaque, il n'est plus permis d'ignorer son existence. On y sent, par la pression des doigts, une fluctuation évidente, qui plus tard, si la poche se prolonge plus bas sous l'arcade crurale, peut être transmise de la fosse iliaque à la partie interne et supérieure de la cuisse, à travers le foyer, et perçue par la main appliquée sur cette dernière région.

Enfin, un abcès par congestion se développe, soit à la partie inférieure et latérale de l'abdomen, au-dessus du ligament de Poupart, soit, et plus fréquemment, au-dessous de l'arcade crurale, à la partie interne et supérieure de la cuisse corrrespondante. Après un temps plus ou moins long, l'abcès s'ouvre, la poche prévertébrale se vide; le pus qui s'en écoule est séreux, blanchâtre, contient des flocons tuberculeux, des parcelles osseuses, mais il ne tarde pas à changer de nature par la pénétration de l'air, qui le rend sanieux, fétide et plus abondant. On a émis des doutes sur cette action de l'air; mais les récentes expériences de M. J. Lemaire sur la présence nécessaire des infusoires dans tout travail de fermentation et de suppuration, tendraient au contraire à prouver que c'est bien à cette pénétration de l'air qu'il faut attribuer les changements remarquables qui surviennent dans les abcès par congestion, après la rupture de la poche.

L'abcès par congestion n'existe pas toujours alors même qu'il y a paralysie et gibbosité, et, dans quelques cas, il se produit sans paralysie ni gibbosité.

Après l'ouverture des abcès migrateurs, le mal de Pott va d'habitude en s'aggravant de jour en jour, les forces se détériorent, la diarrhée devient continuelle, la fièvre hectique s'empare du malade, qui ne tarde pas à succomber. La guérison est exceptionnelle.

Caractères de la lésion. — A l'autopsie des sujets qui ont succombé aux progrès du mal de Pott, on trouve les désordres qui suivent : quelquefois destruction ou même absence d'un ou de plusieurs cartilages intervertébraux, cavités tuberculeuses creusées dans ces cartilages. Cette altération est-elle primitive? est-elle consécutive? Il y a dissidence parmi les auteurs. J'ai déjà dit, à propos des tumeurs blanches, ce que je pensais de l'altération des cartilages diarthrodiaux. Dans mon opinion, cette lésion est toujours consécutive à celle des os; je crois qu'il en est de même de la lésion des cartilages intervertébraux.

Dans les cas de carie vertébrale, on peut trouver une seule vertèbre malade, mais, dans la plupart des cas, plusieurs corps de vertèbres sont cariés. L'ostéite ne présente ici rien de particulier; comme ailleurs, elle est simple ou tuberculeuse, avec ou sans séquestres.

Quand le fibro-cartilage a disparu, deux corps de vertèbres se touchent; il y a quelquefois soudure des deux os, qui n'en font qu'un.

Lorsque deux corps de vertèbre appuient l'un sur l'autre sans cartilage intermédiaire, ils sont plus épais à la partie postérieure qu'à la partie antérieure, où ils paraissent comme usés.

Quelquefois les corps des vertèbres sont détruits par la carie et remplacés par des stalactites ou des plaques osseuses de nouvelle formation, ou bien c'est le ligament vertébral antérieur qui s'est ossifié pour les remplacer. La moelle au niveau de la carie est plus ou moins affectée ; elle peut être comprimée par le dépôt purulent et tuberculeux, par un fragment de vertèbre ou une plaque osseuse de nouvelle formation, par des tubercules développés sur les méninges rachidiennes. Le tissu de la moelle peut être lui-même enflammé, rouge, ramolli.

Enfin, la partie cariée communique quelquefois avec une poche qui n'est qu'un large conduit fistuleux, tapissé en dedans par une membrane pyogénique, doublé en dehors par les gaînes fibreuses environnantes, et qui vient s'ouvrir, soit sur le tégument interne, soit plus ordinairement sur le tégument externe. Ce conduit anormal représente le sillon creusé par l'abcès migrateur, dans le trajet qu'il suit du siége de la carie à la surface tégumentaire. Les causes de cette migration du pus provenant de la carie vertébrale se trouvent dans la continuité de la production du pus et du tubercule, dans l'action de la pesanteur, et enfin dans les contractions des muscles qui recouvrent la poche dans laquelle il est renfermé.

L'ostéite prévertébrale offre quelques différences, selon la région qu'elle occupe.

La description que nous en avons donnée s'applique surtout à celle des *vertèbres dorsales*, qui est incomparablement la plus fréquente.

Le pus provenant de la carie de la colonne dorsale peut se frayer un passage par des routes très différentes. Ainsi, dans quelques cas, l'abcès s'ouvre dans l'œsophage, d'autres fois dans les bronches, où il peut occasionner une asphyxie mortelle, dans le médiastin postérieur, la plèvre, le poumon. Le plus souvent, il glisse entre les piliers du diaphragme, suit la gouttière vertébrale, arrive ainsi jusqu'à la fosse iliaque, et vient se présenter à la partie inférieure et externe de l'abdomen ou passe sous l'arcade crurale, dans la région inguinale.

Quand la carie attaque le corps des vertèbres lombaires, le pus se rassemble entre les attaches des fibres du psoas, s'engage dans la gaîne de ce muscle, la parcourt de haut en bas, et arrive au petit trochanter à la partie interne supérieure et postérieure de la cuisse. D'autres fois, l'abcès glisse sur le carré des lombes, sort par l'échancrure ischiatique et se montre dès lors à la partie inférieure de la fesse ; enfin, il peut s'amasser dans l'excavation musculaire qui entoure le rectum à sa partie inférieure, et venir faire saillie dans la région ischio-sacrée.

Si la colonne cervicale est cariée, le tableau symptomatologique ne sera pas tout à fait le même, et l'abcès ossifluent se dirigera sur d'autres régions.

Les mouvements de la tête sont plus difficiles, plus bornés ; le malade apporte plus de précautions encore dans l'exercice des fonctions de l'appareil locomoteur pendant la station debout et pendant la marche ; la tête se renverse en arrière et les mouvements de latéralité, de torsion du cou deviennent de plus en plus pénibles et difficiles.

La paralysie gagne aussi les membres supérieurs ; il y a un sentiment de gêne, de constriction épigastrique, de dyspnée ou même de suffocation.

L'abcès peut être sessile et se porter directement en avant, faire saillie et même s'ouvrir dans le pharynx ; par sa compression sur la trachée, il peut occasionner l'asphyxie, d'autres fois il vient faire saillie entre les scalènes, au bas du cou, au-dessus de la clavicule.

B. *Ostéite de l'axis, de l'atlas et des condyles de l'occipital.* — Je réunis ces trois affections, parce que leur symptomatologie est à peu près la même, parce qu'elles coexistent souvent, deux ou même toutes les trois ensemble, parce qu'enfin elles entraînent toutes les trois le même danger pour le malade qui en est atteint.

On a, dans ces derniers temps, décrit ces affections sous le nom de tumeurs blanches ou de luxations spontanées, à cause de l'analogie que les lésions, qui les caractérisent anatomiquement, présentent avec celles des tumeurs blanches des articulations mobiles; mais elles nous paraissent plutôt appartenir au groupe des caries qu'à celui des tumeurs blanches. L'ostéite, en effet, joue ici le rôle principal, comme la transformation fongueuse ou lardacée est la lésion prédominante dans les tumeurs blanches des articulations mobiles.

Les symptômes de ces graves affections sont les suivants : douleur à la nuque, qui remonte sur l'occiput jusqu'au vertex ou descend en arrière et sur les parties latérales du cou; mouvements de la tête difficiles et douloureux, et plus tard impossibles. La tête reste fixe ou ne se déplace que par un mouvement du tronc. Lorsque le malade veut la remuer, il ne le fait qu'avec les plus grandes précautions; il y porte souvent les mains, soit pour l'incliner ou lui donner un point d'appui, soit instinctivement, pour diminuer, s'il se peut, par une pression légère, l'intensité de la douleur.

Cependant, il arrive un moment où la tête n'exécute plus aucun mouvement, et alors elle reste dans la situation verticale, sans inclinaison latérale ou antéro-postérieure, ou bien par un mouvement de torsion du cou, la face se dirige du côté droit ou du côté gauche et reste dans cette vicieuse situation ; parfois elle est fortement abaissée sur le sternum, plus rarement inclinée en arrière ou renversée. Il faut avoir vu des sujets atteints de cet horrible mal pour se faire une idée des angoisses auxquelles ils sont perpétuellement livrés. Les douleurs sont souvent intolérables et le jour et la nuit; la déglutition est fortement gênée et parfois impossible. Le facies exprime la crainte ; il semble que le malade ait conscience du danger qui le menace.

A une période plus avancée encore, le pus provenant de la carie se fait jour au dehors, ou bien il se porte directement en avant, et vient s'ouvrir une voie dans le pharynx, ou bien un abcès se forme en arrière sous l'occipital ou sur les côtés du cou.

Des accidents graves peuvent tout d'un coup surgir pendant l'évolution de cette ostéite : l'inflammation des méninges et de la moelle, qui se traduira par du délire, des convulsions, du coma, etc. La mort instantanée peut survenir par une compression du bulbe rachidien.

D'autres fois, la mort a lieu par une complication tuberculeuse, par l'asphyxie, résultat de l'ouverture d'un abcès dans les voies aériennes. Enfin, dans quelques cas, le mal suit son cours, puis survient la cachexie scrofuleuse, et le malade succombe dans un état d'épuisement et de marasme.

On a vu, dans quelques cas rares, l'affection guérir à la suite d'une soudure de l'occipital avec l'atlas ou de ce dernier avec l'axis, ou d'une soudure de ces os unis ensemble, et n'en formant plus qu'un seul.

Caractères de la lésion. — Les mêmes que ceux des tumeurs blanches en général et de l'ostéite simple ou tuberculeuse. L'apophyse odontoïde est quelquefois entièrement cariée ou fracturée à sa base; les ligaments odontoïdiens sont ramollis ou réduits en bouillie, complétement détruits. — Carie de l'arc antérieur de l'atlas, des condyles de l'occipital, etc. Les cartilages diarthrodiaux sont ramollis, ulcérés et détruits. Je n'insisterai pas sur ces lésions, qui se répètent exactement semblables dans toutes les caries, dans toutes les arthropathies scrofuleuses.

C. *Ostéite de l'arc postérieur des vertèbres* (apophyses épineuses, lames vertébrales, apophyses transverses). — Elle est moins fréquente que celle de l'arc antérieur ou du corps des vertèbres. Le pus provenant de la carie se porte directement en arrière; des ouvertures fistuleuses s'établissent sur les côtés de la colonne épinière, et on peut, avec un stylet, arriver directement sur la portion cariée.

§ 3. — De l'ostéite du sacrum et de l'os des iles.

Les os du bassin sont fréquemment atteints d'ostéite scrofuleuse; il faut aussi rattacher à cette affection l'inflammation chronique des parties fibreuses de l'articulation sacro-iliaque.

Les chirurgiens modernes ont décrit une tumeur blanche de l'articulation sacro-iliaque; mais ici, aussi bien que dans les articulations vertébrales, c'est la carie qui est le phénomène prédominant.

Le sacrum et l'os des iles sont cariés l'un et l'autre sur une surface plus ou moins étendue de leur jointure. Le pus provenant de la carie se porte directement en arrière, sur les côtés du sacrum, ou fuse vers la tubérosité ischiatique, et vient former un abcès au bas de la fesse ou à la partie interne et supérieure de la cuisse.

La sacro-coxalgie est annoncée par une douleur lombaire ou de la hanche simulant parfois une douleur rhumatismale; il y a claudication, et, dans quelques cas, la douleur se fait sentir à la cuisse ou même au genou correspondant, comme dans l'arthrite de l'articulation iléo-fémorale. La pression exercée sur le grand trochanter ou sur la crête iliaque produit de la douleur au niveau de la symphyse sacro-iliaque. Il en est de même lorsque la pression s'exerce sur l'épine iliaque postérieure. La région présente de l'empâtement; la fesse est aplatie, le pli est plus profond. Le décubitus ne peut avoir lieu sur le côté malade. Le membre inférieur du côté correspondant paraît plus grêle et allongé, et quelquefois raccourci, ou alternativement allongé et raccourci. A une période plus avancée, la marche et la station deviennent tout à fait impossibles; la jambe est légèrement fléchie sur la cuisse.

Si la carie occupe quelque autre point du sacrum ou de l'os des iles, les troubles de la locomotion n'existent pas comme dans le cas précédent; la situation des ouvertures fistuleuses et la direction des trajets fistuleux reconnue par le cathétérisme avec le stylet explorateur, indiquent le siége du point carié.

§ 4. — De l'ostéite sternale.

Il n'est pas rare de voir le sternum carié ou nécrosé à la suite d'une ostéite simple ou tuberculeuse.

La carie sternale occupe la table externe, la table interne ou le tissu aréolaire intermédiaire; elle peut siéger sur tous les points du sternum. Le plus souvent, on l'observe à la réunion de la première avec la seconde portion. On a vu, dans quelques cas assez rares, tout le sternum détruit par la carie. Dans un cas de ce genre, qu'il nous a été donné d'observer, le péricarde était à nu, et l'on pouvait suivre de l'œil les déplacements et les contractions du cœur.

L'ostéite sternale est souvent accompagnée de séquestres assez étendus, ou même de véritables nécroses.

Si la table externe du sternum est seule frappée de carie, le pus se porte directement en avant sous la peau, qui est décollée, soulevée, amincie et perforée. Avec un stylet, il est facile d'arriver sur la portion cariée. Si la carie n'occupe que la table interne, le pus se dirige vers le périoste interne et le repousse, ainsi que la plèvre correspondante. Un abcès se forme entre la table interne et la lame fibro-séreuse, qui parfois se cartilaginifie ou s'ossifie en partie, de manière à protéger les organes sous-jacents. Des stalactites peuvent se développer et passer de la paroi osseuse artificielle à l'os naturel. La poche purulente est quelquefois, dans ce cas, très spacieuse ; elle peut renfermer des séquestres et exiger la trépanation de la table externe.

§ 5. — De l'ostéite costale.

Les côtes sont fréquemment affectées d'ostéite. De même qu'au sternum, la carie peut siéger sur la table externe ou sur la table interne, attaquer le tissu aréolaire entre les deux lames de substance compacte, atteindre la partie moyenne ou les extrémités de la côte.

La carie de l'extrémité postérieure coexiste souvent avec celle de l'apophyse transverse de la vertèbre correspondante, et celle de l'extrémité antérieure avec celle du sternum.

Dans ses symptômes, sa marche et ses terminaisons, l'ostéite costale ne diffère en rien de l'ostéite scrofuleuse des autres os.

§ 6. — Ostéite des extrémités supérieures.

Elle est relativement moins fréquente que celle des extrémités inférieures.

Le squelette de la main est bien plus fréquemment affecté de lésions scrofuleuses que celui de l'épaule, du bras et de l'avant-bras.

C'est aussi sur le squelette de la main que s'observent plus souvent les caries multiples.

La carie de l'omoplate se montre tantôt sur un point, tantôt sur un autre, mais la cavité glénoïde et les apophyses qui protégent l'articulation scapulo-humérale sont plus ordinairement affectées, et surtout pendant l'évolution de la tumeur blanche de l'épaule.

Les os longs, qui font partie de l'extrémité supérieure, clavicule, humérus, radius et cubitus, sont bien souvent aussi affectés d'ostéite scrofuleuse; mais le plus ordinairement cette ostéite attaque le bout de l'os, qui est souvent hypertrophié, et non la diaphyse, tandis que l'ostéite syphilitique avec l'exostose et la nécrose, qui sont si souvent une manifestation de la syphilis héréditaire, se montrent plus particulièrement sur le corps ou la partie moyenne de l'os.

§ 7. — Ostéite des extrémités inférieures.

Comme aux membres supérieurs, le squelette du pied est beaucoup plus souvent affecté d'ostéite que celui de la jambe et de la cuisse ; c'est aussi sur lui que se remarquent les caries multiples des extrémités inférieures.

Enfin, ce que j'ai dit des affections osseuses du corps et des extrémités des os longs, pour les membres supérieurs, est également applicable aux membres inférieurs.

Remarquons que l'ostéite du tibia est assez souvent compliquée de gros séquestres, et que l'ostéite de la rotule, aussi bien que celle de l'olécrâne, ne se montrent guère qu'à la suite d'une violence physique, d'un coup ou d'une chute.

Marche, durée, terminaisons. — L'ostéite scrofuleuse a généralement une marche lente et continue. Toutefois, il arrive encore assez souvent qu'elle semble suspendre sa marche pendant un certain temps, pour reparaître plus tard avec une nouvelle intensité; elle a lieu en quelque sorte par des poussées successives.

Les ulcères fistuleux se ferment et se rouvrent alternativement. L'ostéite peut se guérir sur un point et se reproduire sur un autre, soit sur le même os, soit sur des os différents. On voit des sujets qui portent sur les membres et sur le tronc de nombreuses cicatrices adhérentes aux os, qui indiquent tous les points du squelette que l'ostéite a successivement envahis.

La durée de cette affection est indéterminée ; on l'a vue guérir en quelques mois, mais le plus souvent elle se prolonge pendant plusieurs années.

Elle peut se terminer par la guérison ou par la mort du malade.

La guérison a lieu de plusieurs manières : cicatrice adhérente à l'os, avec perte de substance et dépression au niveau de la portion cariée ; — destruction complète et élimination de l'os carié ; — destruction d'une partie de l'os, réparée par une production osseuse de nouvelle formation, qui tient la place de l'os ancien ; — soudure de deux os qui se sont rapprochés après la destruction des parties molles intermédiaires ; — condensation du tissu de l'os, sans augmentation de son diamètre ; — condensation de l'os avec augmentation de son volume (hyperostose).

La mort peut arriver par suite des progrès incessants de l'ostéite scrofuleuse, qui entraîne des suppurations abondantes et tout le cortége de la cachexie scrofuleuse. Quelquefois elle survient prématurément, déterminée par les complications phlegmasiques ou les accidents que nous avons signalés comme propres à certaines ostéites. Alors elle est rapide et peut être foudroyante.

Partie étiologique. — Ce que j'ai dit des causes de la tumeur blanche s'applique parfaitement à celles de l'ostéite scrofuleuse. La cause interne a plus de part dans sa production que la cause occasionnelle, et le plus souvent même cette dernière fait défaut.

Toutes les violences physiques, les plaies qui intéressent les os, les plaies d'armes à feu surtout, peuvent provoquer le développement de l'ostéite scrofuleuse.

On a attribué à la masturbation une grande influence sur le développement du mal de Pott, mais cette opinion aurait besoin d'être étayée par un nombre considérable de faits bien recueillis.

L'engelure des mains et des pieds, si fréquente chez les jeunes scrofuleux, me paraît jouer un rôle dans la localisation si ordinaire de la scrofule sur le squelette de la main et du pied.

L'âge exerce une grande influence sur le développement de l'ostéite. Il résulte des statistiques de M. Lebert que la plus grande fréquence se trouve entre cinq et vingt ans. La proportion, dans l'un et l'autre sexe, est à peu près la même.

Sur 300 cas de carie scrofuleuse, le même observateur a trouvé 159 sujets du sexe masculin et 141 sujets du sexe féminin.

Partie sémiotique. — *Diagnostic.* — Nous avons ici, comme pour toutes les affections constitutionnelles, un triple problème à résoudre :

1° Désigner la lésion primitive ;

2° Distinguer l'affection générique, c'est-à-dire l'ostéite ;

3° Enfin, diagnostiquer l'espèce ou indiquer les caractères propres, différentiels, de l'ostéite scrofuleuse.

Diagnostic de la lésion primitive. — Nous savons que l'ostéite scrofuleuse peut débuter par la périostite, l'infiltration ou le dépôt de tubercules, l'ostéite simple raréfiante, l'ostéite condensante, la production de l'élément fongueux au sein du tissu osseux..... Est-il possible de reconnaître, pendant la vie, ces différentes lésions ? Oui, dans beaucoup de cas, mais non toujours. Ainsi, la douleur vive, superficielle, augmentée par la pression ; le gonflement et l'empâtement des parties malades ; l'état œdémateux, feront reconnaître que le périoste participe à l'inflammation.

Les qualités du pus, l'examen microscopique de ce liquide, la coexistence de tubercules glandulaires, la présence de tubercules au sein des parenchymes, l'âge du sujet, le siége de la lésion, permettront de reconnaître les tubercules des os.

Dans l'ostéite condensante, l'os malade augmente de volume et donne à la percussion un son plus mat. On diagnostiquera l'ostéite simple et raréfiante par l'absence des signes que je viens d'indiquer.

Diagnostic de l'ostéite considérée comme affection générique. — L'ostéite est une inflammation du tissu osseux caractérisée par la rougeur, la friabilité et la suppuration de l'os; mais le tissu osseux peut être le siége d'autres lésions vitales, telles que l'hypertrophie de l'os, l'ostéomalacie, la nécrose. Comment les distinguera-t-on de l'ostéite?

L'*hypertrophie* peut exister sans inflammation. On la reconnaîtra à l'augmentation du volume de l'os et à l'absence de symptômes inflammatoires.

Dans l'*ostéomalacie*, il y a, comme dans l'ostéite, diminution de consistance, ramollissement du tissu osseux, mais il n'y a ni suppuration, ni carie, ni ulcère.

Reste donc la nécrose. Qu'est-ce que la nécrose? en quoi diffère-t-elle de la carie?

On doit appeler *nécrose* le sphacèle d'un os qui n'a pas été précédé d'ostéite suppurative.

Il est de la plus haute importance de distinguer, comme l'a fait le docteur Milcent, la carie avec séquestres de la nécrose.

Dans la carie, l'ostéite suppurative précède la mort de l'os; dans la nécrose, elle est consécutive.

Les fragments osseux qui s'échappent d'un os carié sont extrêmement variables pour la forme et pour le volume.

Tantôt, et le plus souvent, ils sont parcellaires ou pulvérulents; dans un grand nombre de cas, ils ont un ou plusieurs centimètres de longueur (petits séquestres); enfin, dans d'autres cas, ce sont de gros séquestres comme des éclats de bois : il semble qu'un assez grand fragment d'un os long ait été emporté par un instrument tranchant; la surface de ces fragments est aréolaire, et les aréoles sont remplies de pus.

La nécrose vient à la suite de la destruction du périoste interne ou externe, par l'effet d'une cause traumatique ou d'une autre cause externe, ou bien le sphacèle de l'os se produit directement sous l'influence d'une cause interne. Dans tous les cas, l'os mortifié est une épine qui provoque autour de lui l'inflammation du tissu osseux ou l'ostéite éliminatoire, c'est-à-dire un travail pathologique destiné à séparer les parties restées saines des parties mortifiées. L'os nécrosé est nettement séparé des parties vivantes ; il est lisse, égal et non poreux, comme le séquestre de l'os carié ; sa couleur n'est pas la même.

Cette ostéite consécutive a des caractères qui la distinguent de l'ostéite primitive, suivie de carie : la douleur est plus profonde, le gonflement plus considérable, plus étendu, occupant toute la circonférence du membre, les symptômes réactionnels plus prononcés ; différents foyers se forment çà et là sur le trajet de la partie malade. Les abcès s'ouvrent au dehors et le stylet introduit par les ouvertures fistuleuses pénètre jusque sur l'os nécrosé, souvent, après avoir traversé des ouvertures plus ou moins étroites, pratiquées sur une sorte d'étui membraneux qui n'est autre que l'os de nouvelle formation. Le stylet, arrivé sur un os carié, donne la sensation d'un corps qui pénètre dans un tissu ramolli, friable comme du bois pourri ou du sable, tandis que, dans la nécrose, c'est la sensation d'une surface lisse, égale, se produisant en quelque sorte sur un corps étranger, n'ayant plus de lien avec les organes vivants. On peut, dans certaines circonstances, quand il existe plusieurs ouvertures sur le trajet de l'os nécrosé, introduire, par une autre ouverture, un deuxième stylet, et lui imprimer des mouvements en percutant légèrement le premier stylet.

Diagnostic de l'ostéite considérée au point de vue de sa nature scrofuleuse. — Les auteurs disent que l'on peut soupçonner la nature scrofuleuse de l'ostéite d'après les caractères qui suivent : l'âge du sujet, le tempérament lymphatique, la coexistence d'une autre affection scrofuleuse, comme la tumeur blanche ou le lupus, la multiplicité de la lésion. Mais ce ne sont là que des signes subjectifs et qui ne suffisent pas pour caractériser la nature d'une affection ; il faut encore des signes objectifs. Pour les trouver, nous allons comparer l'ostéite scrofuleuse avec les autres espèces d'ostéite.

La terminaison rapide de l'ostéite par suppuration, la prompte formation des ulcères fistuleux, les qualités particulières du produit éliminé par les fistules, produit qui est un pus séreux ou sanieux, abondant, contenant parfois des fragments de tubercules, de petits séquestres dont les aréoles agrandies, sont remplies de graisse ou de pus concret, l'absence ordinaire de douleurs ostéocopes....... tels sont les principaux caractères de l'ostéite scrofuleuse.

L'ostéite syphilitique est précédée et souvent accompagnée d'exostoses et de douleurs ostéocopes, de périostoses qui, terminées par suppuration, donnent lieu à des abcès gommeux. Le pus a des caractères qui lui sont propres, et diffère du pus scrofuleux.

La véritable nécrose n'est point pour nous une affection scrofuleuse, mais une lésion traumatique ou bien une lésion de nature syphilitique.

Je sais que l'on observe souvent la nécrose spontanée sur de jeunes sujets, et beaucoup sont admis dans nos salles comme atteints de scrofule osseuse ; mais, dans l'immense majorité des cas, il n'y a pas chez eux d'antécédents scrofuleux, et, chez un grand nombre, j'ai pu me convaincre, par des renseignements exacts, que les parents avaient été atteints de syphilis. La nécrose, dans ces cas, n'est qu'une syphilis héréditaire, et très probablement ce sont des faits de cette nature qui auront fait croire à la transformation de la syphilis en scrofule par voie d'hérédité.

L'ostéite scorbutique est le produit d'hémorrhagies dans le périoste et dans la trame osseuse ; elle est caractérisée par l'écoulement d'une sanie ichoreuse et sanguinolente répandant une odeur infecte.

L'ostéite arthritique est produite par une infiltration de matière tophacée ; elle n'attaque guère que les extrémités articulaires des os. Lorsqu'il existe des trajets fistuleux ouverts sur le tégument externe et conduisant à la portion de l'os attaqué, on constate, dans le produit morbide évacué au dehors, la présence de l'acide urique ou des urates. Ce n'est plus un liquide séro-purulent avec concrétions et fragments osseux, comme dans la scrofule.

L'ostéite cancéreuse est précédée de tous les signes de l'ostéosarcome ; elle ne saurait être confondue par un observateur habile avec l'ostéite scrofuleuse.

Enfin, les renseignements obtenus du malade et la connaissance des lésions physiques qui ont précédé l'inflammation de l'os, feront facilement reconnaître l'ostéite traumatique.

Pronostic. — L'ostéite scrofuleuse est généralement une affection sérieuse et fort sujette à récidiver. Elle est toutefois moins grave, toutes choses égales d'ailleurs, que la tumeur blanche. Le pronostic est très variable, selon le siége, l'étendue, la multiplicité de l'ostéite ; selon ses variétés, l'âge du sujet, les affections concomitantes, les complications.

L'ostéite vertébrale est fort grave et le plus souvent mortelle. Il en est de même de l'ostéite du rocher. Nous avons vu que, dans ces ostéites, la mort peut être subite. Celles du squelette de la main et du pied sont celles dont on vient le plus facilement à bout.

L'ostéite de la table externe, celle du corps des os longs, sont moins graves que celle de la table interne ou des extrémités articulaires.

Le danger est plus grand, la guérison plus difficile à obtenir quand la carie attaque l'os dans une grande étendue, quand plusieurs os sont cariés.

Parmi les affections concomitantes, il en est qui aggravent le pronostic, comme la tumeur blanche ; d'autres qui le rendent moins fâcheux, comme les gourmes, l'impétigo des fosses nasales ; car assurément, dans ce cas, l'huile de morue amène une guérison plus rapide que quand la lésion est unique et constitue une forme fixe primitive de la scrofule.

Les complications, comme l'érysipèle, le phlegmon, la pourriture scrofuleuse, l'entérite, rendent toujours le pronostic beaucoup plus fâcheux et trop souvent funeste.

Il en est de même des tubercules pulmonaires, de l'hypertrophie graisseuse du foie, de la néphrite albumineuse.

L'âge a certainement de l'influence sur le pronostic. Plus le sujet est jeune, moins est grave la scrofule osseuse.

Toutes les variétés de l'ostéite ne sont pas également redoutables. L'ostéite simple se guérit toujours plus vite et plus sûrement que l'ostéite tuberculeuse.

Partie thérapeutique. — *Traitement interne*. — L'agent thérapeutique qui mérite incontestablement la première place, dans le traitement de la scrofule osseuse, est l'huile de morue, que ne peuvent remplacer les préparations d'iode, de brome ou de phosphore.

Mais, je ne saurais trop le répéter, tout le succès dépend de la manière dont l'huile est administrée.

Il faut dire qu'en général on ne sait pas administrer l'huile de morue, ni la donner à doses assez élevées, ni vaincre la répugnance du malade pour ce médicament.

M. Lebert, qui, comme nous, n'a eu qu'à se louer de l'emploi de l'huile de morue, dans le traitement de la scrofule osseuse, fait une exception toutefois pour la carie vertébrale et pour la nécrose.

J'ai plusieurs fois, chez des enfants fort jeunes, arrêté la marche de la carie vertébrale par l'administration de l'huile de morue. Si M. Lebert, qui ne donne l'huile qu'à la dose de deux cuillerées chez les enfants, n'est pas arrivé aux mêmes résultats que moi, cela tiendrait-il à la manière différente d'administrer le médicament ? Je suis très disposé à le croire.

Quant à la nécrose, j'ai déjà dit que, dans la plupart des cas, c'était une affection de nature syphilitique et le plus souvent une manifestation de la syphilis héréditaire, ce qui explique pourquoi l'on se trouve généralement mieux, dans son traitement, de l'iodure de potassium que de l'huile de morue.

Les amers et les toniques, comme le fer et le quinquina, la gentiane, ne sont utiles que comme adjuvants. La tisane faite avec les feuilles de noyer ne nous paraît pas avoir plus d'action que la tisane de houblon.

J'associe le sirop d'iodure de fer à l'huile de morue, dans les cas d'ostéite avec engorgements glandulaires ou affections scrofuleuses de la peau.

J'ai employé, sans en obtenir d'effet marqué, la garance, le chlorure de chaux, le muriate de baryte.

Dans les cas où l'huile de morue ne peut être tolérée, j'ai recours aux préparations d'iode. Parmi ces préparations, celle que je préfère est la solution iodée de Baudelocque, dont voici la formule :

Iode....................	10 centig.
Iodure de potassium.......	20 —
Eau distillée.............	300 gram.

Une cuillerée à bouche matin et soir.

On en augmente graduellement les doses.

2° *Traitement externe.* — Les bains toniques, tels que les bains Pennes, les bains salins, alcalins, sulfureux, sont très utiles dans le traitement de la scrofule osseuse.

En ce moment, j'expérimente les bains de mer et les bains de Kreuznach par l'appareil hydrofère ou pulvérisateur de M. Mathieu (de la Drôme). J'ai tout lieu de croire qu'ils seront aussi efficaces que dans le traitement de la scrofule glandulaire.

J'emploie fréquemment les bains locaux iodés, excellent remède traditionnellement mis en usage dans le service des scrofuleux depuis Lugol.

Ces bains locaux nous amènent à parler des injections dans les trajets fistuleux.

Immédiatement après l'ouverture des collections purulentes, on fait des injections émollientes ou légèrement détersives.

Quand les symptômes inflammatoires sont tombés, nous avons recours aux injections avec un solutum iodé, faiblement coloré d'abord, et de jour en jour plus chargé d'iode. Quoi qu'en dise M. Lebert, c'est un moyen fort utile et un puissant modificateur de l'ostéite suppurative. Depuis quelque temps je me sers, dans le même but, des injections avec le coaltar saponiné plus ou moins étendu d'eau.

Les révulsifs ne sont guère employés que dans le traitement de l'ostéite rachidienne ou de la carie du rocher ; ce sont les cautères, les moxas, le caustique de Vienne, la cautérisation transcurrente. Malgré les éloges qui leur sont accordés par tous les vieux auteurs, et en dépit de l'autorité traditionnelle, je les rejette comme inutiles et propres seulement à augmenter les souffrances du malade.

La chirurgie intervient souvent dans le traitement de l'ostéite scrofuleuse. Il faut dire qu'elle rend de grands services dans la cure des nécroses. L'extraction des séquestres est une opération utile, qui prouve toute la puissance de l'art.

Mais, dans l'ostéite vraiment scrofuleuse, c'est par l'amputation du membre ou la résection des portions d'os cariées que l'art chirurgical vient au secours des malades. Or, dans ce cas, la question de savoir s'il faut amputer le membre malade est une question fort difficile à résoudre, parce qu'amputer un membre n'est pas guérir la maladie, et qu'après l'opération le mal se reproduit ailleurs. J'ai vu de pauvres scrofuleux à qui on avait ainsi coupé successivement une jambe, puis l'autre, puis l'avant-bras, et chez lesquels la carie s'était emparée ou de la hanche ou de l'épaule.

Ce n'est que quand le mal est tout à fait et depuis longtemps localisé, alors que les suppurations abondantes, la fièvre hectique, la diarrhée et le marasme ont enlevé au médecin tout espoir de guérir la scrofule par les moyens internes, qu'il est permis de recourir à l'opération comme dernière planche de salut.

Quant aux appareils orthopédiques propres à maintenir dans l'immobilité les parties affectées, on les a aussi conseillés dans le traitement du mal de Pott, comme dans celui des tumeurs blanches; mais, il faut le dire, le moindre inconvénient de ces appareils est leur inutilité : ils fatiguent et ne servent à rien. Le coucher *abdominal* recommandé par M. V. Duval (1) comme la première indication à remplir dans le traitement de cette maladie me paraît aussi un moyen tout à fait illusoire.

Enfin, deux mots sur le traitement des abcès par congestion, qui se rattachent particulièrement à l'ostéite vertébrale.

La plupart des chirurgiens recommandent de n'ouvrir ces abcès que le plus tard possible, pour éviter ou tout au moins ajourner les graves accidents qui succèdent à la pénétration de l'air dans les foyers ossifluents.

Dans le même but, on a proposé de les vider partiellement et successivement à l'aide d'un trocart garni d'une peau de baudruche.

D'un autre côté, le docteur Boinet a recommandé une pratique toute différente. Il y a, suivant lui, de grands avantages à vider ces abcès de bonne heure, quand on fait suivre immédiatement l'évacuation du pus d'une injection iodée. Bien que les faits dont j'ai été témoin sur les malades traités dans mon service par M. Boinet lui-même ne doivent pas m'inspirer une très grande confiance dans cette pratique, je n'hésite pas cependant à en conseiller l'emploi quand l'abcès par congestion menace de perforer la peau ; je le conseille à défaut d'un moyen meilleur, et aussi en raison des succès que paraît avoir obtenus M. Boinet sur d'autres malades confiés à ses soins.

(1) *Traité de la maladie scrofuleuse*, 1852, p. 403, par Vincent Duval.

ART. III. — DES ABCÈS FROIDS PROFONDS.

J'ai décrit les abcès froids superficiels sous le nom d'*écrouelles cellulaires*, il me reste à dire quelques mots des abcès froids profonds, qui se développent sourdement sous le système musculaire, à la surface des os, simulent des foyers purulents sessiles ou migrateurs provenant de caries, et doivent aussi être rattachés à la scrofule osseuse.

Il est encore un troisième ordre d'abcès froids : ce sont les abcès viscéraux; il en sera question plus loin, à propos des accidents de la quatrième période de la scrofule.

Symptômes. — La formation des abcès froids profonds ne s'accompagne pas de troubles fonctionnels plus graves que celle des abcès superficiels.

Au début, il n'y a pas de douleurs ou il n'existe qu'une douleur obtuse, profonde, augmentant par la pression ou la contraction des muscles qui recouvrent le foyer; la région sur laquelle siége la collection purulente s'élève et semble faire une saillie de jour en jour plus apparente ; la fluctuation, très obscure dans le principe, devient plus tard facile à percevoir et ne laisse pas alors de doutes sur l'existence de l'abcès. Le pus se rapproche de la peau et finit par y provoquer des symptômes d'inflammation locale : rougeur, sensibilité à la pression, tuméfaction circonscrite ; puis, au centre de la rougeur livide apparaît un point blanc, bientôt suivi de la perforation de la poche et de l'issue du pus, qui présente tous les caractères du pus scrofuleux.

Une ouverture fistuleuse s'établit à la surface du tégument externe, et verse au dehors, pendant un temps quelquefois très long, le liquide purulent qui se renouvelle sans cesse à la face interne du kyste.

Les troubles fonctionnels qu'occasionnent ces abcès varient suivant la région qu'ils occupent. Ainsi, sur les parois du thorax, ils apportent plus ou moins de gêne aux fonctions respiratoires ; sur la fosse iliaque interne, en comprimant le tube intestinal, les organes du bas-ventre, ils produisent de la constipation, des vomissements, de la dysurie; sous les muscles fessiers, ils rendent la marche plus ou moins pénible, difficile, etc.

Caractères de la lésion. — L'abcès froid profond débute comme l'écrouelle cellulaire. Je n'ai rien de particulier à dire sur la première évolution. La collection se forme à la surface externe des os; elle pousse et refoule les parties molles ; puis, obéissant aux lois de la pesanteur, fuse le long des vaisseaux et des nerfs, assez souvent sous les couches aponévrotiques, jusqu'aux limites de celles-ci. Le pus passe alors dans le tissu cellulaire sous-cutané, et vient faire saillie sous la peau. Dans ce cas, il existe deux poches purulentes, l'une sous-cutanée, l'autre sous-aponévrotique.

La poche qui contient le pus dans ces sortes d'abcès est unique, sans brides, sans cloisons, tapissée à l'intérieur par une tunique membraneuse d'aspect velouté, d'un gris rougeâtre ou ardoisé, connue sous le nom de *membrane pyogénique*, et à l'extérieur formée, aux dépens des organes voisins, par un tissu dur, engorgé, chroniquement enflammé, d'une épaisseur variable. Le périoste, dans le voisinage de ces abcès, est plus ou moins épaissi, adhérent à la poche, mais l'os sous-jacent n'a subi aucune altération.

Marche, terminaisons. — Les abcès froids profonds ont le plus souvent une marche lente; ils se terminent par la perforation spontanée, qui peut se faire sur le tégument externe ou sur le tégument interne, et, dans ce dernier cas, donner lieu à des accidents plus ou moins graves. On les voit encore, dans quelques cas, se faire jour dans les cavités des séreuses, d'où suit une inflammation suraiguë de la membrane qui, le plus souvent, entraîne la mort dans un temps très court.

Mais l'art vient souvent au secours des malades, et, dans la plupart des cas, il faut le dire, l'ouverture de ces abcès est suivie de guérison, après un temps plus ou moins long.

Toutefois, il peut arriver que l'abcès froid profond, spontanément ouvert ou vidé par le chirurgien, ne se cicatrise pas et finisse par jeter le malade dans l'épuisement que produisent les longues suppurations. La mort peut survenir dans ce cas, comme après la carie ou la tumeur blanche suppurée.

Causes. — La scrofule est la seule cause des abcès froids. De même que je n'admets pas la tumeur blanche traumatique ou la tumeur blanche rhumatismale, de même je rejette l'abcès froid rhumatismal ou traumatique. Quant aux abcès qui surviennent dans la convalescence de la variole, on a eu tort (1) de les rapprocher des abcès scrofuleux ; ce sont des abcès critiques, et les crises des maladies n'ont rien de commun avec le vice scrofuleux.

Partie sémiotique. — *Diagnostic.* — Je ne m'arrêterai pas au diagnostic chirurgical de ces abcès. Tout le monde sait combien ce diagnostic est parfois couvert d'obscurité. Les plus habiles chirurgiens ont commis de fâcheuses méprises en ouvrant des anévrysmes, en ponctionnant des fongus ou des cancers qu'ils prenaient pour des abcès froids profonds. Je dirai toutefois que, dans la plupart des cas, ces

(1) Voy. *Compendium de chirurgie pratique*, par Bérard, Denonvilliers, Gosselin, t. I, p. 203.

erreurs sont faciles à éviter, et que l'on peut sans peine arriver au diagnostic de l'affection.

La nature de l'affection n'est pas, pour nous, plus difficile à déterminer, puisque nous admettons qu'elle est, dans tous les cas, due au vice scrofuleux.

Un seul point du diagnostic peut donc embarrasser, c'est la détermination de la lésion primitive. L'abcès froid est-il essentiel, s'est-il développé dans le tissu cellulaire, ou bien est-il symptomatique d'une lésion osseuse? Au début, l'abcès froid peut être précédé d'un engorgement dur dans les parties molles, dont la constatation servirait à le distinguer de l'abcès symptomatique; mais cet engorgement n'existe pas toujours, et, quand il existe, souvent il est trop profondément situé pour pouvoir être senti. Ce n'est donc que par les commémoratifs ou par les signes de l'ostéite que le diagnostic pourra être établi.

Lorsque l'abcès est ouvert, on établit le diagnostic différentiel d'après les qualités du pus, la sortie de parcelles osseuses, le cathétérisme des trajets fistuleux.

Pronostic. — Généralement moins grave que celui de la tumeur blanche ou de l'ostéite. Il faut bien savoir cependant qu'à l'abcès froid profond se rattachent la crainte d'une perforation interne et celle d'un décollement étendu des parties molles, qui exige de la nature un travail réparateur tel, que souvent elle est impuissante à en fournir les matériaux.

Traitement. — Je ne dirai que quelques mots du traitement chirurgical.

Les frictions fondantes ont été conseillées au début de ces abcès, dans le but de les faire avorter; mais évidemment c'est poursuivre une chimère que de chercher à obtenir un pareil résultat. Si l'abcès froid ne débute pas par la formation spontanée du pus, il commence par un engorgement dont la tendance pyogénique est trop accusée pour qu'il soit possible d'en obtenir la résolution.

Cependant, quand des douleurs sourdes surviennent chez un scrofuleux, dans les régions où se développent d'habitude les abcès froids, quand ces douleurs sont accompagnées de gêne des mouvements dans la partie affectée, on peut les combattre, et même avec succès, par des ventouses scarifiées, des révulsifs et des frictions iodurées, sans pour cela se flatter du vain espoir de prévenir le développement d'un abcès profond. En effet, rien ne prouve que l'on n'a pas eu affaire, dans les cas où l'on a réussi, à une affection de nature rhumatismale.

L'abcès une fois formé, que doit-on faire? Faut-il attendre qu'il s'ouvre spontanément, ou bien faut-il se hâter de l'ouvrir au moyen du bistouri?

L'ouverture artificielle des simples abcès froids n'a pas autant d'inconvénients que celle des abcès symptomatiques d'une altération des os, et notamment des abcès par congestion. Toutefois, on doit redouter la pénétration de l'air dans les vastes poches purulentes. Aussi préférons-nous à l'incision large et au drainage, la ponction successive avec un trocart, et chaque fois suivie de l'injection iodée. J'emploie, pour les injections dans les abcès froids profonds, un solutum très étendu d'iode, dont on augmente d'ailleurs la proportion à chaque nouvelle injection.

Nous recommandons d'ouvrir ces abcès quand la fluctuation est très manifeste, quand le foyer n'est pas très éloigné de la peau. Nous pensons qu'il y a tout autant de dangers à les ouvrir prématurément qu'à en ajourner trop longtemps l'ouverture.

CHAPITRE III.

DES AFFECTIONS DE LA QUATRIÈME PÉRIODE.

(Scrofule parenchymateuse et viscérale.)

Je rattache à la scrofule viscérale deux sortes d'affections : les unes ont une marche aiguë ou subaiguë, et comprennent toutes les inflammations granuleuses ou tuberculeuses du système séreux ; les autres ont une marche chronique : communément désignées sous le nom de phthisies, elles sont constituées par des lésions diverses des viscères. On y trouve, en effet, des inflammations spéciales, des abcès froids développés au sein des parenchymes, des productions fibro-plastiques et plus souvent tuberculeuses, des dégénérescences graisseuse ou *albumineuse* (1).

La dégénérescence graisseuse du foie et la néphrite albumineuse sont deux affections communes à beaucoup de cachexies ; elles sont parfois les seules lésions que l'on rencontre dans la cachexie scrofuleuse, surtout lorsque cette dernière est survenue à la suite de caries osseuses et de longues suppurations. Elles dominent en quelque sorte toute l'histoire de la scrofule viscérale ; c'est par elles que nous commencerons l'étude des phthisies scrofuleuses.

Mon intention n'est pas de faire ici une étude complète et approfondie de ces affections, dont l'histoire se trouve dans tous les ouvrages de pathologie interne, et plus spécialement dans les traités des maladies des enfants ; je n'ai d'autre but que d'attirer l'attention de mes lecteurs sur leurs caractères anatomiques et symptomatiques, qui en font, selon moi, des

(1) Voy. art. VI.

affections de la scrofule, et leur assignent une place déterminée dans le cadre de cette maladie constitutionnelle.

Avant d'entrer dans la scrofule viscérale, je dois parler de certaines manifestations qui peuvent se produire sur deux organes parenchymateux situés en dehors des cavités splanchniques : la mamelle et le testicule. Elles n'ont pas la gravité des affections scrofuleuses qui ont leur siége sur des organes plus nécessaires à la vie, comme ceux que renferment les cavités céphalo-rachidienne, thoracique et abdominale.

ARTICLE PREMIER. — DE L'ENGORGEMENT SCROFULEUX DES MAMELLES.

Les éruptions eczémateuses ne sont pas rares à la surface des mamelles ; ce serait une erreur de croire qu'elles sont toujours, comme on l'a dit, ou l'effet de la psore ou un signe d'un état puerpéral, car bien souvent l'eczéma des seins n'est qu'une traduction de la diathèse scrofuleuse ou de la diathèse arthritique.

Mais l'eczéma des mamelles, compliqué ou non d'abcès sous-cutanés, d'engorgements ganglionnaires superficiels, de bubons des aisselles, ne représente que la première période de la scrofule, tandis que les engorgements tuberculeux ou fibro-plastiques, les kystes et les tumeurs mixtes des mamelles sont des produits morbides qui doivent être rattachés à la quatrième période de la scrofule.

On trouve aussi parfois, chez les jeunes scrofuleuses affectées d'écrouelles cervicales, des glandes engorgées sur les mamelles ; ce sont là des accidents de transition qu'il ne faut pas confondre avec la scrofule mammaire proprement dite.

Symptômes. — Les tumeurs scrofuleuses des mamelles ont un volume très variable, depuis celui d'un œuf de pigeon jusqu'à celui d'une tête de fœtus ; elles sont le plus souvent indolores, et ce signe les distingue des tumeurs cancéreuses proprement dites. Leur surface est plus ou moins bosselée et de consistance inégale. Des suppurations partielles peuvent s'y établir, se rapprocher de la peau, l'amincir et la perforer; il se forme à la surface de la tumeur des ulcères par lesquels s'échappe un pus mal lié, mêlé de flocons tuberculeux.

La scrofule mammaire existe seule ou coexiste avec d'autres accidents de la scrofule; sa marche est lente, sa durée indéterminée. Dans la plupart des cas, l'affection est prise pour du cancer, ce qui explique pourquoi certaines amputations du sein ne sont pas suivies de récidive, l'affection scrofuleuse n'étant pas sujette à récidiver comme l'affection cancéreuse.

Caractères de la lésion. — La scrofule mammaire est anatomiquement caractérisée par l'infiltration ou le dépôt en masses de tubercules dans le parenchyme de la glande; les conduits galactophores sont remplis de matière tuberculeuse et distendus par elle. Dans les tumeurs mixtes on trouve différents produits homœomorphes ou hétéromorphes : de la graisse, du tissu fibreux, du tissu fibro-plastique et même des produits manifestement carcinomateux.

Causes. — C'est entre vingt-cinq et trente-cinq ans que l'on observe plus particulièrement la scrofule mammaire. Avant cette époque, la scrofule de la mamelle est rare, et, après quarante ans, on ne voit guère se fixer sur les seins que les manifestations de la diathèse cancéreuse.

L'eczéma du sein, les abcès de la mamelle, les coups, les chutes et généralement toutes les causes d'excitation locale favorisent le développement de cette affection.

Sémiotique. — 1° *Diagnostic.* — L'écrouelle du sein

est d'un diagnostic extrêmement facile. Il n'en est pas de même de la tumeur scrofuleuse des mamelles. Celle-ci est souvent confondue avec le cancer.

On évitera l'erreur, dans le plus grand nombre des cas, si l'on fait attention que le cancer se montre en général dans un âge plus avancé, qu'il s'accompagne assez souvent d'une sorte d'atrophie de la glande, de dépression et d'enfoncement du mamelon qui paraît comme rentré, de douleurs lancinantes, de l'induration squirrheuse des ganglions de l'aisselle, de la teinte jaune paille, etc. ; tandis que la tumeur scrofuleuse est toujours hypertrophique, indolente, n'offre ni la dureté du squirrhe ni la mollesse élastique de l'encéphaloïde, survient plus tôt et s'accompagne souvent d'autres manifestations de la scrofule.

2° *Pronostic.* — Toujours sérieux, non pas tant à cause de l'affection locale que par la crainte de voir survenir des poussées tuberculeuses sur les viscères de la poitrine et du bas-ventre. Dans la scrofule du sein, l'organe est toujours plus ou moins compromis, et quelquefois la lésion est de nature si maligne, que l'on se voit obligé de faire le sacrifice de l'organe en conseillant l'amputation.

Traitement. — J'ai employé avec un avantage très marqué contre les tumeurs scrofuleuses du sein, la ciguë à doses graduellement croissantes. Je donne, pour commencer, un gramme d'alcoolature matin et soir, dans une tasse de houblon, et de cinq en cinq jours j'augmente d'un gramme par jour la dose quotidienne du médicament, jusqu'à concurrence de 15 à 20 grammes par jour. Les préparations iodurées, le sirop d'iodure de fer, l'huile de morue, sont d'excellents adjuvants de la ciguë.

Il ne faut pas négliger l'emploi des remèdes externes, qui

ont ici, plus que dans toute autre affection peut-être, une action très efficace. Les cataplasmes de ciguë, les frictions avec les pommades où il entre de la ciguë et de l'iode, contribuent puissamment à la résorption de l'engorgement strumeux.

Ajoutons encore à ces moyens quelques sangsues, périodiquement appliquées sous la mamelle engorgée, puis les bains sulfureux iodés, ou mieux encore les bains essentiellement résolutifs d'eau de mer ou d'eau de Kreuznach pulvérisée par l'appareil hydrofère de M. Mathieu (de la Drôme).

ART. II. — DE L'ENGORGEMENT SCROFULEUX DU TESTICULE.

La scrofule testiculaire, sans être commune, n'est pas cependant très rare; elle est spécialement caractérisée par l'infiltration ou le dépôt de tubercules, soit dans l'épididyme et le canal déférent, soit dans le parenchyme testiculaire lui-même. L'affection tuberculeuse de l'épididyme s'observe plus souvent que celle du testicule.

Le testicule scrofuleux est parfois constitué par une hypertrophie du parenchyme testiculaire avec ou sans infiltration graisseuse, par des kystes, des dégénérescences fibreuses ou fibro-plastiques.

Symptômes.— La scrofule testiculaire survient spontanément ou à la suite d'une inflammation traumatique ou blennorrhagique du testicule. Dans ce dernier cas, l'orchite disparaît, mais l'épididyme reste gros et quelque peu douloureux ; puis, au bout d'un temps plus ou moins long, on sent dans l'épididyme engorgé quelques noyaux indurés ou quelques granulations dans la partie du cordon qui fait suite à l'épididyme. Les noyaux tuberculeux siégent plus fréquemment sur la tête de l'épididyme. Le développement de ces noyaux tuberculeux se fait le plus souvent d'une manière sourde, sans douleur; avec le temps, les noyaux grossissent et deviennent des bosselures qui rendent inégale au toucher la surface de l'épididyme; ces bosselures se réunissent, et de là résulte une tumeur aplatie, indolente ou peu douloureuse lorsqu'on la comprime avec le doigt, dépassant rarement le volume d'une amande ordinaire.

La peau est d'abord mobile à la surface de cette tumeur, mais plus tard elle contracte des adhérences sur les points les plus saillants qui se sont enflammés et ont suppuré. Après l'évacuation des foyers purulents, il reste sur le scrotum une ou plusieurs ouvertures fistuleuses par lesquelles sort un pus séreux, contenant parfois des flocons tuberculeux, rarement du liquide spermatique. M. Gosselin, qui a fréquemment examiné au microscope, le pus des fistules testiculaires, n'y a que très rarement rencontré des spermatozoïdes; il pense avec raison que, dans l'immense majorité des cas, il y a oblitération des tubes séminifères au voisinage des parties enflammées.

L'affection tuberculeuse des testicules a une marche fort lente; sa durée est de plusieurs mois et même de plusieurs années; elle se termine par résolution ou se transforme en une induration fibreuse ou crétacée; quelquefois elle persiste jusqu'à la mort du malade, qui a lieu par suite de quelque poussée tuberculeuse sur les organes des cavités splanchniques.

Caractères de la lésion. — Points jaunâtres sous forme de grains dans l'épididyme ou dans le parenchyme testiculaire (tubercule infiltré), ou bien petites masses tuberculeuses (tubercule collecté) dans les mêmes organes; excavations caverneuses. Le tubercule est en dehors des tubes séminifères ou contenu dans leur intérieur ; il y a atrophie du parenchyme testiculaire. On trouve parfois des tubercules dans le canal déférent, la prostate, les vésicules séminales.

Causes. — Le testicule scrofuleux survient le plus ordinairement dans le jeune âge, rarement cependant avant l'époque de la puberté. On l'a observé néanmoins sur des enfants de trois à quatre ans. On le voit se développer parfois à la suite d'une cause physique, d'un coup ou d'une chute. D'autres fois son développement semble avoir été favorisé par une ou plusieurs orchites blennorrhagiques.

Sémiotique. — 1° *Diagnostic*. — Reconnaître la lésion primitive, différencier l'affection, en préciser la nature, telles sont les trois questions qui se présentent ici, comme pour le diagnostic des affections scrofuleuses des autres organes. La lésion primitive est multiple : tantôt, en effet, la scrofule testiculaire débute par l'épididymite ou l'orchite aiguë, tantôt et le plus souvent peut-être, par une dégénérescence qui, dans la plupart des cas, consiste dans la production de tubercules au sein de l'épididyme ou du parenchyme testiculaire.

L'épididymite et l'orchite aiguës sont faciles à diagnostiquer, soit qu'elles se montrent à la suite d'une violence physique, soit qu'elles surviennent, comme cela a lieu le plus souvent, à la suite d'une blennorrhagie. Je ne m'arrêterai pas sur leur diagnostic.

La dégénérescence tuberculeuse se reconnaît par les signes physiques, la marche et l'ensemble des symptômes. Noyaux indurés de l'épididyme ou engorgement testiculaire qui donnent, au toucher, une sensation particulière, qui n'est ni celle de l'induration fibreuse ni celle du squirrhe ou de l'encéphaloïde; marche lente de la lésion; absence de douleurs lancinantes; foyers de suppuration, puis fistules scrotales avec écoulement d'une humeur contenant des éléments tuberculeux, quelquefois, mais rarement, des spermatozoïdes. Tels sont les signes à l'aide desquels il est permis de reconnaître cette lésion, qu'il ne faut pas confondre avec des tumeurs gommeuses de la même région.

L'affection n'est autre ici que l'orchite chronique, qui pourrait être confondue avec la vaginalite, l'hématocèle, l'hydropisie enkystée du cordon, le cirsocèle, la névralgie testiculaire avec hypertrophie ou atrophie du parenchyme de l'organe.

C'est en tenant compte des circonstances commémoratives, en appréciant à leur juste valeur les caractères objectifs de l'engorgement scrofuleux du testicule, en prenant en considération la marche, la durée de cette affection, etc., que l'on parviendra à éviter toute erreur.

Il ne nous reste plus que le diagnostic de la nature. L'engorgement est-il cancéreux, scrofuleux, arthritique, syphilitique, simplement inflammatoire, etc.?

Lorsqu'il est clairement établi que l'induration de l'épididyme ou du testicule est produite par une infiltration ou par un dépôt de tubercules, la nature de l'affection n'est pas douteuse : c'est à la scrofule que l'on a affaire.

Est-ce à dire, pour cela, que le tubercule du testicule ne se produit jamais dans la phthisie essentielle, qui est la diathèse tuberculeuse? Si je professais une pareille manière de voir, les faits ne tarderaient pas à me prouver que je suis dans l'erreur. Ce qu'il y a de vrai, c'est que le tubercule, qui constitue véritablement une affection en voie d'évolution, qui débute primitivement par le testicule, a pour principe la diathèse scrofuleuse, tandis que le tubercule testiculaire, qui se montre dans la phthisie essentielle, n'est qu'une simple lésion, un phénomène purement anatomique survenant dans les dernières périodes de la maladie, lésion que le hasard seul vient le plus ordinairement nous révéler pendant les recherches cadavériques.

Mais le testicule scrofuleux n'est pas, dans tous les cas, exclusivement formé par du tubercule; il peut être composé de tissu fibreux ou fibro-plastique, de produits mixtes, constitué par une véritable hypertrophie de la glande. Comment dès lors reconnaître sa nature? On arrive au diagnostic par exclusion et en tenant compte des antécédents du sujet et des affections concomitantes.

Le testicule cancéreux est dur, bosselé; il devient bientôt le siége de douleurs lancinantes, etc.

Le testicule syphilitique est indolore, même par la pression; on sent des indurations inégales, des duretés partielles sur la tunique albuginée, etc.

Mais faut-il, à l'exemple de Curling et d'un grand nombre de pathologistes anglais, admettre une orchite chronique, simplement inflammatoire, anatomiquement caractérisée par un dépôt de substance jaunâtre fibrillaire, dans l'épididyme ou dans le parenchyme testiculaire? Adopterons-nous plutôt l'opinion du savant et judicieux traducteur de Curling, qui est disposé à voir, dans cette orchite chronique des chirurgiens d'outre-mer, une affection de nature syphilitique, parce qu'elle cède facilement aux frictions mercurielles et à l'emploi de l'iodure de potassium à l'intérieur?

Il n'y a pour nous d'orchite simplement inflammatoire que l'orchite traumatique, et ce n'est pas de celle-là qu'il s'agit; c'est d'une orchite chronique spontanée.

Je crois qu'à cette orchite chronique, de nature inconnue, il faut non-seulement rattacher, avec M. Gosselin, des orchites de nature syphilitique, mais bien plus souvent encore des orchites de nature arthritique, c'est-à-dire rhumatismale ou goutteuse.

J'ai dernièrement donné des soins à un malade qui avait été traité longtemps par l'un de nos chirurgiens les plus distingués, pour une affection tuberculeuse des testicules. L'iodure de potassium et les autres moyens employés avaient complétement échoué. J'ai conseillé les alcalins à l'intérieur, des frictions avec la pommade de ciguë et les bains à l'hydrofère, qui ont amené très promptement une diminution remarquable dans le volume des tumeurs.

On pourra soupçonner le caractère arthritique d'un engorgement chronique du testicule si le sujet n'offre aucun des traits de la constitution écrouelleuse, si, au contraire, il a été atteint d'affections rhumatismales ou de quelque autre accident de l'arthritis, si l'engorgement est accompagné de varicosités du scrotum ou du cordon testiculaire, si les tumeurs sont dures, sans inégalités, douloureuses à la pression ; si même, sans être comprimé, l'engorgement est le siége de douleurs vagues, passagères, parfois très vives et analogues aux douleurs rhumatismales ; si enfin cet engorgement a été précédé ou est accompagné d'eczéma, de furoncles, de sycosis du scrotum.

2° *Pronostic.* — L'engorgement scrofuleux du testicule compromet gravement l'organe affecté, et doit être considéré comme une lésion toujours fâcheuse. Cependant, malgré sa marche lente et sa longue durée, on peut toujours espérer en obtenir la résolution ; aussi doit-on blâmer la conduite des chirurgiens qui se hâtent de pratiquer la castration pour des affections scrofuleuses du testicule sans attendre la destruction ou la dégénérescence complète de l'organe.

Thérapeutique. — L'huile de morue, l'iodure de potassium et la ciguë sont les trois agents que je donne à l'intérieur dans le traitement de l'engorgement scrofuleux du testicule.

Le traitement externe consiste dans les frictions avec la pommade de ciguë ou d'iodure de potassium et d'iode. On peut aussi, avec avantage, badigeonner le scrotum tous les trois ou quatre jours avec la teinture d'iode. Je fais faire des injections iodées dans les trajets fistuleux; j'ordonne des bains alcalins, salés ou sulfureux. Les bains de Kreuznach ou d'eau de mer pulvérisée par l'appareil hydrofère sont appelés à rendre de grands services dans le traitement de cette affection. La castration doit être réservée pour le très petit nombre de cas où l'affection tuberculeuse aurait envahi le testicule en totalité, et fournirait une suppuration assez abondante pour menacer la vie du sujet.

ART. III. — DE LA PÉRISPLANCHNITE SCROFULEUSE.

J'appelle *périsplanchnite scrofuleuse* ou *tuberculeuse* l'inflammation générale du système séreux, caractérisée par la production de tubercules miliaires innombrables à la surface des organes contenus dans les trois cavités splanchniques.

Cette affection a été décrite sous le nom de *tuberculisation générale aiguë*, de *diathèse tuberculeuse* généralisée. MM. Rilliet et Barthez l'ont envisagée comme une modalité symptomatique, commune à toutes les affections tuberculeuses de l'enfance, à marche aiguë, et en ont admis deux variétés, la fébrile simple et la typhoïde.

Il est possible que, chez les enfants, les phénomènes sympathiques étant plus nombreux et plus facilement éveillés que chez l'adulte, il soit difficile, au milieu de cet appareil symptomatique, de trouver la lésion principale à laquelle se rattache tout cet ensemble de désordres fonctionnels ; nous croyons cependant qu'avec de l'attention, une étude sérieuse des signes physiques et en tenant compte du début et de la marche de l'affection, on peut arriver à préciser le siége de la lésion chez les enfants aussi bien que chez les adultes, quand cette lésion se localise tout entière sur un organe ou sur un seul appareil.

Mais, dans la périsplanchnite, le diagnostic est plus difficile et ne peut être que soupçonné, parce que la lésion est éparpillée partout, et qu'aucun appareil n'est plus spécialement endommagé.

J'ai observé trois ou quatre cas de cette maladie, et c'est d'après ces faits que je me crois autorisé à en donner une description succincte.

Symptômes et signes. — La périsplanchnite est ordinairement précédée de phénomènes précurseurs. Il y a, depuis un temps plus ou moins long, du malaise, de l'abattement, de l'anorexie, parfois de la diarrhée. Le début de l'affection est marqué par une fièvre plus ou moins intense. A partir de ce moment, le malade prend le lit et ne le quitte plus. L'ensemble des symptômes et la marche de la maladie font croire à l'existence d'une fièvre continue. Toutefois, l'absence de stupeur et de taches lenticulaires, l'absence des divers râles qui se perçoivent à l'auscultation dès les premières périodes de la fièvre typhoïde, et, d'un autre côté, l'existence d'une anxiété remarquable, l'agitation, un malaise inexprimable, de la sensibilité à la pression sur tous les points des parois abdominales, une légère résonnance égophonique perçue sur les deux côtés du thorax, tels sont les signes qui peuvent éclairer le praticien dans ces cas si obscurs de diagnostic.

Cette affection dure de quinze jours à trois semaines ; elle se termine probablement toujours d'une manière fatale. Je dis probablement, parce que si le malade que l'on aurait cru atteint de cette affection avait été assez heureux pour en guérir, il resterait toujours à se demander si une erreur n'a pas été commise dans le diagnostic.

Caractères de la lésion. — On trouve, à l'autopsie, une innombrable quantité de tubercules miliaires répandus à la surface de la plèvre et du péritoine. Les poumons, le foie, la rate, l'intestin, en sont parsemés à l'extérieur. En outre, la séreuse a perdu son poli, elle est partout ridée et çà et là tapissée de pseudo-membranes granuleuses qui se confondent avec les tubercules miliaires. On trouve sur l'encéphale les caractères anatomiques de la méningite simple ou de la méningite tuberculeuse.

Pronostic. Traitement. — Inutile de dire que le pronostic est ici des plus graves, et que la thérapeutique est abandonnée à la seule inspiration du praticien, qui ne peut faire que la médecine du symptôme.

ART. IV. — DE LA MÉNINGITE SCROFULEUSE.

Que faut-il entendre par méningite scrofuleuse ?

La méningite anatomiquement caractérisée par l'injection, la sécheresse ou l'état poisseux de la séreuse, par l'infiltration séro-purulente de la pie-mère et du tissu sous-arachnoïdien, peut-elle être considérée comme une inflammation scrofuleuse? Assurément non; mais si l'inflammation occupe la base et non la convexité de l'encéphale, cette différence de siége nous conduira-t-elle à reconnaître une différence de nature? Non.

Mais, si cette même méningite se déclare chez un scrofuleux ou chez un tuberculeux, serons-nous dans l'obligation de la regarder comme une affection de nature scrofuleuse? Pas davantage.

Qu'est-ce donc enfin que la méningite scrofuleuse? Il faut entendre par cette expression une inflammation de l'enveloppe séro-vasculaire de l'encéphale, anatomiquement caractérisée par le tubercule ou par la granulation fibro-plastique.

Les traces de l'inflammation simple, aussi bien que celles de la tuberculisation, ne sont pas toujours aussi faciles à découvrir avec le scalpel que l'on pourrait être porté à le penser. C'est pourquoi nous croyons qu'on a exagéré le nombre des tuberculisations méningées sans inflammation et celui des méningites sans tubercules chez les scrofuleux.

Symptômes. — La méningite scrofuleuse est ordinairement précédée de prodromes; rarement elle a un début brusque.

On compte au nombre des prodromes : l'amaigrissement, l'inappétence et les irrégularités de l'appétit; certaines modifications dans le caractère, qui devient triste, morose, irascible; dans la température du corps, qui offre de nombreuses variations, tantôt abaissée, tantôt plus élevée; dans l'état du pouls, qui, par intervalles, devient ou plus fréquent ou plus rare; dans le facies, qui est alternativement pâle et coloré. A ces vagues symptômes, qui peuvent tout aussi bien être rapportés à un travail de tuberculisation dans d'autres organes, quand il existe, qu'à l'imminence de la méningite, il faut ajouter la céphalalgie non paroxystique, des vomissements d'une durée passagère, de la constipation et beaucoup plus rarement de la diarrhée ; une toux plus ou moins rapprochée, etc.

La maladie éclate enfin par une fièvre permanente et plus forte, par l'aggravation et la permanence de la céphalalgie, par les cris *hydrencéphaliques*, les vomissements, qui souvent se succèdent sans interruption, une constipation opiniâtre, des mouvements convulsifs.

La convulsion est clonique ou tonique ; souvent la première forme alterne avec la seconde.

La convulsion produit le strabisme, le serrement des mâchoires, le grincement de dents, le mâchonnement, le clignement des paupières, les contractions, dilatations ou oscillations de la pupille ; assez souvent on remarque de l'inégalité dans la contraction ou la dilatation de la pupille de l'un et de l'autre côté ; la contraction d'un membre, la rétraction des parois abdominales. L'agitation, le délire alternent avec la somnolence.

Dans les premières périodes de la méningite scrofuleuse, le pouls se ralentit le plus souvent ; dans quelques cas, il s'accélère par moments ou devient irrégulier ; la chaleur de la peau est fébrile, mais on observe aussi de fréquentes variations dans la température du corps. La main, appliquée sur la peau, perçoit, à un moment donné, une sensation de vive chaleur, et, peu de temps après, une sensation de froid prononcée. La respiration est souvent inégale comme le pouls, fréquemment suspirieuse.

Aux phénomènes d'excitation succèdent, dans les dernières périodes de la maladie, les phénomènes de résolution et de paralysie.

La somnolence est remplacée par un coma profond ; les pupilles dilatées ne se contractent plus sous l'influence de la lumière naturelle ou artificielle ; la contracture alterne souvent avec la paralysie. Les vomissements ont cessé, et la constipation a fait place à une diarrhée verdâtre. Notons que cette couleur particulière des évacuations alvines tient bien souvent à l'action du calomel, de même que la fétidité de l'haleine dépend et du calomel et des frictions mercurielles si souvent et si inutilement mis en usage contre cette redoutable affection.

La rétraction des parois abdominales cesse, et, par suite, disparaît cette forme particulière de la surface abdominale qui l'a fait comparer à un bateau. Souvent même l'abdomen est tuméfié, ballonné; le pouls est petit, fréquent; vers la fin, il n'est plus possible d'en compter les pulsations; la respiration est très accélérée ; les selles sont involontaires ; le corps est inondé de sueurs ; l'œil est sans aucune expression, la conjonctive rougeâtre, injectée ; le nez est effilé, ses parois latérales s'affaissent sur la cloison à chaque mouvement inspiratoire ; la respiration est stertoreuse. Enfin, la cornée transparente, devenue opaque et terne, est généralement le signe d'une mort prochaine.

Marche, durée, terminaisons.— La marche de la méningite scrofuleuse est irrégulière, insidieuse. C'est là un caractère qui a frappé tous les observateurs, et qui est d'une grande importance dans le diagnostic. Les alternatives d'amélioration et d'aggravation ne sont pas rares pendant le cours de cette maladie ; aussi est-il difficile de la diviser en plusieurs périodes. On sait que Gœlis a admis trois périodes d'après l'état du pouls; dans la première, accélération ; ralentissement dans la seconde, et de nouveau accélération dans la troisième.

Ces trois états successifs du pouls existent, en effet, dans le plus grand nombre des cas, mais, comme on l'a judicieusement fait remarquer, ils s'appliquent plutôt à la maladie, y compris l'état prodromique, où le pouls est généralement accéléré, qu'à la maladie seule, à la maladie confirmée.

La durée de la méningite scrofuleuse varie de douze ou quinze jours à six semaines ou deux mois.

Elle se termine par la mort dans l'immense majorité des cas, et, lorsqu'elle guérit, il n'est pas rare de la voir suivie d'une nouvelle attaque de méningite au bout d'un temps qui varie de quelques mois à plusieurs années. Sur une charmante petite fille de ma clientèle, les deux attaques de méningite tuberculeuse ont été séparées par un intervalle de six mois, pendant lequel la jeune malade jouissait d'une santé en apparence parfaite.

Caractères de la lésion. — L'élément inflammatoire, la granulation, le tubercule, tels sont les trois modes de lésion qui, isolés ou réunis, constituent les caractères anatomiques de la méningite scrofuleuse.

L'inflammation des méninges occupe toute la surface de l'encéphale et des ventricules, ou bien, et le plus souvent, elle est bornée à la base. On trouve parfois l'arachnoïde épaissie, poisseuse ou doublée d'une couche de pus concret. Le plus souvent l'inflammation n'attaque que le tissu sous-arachnoïdien et le lacis vasculaire qui forme la pie-mère. Les vaisseaux de cette dernière membrane sont injectés, distendus, couverts de sérosité gélatiniforme, de plaques pseudo-membraneuses ou de pus concret. Ces produits inflammatoires se rencontrent surtout à la base de l'encéphale, sur le chiasma des nerfs optiques, sur la scissure de Sylvius. Les glandes de Pacchioni sont généralement hypertrophiées, et non loin d'elles l'arachnoïde est assez souvent opaline par plaques. Dans les ventricules existe une quantité variable de sérosité plus ou moins trouble (*hydropisie ventriculaire aiguë*). On peut trouver encore le septum lucidum, le corps calleux, plus ou moins diffluents, et généralement toute la substance blanche du cerveau plus ou moins ramollie. La granulation grise existe seule ou coexiste avec la granulation jaune et le tubercule miliaire; on la trouve particulièrement sur le trajet des vaisseaux, éparpillée dans le lacis vasculaire de la pie-mère, dans les plexus choroïdes et la toile choroïdienne.

Les granulations jaunes et les granulations tuberculeuses sont isolées, discrètes ou rapprochées, formant des plaques ou de petites masses arrondies, plus ou moins inégales et bosselées à la surface.

Les productions tuberculeuses des méninges existent seules sur les points plus ou moins rouges et injectés; quelquefois les parties environnantes ne présentent aucune trace d'inflammation; d'autres fois l'inflammation est évidente : les granulations sont couvertes de sérosité lactescente ou de pus concret, et il faut de l'attention pour ne pas les confondre soit avec le pus, soit avec les pseudo-membranes.

Causes. — La méningite scrofuleuse peut survenir à tout âge, mais elle est plus particulièrement une des formes de la scrofule viscérale de l'enfance. La statistique nous apprend qu'elle est plus commune entre deux et sept ans qu'à toute autre époque de la vie. Le travail de la dentition n'est peut-être pas étranger à la prédilection qu'affecte la méningite pour cet âge.

Elle frappe les deux sexes, mais elle est plus fréquente sur les sujets du sexe masculin.

Le tempérament et la constitution n'ont qu'une médiocre influence sur son développement ; toutefois le tempérament lymphatico-sanguin, une constitution délicate, minée déjà par un travail de tuberculisation plus ou moins avancé, doivent être considérés comme des causes prédisposantes de la méningite.

La prédominance physiologique et morbide de l'appareil céphalo-rachidien se transmet héréditairement du père à l'enfant, et prédispose ce dernier à la méningite tuberculeuse.

Les différentes conditions sociales ne paraissent avoir qu'une médiocre influence sur son développement, car, si d'un côté l'alimentation insuffisante ou de mauvaise qualité, les variations de la température, auxquelles il n'est pas toujours permis au pauvre de se soustraire, peuvent y prédisposer les enfants des classes déshéritées ; d'un autre côté les écarts de régime, l'excitation cérébrale qu'entraîne si souvent à sa suite le développement prématuré des facultés de l'intelligence, vers lequel on ne pousse que trop les enfants des classes riches, sont des causes tout aussi puissantes de l'inflammation des méninges chez ces derniers.

Les causes physiques méritent à peine de figurer parmi les influences étiologiques de la méningite tuberculeuse. Rarement, en effet, on a vu l'affection se montrer à la suite de l'insolation, d'un coup ou d'une chute sur la tête.

Quant aux influences pathologiques, leur action ne saurait être mise en doute. Qui ne sait, en effet, que la méningite se montre souvent à la suite ou pendant la convalescence d'une autre maladie, telle que la coqueluche ou la rougeole?

Sémiotique. — *Diagnostic.* — Comme pour toutes les affections de la scrofule, il faut dire à quels signes on reconnaît la lésion, l'affection générique et la nature de l'affection.

La lésion primitive consiste dans l'inflammation de l'arachnoïde, l'inflammation de la pie-mère, l'état granuleux ou tuberculeux de ces membranes. Nous manquons absolument de signes positifs qui puissent nous mettre sur la voie du diagnostic de chacune de ces lésions élémentaires.

L'affection générique, c'est la méningite subaiguë, qui peut être confondue, comme affection, avec l'encéphalite, la fièvre typhoïde, une névrose cérébrale, un état morbide de l'encéphale sympathique d'une autre affection. Je ne parle point de l'hémorrhagie cérébrale ou méningée, du ramollissement non inflammatoire, des différentes tumeurs du cerveau ou de ses membranes, affections qui toutes, par leur marche et l'absence de fièvre, se distinguent suffisamment de la méningite tuberculeuse.

L'encéphalite est diffuse ou circonscrite : dans le premier cas, elle affecte plutôt les apparences de la méningite aiguë ou de la méningite franche que celles de la méningite subaiguë ; le délire est plus prononcé, survient à une époque plus rapprochée du début, l'agitation est plus grande, l'appareil fébrile plus intense que dans la méningite. Dans le second cas, les troubles localisés de la myotilité et de la sensibilité apparaissent de bonne heure et mettent sur la voie du diagnostic.

La fièvre typhoïde, débutant avec des phénomènes ataxiques, pourrait être prise pour une méningite, particulièrement chez les enfants. Je noterai cependant que, dans la méningite, la céphalalgie est beaucoup plus vive, les vomissements plus abondants, plus opiniâtres, le pouls moins fréquent, souvent irrégulier ; que la constipation est presque constante, avec rétraction plutôt que distension du ventre ; qu'il y a absence de sécheresse de la langue et de fuliginosités, absence de toux, de râle sibilant ; qu'il n'y a pas de gonflement de la rate ; enfin, que le délire survient bien plus tôt que dans la fièvre typhoïde, dès les premiers jours de l'invasion... Toutefois, le délire, l'agitation, l'insomnie, les mouvements spasmodiques, les soubresauts des tendons, la carphologie, peuvent être portés au plus haut degré, dès le début d'une fièvre ataxique chez l'adulte, et la constipation opiniâtre qui existe ordinairement dans ces cas, vient encore augmenter les difficultés du diagnostic. Il faut une grande expérience et beaucoup de tact pour éviter l'erreur. On peut y parvenir en tenant compte d'abord des antécédents, qui contribueraient à fixer le diagnostic de l'affection générique en éclairant sa nature, et de quelques signes différentiels qu'il importe de bien connaître.

Au début de la fièvre typhoïde ataxique, il y a dilatation des pupilles, contraction au début de la méningite ; la photophobie, qui existe dans cette dernière, manque dans la première. Le pouls est rare, les vomissements sont opiniâtres, le murmure respiratoire est normal, les accidents spasmodiques et convulsifs sont souvent partiels dans la méningite. Le pouls est presque toujours fréquent ; il existe des râles secs et disséminés sur toute l'étendue du thorax ; les accidents spasmodiques sont généralisés dans la fièvre typhoïde. Mentionnons encore l'épistaxis, qui existe si souvent au début des fièvres typhoïdes et manque dans la méningite.

Je ne m'arrêterai pas au diagnostic de la méningite subaiguë et des névroses cérébrales, qui s'en distinguent toujours par l'absence complète de fièvre, mais il m'est impossible de passer outre sans dire quelques mots d'une difficulté qui se présente souvent dans le diagnostic de la méningite chez l'enfant : je veux parler de la méprise trop commune qui fait confondre l'encéphalopathie sympathique du travail de la dentition avec la méningite. On évitera l'erreur, dans beaucoup de cas, si l'on porte son attention sur la bouche du petit malade et sur l'état du ventre. Dans la dentition laborieuse, la constipation, quand elle existe, n'est pas aussi difficile à vaincre que dans la méningite. Le serrement des mâchoires est plutôt volontaire que spasmodique ; l'état fébrile n'est pas permanent, etc.

Il ne nous reste plus qu'à établir le diagnostic de la méningite comme affection propre de la scrofule, ou, ce qui revient au même, à faire connaître les signes qui indiquent le caractère granuleux ou tuberculeux de la méningite.

Reconnaissons tout d'abord que la méningite spontanée, aussi bien chez l'enfant que chez l'adulte, est, dans l'immense majorité des cas, de nature tuberculeuse, c'est-à-dire, pour nous, une affection propre de la scrofule maligne. C'est là un fait établi par l'observation, et sur lequel il ne saurait y avoir de dissidence parmi les observateurs.

Cela posé, nous admettons :

1° Une *méningite traumatique*, qui, en raison des antécédents, ne pourra être confondue avec la méningite scrofuleuse ;

2° Une *méningite franche*, véritable phlegmasie des méninges, plus rapide dans sa marche, moins insidieuse que la méningite granuleuse ; le délire et les convulsions se montrent plus tôt dans la première que dans la seconde ; celle-ci dure de trois à quatre semaines, celle-là se termine dans l'espace de huit jours ;

3° Une *méningite ultime* ou *cachectique*, qui, bien que se rattachant à la classe des phlegmasies, se distingue cependant de la précédente par sa marche suraiguë et les conditions au milieu desquelles elle apparaît ;

4° Une *méningite rhumatismale*, qui diffère de la scrofuleuse par l'intensité des symptômes, la marche rapide, la coïncidence du délire avec le début du mal, et la coexistence ou la préexistence d'autres affections arthritiques.

Pronostic. — La méningite tuberculeuse est une des manifestations les plus graves de la scrofule viscérale ; la mort en est la terminaison la plus ordinaire. Si quelques malades échappent, par miracle, à cette redoutable affection, le plus souvent le rétablissement de la santé n'est que temporaire et presque toujours incomplet. Après un laps de temps qui varie de quelques mois à plusieurs années, ils sont repris d'une nouvelle attaque de méningite ou d'une autre affection scrofuleuse viscérale à laquelle ils ne tardent pas à succomber.

On a vu quelques enfants atteints de fièvre cérébrale guérir, mais conserver des infirmités graves à la suite de cette affreuse maladie ; une paralysie d'un membre, de la contracture, des attaques épileptiformes, de l'idiotisme, etc.

Thérapeutique. — Que faire en présence d'une affection qui semble se jouer de tous les efforts de la thérapeutique ? Mille moyens ont été préconisés ; ils sont tous également inefficaces.

J'ai la conviction que l'on peut prévenir le développement de la méningite scrofuleuse, chez un sujet prédisposé, par l'emploi d'une médication appropriée à la nature de la constitution du malade. Le traitement hygiénique doit occuper la première place : habitation dans un endroit sec, élevé, et, s'il est possible, dans le midi ; nourriture substantielle, etc. Il est inutile de répéter ce que j'ai dit déjà tant de fois, à propos du traitement hygiénique et préservatif de la scrofule.

La méningite existe, mais elle est au début ; faut-il recourir aux émissions sanguines ?

Selon les doctrines régnantes, on a conseillé ou proscrit les émissions sanguines, saignée du bras, de l'artère temporale ou du pied ; ventouses, sangsues aux apophyses mastoïdes, à la marge de l'anus, aux malléoles, etc. — Les émissions sanguines sont généralement inefficaces, elles ont un grand inconvénient, c'est de jeter le malade dans l'adynamie. On ne doit y recourir qu'au début de l'affection et seulement sur les sujets d'un tempérament sanguin. MM. Rilliet et Barthez condamnent l'application des sangsues aux apophyses mastoïdes ; ils conseillent de les mettre de préférence sur les régions malléolaires.

Les purgatifs semblent commandés par la constipation, qui ne manque jamais au début de la méningite. On administre de préférence le calomel, le jalap, la rhubarbe, l'huile de croton, qui, sous un petit volume, produisent un effet énergique. Souvent on a peine à obtenir des évacuations alvines, le purgatif étant rejeté par le vomissement ou ne produisant aucun effet.

Les révulsifs cutanés, en tête desquels figure le vésicatoire, ont été fréquemment employés dans le traitement de la méningite. Certains praticiens conseillent de les appliquer derrière les oreilles, à la nuque, dans le dos, à la partie interne des cuisses ou des jambes. D'autres préfèrent les mettre sur le crâne lui-même, après avoir au préalable rasé le cuir chevelu.

On a eu recours aux applications froides de diverses manières : la glace maintenue sur la tête au moyen d'une vessie, soit en permanence, soit pendant un temps limité et à des intervalles plus ou moins rapprochés (je dois dire que ce moyen m'a paru toujours plus nuisible qu'utile) ; — des compresses simplement imbibées d'eau fraîche ou d'eau légèrement vinaigrée ; — les affusions froides sur la tête pendant le bain ; — enfin, l'irrigation continue ou intermittente.

La plupart des moyens précités s'adressent à l'élément inflammatoire. On peut encore ranger, au nombre des antiphlogistiques, les frictions mercurielles.

Les médecins qui n'ont vu dans la méningite granuleuse qu'une hydropisie ventriculaire ont recommandé les sudorifiques et les diurétiques : l'antimoine, le foie de soufre, la digitale, etc.

Aujourd'hui que la nature de cette affection est plus justement appréciée, la thérapeutique reste tout aussi impuissante, à cause surtout de sa marche rapide, qui ne permet pas d'employer les seules médications sur lesquelles on puisse compter dans le traitement de la scrofule interne.

Est-il nécessaire de mentionner quelques agents employés à titre de sédatifs ou de palliatifs, comme l'opium, le camphre, le musc, le castoréum, etc.

Disons enfin que, dans les cas d'adynamie profonde, on conseille de soutenir les forces par l'emploi des toniques et particulièrement du quinquina.

ART. V. — DE LA PÉRITONITE SCROFULEUSE.

La péritonite scrofuleuse est une inflammation spéciale du péritoine anatomiquement caractérisée par la production à la surface de cette membrane séreuse de granulations grises ou de tubercules à un degré plus ou moins avancé de leur évolution.

Cette affection scrofuleuse ne le cède en rien à la méningite pour la fréquence; elle est tantôt primitive, seule manifestation de la scrofule maligne, tantôt consécutive à d'autres affections tuberculeuses des poumons, des ganglions bronchiques ou des ganglions mésentériques.

Symptômes. — La péritonite scrofuleuse débute d'emblée par les symptômes qui lui sont propres ou est précédée, plus ou moins longtemps à l'avance, de certains dérangements fonctionnels qui ne sont pas sous la dépendance d'une autre affection scrofuleuse, et doivent être regardés comme des prodromes de l'affection du péritoine. Parmi ces phénomènes, on distingue surtout les troubles du côté des voies digestives : de l'inappétence, des alternatives de constipation et de diarrhée, des coliques, particulièrement à la suite des repas, de la toux, puis un amaigrissement progressif; enfin, l'affection éclate et se traduit par des symptômes plus caractérisés.

Les douleurs abdominales se rapprochent; toutefois, elles ne sont pas permanentes. Variables de siége et d'intensité, elles sont vagues et se font sentir tantôt dans la fosse iliaque ou dans la région ombilicale, tantôt dans l'hypochondre droit ou gauche; rarement elles s'étendent à tout l'abdomen. Le ventre est le plus souvent sensible à la pression ; il est douloureux par places; sur certaines régions, le toucher ne provoque aucune sensation pénible ; sur d'autres, il fait naître de la douleur.

L'abdomen est tuméfié ; l'intumescence abdominale présente une forme particulière : elle est ovalaire et non arrondie ou globuleuse, comme chez certains enfants qui ont le gros ventre.

Par l'application de la main sur les parois abdominales, on constate une tension du ventre assez prononcée, mais inégale selon la région. Parfois on y sent des duretés, des inégalités qu'il ne faut pas confondre avec les intersections des muscles droits contractés. La percussion fait entendre généralement un son clair, tympanique, quelquefois obscur sur certains points.

Si l'on applique une main sur l'un des côtés du ventre, et qu'avec les doigts de l'autre main on percute légèrement les parois abdominales, on perçoit, dans quelques cas, une sensation de fluctuation qui peut être vraie et produite par un liquide épanché dans la cavité du péritoine, mais qui, dans la plupart des cas, n'est qu'une fausse fluctuation résultant d'une sorte de vibration transmise par les anses intestinales soudées entre elles.

D'autres fois, les circonvolutions de l'intestin, réunies et adhérentes, donnent au toucher ou par la pression la sensation d'une tumeur tantôt dure, tantôt molle, pâteuse.

L'état des voies digestives est extrêmement variable au début et même pendant le cours de la péritonite tuberculeuse. Généralement l'appétit est capricieux; quelquefois il se conserve jusque dans les derniers jours de la maladie. Les vomissements sont loin d'être constants ; la langue, ordinairement humide, muqueuse dans les premières périodes de l'affection, devient rouge, sèche ou même fuligineuse vers la fin. L'état du ventre n'est pas moins variable que celui de l'estomac. Dans le principe, il y a souvent de la constipation ; plus tard, cette constipation alterne avec la diarrhée, qui devient permanente dans une période plus avancée du mal.

La péritonite tuberculeuse est toujours accompagnée d'un état fébrile plus ou moins prononcé, mais la fièvre est rémittente; il est des moments dans la journée où le pouls est à peine fréquent, la température de la peau normale. Vers le soir, le pouls s'accélère, la peau devient chaude et sèche, la soif se fait sentir, les pommettes se colorent. Cependant l'amaigrissement fait des progrès, la diarrhée devient chaque jour plus liquide et plus abondante, les forces diminuent. Le malade tombe dans le marasme ; les pommettes sont saillantes, le facies, pâle pendant les rémittences, se colore pendant les paroxysmes ; la peau est généralement flétrie, écailleuse; les veines sous-cutanées des parois abdominales sont dilatées.

Marche, durée, terminaisons.—La péritonite tuberculeuse se termine presque toujours par la mort, qui a lieu soit par les progrès du marasme, soit prématurément, par suite d'une phlegmasie ultime ou d'un accident, comme la perforation intestinale.

La marche est, comme celle de la méningite, assez insidieuse. On constate parfois des améliorations trompeuses, suivies d'aggravations qui ôtent tout espoir de sauver le malade. La durée de cette affection varie de trois semaines à cinq ou six mois et plus. On a rapporté des cas dans lesquels le mal aurait eu une durée beaucoup plus longue, d'un an, dix-huit mois, par exemple ; mais il me paraît évident qu'il s'agissait, dans ces cas, de phthisie abdominale, avec tuberculisations plus ou moins circonscrites du péritoine, et non de véritables péritonites tuberculeuses.

Caractères de la lésion. — Nous retrouvons ici tous les caractères anatomiques que nous avons déjà indiqués à propos de la méningite, le siége seul est différent. Ainsi, partout des traces de l'inflammation du péritoine : injection capillaire, taches rouges ecchymotiques, dépôts et rides de la membrane séreuse, fausses membranes et épanchement de liquide séro-purulent, adhérences plus ou moins intimes des circonvolutions intestinales, du diaphragme, de la surface convexe du foie et de la rate, de l'épiploon, avec la paroi abdominale antérieure, etc.

A ces lésions qui caractérisent essentiellement l'inflammation du péritoine, il faut ajouter les granulations demi-transparentes, les granulations jaunes, les tubercules miliaires, les plaques tuberculeuses ; on les rencontre à la surface de tous les viscères abdominaux, sur les anses intestinales, dans l'épiploon ou tapissant le péritoine pariétal.

La perforation de l'intestin est produite par des tubercules développés sous la séreuse, qui, après s'être ramollis, se font jour du côté de l'intestin, en soulevant et corrodant les tuniques musculeuse et muqueuse, ou du côté de la cavité péritonéale, en trouant la membrane séreuse. Ajoutons toutefois que ces dernières lésions appartiennent bien plutôt à la phthisie abdominale qu'à la péritonite scrofuleuse proprement dite.

Étiologie. — La péritonite scrofuleuse est, d'après les relevés de MM. Rilliet et Barthez, plus fréquente de huit à dix ans qu'à toute autre époque de la vie. Les enfants du sexe masculin en sont plus fréquemment atteints que ceux du sexe féminin.

Les autres influences étiologiques sont les mêmes que celles de la scrofule en général.

Sémiotique. — *Diagnostic.* — Dire s'il y a péritonite, et, dans l'affirmative, déterminer le siége de cette inflammation ; dire s'il existe des tubercules à la surface du péritoine et préciser le siége de ces productions organiques, tels sont les problèmes dont la solution est exigée par cette première question du diagnostic : quelle est la lésion primitive?

L'inflammation du péritoine se reconnaît à l'existence d'une douleur permanente, superficielle, augmentant par la pression, avec fièvre, constipation, vomissements, météorisme, ballonnement du ventre, facies grippé, etc. Le siége primitif de la douleur, le point sur lequel on constate sa plus grande intensité, le trouble fonctionnel de l'organe sous-jacent, comme l'ictère dans la péritonite sus-hépatique, tels sont les signes qui indiquent le siége topographique de la péritonite.

On admet l'existence de tubercules dans le péritoine par la considération des antécédents, de la constitution du sujet, de la marche de la maladie, des lésions concomitantes; quelquefois ces tubercules nous sont révélés par des signes physiques; le son mat sur certains points des parois abdominales, les inégalités ou duretés que l'on perçoit avec la main appliquée sur le ventre. Les tubercules péritonéaux ne seront pas confondus avec ceux des ganglions mésentériques, qui donnent lieu à des bosselures, à des tumeurs marronnées qui occupent les environs de l'ombilic, et qui sont d'ailleurs plus profondément situées que les tubercules du péritoine. Avec de l'attention, on ne les confondra pas davantage avec les engorgements du foie, de la rate, des ovaires, de l'utérus, etc.

On précise le siége des tubercules en tenant compte des points de l'abdomen où l'on a constaté la matité à la percussion, les inégalités à la palpation. Les duretés sont-elles superficielles et situées sur la paroi antérieure et médiane de l'abdomen, au-dessus de l'ombilic : à ces signes vous diagnostiquerez des tubercules de l'épiploon.

L'affection générique est ici la péritonite subaiguë, qui, à cause de sa marche, ne peut être confondue avec la péritonite aiguë.

Dans l'ascite commençante, il n'y a ni fièvre ni signes qui indiquent une inflammation du péritoine; on reconnaît le liquide épanché à la présence d'une matité qui varie selon le décubitus, et à l'existence d'une vraie fluctuation.

La tympanite et le gros ventre des rachitiques donnent lieu à une intumescence arrondie, globuleuse, n'ayant ni la tension, ni la dureté, ni la sensibilité de la péritonite tuberculeuse.

Quant à la nature scrofuleuse de la péritonite, elle est indiquée par la marche de l'affection, les signes de l'inflammation de la séreuse, joints à ceux qui décèlent la présence des tubercules. On ne pourrait la confondre qu'avec une péritonite traumatique survenue lentement à la suite de la paracentèse; mais les circonstances antécédentes ne permettraient pas de commettre une pareille erreur.

La péritonite chronique est en général consécutive à des affections organiques des viscères du bas-ventre, et ne peut, en raison même de cette étiologie, être confondue avec la péritonite scrofuleuse.

Pronostic. — Moins rapidement mortelle que la méningite tuberculeuse, la péritonite de même nature n'en conduit pas moins sûrement au tombeau les sujets qui en sont affectés. Les cas de guérison sont rares. On peut, à la rigueur, considérer les adhérences comme des efforts que fait la nature vers la guérison ; mais, à côté de ces adhérences, ne voyons-nous pas se produire de nouvelles poussées tuberculeuses, et les tubercules ramollis détruire et perforer les viscères? D'où il faut conclure, en définitive, que la maladie l'emporte presque toujours sur les heureuses tendances de la nature médicatrice.

Traitement. — Comme dans toutes les inflammations scrofuleuses, on a deux indications à remplir dans le traitement de cette affection : 1° combattre l'élément inflammatoire ; 2° traiter la maladie sous l'influence de laquelle l'inflammation s'est développée.

On s'abuserait étrangement si l'on croyait qu'en attaquant l'élément inflammatoire on attaque la cause principale du mal. Le danger, soit immédiat, soit éloigné, ne réside pas dans l'inflammation de la séreuse ; il réside tout entier dans la scrofule viscérale, qui, quel que soit son mode d'expression ou l'organe qu'elle affecte, conserve toujours le même caractère de gravité.

Aussi est-il prudent de n'employer les antiphlogistiques que dans une sage mesure.

On fera, si le cas l'exige, quelques applications sur le ventre de sangsues, de cataplasmes ou de fomentations émollientes ; on donnera des bains adoucissants ; on a aussi conseillé, comme antiphlogistiques, les frictions mercurielles. Je préfère de larges applications, sur tout le ventre, de collodion élastique. Les purgatifs sont utilement employés ; il faut y recourir de temps à autre.

Contre l'élément scrofuleux, on mettra en usage, à l'intérieur, l'huile de morue, l'iode et ses préparations, le quinquina, les pilules de Morton ; extérieurement, en frictions sur le ventre, la pommade de ciguë iodurée, puis les bains médicamenteux de varech, d'eau salée, de sulfure de potasse, etc., et mieux encore les bains à l'hydrofère avec l'eau de mer, l'eau de Kreuznach ou l'eau de Baréges.

ART. VI. — DE LA PLEURÉSIE SCROFULEUSE.

La pleurésie scrofuleuse est anatomiquement caractérisée par la dissémination de granulations rouges ou de tubercules miliaires à la surface de la plèvre. Cette affection ne doit pas être confondue avec la pleurésie ultime, qui peut venir compliquer la scrofule à sa dernière période. Elle ne doit pas l'être non plus avec celle qui est déterminée localement et en quelque sorte traumatiquement par la présence d'une agglomération plus ou moins grande de tubercules sur un point quelconque de la surface pleurale. Dans ce dernier cas, c'est le tubercule qui agit comme corps étranger, et produit autour de lui une inflammation circonscrite, d'où résultent des adhérences partielles. Ces pleurésies partielles s'observent fréquemment pendant le cours de la phthisie pulmonaire.

Dans la pleurésie scrofuleuse, l'inflammation pleurale est ordinairement généralisée et se produit en même temps que se développent la granulation rouge ou les tubercules miliaires.

Cette affection, plus rare que la méningite et la péritonite tuberculeuses, ne le cède en rien à cette dernière pour la gravité. Elle peut être suivie de l'évacuation de l'épanchement puro-tuberculeux par une fistule pleurale ou broncho-pleurale.

Elle se distingue de la pleurésie franche par une intensité moins grande des symptômes, sa marche insidieuse, sa durée plus lente, et de la phthisie pulmonaire par l'absence des signes physiques propres à cette dernière maladie. Enfin, elle doit être combattue comme la pleurésie simple. On se montrera cependant plus avare d'évacuations sanguines. Il faudra insister sur les vésicatoires, que l'on appliquera à différentes reprises sur les parois thoraciques, et, pour peu que le mal ait de la tendance à passer à l'état chronique, il y aura nécessité de recourir aux médications antiscrofuleuses dont nous avons parlé dans le traitement de la scrofule considérée comme unité pathologique.

ART. VII. — INFILTRATION ET DÉGÉNÉRESCENCE GRAISSEUSES DU FOIE.

On a constaté cet état du foie dans trois états morbides différents : la phthisie, la scrofule, le pemphigus chronique.

Partie nosographique.—*Symptômes.*—Le foie gras donne lieu sans doute à des troubles fonctionnels plus ou moins accusés, mais, soit parce que l'on ignore les fonctions de l'organe sécréteur de la bile, soit plutôt parce que l'attention des observateurs n'a pas été suffisamment appelée du côté de l'appareil biliaire dans les maladies où survient cette lésion du foie, on est resté privé de tout moyen de la reconnaître pendant la vie.

La douleur manque ; il n'y a pas d'ictère, pas de vomissements, pas de coliques, pas de flux intestinal...; pour mieux dire, on ne sait si l'état gras du foie peut se révéler par des symptômes propres, et l'on suppose qu'il n'en existe point.

Mais, du moment que le foie augmente ou diminue de volume, ces changements dans les dimensions de l'organe sont annoncés par les signes physiques que fournissent la palpation et la percussion. Et, rapprochées des maladies dans le cours desquelles elles se manifestent, l'augmentation ou la diminution de volume du foie deviennent des signes précieux pour le diagnostic.

Caractères de la lésion. — Le foie gras a conservé son volume normal, qui d'autres fois est augmenté ou diminué. Le plus souvent, le foie est augmenté de volume. Dans ce cas, il dépasse le rebord costal, remplit une partie de l'abdomen, descend quelquefois jusqu'à la crête iliaque. En haut, il refoule le diaphragme et médiatement le cœur et le poumon. On a vu la glande hépatique tuméfiée offrir à sa surface l'empreinte des fausses côtes. Les saillies de la face inférieure, les éminences portes, le lobule de Spigel, tendent à s'effacer.

La couleur du foie est modifiée, elle est d'un jaune pâle, d'un blanc grisâtre, d'une teinte analogue à celle de la couenne de lard ou d'un blanc de cire ; sa consistance est le plus souvent diminuée. Ces altérations sont partielles ou générales ; le plus souvent elles s'étendent à la totalité de l'organe.

Si l'on coupe le foie par tranches, on reconnaît au premier coup d'œil, que la couleur du parenchyme est aussi changée à l'intérieur qu'à l'extérieur. Le foie est moins rouge, moins vasculaire ; le réseau formé par les ramifications des vaisseaux et des canaux biliaires paraît comme atrophié. Le scalpel avec lequel on a incisé le foie est graissé sur ses deux faces. Un papier joseph, appliqué doucement sur la surface de l'incision et chauffé légèrement, s'imbibe de graisse, qui fuse et dépasse bientôt la limite de la partie mise en contact avec le foie. Si l'on comprime les bords de la tranche, on fait suinter la graisse par gouttelettes à la surface de l'incision.

La bile contenue dans la vésicule est souvent pâle, jaunâtre, quelquefois épaisse et noire. Il faut dire que ses caractères ont été fort peu étudiés.

Le foie gras est spécifiquement plus léger que le foie normal. Aussi peut-il arriver que quelques fragments de ce foie jetés dans l'eau surnagent, ce qui n'a jamais lieu pour les autres altérations anatomiques du même organe.

L'examen microscopique nous apprend que la graisse est tantôt renfermée sous forme de gouttelettes huileuses dans les cellules hépatiques, tantôt déposée en masses plus ou moins considérables en dehors de ces cellules. Quel que soit son siége, cette matière s'accumule dans le foie, et par la compression qu'elle exerce sur son parenchyme, en détermine l'atrophie ; si le volume du foie paraît augmenté, cela ne peut tenir qu'à l'accumulation insolite de la graisse qui se substitue au parenchyme du foie.

Quelques anciens auteurs, et Portal en particulier, ont décrit une lésion du foie qu'ils ont appelée *dégénérescence* ou *transformation albumineuse*. Dans ces derniers temps, le docteur Budd (1) a aussi appelé l'attention sur une altération du foie propre à la scrofule (*scrofulous enlargement*), et qui, suivant lui, consisterait dans un dépôt d'albumine dans l'intérieur ou en dehors des cellules hépatiques.

Quand on lit avec attention ce qu'ont écrit les auteurs sur la dégénérescence albumineuse ou sur l'engorgement scrofuleux du foie, il est facile de voir que leur description se rapproche bien plus de la dégénérescence graisseuse que du tubercule hépatique, auquel, selon certains auteurs, se rapporterait la description que Portal a donnée de la dégénérescence albumineuse du foie.

Qu'on en juge, du reste, par cet extrait de l'ouvrage de Budd :

(1) Budd, *Traité des maladies du foie*, 2ᵉ édit. Londres, 1852.

Il appelle cette affection *enlargement* et non hypertrophie, parce que le mot hypertrophie suppose seulement une augmentation, un développement exagéré des éléments anatomiques normaux, tandis que dans le renflement scrofuleux du foie, il y a changement dans la texture de l'organe.

« Dans cette affection, dit-il, le foie est considérablement augmenté de volume ; il dépasse ses limites naturelles, déborde les fausses côtes et remplit une bonne partie de la cavité abdominale. On le voit descendre à l'ombilic et même jusqu'au pubis et à la crête iliaque. D'un autre côté, il soulève le diaphragme, comprime le poumon, déplace le cœur et la rate.

» Il est uni à sa surface, poli; son bord inférieur est mousse, arrondi, comme dans la dégénérescence graisseuse. Les saillies formées à sa face concave par les éminences portes, le lobe de Spigel, tendent à s'effacer. La couleur est notablement modifiée sur les points malades, soit dans l'intérieur seulement, soit à sa surface, plus souvent à la face inférieure. Cette couleur est pâle, d'un blanc jaunâtre ou tout à fait blanche, couleur de cire..... Examinée au microscope cette lésion paraît produite, comme la dégénérescence graisseuse, par l'infiltration ou le dépôt d'une substance étrangère, substance qui n'est autre que l'albumine. C'est un état analogue à la dégénérescence granuleuse des reins (maladie de Bright), qui l'accompagne presque constamment. La dégénérescence du foie précède; celle des reins ne survient que plus tard.

» Le dépôt de la substance albumineuse dans le foie est quelquefois en masses telles, que l'on ne reconnaît plus la texture lobulée; le plus souvent la matière albumineuse est déposée en dehors des cellules hépatiques et les comprime. Il semble souvent que le centre des lobules est transformé en une matière blanchâtre, demi-transparente, tandis que la circonférence conserve encore la consistance et la couleur peu modifiées et presque normales de la substance hépatique. Les lobules paraissent élargis et plus opaques, comme dans le foie gras.

» La coloration des parties malades ne tranche pas toujours sur la couleur naturelle du foie : c'est souvent une simple décoloration du parenchyme hépatique...... L'engorgement scrofuleux du foie n'est accompagné ni de jaunisse ni de douleur dans la région hépatique, quelquefois seulement il y a un sentiment de pesanteur.

» La palpation fait reconnaître le volume de la glande hépatique ; on peut même sentir, si les parois abdominales sont minces, le rebord émoussé, arrondi, de la face inférieure. On sent aussi que le foie est poli, uni à sa surface. Le plus souvent il y a de l'infiltration séreuse, de l'anasarque, qui semblerait plutôt se rattacher à la néphrite albumineuse concomitante. Mais il y a aussi un peu d'épanchement péritonéal. De plus, comme la circulation est gênée dans le foie, le sang stagne dans les veines, et l'on trouve dilatées les veines des parois abdominales au-dessus de l'ombilic. L'urine est albumineuse ; il existe une coloration blême, jaunâtre, des conjonctives.

» L'engorgement strumeux du foie survient dans les derniers temps de la scrofule, notamment chez les scrofuleux atteints depuis longtemps d'affections osseuses. »

Le docteur Budd serait disposé à croire que la même lésion peut aussi se présenter sur la rate, dans les mêmes conditions de l'organisme. Cela me paraît d'autant plus vrai, que j'ai moi-même trouvé une rate complétement transformée en une substance blanche, lardacée, tout à fait semblable au rein dégénéré de la néphrite albumineuse.

D'après ces citations, il est facile de voir que la dégénérescence dite albumineuse du foie a plus d'analogie avec le foie gras qu'avec le tubercule. Cette affection, au dire de l'auteur anglais, coexiste presque toujours et offre une grande ressemblance avec la néphrite albumineuse. Je suis de l'avis du docteur Budd, et, d'après les recherches auxquelles je me suis moi-même livré, j'admets, pour le foie comme pour le rein dit albumineux, deux états propres à la scrofule : le dépôt et l'infiltration de graisse d'une part, le dépôt et l'infiltration de substance lardacée, fibro-plastique d'autre part. Ces deux états ne s'excluent pas et peuvent coexister sur le même point ou sur des points différents de l'organe, dans l'engorgement scrofuleux du foie aussi bien que dans celui du rein.

Marche, durée, terminaisons. — Le dépôt de graisse dans le foie ne s'effectue le plus souvent qu'avec lenteur. On a vu cependant, dans certaines phthisies aiguës, le foie acquérir un volume considérable et déborder les côtes dans un espace de temps fort court, trois semaines, un mois par exemple. La durée de cette affection est essentiellement subordonnée à celle de la maladie, dont elle n'est qu'un symptôme. Je crois qu'il peut y avoir résorption de la graisse accumulée outre mesure dans le foie, et que ce produit peut revenir à ses limites normales; mais le plus souvent l'hypertrophie graisseuse ou reste stationnaire ou fait incessamment des progrès jusqu'à la mort du malade.

Partie étiologique. — Les causes qui donnent lieu à l'état gras du foie sont encore fort obscures. Tout le monde sait que l'on peut obtenir l'engraissement des volailles et en particulier l'hypertrophie graisseuse du foie par la privation de lumière et de mouvement. On peut donc placer au nombre des causes éloignées de la dégénérescence graisseuse du foie le défaut d'exercice, la privation du grand air et de la lumière solaire. Ce sont là d'ailleurs des causes ordinaires de scrofule.

Il reste maintenant à déterminer le rôle que jouent les causes pathologiques.

Le foie gras, nous l'avons dit, se montre dans trois conditions morbides spéciales, la phthisie, la scrofule et le pemphigus chronique. Se développe-t-il sous l'influence directe de la maladie, ou survient-il consécutivement à une autre affection morbide qui en fournirait la cause matérielle ?

On a avancé, et cette opinion a été tout d'abord professée par M. Andral, que l'état gras du foie se montrait consécutivement au développement de tubercules pulmonaires. Le docteur Louis, sur 49 foies gras, en a compté 47 survenus dans le cours de la phthisie pulmonaire. S'il en est ainsi, c'est, a-t-on dit, que le sang n'étant plus suffisamment débarrassé de ses principes hydro-carbonés dans le poumon, s'en dépouille dans le foie. Cette hypothèse est également applicable au foie gras des pemphigus chroniques, car la peau est le siége d'une fonction en quelque sorte complémentaire de celle du poumon, et, dès que cette fonction est supprimée ou ne s'exécute qu'imparfaitement, les principes albuminoïdes qui sont journellement éliminés à sa surface restent dans le sang et contribuent à la formation et à l'accumulation de la graisse dans le foie. Cette hypothèse, à la défense de laquelle M. le docteur Jaccoud a consacré sa thèse, pour l'explication non du foie gras, mais de la néphrite albumineuse, ce qui pour nous revient à peu près au même, n'est plus admissible pour la polysarcie hépatique que l'on rencontre quelquefois dans la scrofule sans affection de la peau, comme sans altération du poumon.

Partie sémiotique. — *Diagnostic.* — Le foie gras, avons-nous dit, est une altération anatomique qui ne révèle sa présence par aucun trouble fonctionnel. On ne le reconnaît que quand il donne lieu à des modifications notables dans le volume de la glande. S'il y a augmentation de volume, la voussure de l'hypochondre droit, la matité dans une grande étendue, le bord mousse, arrondi de la glande hépatique, que l'on sent par la palpation au-dessous des fausses côtes, font reconnaître l'hypertrophie. Il y a, au contraire, atrophie de l'organe si la matité comprise entre le son du poumon et celui de l'intestin est restreinte à une surface moins étendue que dans l'état normal.

Quand cet état hypertrophique du foie se manifeste dans le cours de la phthisie pulmonaire ou de la cachexie scrofuleuse, on peut être sûr qu'il existe un état gras du foie, bien qu'à la rigueur cette hypertrophie puisse tenir à une évolution de tubercules dans le parenchyme hépatique ; mais, dans ce dernier cas, l'hypertrophie ne suit pas régulièrement la marche de la maladie dans ses progrès ascensionnels, comme elle le fait dans l'état gras. Le rebord inférieur du foie présente quelquefois des bosselures que l'on peut sentir par le toucher. Enfin, sous le rapport des symptômes, le tubercule hépatique est en général moins silencieux que le foie gras. Il y a parfois de la douleur dans l'hypochondre droit, de l'ictère, décoloration des fèces, vomissements, etc.

Dans la cachexie syphilitique, le foie peut s'hypertrophier et devenir le siége d'une induration fibro-plastique remarquable. On ne confondra pas cet état avec le foie gras, qui est plus mousse, moins dur au toucher, et ne se montre jamais d'ailleurs dans le cours de la cachexie syphilitique.

Pronostic. — Le foie gras est une lésion organique très sérieuse, non pas tant par elle-même que par sa valeur relative, les trois maladies dans le cours desquelles on la voit apparaître se terminant habituellement par la mort.

Partie thérapeutique. — Dans la scrofule viscérale compliquée d'un état gras du foie, l'huile de morue me paraît contre-indiquée. Je l'ai toujours vue échouer dans la néphrite albumineuse, et j'ai tout lieu de croire qu'elle est tout aussi inefficace contre l'état graisseux du foie que contre celui du rein. Les toniques, comme le quinquina, le quassia amara, les pilules de Morton; des laxatifs et des diurétiques ; les bains salés ou les bains de varech, les fumigations aromatiques, tels sont les moyens auxquels il faut avoir recours. Joignez à ces agents thérapeutiques une hygiène convenable : régime substantiel, vin de Bordeaux, lumière et grand air, exercices physiques, promenades quotidiennes, habitation dans un endroit sec, exposée au midi, et vous connaîtrez les moyens les plus utiles que l'on puisse mettre en usage dans la curation de cette affection.

ART. VIII. — NÉPHRITE ALBUMINEUSE.

L'affection décrite sous les noms de *néphrite albumineuse* ou *maladie de Bright* est anatomiquement caractérisée par l'infiltration et le dépôt de graisse ou d'éléments fibro-plastiques dans le parenchyme rénal, symptomatiquement révélée par la présence de l'albumine dans l'urine et par une hydropisie mobile et très variable quant au siége et à l'étendue.

Cette affection est loin d'être exclusive à la scrofule. On la rencontre dans des conditions morbides très différentes, beaucoup plus nombreuses et plus variées encore que celles sous l'influence desquelles se développe l'état gras du foie. Les caractères anatomiques spéciaux qui distinguent la néphrite d'origine scrofuleuse ne sont pas plus faciles à saisir que ceux qui, dans certains cas, font de la dégénérescence graisseuse du foie une affection spéciale de la scrofule.

Les rapports de l'affection granuleuse des reins avec la scrofule n'ont pas échappé aux observateurs. MM. Christison, Hamilton, Rayer, Rilliet et Barthez, ont appelé l'attention des médecins sur la coïncidence fréquente de la néphrite albumineuse chronique, soit avec la constitution strumeuse, soit avec les différentes lésions de la maladie scrofuleuse. Mais personne avant moi, que je sache, n'avait été tenté de regarder cette affection comme constituant, dans un grand nombre de cas, une des manifestations locales de la scrofule elle-même.

Partie nosographique. —*Symptômes.*—La néphrite albumineuse peut survenir dans toutes les périodes de la scrofule; le plus souvent elle n'apparaît que dans la quatrième période. Elle est quelquefois la seule expression de la scrofule, et constitue l'une des formes de la scrofule fixe primitive.

Le premier symptôme qui éveille l'attention et engage à examiner l'urine dans le cours de la scrofule, c'est l'infiltration des paupières, la bouffissure faciale; mais il nous est bien souvent arrivé de traiter par l'acide nitrique l'urine de nos scrofuleux, et de la trouver albumineuse, alors que nous n'avions encore constaté sur le malade aucune trace d'hydropisie. Dans d'autres circonstances, il existe de l'œdème malléolaire et même une infiltration considérable des membres inférieurs, sans qu'il y ait d'albumine dans l'urine.

L'urine est ou plus rare ou plus abondante que dans l'état normal. Le premier cas s'observe surtout dans la néphrite albumineuse consécutive ou secondaire, et alors les urines sont brunes, noirâtres, chargées de mucus; dans le second, qui répond surtout à la néphrite primitive, à celle qui est la seule expression de la scrofule, les urines sont abondantes, tantôt claires, ressemblant à du vin de Chablis, tantôt troubles, nuageuses, chargées de graisse ou de mucus. La graisse disparaît, et parfois l'urine devient claire quand on la traite à chaud, par le chloroforme ou l'éther. La pesanteur spécifique de l'urine est diminuée : elle tombe parfois, mais très rarement, à 1,003 ou 1,004, l'expérience étant faite avec l'urine du matin, et à la température de 22 degrés (thermomètre centigrade).

Les scrofuleux ne se plaignent, en général, d'aucune douleur, d'aucune pesanteur dans la région lombaire. Il faut les interroger poûr apprendre qu'ils urinent plus souvent que d'habitude, que la quantité d'urine rendue pendant vingt-quatre heures est ou plus rare ou plus abondante.

Le début de l'hydropisie est variable; en général, l'albuminurie précède le début de l'infiltration séreuse. C'est à la face et aux jambes que celle-ci s'observe le plus souvent; elle augmente et diminue, paraît et disparaît alternativement, offrant autant d'irrégularités sous le rapport de la marche que sous celui du siége. En général, chez les scrofuleux albuminuriques, on n'observe que de l'anasarque, qu'une infiltration du tissu cellulaire périphérique. J'ai eu rarement l'occasion d'observer quelque hydropisie des séreuses splanchniques. Quand il existe de l'ascite, il y a en même temps une affection organique du foie ou une compression de la veine cave par quelque tumeur de l'abdomen, et ces lésions expliquent plus directement l'ascite que la lésion rénale. De même avec l'hydrothorax et l'hydropéricarde coexistent le plus souvent des affections du cœur ou des poumons, auxquelles il est plus naturel de les rattacher qu'à la maladie de Bright concomitante.

Marche, durée, terminaisons.— La néphrite albumineuse, chez les scrofuleux, a presque toujours une marche lente et une durée fort longue, durée qui n'est pas moindre de cinq ou six mois à plusieurs années. Dans son cours, la néphrite offre des exacerbations et des rémissions pendant lesquelles on voit souvent le malade reprendre ses occupations habituelles.

Dans les cas où la maladie de Bright est la seule manifestation de la scrofule, la mort a lieu par les progrès seuls de l'affection ou par des complications ultimes, telles que pleurésie, péritonite, méningite, obturation des vaisseaux avec sphacèle consécutif, érysipèle, etc.

Quand la néphrite albumineuse doit se terminer d'une manière fatale par les progrès de l'affection, l'hydropisie gagne les séreuses splanchniques ; il survient de la diarrhée, des vomissements, une dyspnée progressive, parfois des convulsions ; les forces diminuent graduellement, et le malade meurt dans l'épuisement.

Caractères de la lésion. — Quand la néphrite albumineuse s'est montrée vers la fin de la troisième période de la scrofule ou s'est développée pendant le cours de la quatrième période, on ne trouve, à l'autopsie, que les caractères anatomiques des deuxième et troisième formes décrites par M. Rayer. Les reins sont ordinairement hypertrophiés, la substance corticale est anémiée, jaunâtre ; en pressant sur les bords de la section faite à ces organes, on peut en exprimer des gouttelettes graisseuses. La substance tubuleuse paraît le plus souvent atrophiée.

Lorsque la néphrite s'est montrée prématurément, comme expression unique de la scrofule, on peut trouver, à l'autopsie, des lésions plus avancées : les reins sont hypertrophiés ou atrophiés ; on y constate la présence des granulations de Bright ; quelquefois ils sont indurés, mamelonnés ratatinés. J'ai aussi rencontré de petits kystes à leur surface.

Concurremment avec ces lésions du rein, on rencontre d'autres altérations, parmi lesquelles je signalerai celle du sang, consistant surtout dans la diminution de l'albumine du sérum. C'est à dessein que je mentionne cette lésion, parce qu'on lui a fait jouer un grand rôle dans la pathogénie de la néphrite albumineuse.

Partie étiologique. — L'âge ne me paraît pas avoir une influence bien grande sur le développement de la néphrite albumineuse chez les scrofuleux. Il n'en est pas de même du sexe ; j'ai plus souvent observé cette affection sur les sujets du sexe masculin.

L'état de la peau, qui paraît avoir une part si large dans la production de la néphrite chez les scarlatineux et chez les dartreux, ne joue qu'un faible rôle dans la détermination de celle des scrofuleux. Toutefois, nous avons en ce moment, dans le service, un homme atteint d'eczéma scrofuleux, chez lequel le développement d'une anasarque avec albuminurie a coïncidé avec l'extension de l'affection de la peau à la plus grande partie du corps. Mais généralement on voit la néphrite albumineuse se montrer chez des scrofuleux qui ne sont actuellement porteurs ni de scrofulides bénignes ni de scrofulides malignes.

Quant aux causes déterminantes de la néphrite albumineuse chez les scrofuleux, je n'ai pas observé que, parmi elles, on pût signaler le froid humide ou l'abus de liqueurs alcooliques. J'ai observé quelques cas de néphrite albumineuse grave, sans complication d'aucune autre affection, chez des enfants, et pas un ne pouvait être attribué à l'onanisme, que l'on a également accusé de provoquer cette affection chez l'enfant.

Partie sémiotique. — Quelle est la lésion élémentaire dans l'affection décrite sous le nom de *néphrite albumineuse ?* Y a-t-il réellement néphrite? y a-t-il sécrétion d'albumine, comme dans l'inflammation pseudo-membraneuse? Cette expression de *néphrite albumineuse* me paraît doublement inexacte, au moins en ce qui touche la néphrite albumineuse chronique survenue dans le cours de la scrofule. Rien ne prouve la nature inflammatoire de l'affection. On a bien décrit une première forme ou un premier degré de néphrite albumineuse caractérisé par le ramollissement, la friabilité, l'injection, la tuméfaction de la substance corticale, mais jamais nous ne l'avons rencontré chez nos scrofuleux, et c'est par suite d'une erreur dans l'examen microscopique que l'on a admis une infiltration et un dépôt d'albumine dans le rein. Quant aux symptômes, il n'y a ni douleur ni chaleur dans la région lombaire, pas la moindre réaction fébrile. Pour nous donc il n'y a pas de néphrite albumineuse, mais il y a une infiltration graisseuse ou fibro-plastique du parenchyme rénal : c'est une lésion analogue à celle du foie gras.

L'infiltration graisseuse et l'infiltration plastique du rein peuvent-elles être reconnues pendant la vie? Qu'on se rappelle ce que nous avons dit à propos des rapports de la néphrite albumineuse avec les autres accidents de la scrofule, et l'on verra qu'il n'est pas impossible d'arriver à préciser la nature de la lésion dont le rein est affecté. Ainsi, lorsque la néphrite albumineuse se montre graduellement et silencieusement dans la cachexie scrofuleuse ou sur un malade atteint depuis un temps fort long de caries osseuses, et surtout quand il a existé de l'albuminurie longtemps avant l'apparition de l'œdème, quand enfin la proportion de l'albumine dans l'urine est peu considérable et reste presque stationnaire ou n'augmente pas très sensiblement, on peut assurer qu'il n'existe qu'une simple infiltration graisseuse. Mais, si la néphrite albumineuse est prédominante, si elle vient avant son tour, comme seule manifestation de la scrofule viscérale, si la proportion de l'albumine augmente de jour en jour et que l'hydropisie fasse en même temps des progrès, on peut presque à coup sûr annoncer le développement de granulations, d'éléments fibro-plastiques dans le parenchyme rénal.

La néphrite albumineuse chronique ne peut être confondue avec l'aiguë ; inutile de s'arrêter à ce diagnostic.

L'hématurie, la cystite ont des signes qui leur sont propres, et ne permettent pas non plus de les confondre avec la maladie de Bright.

Enfin, comment distinguerons-nous la nature scrofuleuse de la néphrite albumineuse ?

Ce diagnostic repose avant tout sur les affections concomitantes et préexistantes, sur l'absence ordinaire de l'amaurose albuminurique, l'absence de sang et d'épithélium en quantité notable dans l'urine.

On la distinguera de la néphrite albumineuse paludéenne, parce que, dans cette dernière, il existe toujours une hypertrophie considérable de la rate, ce qui n'a pas lieu dans la néphrite d'origine scrofuleuse.

Dans la cachexie dartreuse, on observe fréquemment de la néphrite albumineuse; mais, outre que nous n'avons pas ici l'existence actuelle ou antérieure des manifestations de la scrofule sur la peau, le système osseux, le poumon, etc., l'albuminurie n'offre pas le caractère de permanence qu'elle présente dans la scrofule : elle disparaît et reparaît à des intervalles plus ou moins longs. D'un autre côté, l'urine est souvent couleur de lavure de chairs (*lotio carnium*); elle contient du sang, de l'épithélium en quantité notable.

Dans la syphilis, la néphrite albumineuse subit l'influence du traitement curatif. On a aussi, pour la distinguer de la néphrite scrofuleuse, toute la succession des accidents de la syphilis constitutionnelle, la coexistence de syphilides gommeuses, de nodus, d'exostoses, etc.

Pronostic. — Grave en ce qu'elle annonce toujours une période avancée de la scrofule. J'ai rarement vu guérir les scrofuleux chez lesquels j'avais constaté l'existence de la néphrite albumineuse. Son apparition pendant le cours de la troisième période de la scrofule vient singulièrement aggraver le pronostic de la scrofule osseuse.

Partie thérapeutique. — Plus la maladie à laquelle se rattache comme affection la néphrite albumineuse est accessible à la thérapeutique, plus il est facile de la guérir. C'est ainsi que, dans la fièvre paludéenne, on triomphe assez facilement de l'affection granuleuse des reins par le quinquina ou par les affusions froides. Dans la syphilis, on voit la néphrite albumineuse disparaître graduellement, comme les autres accidents de la vérole, sous l'influence du biiodure de mercure, associé à l'iodure de potassium. Malheureusement, dans la scrofule, la néphrite albumineuse ne cède pas aussi facilement à l'emploi des médications dites anti-scrofuleuses.

J'ai souvent eu recours, mais sans avantages marqués, à l'huile de morue et aux préparations d'iode.

Par suite de cette idée que la néphrite albumineuse est une inflammation, on a été conduit théoriquement à proposer contre elle les émissions sanguines, les sangsues, les ventouses scarifiées sur la région lombaire et même la saignée générale. Mais si ces moyens peuvent être utiles dans le traitement de la néphrite albumineuse aiguë, ils nous paraissent contre-indiqués dans la néphrite albumineuse chronique et plus particulièrement encore dans celle qui est de nature scrofuleuse.

On a préconisé les purgatifs, les drastiques surtout, comme le jalap, la scammonée, la coloquinte, le colchique d'automne, à la dose de 4 à 6 grammes par jour; mais il ne nous paraît pas possible d'insister longtemps sur cette médication chez les scrofuleux, qui sont si souvent et si facilement atteints de diarrhée.

Les diurétiques, la digitale, la scille, le nitrate et l'acétate de potasse ont été mis en usage; on a également conseillé les diaphorétiques, comme la poudre de Dower. Tous ces moyens n'agissent que par leurs propriétés physiologiques. C'est dans le but d'augmenter les sécrétions cutanée, urinaire et intestinale, afin de diminuer l'abondance de la sécrétion séreuse et de l'hydropisie qui en est la suite, qu'on les a employés dans le traitement de cette affection. Les balsamiques, comme l'extrait de genièvre, la térébenthine, le goudron, la créosote, ont été mis à contribution, mais sans aucun succès.

Enfin, les toniques, aussi recommandés par les auteurs, méritent la préférence dans le traitement de la néphrite scrofuleuse. Nous employons habituellement le vin de quinquina, les pilules de Morton, l'infusion d'angélique, le quassia amara.

A ces moyens, il faut ajouter quelques laxatifs et des bains de vapeur, dont nous nous sommes généralement bien trouvé dans le traitement de la néphrite albumineuse avec anasarque.

Il est rare, chez les scrofuleux atteints d'albuminurie, de voir la tuméfaction des parties œdématiées portée à un degré tel qu'il soit nécessaire de recourir aux mouchetures ou scarifications. En tous cas, ces mouchetures, qui sont souvent suivies d'érysipèle ou de gangrène, ne constituent qu'un palliatif propre tout au plus à reculer de quelques jours, de quelques semaines peut-être, l'inévitable terminaison fatale de la maladie.

ART. IX. — CATARRHE SCROFULEUX DES BRONCHES.

A l'occasion des manifestations de la scrofule sur le tégument interne, j'ai déjà parlé du catarrhe en général et du catarrhe scrofuleux en particulier. Ce que j'ai dit alors est parfaitement applicable à la bronchite scrofuleuse.

Les partisans de la doctrine de l'irritation ont pensé que l'inflammation de la muqueuse des voies aériennes était le point de départ et la cause de la tuberculisation des ganglions bronchiques et de la phthisie pulmonaire ; mais l'observation n'a pas confirmé cette vue théorique. Il est aujourd'hui parfaitement démontré qu'un dépôt de tubercules peut s'effectuer dans le poumon aussi bien que dans les ganglions des bronches, sans avoir été précédé de l'inflammation de la muqueuse des voies aériennes.

Symptômes. — Le catarrhe scrofuleux des bronches débute, comme la bronchite vulgaire, par une titillation laryngée, suivie de toux, d'enrouement, avec dyspnée plus ou moins forte, ou bien par le coryza, qui ne tarde pas à se propager des fosses nasales à la muqueuse gutturo-bronchique. Ce début du catarrhe est accompagné souvent de malaise, de céphalalgie sus-orbitaire, d'inappétence et d'un mouvement fébrile. La période irritative est de courte durée ; en peu de jours, l'expectoration devient muqueuse et puriforme. Il y a souvent de l'oppression et même de la suffocation, surtout chez les enfants. La fièvre est nulle ou existe à peine. La durée de cette affection est le plus souvent assez longue ; ses retours sont fréquents et ordinairement provoqués par le froid humide.

Caractères de la lésion. — Vascularité de la muqueuse laryngo-trachéale et bronchique, qui est rouge, épaissie, mamelonnée, ulcérée, enduite d'un mucus puriforme ; — les tuyaux bronchiques sont alternativement rétrécis et dilatés. Les ganglions bronchiques sont rouges, hypertrophiés, ramollis, quelquefois infiltrés de tubercules.

Causes. — La cause la plus ordinaire du rhume se trouve dans le passage du chaud au froid, par suite des transitions brusques de température, ou dans l'action d'une constitution atmosphérique spéciale. Ces causes agissent indistinctement sur tous les tempéraments, sur toutes les *diathèses*. (Je demande qu'on me permette de me servir encore une fois de cette expression pour désigner les sujets qui sont actuellement sous l'empire d'une maladie constitutionnelle.) Le rhume occasionné par l'action du froid humide, chez les scrofuleux, pourra se comporter chez eux comme chez les sujets sains ou non scrofuleux, parcourir dans le même temps toutes ses périodes, et dès lors ce ne sera qu'un simple catarrhe; mais s'il se prolonge indéfiniment, s'il s'accompagne d'une expectoration muqueuse abondante ; si, malgré sa généralisation et la dyspnée qu'il occasionne, il n'est suivi que de phénomènes réactionnels très légers, ce ne sera plus une simple bronchite, mais une bronchite scrofuleuse.

Le catarrhe scrofuleux des bronches peut atteindre tous les âges, mais on l'observe plus souvent dans l'enfance et dans la vieillesse que dans l'âge adulte. Le tempérament lymphatique prédispose à cette affection. Quant au sexe, des relevés statistiques démontrent qu'il est plus fréquent chez les garçons que chez les filles.

L'habitation dans un endroit humide, la privation d'air et de lumière, peuvent aussi être comptées au nombre des causes prédisposantes du catarrhe bronchique.

Diagnostic. — La question du diagnostic se réduit ici à établir : 1° le diagnostic différentiel du catarrhe; 2° à reconnaître sa nature scrofuleuse.

On ne confondra pas le catarrhe bronchique avec la pneumonie ou la pleurésie. La sonoréité du thorax et l'existence des râles vibratoires, bientôt remplacés par les râles bulleux, l'absence de point de côté, de fièvre intense, etc., sont des signes qui ne permettent pas une pareille erreur. Le croup, l'angine diphthérique, ont des caractères propres qui les font reconnaître.

Le diagnostic de la nature de l'affection offre plus de difficultés. Comment distinguera-t-on le catarrhe scrofuleux des bronches, du catarrhe simple et des autres catarrhes constitutionnels?

Le catarrhe simple est sporadique ou épidémique. Dans le premier cas, la marche est régulière, et, dans un espace de temps qui varie de quelques jours à quelques semaines, il a parcouru toutes ses périodes; dans le second cas, l'affection catarrhale est accompagnée de cet abattement, de ce brisement des forces qui caractérise toutes les maladies épidémiques. Rien de semblable dans le catarrhe scrofuleux, qui, après deux ou trois jours, se caractérise par une expectoration abondante de mucosités, avec oppression, suffocations intermittentes, état apyrétique, conservation de l'appétit, marche lente et longue durée de l'affection.

Le catarrhe dartreux se distingue par la longue durée de la période irritative (*catarrhe sec* de Laennec), par les accès d'asthme, sa marche plus ou moins saccadée, ses alternances avec les éruptions cutanées.

Le catarrhe pulmonaire arthritique se caractérise par une expectoration claire, visqueuse, filante (*phthisie pituiteuse* de J. Frank), par la durée de la sibilance, par l'oppression, la fièvre dans l'état aigu, l'intensité des phénomènes sympathiques, ses rapports avec l'arthropathie et la myodinie rhumatismales.

Pronostic. — Le catarrhe scrofuleux des bronches se termine le plus souvent par la guérison ; il n'entraîne pas autant de danger qu'on pourrait le croire, en ne tenant compte que de certains phénomènes, comme l'extension de l'inflammation à tout l'arbre bronchique, et les accès de suffocation auxquels il donne lieu.

Traitement. — Les émissions sanguines sont en général contre-indiquées dans le traitement de la bronchite scrofuleuse. Dans quelques cas, on se trouve bien de l'application de ventouses scarifiées sur les côtés de la colonne dorsale.

J'ai fréquemment employé, à titre de révulsifs, de petits vésicatoires volants sur les parois du thorax, ou des frictions avec l'huile de croton sur la région sternale.

Le moyen par excellence, chez les enfants qui ont la *poitrine grasse*, c'est-à-dire qui sont atteints de bronchite scrofuleuse, c'est l'ipécacuanha, à la dose de 30 à 60 centigrammes. On provoque trois ou quatre vomissements tous les jours ou tous les deux jours à l'aide de cet agent. Le kermès peut aussi rendre de grands services. On agit sur l'intestin avec les purgatifs doux, comme la manne et l'huile de ricin.

On donne pour boisson une infusion béchique de fleurs pectorales, de bouillon blanc, ou mieux encore de lierre terrestre ou de polygala.

Tous ces moyens, qui sont spécialement dirigés contre l'élément catarrhal, ne doivent pas exclure une médication antiscrofuleuse. Nous avons, dans beaucoup de cas, employé l'huile de morue avec le plus grand avantage.

ART. X. — DE LA PHTHISIE SCROFULEUSE.

La plupart des auteurs aujourd'hui ont adopté l'opinion de Laennec sur la phthisie pulmonaire. Il ne faut, suivant eux, donner ce nom qu'à une seule maladie, anatomiquement caractérisée par la production de tubercules dans le parenchyme du poumon. C'est confondre la phthisie essentielle ou la diathèse tuberculeuse avec la scrofule, puisque la production de tubercules dans le poumon est une lésion commune à ces deux maladies.

Le lecteur connaît déjà notre manière de voir à ce sujet ; à la page 128 de cet ouvrage, nous avons exposé quelques-uns des signes à l'aide desquels on peut établir le diagnostic différentiel de la phthisie essentielle et de celle qui est symptomatique de la scrofule.

On doit, selon nous, appeler phthisie pulmonaire une affection du poumon aiguë ou chronique, le plus souvent chronique, se traduisant par la toux, l'expectoration muqueuse et purulente, l'amaigrissement graduel, la consomption, et anatomiquement caractérisée par le dépôt dans le parenchyme du poumon, sur la plèvre ou dans les ganglions bronchiques de productions tuberculeuses ou gommeuses.

Cette affection appartient à trois maladies, qui sont la phthisie essentielle, la scrofule et la syphilis. Il y a certainement une différence entre le tubercule et la gomme, mais cette différence n'existe réellement que dans l'analyse microscopique, et, dans certains cas de phthisie vénérienne très caractérisée, on a trouvé dans le poumon un mélange de gommes et de tubercules tel que l'on a pu se demander si le tubercule ne pourrait pas naître aussi sous l'influence de la diathèse syphilitique.

C'est à Richard Morton que nous devons cette division si importante de la phthisie en phthisie idiopathique et symptomatique.

Mais cet auteur a, suivant nous, trop multiplié le nombre des phthisies symptomatiques. Cette faute tient surtout à ce qu'il n'a donné qu'une définition incomplète du mot *phthisie* qu'il regarde comme synonyme de consomption. Je rejette la phthisie nerveuse, la phthisie chlorotique, la phthisie arthritique et rhumatismale, que Morton a prise pour l'asthme des goutteux, et l'endocardite des rhumatisants, la phthisie scorbutique, etc.

Ces réserves faites, je dois reconnaître qu'il a tracé de

main de maître le tableau de la phthisie scrofuleuse et même celui de la phthisie vénérienne.

M. Milcent est le seul, parmi les auteurs modernes, qui ait abandonné la doctrine de Laennec pour revenir à celle infiniment plus pratique de l'auteur anglais. Je me suis depuis longtemps rallié à la même doctrine, que je crois juste en théorie et suffisamment confirmée par les faits.

Symptômes. — La phthisie scrofuleuse survient rarement d'emblée, sans avoir été précédée d'autres affections de la scrofule.

Le plus souvent, elle est précédée d'écrouelles qui sont ou cicatrisées depuis longtemps lorsque se montrent les premiers symptômes de la phthisie, ou qui sont encore en pleine suppuration. D'autres fois les malades n'ont eu, comme premiers accidents de la scrofule, que des gourmes ou des ophthalmies. Mais, dans la plupart des cas, c'est pendant le cours de la scrofule osseuse (tumeurs blanches ou caries) que l'on voit apparaître les premiers signes de l'affection pulmonaire.

La phthisie scrofuleuse peut, à l'instar de la phthisie essentielle, être annoncée plus ou moins longtemps à l'avance par des bronchites scrofuleuses répétées ou par des hémorrhagies : l'épistaxis, l'hémoptysie, des règles abondantes, un flux hémorrhoïdal exagéré ; mais le plus souvent son début est presque latent, et l'examen attentif de la poitrine peut seul en révéler l'existence. Il n'y a ni fièvre, ni douleur, ni dyspnée bien grande, ni amaigrissement prononcé, ni diminution sensible des forces ; l'appétit est conservé. Cet état de choses peut durer des mois et même des années. Si l'on en croit Morton, le scrofuleux pourrait conserver ainsi dans le poumon, pendant toute la vie, des tubercules à l'état latent :

Aliqui enim (quoties scilicet tumores sunt crudi et inflammationi inepti) in phthisico statu, etsi valetudinario, a pueritia usque ad senectam œtatem degunt, una cum tussi fere continua, nocturna et diurna, æstiva et hyemali, gravitate pectoris, difficili et aliquatenus etiam asthmaticâ respiratione, sine ulla tamen sensibili febre, a minimo autem percepto frigore (cui etiam præter cœteros obnoxii sunt) copiose materiam phlegmaticam, vel serosam exspuere solent.

Le ramollissement des tubercules pulmonaires, chez les scrofuleux, ne s'annonce en général que par un changement survenu dans les signes physiques. La fièvre hectique, qui marque si bien le début de la deuxième période dans la phthisie essentielle, fait ici complétement défaut. La dyspnée n'est véritablement apparente qu'après un exercice actif. Cependant il y a de la toux et une expectoration purulente abondante, surtout le matin. La sueur pectorale est rare; les malades mangent, et l'embonpoint se conserve. Il est curieux de voir des sujets chez lesquels on constate, par la percussion et l'auscultation, de vastes cavernes dans les régions sous-claviculaires, jouir en apparence de tous les attributs d'une santé parfaite, aller dans le monde, vaquer à leurs occupations habituelles comme s'ils n'étaient pas malades. J'ai donné des soins à un jeune banquier atteint de phthisie scrofuleuse, chez lequel l'existence de vastes cavernes pulmonaires se conciliait avec un état de santé tel, qu'il a pu diriger lui-même ses affaires, recevoir le public, donner des signatures, rester à son bureau jusqu'à l'instant de la mort. Chomel, consulté quatre ou cinq ans avant le terme fatal, ne lui accordait que quelques semaines de vie.

Cette année même, j'ai conseillé les Eaux-Bonnes à une jeune demoiselle qui offre toutes les apparences d'une santé florissante, et qui n'en est pas moins atteinte d'une phthisie scrofuleuse, avec large caverne dans le poumon. La fièvre n'existe pas, il n'y a pas de sueurs nocturnes, pas de diarrhée ; l'appétit est conservé. Quelle différence avec la phthisie essentielle ! A cet âge, on sait combien marche vite cette dernière maladie, escortée par tous les symptômes de l'étisie tuberculeuse.

Cependant, à une période fort avancée du mal, la phthisie scrofuleuse se complique de diarrhée ; il survient de l'inappétence et même de l'anorexie ; les forces sont abattues, une petite fièvre s'allume, les extrémités sont infiltrées, le facies est pâle, les paupières sub-œdématiées ; le pouls est petit et fréquent ; la peau, sèche pendant le jour, se couvre d'une légère moiteur pendant la nuit ; elle prend parfois une teinte jaunâtre, bistre, très remarquable. Le malade ne tarde pas à succomber à la suite d'une agonie fort courte.

Marche, durée, terminaisons. — Comme on le voit, la phthisie scrofuleuse a généralement une marche lente et une durée fort longue. La forme particulière de phthisie dite *phthisie aiguë* appartient le plus souvent à la maladie diathésique, c'est-à-dire à la phthisie idiopathique de Morton. Toutefois la phthisie scrofuleuse peut aussi affecter cette forme dans certains cas déterminés. C'est ce qui arrive lorsqu'une affection de peau de nature scrofuleuse a été brusquement et imprudemment supprimée par un traitement inopportun. J'en ai cité un cas bien remarquable, celui d'une jeune fille affectée d'un eczéma scrofuleux qui fut traité par la liqueur de Fowler à doses assez élevées. L'eczéma disparut promptement, mais à peine cette jeune fille était-elle guérie de l'affection cutanée, qu'elle fut prise d'une phthisie galopante à laquelle elle a promptement succombé.

Morton avait sans doute été témoin de faits semblables, lorsqu'il a écrit ces lignes :

Quoties vero ista tubercula magis calida sunt atque inde celeri inflammationi et ulcerationi magis obnoxia, scrofulosa ista phthisis est peracuta et paucorum mensium, et a communi phthisi quoad curandi rationem parum differt. Neque aliud prognosticon in hac, quam in alia phthisi habendum est; quod scilicet varium est secundum gradum et progressum morbi uti antea diximus. Hujusmodi phthisin acutam a scabie scrofulosa suppressa ortam haud raro observavi, veluti prior phthisis magis chronica, invadere solet eos qui tumoribus frigidis glandularum obnoxii fuerint.

La durée de la phthisie scrofuleuse est indéterminée ; elle varie de quelques mois à dix ans et plus.

Est-elle susceptible de guérison ? Pour moi, cela ne fait aucun doute. J'ai vu des scrofuleux atteints de tubercules pulmonaires ramollis, et même de cavernes, guérir par l'emploi longtemps prolongé des toniques et de l'huile de foie de morue.

La mort est cependant la terminaison la plus commune de cette affection. Elle a lieu par les progrès de la phthisie, ou accidentellement par l'asphyxie que détermine la compression des bronches, due à des ganglions bronchiques dégénérés, infiltrés de tubercules, ou à des masses tuberculeuses déposées à la surface des divisions bronchiques.

La mort est quelquefois hâtée par une pleurésie cachectique ou par l'ouverture d'un foyer tuberculeux dans l'une des cavités pleurales.

Caractères de la lésion. — A l'autopsie des sujets qui ont succombé à la phthisie scrofuleuse, on trouve le poumon plus ou moins farci de tubercules. Le plus souvent il existe des cavernes plus ou moins larges et anfractueuses, en partie remplies de matière tuberculeuse ; le tubercule est quelquefois déposé en masses plus ou moins considérables à la face externe et parfois même à la face interne de la plèvre.

Les ganglions bronchiques, dans bon nombre de cas, surtout chez les enfants, sont rouges, ramollis, hypertrophiés, infiltrés de tubercules ; ils peuvent même devenir le siége de cavernes que l'on voit, dans quelques cas, communiquer avec les bronches par des ouvertures plus ou moins larges. — Dans la plupart des cas, on rencontre des adhérences des deux plèvres.

En général, il n'existe de tubercules que dans un seul poumon, ce qui peut expliquer jusqu'à un certain point la bénignité des symptômes et la longue durée de la maladie.

Dans les symptômes et la marche de la phthisie scrofuleuse, j'ai signalé quelques caractères qui la distinguent de la phthisie essentielle ; trouve-t-on de même quelques particularités dans les lésions anatomiques?

Ce triple siége topographique de la lésion du parenchyme pulmonaire, des ganglions bronchiques et de la séreuse est en général propre à la phthisie scrofuleuse, mais il n'est pas constant.

Les tubercules sont plus gros, en masses plus compactes, plus crus et moins propres à exciter l'inflammation des milieux ambiants dans la scrofule que dans la phthisie essentielle.

Le tubercule scrofuleux renferme plus de principes gras

dans sa composition élémentaire, toute proportion gardée, que le tubercule idiopathique.

Mais les caractères les plus importants se tirent de la coexistence des lésions dans les autres appareils.

Dans la phthisie essentielle, avec le tubercule pulmonaire, on trouve les ulcérations laryngées et trachéales, la tuberculisation par plaques de l'intestin grêle.

Dans la phthisie scrofuleuse, ces lésions n'existent pas le plus ordinairement, mais on rencontre communément l'infiltration tuberculeuse des glandes cervicales, la même altération dans les glandes du mésentère, l'anémie jaunâtre de la substance corticale des reins.

D'autres altérations anatomiques paraissent communes aux deux phthisies, comme le foie gras, le ramollissement et les ulcérations de la muqueuse du gros intestin.

Il est une lésion que nous rattachons à la phthisie scrofuleuse, parce qu'on l'a vue coexister avec des tubercules pulmonaires, et que, quand elle est isolée, sa symptomatologie se confond avec celle de la phthisie ; je veux parler de l'abcès du poumon. Quelquefois ces collections purulentes, qui offrent tous les caractères des abcès froids profonds, se trouvent situées au milieu du parenchyme pulmonaire; mais le plus souvent ce sont des kystes qui ont leur siége sous la plèvre ou entre les lobes du poumon. J'ai donné des soins à une jeune femme née de parents phthisiques, ayant eu elle-même des écrouelles cervicales dans son enfance, qui portait dans un endroit du poumon inaccessible à la percussion et à l'auscultation une poche se remplissant de pus et se vidant tous les cinq ou six mois par rupture dans les bronches. Cette femme vécut ainsi plusieurs années, rendant chaque fois par le *vomissement* et l'expectoration au moins un plein verre de pus, tout à fait pareil au pus du phlegmon ordinaire. Après l'évacuation de la poche, la malade recouvrait une santé en apparence parfaite. Elle mourut tout à coup asphyxiée, rendant un flot de pus par la bouche. Vraisemblablement le kyste s'était cette fois fait jour par une large perforation, et le pus, s'échappant tout d'un coup en trop grande quantité, avait rempli les bronches et empêché l'air de pénétrer dans les poumons. Malheureusement il m'a été impossible d'en faire l'autopsie.

Causes. — Toutes les causes qui favorisent le développement de la phthisie ordinaire peuvent aussi provoquer celui de la phthisie scrofuleuse; mais la cause essentielle, nécessaire, c'est la scrofule elle-même, à laquelle se rattache, comme symptôme, la phthisie scrofuleuse.

Cette affection peut survenir à tout âge. Je l'ai plus fréquemment observée chez l'adulte que chez l'enfant ou chez l'adolescent; elle m'a paru plus fréquente chez l'homme que chez la femme.

La répercussion des exanthèmes doit figurer en première ligne parmi les causes occasionnelles de cette affection.

Sémiotique. — *Diagnostic.* — La lésion primitive est ici le tubercule, et, dans quelques cas rares, l'abcès du poumon.

Le tubercule se reconnaît par les antécédents, les signes physiques et les signes rationnels de la tuberculisation. Je n'ai pas à m'occuper de ce point particulier du diagnostic, que l'on trouve parfaitement développé dans tous les livres où il est question de la phthisie pulmonaire.

Une autre question importante se rattachant au tubercule est celle du siége. On sait, en effet, que le tubercule scrofuleux peut avoir son siége à la face externe ou interne de la plèvre, dans le lobe supérieur ou inférieur du poumon, dans le médiastin antérieur, dans les ganglions bronchiques qui adhèrent à la trachée, aux bronches, aux vaisseaux pulmonaires, aux nerfs pneumogastriques, etc. Or, il est quelquefois possible, à l'aide de signes particuliers, qui résultent surtout de la compression exercée par les tubercules sur les organes du voisinage, d'arriver à préciser chacun de ces différents siéges. Le lecteur qui voudra connaître l'état actuel de la science sur ce sujet n'aura qu'à consulter l'excellent traité de MM. Rilliet et Barthez sur les maladies des enfants.

Quant à la vomique proprement dite ou à l'abcès froid du poumon, on ne peut arriver à son diagnostic que par exclusion, et en tenant compte des antécédents scrofuleux du sujet, des maladies antérieures, comme la pleurésie, du mode et de la nature de l'expectoration.

L'affection générique, la phthisie pulmonaire, peut être confondue avec la bronchite et la pleurésie chroniques, le cancer du poumon, les acéphalocystes.

Les signes stéthoscopiques bien étudiés pourront éclairer suffisamment le diagnostic différentiel de la phthisie pulmonaire, de la bronchite et de la pleurésie.

Le cancer et les acéphalocystes du poumon sont des maladies rares, qui diffèrent par la marche, par les signes physiques et par les symptômes rationnels, de la phthisie pulmonaire.

La question qui mérite le plus d'attirer ici toute notre attention est bien certainement celle de la nature de la phthisie.

A quels signes reconnaîtrons-nous ces trois phthisies pulmonaires : diathésique ou essentielle, scrofuleuse ou constitutionnelle, syphilitique ?

On reconnaît la phthisie diathésique aux signes tirés de l'hérédité, de la conformation des sujets : poitrine étroite, épaules ailées, col allongé, injection des pommettes, etc. ; à l'absence d'antécédents scrofuleux, à la marche relativement rapide de l'affection, à l'amaigrissement, à la fièvre, aux sueurs, tous symptômes qui surviennent plus tôt que dans la phthisie scrofuleuse ; à la laryngite, à l'entérite, à la diarrhée prématurée, aux palpitations, etc.

Dans la phthisie scrofuleuse, on arrive au diagnostic par la connaissance des antécédents, par l'examen de la conformation et de la constitution du sujet : poitrine aplatie d'avant en arrière, pâleur et flaccidité des chairs, extrémités froides, etc. ; par la marche lente de l'affection, la conservation des forces, de l'appétit, de l'embonpoint, qui contraste avec les lésions graves que l'on découvre dans le poumon, à l'aide de la percussion et de l'auscultation.

Enfin, dans la phthisie syphilitique, l'affection a été précédée de syphilides ; elle est quelquefois accompagnée de nodus, d'exostoses, de gommes cutanées et sous-cutanées, de laryngite syphilitique, de douleurs nocturnes. L'affection a généralement une marche lente, et, comme dans la phthisie scrofuleuse, les graves désordres que l'on constate dans la poitrine forment un contraste frappant avec la bénignité des symptômes. Ajoutons encore que le traitement, par les résultats satisfaisants qu'il donne, vient rétrospectivement éclairer le diagnostic.

Pronostic. — La phthisie scrofuleuse est une affection grave et mortelle dans le plus grand nombre des cas. Toutefois on peut affirmer qu'elle est relativement moins grave que la phthisie essentielle. Elle peut se terminer par la guérison, avec cicatrisation des cavernes pulmonaires. Je suis convaincu que le plus grand nombre d'observations rapportées par les auteurs de phthisie guérie ont trait à des phthisies de nature scrofuleuse.

Si la phthisie scrofuleuse affecte une marche rapide, on peut assurer, sans crainte d'erreur, qu'elle se terminera d'une manière fatale.

Le siége et la nature du produit morbide influencent le pronostic.

Le tubercule des ganglions bronchiques est, toutes choses égales d'ailleurs, moins grave que le tubercule sous-pleural ou intra-pleural, que le tubercule pulmonaire.

L'abcès froid dans le poumon ou entre les lobes du poumon est une lésion relativement moins grave que l'affection tuberculeuse.

Traitement. — Tant qu'il n'y a pas complication de colite ulcéreuse, l'huile de morue est indiquée et peut amener les plus heureux résultats dans le traitement de la phthisie scrofuleuse. Une diarrhée persistante contre-indique l'emploi de cet agent thérapeutique.

Les toniques sont en général fort utiles, et peuvent être employés concurremment avec l'huile de morue. Parmi les toniques, on choisira de préférence le quinquina et le fer.

Je donne fréquemment le sirop d'iodure de fer, que j'associe à l'huile de morue. L'expérience m'a démontré qu'il valait mieux, pour la cure de la phthisie, rester dans des doses modérées d'huile de morue (60 à 80 grammes par jour) que d'en augmenter graduellement les doses, comme je le conseille dans le traitement de la scrofule osseuse.

J'ai administré, avec beaucoup d'avantage, la teinture d'*arum triphyllum*. Certains malades, qui refusaient obstinément de prendre l'huile de morue, ont été notablement améliorés par l'usage de l'*arum* à la dose de 15 à 45 grammes par jour.

On obtient quelquefois de bons effets des balsamiques et notamment des pilules de Morton, que l'on peut donner à la dose de 4 à 12 ou 15 par jour.

C'est particulièrement dans la cure de la phthisie scrofuleuse que l'on est en droit de conseiller les eaux thermales. Enghien et Pierrefonds ne sauraient être préférés qu'à cause de leur proximité de la capitale, car nous croyons Saint-Honoré et mieux encore Bonne ou Saint-Sauveur plus convenables pour les malades atteints de phthisie scrofuleuse. Avec l'appareil pulvérisateur de M. le docteur Sales-Girons et celui de M. Mathieu (de la Drôme) on peut, jusqu'à un certain point, se dispenser d'envoyer les malades aux sources thermales, en leur donnant dans le lieu de leur résidence, tous les bains d'eau minérale dont ils peuvent avoir besoin. Assurément on ne remplacera jamais par ces appareils les établissements thermaux : l'eau minérale transportée n'a plus les mêmes propriétés que l'eau prise à la source même ; elle doit agir différemment sous un climat différent. Les distractions, le voyage, l'éloignement des occupations, contribuent d'ailleurs au succès des thermes ; mais il n'est pas donné à tout le monde de pouvoir se rendre aux eaux, et chez les malades qui sont retenus par leurs affaires ou par d'autres motifs, on doit se féliciter d'avoir en sa possession un moyen de leur administrer, à l'extérieur aussi bien qu'à l'intérieur, les eaux qui leur conviennent.

On a conseillé, dans le traitement de la phthisie en général et de la phthisie scrofuleuse en particulier, des frictions avec une pommade iodurée ou des badigeonnages d'iode sur les parois thoraciques, sur les régions axillaires et sur celles qui correspondent aux parties du poumon tuberculisées. On a également conseillé des fumigations de goudron ou d'iode. J'attache fort peu d'importance à ces moyens, sur lesquels il ne faut pas compter.

Pour compléter la thérapeutique de la phthisie scrofuleuse, il faudrait faire connaître tous les moyens que réclame chaque symptôme en particulier : la toux, la dyspnée, l'insomnie, la diarrhée, etc.; mais évidemment il n'y a là rien de spécial à la phthisie scrofuleuse, et je croirais m'écarter du but que je me suis proposé en entrant sur le domaine de la phthisie en général.

ART. XI. — DU CATARRHE SCROFULEUX DES INTESTINS.

Le catarrhe scrofuleux des intestins a été admis par tous les bons observateurs, et décrit par beaucoup d'auteurs sous le nom de *diarrhée pituiteuse* ou *muqueuse*.

Il ne faut pas confondre cette affection avec la colite ulcéreuse cachectique, qui fait partie du cortége de la cachexie scrofuleuse.

Symptômes. — Le catarrhe scrofuleux des intestins fait irruption à tout âge, mais on l'observe plus particulièrement chez les enfants. La diarrhée symptomatique d'une dentition laborieuse se transforme souvent, chez les enfants scrofuleux, en un véritable catarrhe des intestins, qui n'est plus entretenu que par la diathèse scrofuleuse.

Le ventre est tuméfié, peu sensible à la pression ; il donne partout un son clair à la percussion. Les selles ne sont pas très fréquentes, mais elles sont liquides, gélatineuses ou glaireuses d'abord, et deviennent plus tard puriformes. L'appétit est le plus souvent conservé, les malades mangent quelquefois comme s'ils étaient dans un état de santé parfaite ; la langue est ordinairement couverte d'un enduit muqueux ; les forces se conservent, l'amaigrissement ne fait pas de notables progrès. La diarrhée, après avoir duré pendant quelque temps, se supprime assez souvent pour être remplacée par une autre affection scrofuleuse, un eczéma impétigineux, une conjonctivite, de l'otorrhée ; puis, au bout de quelques semaines ou de quelques mois, elle reparaît avec les mêmes caractères. Si le catarrhe devient permanent, il entraîne à sa suite l'hypertrophie et la dégénérescence tuberculeuse des ganglions mésentériques, ou bien les malades maigrissent ; la peau devient sèche, écailleuse ; le foie s'hypertrophie en s'infiltrant de matières grasses ; l'urine est albumineuse ; il y a de la bouffissure faciale, de l'œdème des extrémités. Le malade meurt avec tous les signes de la cachexie scrofuleuse.

Caractères de la lésion. — Injection, épaississement et ramollissement de la muqueuse de l'intestin grêle ; — ulcérations variables de siége, de nombre, de forme et d'étendue ; — hypertrophie et ramollissement des ganglions mésentériques. — On trouve, à l'autopsie, les caractères anatomiques de la cæco-colite ulcéreuse, qui vient toujours compliquer le catarrhe scrofuleux des intestins dans les dernières périodes de l'affection.

Causes. — Aucun âge n'en est à l'abri, et on l'observe aussi fréquemment sur un sexe que sur l'autre. La dentition y prédispose et les purgatifs répétés, les écarts de régime, les fruits avariés, tous les aliments de mauvaise qualité ou pris en trop grande quantité, les entozoaires, etc., sont autant de causes qui favorisent le développement de cette affection.

Diagnostic. — Rien n'est plus difficile, en pratique, que

d'établir le diagnostic de la diarrhée au point de vue de l'affection et de la nature de l'affection.

La diarrhée scrofuleuse est une inflammation catarrhale de la muqueuse intestinale qui, par la nature des déjections, ne sera confondue ni avec le flux bilieux, ni avec le flux sanguin, ni encore avec l'écoulement du pus par l'anus, à la suite de la rupture d'un abcès profond dans le canal intestinal.

Mais à quels signes reconnaîtrons-nous l'existence d'un catarrhe scrofuleux ? L'engorgement des glandes mésentériques n'existe pas toujours, et, dans beaucoup de cas, il existe sans que l'on puisse le reconnaître par le palper abdominal.

Le foie gras et la néphrite albumineuse décèlent sans doute la nature scrofuleuse de la diarrhée; mais ces lésions ne surviennent que tardivement et à une époque où il importe peu d'établir le diagnostic, parce que la thérapeutique est alors généralement impuissante.

Il faut se fonder, pour établir le diagnostic, sur la constitution du malade, sur ses antécédents, sur la persistance et les retours de l'affection catarrhale, sur la nature des déjections alvines, qui sont puriformes, sur la coexistence des autres affections.

Pronostic. — L'affection guérit parfaitement si elle est convenablement traitée dès le début; mais, à une époque avancée, elle est d'autant plus grave qu'aucune médication ne peut être tolérée. Les astringents et les toniques ne font qu'augmenter la diarrhée.

Traitement. — L'hygiène doit avant tout fixer l'attention du praticien appelé près d'un enfant atteint de diarrhée scrofuleuse.

Il est quelquefois utile de suspendre l'allaitement naturel ou artificiel, pour le remplacer par du bouillon ou des potages gras. L'habitation dans un endroit sec, bien aéré, exposé au midi, sera particulièrement recommandée. On conseillera des vêtements de laine ou de flanelle, de la flanelle sur le ventre. Le malade sera tenu de boire et de manger chaud.

On a conseillé les astringents, l'eau de riz édulcorée avec le sirop de coings ou de grande consoude, l'alun, le ratanhia, le diascordium, le sous-nitrate de bismuth qui agit sur la muqueuse intestinale à la manière de la poudre d'amidon sur la peau ; mais ces moyens n'ont qu'un succès éphémère ; ils arrêtent momentanément la diarrhée, qui ne tarde pas à reparaître.

L'emploi des vomitifs et des purgatifs est quelquefois suivi d'un succès marqué ; mais, si l'on insiste trop sur cette médication, on augmente la diarrhée au lieu de la tarir.

J'ai vu, dans quelques cas, réussir le sirop de fer et l'huile de morue ; plus souvent ces agents ne font qu'augmenter la diarrhée scrofuleuse.

Les médicaments que j'ai employés avec le plus d'avantage sont l'iode en teinture ou en solution aqueuse, et le perchlorure de fer dans une potion appropriée.

On administre la teinture d'iode depuis quatre ou cinq gouttes jusqu'à douze ou quinze par jour dans de l'eau sucrée. Le perchlorure se donne dans un julep, depuis 25 centigrammes jusqu'à 50 chez les enfants, jusqu'à un gramme chez les adultes.

ART. XII. — DU CARREAU.

(Phthisie abdominale ou mésentérique.)

Les auteurs anciens, uniquement guidés par les symptômes, ont confondu, sous le nom de *carreau*, des affections qui n'ont de commun que la tuméfaction et la dureté du ventre. Pour les auteurs modernes, le carreau n'est que l'infiltration ou la dégénérescence tuberculeuse des ganglions mésentériques. C'est trop étendre d'une part, c'est trop restreindre de l'autre la signification du mot *carreau*. Selon nous, le carreau dépend toujours de la scrofule, et dans sa définition il est nécessaire de faire entrer, comme élément principal, ce caractère d'être une affection exclusivement scrofuleuse. Nous ne pouvons pas dire que le carreau est la tuberculisation du mésentère, car cette dernière peut se rencontrer dans la phthisie essentielle et dans la scrofule à titre de simple lésion (*carreau latent*), et non à titre d'affection.

Nous définirons le carreau une affection chronique de la scrofule abdominale, anatomiquement caractérisée par la ganglite et la tuberculisation mésentériques, plus rarement par des abcès froids développés dans le tissu cellulaire sous-péritonéal, amenant l'amaigrissement, l'augmentation graduelle du volume et de la dureté du ventre, la diarrhée et les autres symptômes de la cachexie scrofuleuse.

Partie nosographique. — *Symptômes.* — Le changement de caractère, un trouble particulier des fonctions digestives et l'amaigrissement sont les premiers symptômes du carreau. L'enfant perd l'appétit, éprouve parfois de la répugnance pour les aliments. Toutefois, on observe beaucoup d'irrégularités sous ce rapport : ainsi, dans quelques cas rares, il y a non-seulement de l'anorexie, mais même des vomissements ; d'autres fois, il existe une faim dévorante, et le plus souvent peut-être l'anorexie alterne avec la boulimie. En un mot, l'appétit est extrêmement capricieux. La langue est le plus souvent muqueuse, blanchâtre. Assez habituellement, dès le début du carreau, il y a de la diarrhée ; dans quelques cas, la diarrhée alterne avec la constipation.

Le petit malade est morose, triste, abattu, languissant. Le facies est pâle. Baumes a noté spécialement la pâleur de la caroncule lacrymale. La peau est sèche, quelquefois écailleuse. Au début, il y a apyrexie ; mais, au bout de quelque temps, la fièvre se prononce avec tous les caractères propres à la fièvre hectique. L'amaigrissement fait de sensibles progrès.

Le ventre est ordinairement tuméfié dès le début du carreau, mais cette intumescence qui dépend d'une accumulation considérable de gaz dans l'intestin, ne doit pas être confondue avec la tuméfaction proéminente et dure que l'on observe surtout dans les dernières périodes de la maladie, et qui est un effet du développement des masses tuberculeuses occupant le mésentère.

En général, l'enfant atteint de carreau n'accuse pas de douleurs violentes ; cependant il est rare qu'il parcoure toutes les périodes de la maladie sans éprouver de souffrance abdominale, tantôt sur un point, tantôt sur un autre : de là sans doute la division admise par Guersant de carreau *indolent* et de carreau *douloureux*. La pression sur le ventre ne provoque de la douleur que quand elle est un peu forte ; elle est plus douloureuse à l'époque du ramollissement des tubercules. Quant aux coliques qui ont leur siége sur le trajet du gros intestin, elles tiennent à la complication assez fréquente de la cæco-colite ulcéreuse avec le carreau.

A une période avancée, le ventre est dur et gros, et cette intumescence contraste singulièrement avec l'extrême émaciation des membres. On voit quelquefois à la surface de l'abdomen les veines très dilatées. Par la palpation, on sent, sinon toujours, du moins dans le plus grand nombre des cas, des tumeurs dures, bosselées, occupant les environs de l'ombilic, et, dans quelques cas plus rares, la fosse iliaque ou les côtés de l'abdomen.

La nature des selles est variable; assez souvent grises, argileuses, elles sont quelquefois blanchâtres, contiennent de la graisse sous forme de grumeaux. Elles sont souvent très fétides sur la fin de la maladie.

Les urines sont plus ou moins épaisses, chargées de sels calcaires et de mucus.

Enfin, dans la dernière période du carreau, on voit assez souvent survenir l'infiltration des paupières, l'œdème des jambes et l'ascite.

Marche, durée, terminaisons. — Le carreau affecte toujours une marche lente; il met des mois et même des années à parcourir toutes ses phases. On l'a divisé en trois périodes, mais cette division ne repose sur aucun caractère fixe. La seule division admissible est celle de carreau commençant et de carreau confirmé. Dans le carreau commençant, il y a souplesse, distension gazeuse du ventre, amaigrissement, alternatives de constipation et de diarrhée, peu ou pas de fièvre; dans le carreau confirmé, dureté du ventre; on sent les tumeurs du mésentère par le palper abdominal; la diarrhée est incoercible; le pouls est petit et fréquent; il y a de l'œdème des membres inférieurs, de l'épanchement péritonéal.

Le carreau se termine habituellement par la mort, exceptionnellement par le retour à la santé ; dans ce dernier cas, ou les tubercules passent à la transformation crétacée, ou, ramollis, ils sont évacués, soit par le tube digestif, à la suite d'une adhérence du foyer tuberculeux avec l'intestin et d'une perforation de ses parois, soit, mais beaucoup plus rarement, à la suite d'une adhérence de la caverne avec la paroi antérieure de l'abdomen, qui se trouve également perforée de dedans en dehors par le foyer tuberculeux.

Caractères de la lésion. — On trouve dans le ventre, au devant de la colonne vertébrale, sur la ligne d'insertion du mésentère, une tumeur qui peut varier du volume du poing ou seulement d'une grosse noix à celui d'une tête de fœtus ; cette tumeur est bosselée et formée par des masses tuberculeuses agglomérées. Si on les incise, on voit qu'elles sont constituées par du tubercule cru, jaunâtre, opaque, ramolli ou non vers le centre. Quelquefois il existe des foyers de suppuration tuberculeuse enkystés. Les ganglions sont hypertrophiés ou atrophiés, plus rouges ou plus pâles que dans l'état normal, ramollis ou indurés, transformés parfois en tissu fibro-plastique. Il existe, de plus, des ulcérations dans le gros intestin, souvent des tubercules péritonéaux, mais rarement de la péritonite tuberculeuse.

Les masses tuberculeuses ne siégent pas toujours dans le mésentère, elles peuvent occuper tous les points de la cavité abdominale ; on les rencontre dans les mésocôlons, dans l'épiploon gastro-hépatique, dans la scissure du foie, dans les fosses iliaques internes, au-devant des reins, sous la rate ou sous le foie. Cela s'observe surtout chez les adultes. On voit encore, chez ces derniers, la phthisie abdominale bien souvent constituée par des abcès froids plus ou moins étendus, qui ont leur siége sous le cæcum (pérityphlite), au-dessous du foie ou de la rate, sous le diaphragme. Ces abcès peuvent coexister avec une dégénérescence des ganglions mésentériques.

Enfin, le carreau, qui est rare chez l'adulte, est bien souvent remplacé, chez ce dernier, par des tumeurs de l'ovaire, du foie, de la rate, des reins, de nature simplement tuberculeuse et plus souvent constituées par des produits mixtes ; mais comme ces différentes lésions peuvent appartenir à plusieurs splanchnopathies constitutionnelles, il n'en sera nullement question ici.

Le diagnostic différentiel de toutes ces lésions, considérées au point de vue de leur origine diathésique ou constitutionnelle, est un sujet plein d'intérêt, mais qui exige de nouvelles recherches et ne peut être convenablement traité dans l'état actuel de la science.

Dans le carreau scrofuleux on trouve, comme lésions concomitantes, l'injection, la vascularisation de la muqueuse intestinale, des ulcérations plus ou moins nombreuses dans le gros intestin, fort rarement des ulcérations tuberculeuses des plaques de Peyer, qui se rencontrent plus particulièrement dans la phthisie essentielle; quelquefois perforation de l'intestin, et par suite communication d'une caverne mésentérique avec la cavité intestinale.

Des tubercules peuvent aussi exister dans les autres organes de l'abdomen; on en trouve parfois sur le péritoine mais la péritonite tuberculeuse, telle que nous l'avons décrite est une complication rare du carreau, bien que sa symptomatologie ait été confondue avec celle de cette dernière affection.

Il est rare qu'à l'autopsie des sujets qui ont succombé à la phthisie mésentérique, on ne trouve pas des tubercules dans le poumon, à un degré plus ou moins avancé d'évolution.

Enfin, comme dans la phthisie pulmonaire scrofuleuse, les reins sont habituellement anémiés et le foie plus ou moins infiltré de graisse.

Partie étiologique. — Le carreau s'observe surtout dans l'enfance. Il résulte des relevés statistiques de MM. Rilliet et Barthez que cette affection est plus fréquente entre cinq et dix ans qu'à toute autre époque du jeune âge. Dans un âge plus avancé, de vingt à quarante ans par exemple, la phthisie scrofuleuse abdominale ne se localise pas aussi exclusivement sur les glandes du mésentère. Les tumeurs tuberculeuses que l'on trouve alors ont pour siége la face inférieure du foie, les régions ovarique et rénale, la fosse iliaque, les mésocôlons.

La mésentérite scrofuleuse est plus fréquente chez les garçons que chez les filles.

Quelques auteurs ont fait jouer un rôle important aux causes mécaniques dans le développement du carreau. Les coups, les chutes sur la région lombaire, les langes trop serrés, les corsets, ont été mentionnés dans l'étiologie de cette affection.

On a aussi compté, au nombre de ses causes, l'alimentation insuffisante ou de mauvaise qualité, les farineux, les bouillies, la privation d'air et de lumière, l'abus des purgatifs. Toutes ces influences peuvent sans doute agir comme causes provocatrices de cette affection, mais elles ne sont pas particulières au carreau.

On a apprécié de différentes manières l'influence des causes pathologiques. L'observation apprend que le carreau est souvent précédé, plus ou moins longtemps à l'avance, de catarrhe intestinal, qu'il se montre fréquemment à la suite des fièvres éruptives ou des fièvres continues. Or, dans ces cas, l'entérite a-t-elle directement provoqué l'adénite mésentérique et par suite la dégénérescence tuberculeuse des ganglions enflammés? Ne vaut-il pas mieux admettre que, dans beaucoup de cas, le tubercule spontanément développé dans les glandes agit sur elles comme corps étranger, en provoque l'inflammation, laquelle se propage ensuite à l'intestin correspondant? Ces questions, la plupart du temps insolubles, n'ont aucun intérêt pratique. Pour nous, le catarrhe, le carreau, la péritonite tuberculeuse, sont trois affections qui toutes trois reconnaissent avant tout une cause principale, la *diathèse* scrofuleuse; les autres influences ne sont que des causes tout à fait accessoires.

Partie sémiotique. — D'après ce que nous venons de dire, on voit que, pour nous, la lésion primitive, élémentaire, dans le carreau, peut être : 1° le tubercule, 2° la ganglite, 3° l'abcès froid, 4° un produit mixte.

Est-il possible d'arriver, par les symptômes, à préciser chacune de ces lésions pendant la vie? Dans beaucoup de cas, on peut diagnostiquer la nature et le siége du tubercule.

Le tubercule mésentérique, quand il forme des masses considérables dans le mésentère, se reconnaît, ainsi que nous l'avons dit, par le toucher abdominal. On peut joindre à ce signe ceux que l'on tire de l'existence de veines abdominales dilatées et de tubercules sur d'autres points du corps, dans les ganglions du cou, dans le poumon.

Les bosselures noueuses, marronnées, qui forment, par leur agglomération, les tubercules du mésentère, pourraient être confondues avec des masses tuberculeuses ou cancéreuses situées sur d'autres points de la cavité abdominale ; mais il faut se rappeler que ces bosselures occupent toujours l'ombilic et plutôt la région sus-ombilicale que la région sous-ombilicale.

Par la compression qu'elles exercent sur les organes avoisinants, les tumeurs tuberculeuses du bas-ventre donnent lieu à des symptômes spéciaux qui contribuent à en faire connaître le siége. Placées sur le trajet des canaux biliaires, elles pourront amener l'ictère, en produisant l'affaissement et l'obturation de ces conduits ; si elles siégent sur le trajet des uretères, elles pourront, en interrompant le cours de l'urine, amener la dilatation des canaux excréteurs au-dessus de l'obstacle. Enfin, l'on a vu des ganglions tuberculeux circonscrire pour ainsi dire l'origine du duodénum, et donner lieu à tous les symptômes du cancer du pylore. De même des tubercules situés entre l'estomac et la rate peuvent simuler l'hypertrophie de ce dernier organe.

La ganglite mésentérique n'a pas de signes qui lui soient propres ; il en est de même des tumeurs mixtes ou du carreau composé.

Quant à l'abcès froid, il peut siéger dans le mésentère ou dans les mésocôlons, mais son siége le plus ordinaire est dans le flanc droit, et, dans ce dernier cas, nous l'avons vu remonter jusqu'au diaphragme et même perforer ce muscle. Il existe une variété de pérityphlite à marche chronique qui, pour moi, comme pour Joseph Frank, n'est autre qu'une affection scrofuleuse. Lorsque l'abcès froid sous-péritonéal est profondément situé, on ne peut arriver à son diagnostic que par exclusion, et la plupart du temps on le soupçonne plutôt qu'on ne le diagnostique. S'il siége derrière le cæcum (pérityphlite), il offre tous les caractères des abcès de la fosse iliaque.

A ceux qui nous reprocheront de compter l'abcès sous-péritonéal au nombre des lésions propres au carreau, nous dirons, pour notre justification, que pour nous le carreau est la scrofule de l'abdomen à marche chronique, et que l'abcès froid du bas-ventre a une marche essentiellement chronique; que d'ailleurs nous l'avons toujours vu coexister avec des lésions tuberculeuses, soit de l'abdomen, soit de la poitrine.

Le carreau, comme affection, peut être confondu avec la scrofule à marche subaiguë, c'est-à-dire avec la péritonite tuberculeuse; mais, dans la péritonite, il y a de la fièvre, des vomissements, une sensibilité du ventre beaucoup plus vive, plus superficielle, plus constante que dans le carreau. Dans la péritonite, comme dans le carreau, le toucher abdominal peut donner la sensation de duretés inégales, formées par des agglomérations tuberculeuses, mais, dans la première affection, elles sont plus petites, plus superficielles et situées au-dessus de l'ombilic; dans la seconde, elles sont bosselées, marronnées, forment une masse située en travers au-devant de la colonne vertébrale, derrière l'ombilic.

Le carreau pourrait aussi être confondu avec le catarrhe scrofuleux des intestins, mais, dans ce dernier, la diarrhée est plus persistante, muco-puriforme, et l'exploration du ventre ne fournit pas les signes que l'on rencontre dans le carreau.

La tympanite et l'ascite sont deux symptômes qui peuvent compliquer le carreau, mais qui s'en distinguent comme affections, la première par le ballonnement du ventre et le son tympanique, son affaissement à la suite de l'émission des gaz, et la seconde par la fluctuation, dont le siége varie avec la situation que l'on fait prendre au malade.

Sous le rapport de la nature, nous admettons deux sortes

de carreau : 1° le carreau de la phthisie essentielle; 2° le carreau de la scrofule. Comment les distinguer?

Le carreau de la phthisie est précédé des signes de la tuberculisation pulmonaire; il est accompagné d'une diarrhée permanente. On trouve, dans les selles, du pus et de la matière tuberculeuse; il existe souvent des coliques ou une sensibilité vive dans la fosse iliaque droite; il y a des sueurs abondantes, une hectique prononcée, de la phthisie laryngée, etc.

Dans le carreau scrofuleux, la tuberculisation pulmonaire, quand elle existe, est consécutive et ne joue qu'un rôle secondaire; la phthisie intestinale (1) n'existe pas. Aussi la diarrhée offre-t-elle des caractères différents de ceux qu'elle présente dans le carreau diathésique.

Le développement des tubercules mésentériques est plus considérable et toujours plus avancé dans le carreau primitif que dans le carreau secondaire.

Enfin, le carreau constitutionnel a été précédé fréquemment de gourmes, d'ophthalmie, d'otorrhée; il coexiste assez souvent avec des écrouelles cervicales.

Pronostic. — Le carreau est généralement une affection grave et le plus souvent mortelle.

Toutefois, si le carreau de la phthisie essentielle est toujours mortel, il n'en est pas de même du carreau scrofuleux, qui, ainsi que je l'ai déjà dit, peut guérir et guérit dans un grand nombre de cas. La guérison peut avoir lieu dans toutes les périodes du carreau, et même dans la dernière, alors

(1) Comme on le voit, notre opinion ne concorde pas avec celle de MM. Rilliet et Barthez, qui admettent l'influence de la diathèse scrofuleuse sur la production des ulcères tuberculeux de l'intestin grêle, à cause de leur ressemblance apparente avec les ulcères de la scrofule cutanée.

qu'il y a complication d'ascite et de néphrite albumineuse. Le pronostic varie d'ailleurs selon l'âge du malade, la période de la maladie, sa localisation sur le mésentère ou son extension à d'autres organes, au poumon en particulier.

Partie thérapeutique. — Le traitement du carreau, comme celui de toutes les affections scrofuleuses, est hygiénique, curatif ou palliatif.

Je n'ai rien à dire du traitement hygiénique, qui est le même pour le carreau que pour les autres affections scrofuleuses. Le régime alimentaire sera réglé surtout d'après l'état des voies digestives. S'il existe, au début, des vomissements, des coliques, de la diarrhée, on sera sévère sur l'alimentation, quelquefois même obligé de prescrire une diète absolue. Si l'estomac et les intestins sont en bon état, le malade sera soumis à un régime tonique, essentiellement réparateur.

Les douleurs de ventre et la diarrhée, qui préludent quelquefois au développement du carreau, peuvent réclamer l'application de quelques sangsues sur le ventre ou à l'anus, des fomentations émollientes ou narcotiques, des lavements adoucissants ou légèrement astringents, des bains d'amidon ou de décoction de plantes émollientes.

En général, il faut être sobre d'évacuations sanguines dans le traitement du carreau, aussi bien que dans celui de toutes les autres affections de la scrofule.

Le traitement curatif se compose de moyens internes et de moyens externes.

L'huile de morue, à la dose de 30 à 45 grammes par jour, a été employée avec avantage. On peut la remplacer par la ciguë iodurée, ou mieux encore employer concurremment ces trois médicaments. Le fer, le quinquina, les pilules de

Morton, conviennent surtout dans les deux dernières périodes du carreau.

Comme moyens externes, on a conseillé le badigeonnage sur le ventre avec la teinture d'iode plus ou moins concentrée, les frictions avec une pommade iodurée ou la pommade de ciguë, les bains iodés ou salés, les bains de varech, les bains sulfureux. Les bains à l'hydrofère, avec l'eau de Kreuznach ou l'eau de mer, sont, je crois, appelés à rendre de grands services dans la cure du carreau.

Le traitement palliatif consiste à combattre la diarrhée par les astringents et les narcotiques, la douleur par les opiacés, l'œdème par les diurétiques, la compression, les mouchetures; l'adynamie par le quinquina, le colombo, le quassia amara, etc.

ART. XIII. — DE L'ENCÉPHALOPATHIE SCROFULEUSE.

J'appelle *encéphalopathie scrofuleuse* la scrofule à marche chronique des centres nerveux ou la *phthisie cérébrale*. Je préfère cette dénomination à celle de *tubercules cérébraux*, parce que les tubercules des centres nerveux font partie tout à la fois de la diathèse tuberculeuse et de la scrofule, et aussi parce que la scrofule cérébrale comprend, outre les tubercules, les abcès froids développés au sein de la masse encéphalique.

Partie nosographique. — *Symptômes*: — Le début de l'encéphalopathie scrofuleuse est extrêmement variable; le plus souvent le mal éclate au milieu d'une santé parfaite en apparence, par un trouble des mouvements volontaires, et quelquefois de la sensibilité générale ou spéciale.

La convulsion est le symptôme le plus ordinaire du début;

le plus souvent générale, dans quelques cas partielle, bornée à un seul côté du corps ou limitée à un seul membre, à plusieurs ou même à un seul muscle, elle dure un temps fort court dans la plupart des cas, cesse pour se reproduire sous l'apparence d'accès épileptiformes, au bout d'un temps variable de quelques semaines ou de quelques mois, par exemple.

Très rarement cette épilepsie symptomatique est périodique, et dure ainsi pendant une ou plusieurs années, sans laisser à la suite de l'accès convulsif quelques traces de son passage : de la faiblesse musculaire, de la contracture ou de la paralysie.

La contracture et la paralysie ne surviennent d'habitude qu'après la convulsion. Toutefois, ces symptômes peuvent être primitifs. On a vu le tubercule du cerveau se révéler par une contracture des muscles du cou, par un renversement de la tête en arrière, par la paralysie d'un membre ou par une hémiplégie complète ou incomplète.

Après la perversion des fonctions locomotrices, ce sont les troubles de la sensibilité qui s'observent le plus souvent comme symptômes de la phthisie cérébrale.

La céphalalgie n'est pas constante, mais elle est notée dans un grand nombre d'observations ; elle existe seule au début ou se montre comme le signe précurseur des crises convulsives. Elle peut aussi accompagner la contracture et la paralysie.

La céphalalgie est variable de siége ; on peut l'observer sur toutes les régions de la tête ; elle peut être frontale, occipitale, sincipitale ou temporale. Le siége de la douleur n'indique nullement le siége de la lésion.

Très rarement la céphalalgie est continue ; elle peut,

comme la convulsion, se montrer sous forme de crises périodiques. Le plus souvent, elle est vive, lancinante, pertérébrante, arrache des cris au malade. Dans quelques cas cependant, elle est obtuse, profonde, et alors très souvent continue.

L'hyperesthésie cutanée est un symptôme peu ordinaire; nous l'avons observée très prononcée, accompagnée d'une sorte de fourmillement électrique dans les membres inférieurs, sur un jeune scrofuleux, à l'autopsie duquel nous trouvâmes un gros tubercule logé dans le renflement lombaire de la moelle épinière.

Les troubles de l'ouïe, de l'odorat et du goût, de la vue surtout, s'observent plus fréquemment; quelques sujets sont atteints d'amaurose ou d'amblyopie, d'autres de strabisme ou d'exophthalmie.

La phonation et la parole sont quelquefois lésées. « J'ai vu, dit mon frère dans sa dissertation inaugurale sur les tubercules cérébraux, à l'hôpital Saint-Louis, dans le service des scrofuleux, un jeune homme de vingt-deux ans qui, pendant tout le cours de sa maladie, ne pouvait prononcer aucune syllabe; il était en même temps paralysé du bras droit, et y éprouvait de temps à autre de violentes contractures. A ces phénomènes cérébraux se joignaient des vomissements opiniâtres que ne pouvaient arrêter ni les boissons gazeuses ni la potion anti-émétique de Rivière. »

En général, les facultés de l'intellect ne sont troublées qu'à une période avancée de la phthisie cérébrale. Dans le principe, on remarque quelquefois un changement dans le caractère du malade, qui devient maussade, paraît triste, abattu; mais le délire ou le coma annonce une complication de méningite : vers la fin des tubercules cérébraux, il survient assez habituellement de l'hébétude, de la stupeur ; les malades ne répondent que lentement et par monosyllabes aux questions qu'on leur adresse.

Les tubercules cérébraux ne donnent lieu à aucun signe physique proprement dit. On pourrait, à la rigueur, regarder comme des signes physiques l'exophthalmie, l'aplatissement du nez et l'écoulement de pus et de tubercules ramollis, par les fosses nasales, les conduits auditifs, enfin l'augmentation de volume de la tête que produit l'hydrocéphale chronique qui, chez les enfants très jeunes, peut être l'effet d'une compression exercée sur les sinus et les veines du cerveau par les tubercules cérébraux et surtout par les tubercules cérébelleux.

Les phénomènes sympathiques sont loin d'être constants. Celui qui s'observe le plus fréquemment au début, soit comme phénomène prodromique, soit comme symptôme précurseur de la convulsion, ou comme symptôme concomitant des crises céphalalgiques, c'est le vomissement, qui parfois est très opiniâtre et résiste à toute thérapeutique.

La constipation a lieu dans beaucoup de cas, mais elle est loin d'être aussi prononcée que dans la méningite.

Le pouls n'offre rien de particulier dans la première période; vers la fin de la maladie, il est petit et précipité. Il en est de même de la respiration, qui, à peu près normale au début, devient irrégulière et embarrassée dans la dernière période de l'affection.

Enfin, les selles involontaires, l'incontinence d'urine, annoncent en général une prochaine terminaison par la mort.

Marche, durée, terminaisons. — L'encéphalopathie scrofuleuse a toujours une marche lente; sa durée, qui n'est jamais moindre de cinq ou six mois, se prolonge quelquefois au delà de plusieurs années. La mort est la terminaison la plus ordinaire de cette maladie. Toutefois il n'est pas impossible que la guérison ait lieu, soit par le passage à l'état crétacé de la matière tuberculeuse, ou même par une résorption du tubercule.

La mort a lieu par les progrès de l'affection tuberculeuse du cerveau, et, dans ce cas, la respiration devient irrégulière, précipitée, stertoreuse, asphyxique; ou bien par une complication de méningite ou d'hydrocéphalie chronique, et alors le malade meurt dans le coma. Quelquefois enfin la terminaison fatale est particulièrement due à une complication inflammatoire ou tuberculeuse.

Caractères de la lésion. — A l'autopsie des sujets qui succombent à la phthisie cérébrale, on peut trouver dans le crâne ou dans le canal rachidien : 1° des lésions inflammatoires; 2° des produits tuberculeux ou fibro-plastiques et des abcès enkystés.

Ces lésions siégent à la surface de l'encéphale ou dans l'intérieur même de la substance cérébrale.

Le produit que l'on rencontre le plus ordinairement est le tubercule miliaire.

Dans la phthisie cérébrale, les tubercules sont beaucoup moins nombreux que dans la méningite tuberculeuse. Souvent il n'en existe qu'un, quelquefois deux, trois ou un plus grand nombre, jamais plus de quinze ou vingt. Ces tubercules sont isolés ou agglomérés; leur volume varie depuis un grain de chènevis jusqu'à celui d'une aveline, d'un œuf de pigeon; quelquefois, mais très rarement la masse tuberculeuse encéphalique acquiert le volume d'une grosse noix ou même celui du poing.

Quand le tubercule a pris naissance dans les membranes

du cerveau et peu à peu s'est creusé une place dans la substance encéphalique, on le trouve entouré d'une sorte de kyste vasculaire formé aux dépens de la pie-mère. Ce kyste peut s'indurer, se transformer en matière grise ou fibro-plastique. Le tubercule est jaunâtre, cru ou ramolli vers le centre.

Les gros tubercules cérébraux offrent parfois une teinte verdâtre très caractérisée, et semblent formés de couches concentriques.

Le siége des tubercules est très variable. Ceux du cervelet sont peut-être plus fréquents que ceux du cerveau. Les tubercules de la moelle sont plus rares, ce qui tient peut-être à ce qu'on néglige assez souvent d'examiner cette partie de la masse encéphalique dans les ouvertures de corps.

Il résulte des relevés statistiques de MM. Rilliet et Barthez que les tubercules cérébraux sont plus fréquents sur l'hémisphère gauche que sur l'hémisphère droit et sur la convexité des hémisphères qu'à la base.

Du reste, on peut les rencontrer partout, dans l'intérieur des hémisphères, dans les pédoncules, les corps striés, les couches optiques, les lobes du cervelet, la protubérance, la moelle allongée, etc.

Avec les tubercules coexistent souvent d'autres lésions : le ramollissement blanc ou rouge de la substance cérébrale, l'hydropisie ventriculaire, des traces de méningite, etc.

Les tumeurs et les indurations fibro-plastiques de l'encéphale, que nous comptons aussi au nombre des lésions propres à la scrofule, sont infiniment plus rares que les productions tuberculeuses. Ces lésions ont souvent été prises, par les auteurs, pour du cancer ou de l'encéphaloïde et d'autres fois pour de la cérébrite chronique.

Quant à l'abcès froid du cerveau, il peut exister seul ou coexister avec des tubercules; nous en rapporterons plus loin un exemple bien remarquable.

Partie étiologique. — L'âge a une grande influence sur le développement de la phthisie cérébrale. Suivant MM. Rilliet et Barthez, c'est de trois à dix ans qu'on la remarque le plus souvent. J'ai maintes fois observé des tubercules cérébraux avec troubles fonctionnels sur des sujets plus âgés, de quinze à vingt-cinq ans.

Il résulte aussi des relevés de M. Calmeil et de MM. Rilliet et Barthez que cette affection est plus fréquente chez les sujets du sexe masculin, ce qui est d'autant plus remarquable que la méningite scrofuleuse est plus fréquente chez les filles que chez les garçons.

Quant aux causes qui favorisent plus spécialement la localisation des manifestations scrofuleuses sur la masse encéphalique, elles nous sont tout à fait inconnues.

Partie sémiotique. — *Diagnostic.* — Le tubercule, le tissu fibro-plastique, l'abcès froid, l'encéphalite locale, telles sont les lésions élémentaires de la scrofule cérébrale chronique. Peut-on établir le diagnostic de chacune de ces lésions pendant la vie? Évidemment non, si l'on ne prend en considération que les caractères objectifs de l'affection. Le problème se réduit donc au diagnostic de l'encéphalite locale, les autres lésions ne se révélant que par la congestion ou l'inflammation qu'elles provoquent autour d'elles.

Mais, si l'on tient compte des antécédents du sujet, du tempérament et de la constitution, de l'âge et du sexe, des affections concomitantes, on sera conduit à soupçonner la nature tuberculeuse de l'affection cérébrale.

L'affection générique, c'est ici l'encéphalite à marche

chronique. On ne la confondra pas avec la méningite aiguë ou subaiguë. La fièvre, les vomissements et la constipation opiniâtres, les cris hydrencéphaliques, les troubles prématurés de l'intellect, sont autant de signes qui contribuent à fixer le diagnostic.

On ne la confondra pas avec cette névrose cérébrale, l'épilepsie, qui se traduit par des accès convulsifs analogues, parce que, dans l'épilepsie, il n'y a généralement aucun trouble après les accès, ni contracture, ni faiblesse musculaire ; parce que l'épilepsie convulsive est généralement précédée ou accompagnée de vertiges qui n'existent point dans l'encéphalite locale à marche chronique.

On ne la confondra pas non plus avec la migraine ou la névralgie, deux affections de la dartre ou de l'arthritis, qui ont des rapports avec les autres affections des deux maladies constitutionnelles d'où elles procèdent, et qui ne laissent après elles aucun dérangement des fonctions cérébrales.

L'hypertrophie cérébrale et l'hémorrhagie arachnoïdienne chronique peuvent se traduire par des attaques d'éclampsie, et faire croire à l'existence de tubercules cérébraux chez les très jeunes enfants; mais, dans l'hypertrophie cérébrale, les symptômes ont été précédés d'une augmentation graduelle du volume de la tête; les convulsions sont toujours consécutives. Dans l'hémorrhagie arachnoïdienne chronique, l'augmentation graduelle du volume de la tête peut, comme dans l'hydrocéphalie suite de tubercules, être accompagnée de convulsions ; mais l'âge est, dans ce cas, un caractère différentiel, puisque l'hémorrhagie arachnoïdienne est rare après deux ou trois ans, et que l'hydrocéphalie suite de tubercules se manifeste souvent plus tard. Si l'on en croit MM. Rilliet et Barthez, une ponction exploratrice du crâne est quelquefois, dans ces cas, le seul moyen de distinguer l'hydropisie arachnoïdienne suite d'hémorrhagie, de l'hydropisie ventriculaire suite de tubercules du cerveau ou du cervelet.

Il faut actuellement distinguer le caractère scrofuleux de cette encéphalite ou encéphalopathie chronique, qui peut appartenir à la scrofule et à la diathèse tuberculeuse ou phthisie essentielle, à la syphilis et au cancer.

Dans la diathèse tuberculeuse, les tubercules cérébraux sont latents ou ne se traduisent que par des altérations fonctionnelles fort obscures.

Dans la syphilis, il y a lésion analogue, même siége et même altération fonctionnelle. On ne peut distinguer les gommes des tubercules que si l'on prend en considération les commémoratifs, les affections concomitantes et les premiers effets du traitement.

Enfin, dans le cancer, on arrive au diagnostic en tenant compte de l'âge du sujet, des douleurs lancinantes, des antécédents de famille et aussi des affections concomitantes.

Pronostic. — La phthisie cérébrale scrofuleuse est une affection des plus graves, sinon constamment mortelle. On ne connaît aucun fait bien constaté de guérison.

Partie thérapeutique. — Comme pour toutes les affections de la scrofule, nous avons ici à combattre : 1° l'élément inflammatoire; 2° l'élément scrofuleux.

C'est pour satisfaire à la première indication que l'on a proposé les sangsues aux apophyses mastoïdes, sur les côtés de l'épine ou à l'anus, aux régions malléolaires ; les purgatifs ; les révulsifs cutanés, tels que vésicatoires sur le crâne, cautères, moxas, séton à la nuque ; les frictions mercurielles ; les affusions froides, etc.

C'est pour satisfaire à la seconde que l'on a conseillé l'iode, le fer, l'huile de morue, les frictions iodées sur le crâne, les bains sulfureux, iodés, etc.

Disons tout de suite que ces moyens sont toujours inefficaces, et que l'on est constamment réduit à faire la médecine du symptôme : calmer les douleurs par les narcotiques, combattre la périodicité par le sulfate de quinine, les accidents nerveux par les antispasmodiques.

Dans ce travail, j'ai suivi et essayé de circonscrire la scrofule sur tous les systèmes de l'organisme, mais je n'ai pas la prétention d'en avoir irrévocablement fixé les limites. Les recherches ultérieures des observateurs viendront m'apprendre si j'ai trop restreint ou trop élargi le cadre de cette maladie constitutionnelle. Déjà on a pu voir qu'au début, comme à la fin de la maladie, il est plus difficile d'en distinguer les manifestations, ce qui tient à ce que toutes les maladies constitutionnelles se donnent rendez-vous sur la peau, comme sur les viscères, tandis que, sur le système osseux, il n'y a, parmi elles, que la scrofule et la syphilis qui puissent se traduire par des affections nombreuses et parfaitement caractérisées.

QUATRIÈME PARTIE.

OBSERVATIONS.

Assurément les observations de scrofule ne nous manquent pas ; j'en possède plusieurs centaines, et cependant je ne puis utiliser ce chiffre pour la statistique, parce qu'il a été fait un choix des cas les plus intéressants parmi les scrofuleux soignés par nous, et que nos observations les plus nombreuses sont précisément celles des affections les plus rares.

Aussi bien, les assertions que j'ai émises dans cet ouvrage sur la fréquence relative des diverses affections de la scrofule n'ont pas besoin d'être appuyées par les données de la statistique. Elles sont évidentes, confirmées par l'observation de chaque jour, et d'ailleurs étayées par les relevés statistiques des autres scrofulographes.

Je me bornerai donc à extraire de la masse de ces faits une observation pour chaque période et pour chaque forme de la scrofule. Autant que cela me sera possible, je donnerai un exemple de chaque variété d'affection qui pourra servir de type pour tous les cas analogues.

Enfin, je rapporterai quelques faits complexes d'association de plusieurs maladies constitutionnelles et plusieurs faits de transformation *in situ* de scrofulides bénignes en scrofulides malignes, qui démontrent clairement la nature scrofuleuse de certains eczéma et impétigo que, pour cette raison, on ne saurait conserver dans la classe des dartres.

OBSERVATION I.

Scrofulide bénigne érythémateuse.

Erythème induré. (Observation recueillie et rédigée par M. Louis Fournier, interne du service.)

Van Koler (Aimée), âgée de vingt ans, blanchisseuse, entrée le 21 mai 1858.

Sa mère a eu une sciatique qui a duré un an. Elle a deux frères et trois sœurs qui, sauf le frère aîné, ont tous eu de la gourme; jamais ils n'ont eu de maux d'yeux ni de glandes engorgées au cou. La sœur aînée a eu pendant deux mois des douleurs d'oreilles très intenses, mais sans suintement séro-purulent par les conduits auriculaires. Quant à la malade, elle a eu des gourmes, tous les ans, depuis l'âge de six ans jusqu'à seize. A onze ans, elle a eu un abcès au niveau de l'angle de la mâchoire, du côté gauche. Pendant tout le temps que la gourme a persisté, le bord des paupières a été malade; il présentait des croûtes jaunâtres et de petits orgeolets.

La menstruation est irrégulière, habituellement peu abondante, suspendue depuis trois mois.

L'affection actuelle a débuté, il y a six mois, par des plaques rouges au bas de la jambe droite; ces plaques faisaient une saillie notable et donnaient lieu à des démangeaisons assez vives. Deux mois après, le bas de la jambe gauche a été atteint.

On voit en ce moment, à la partie inférieure et interne de la jambe gauche, une plaque irrégulière, de 5 ou 6 centimètres d'étendue, d'un rouge violacé, qui disparaît sous la pression. Le toucher donne la sensation d'une bande indurée située sous la plaque. En dehors, il existe quelques petits points présentant les mêmes caractères, et une plaque allongée qui empiète sur la face antérieure du tibia par son extrémité interne, et offre toujours l'induration sous-cutanée et une couleur d'un rouge violacé.

En dedans et en bas de la jambe droite existe une autre large plaque irrégulière, également d'un rouge violacé, avec sensation de bande indurée au toucher. A la partie externe, ce sont des points disséminés, qui présentent aussi les mêmes caractères.

L'induration des plaques est régulière, égale, superficielle, non douloureuse à la pression, ce qui la distingue de l'induration tuberculeuse profonde et douloureuse des plaques de l'érythème noueux. En outre, dans cette dernière affection, la couleur n'est pas uniforme, elle présente souvent les diverses nuances jaunâtre, jaune verdâtre de l'ecchymose, ce qui n'a jamais lieu dans la première.

Traitement. — Tisane de houblon, sirop d'iodure de fer; bains d'amidon, remplacés plus tard par des bains sulfureux. La malade sort de l'hôpital le vendredi 2 juillet. La rougeur et les indurations sont presque entièrement dissipées.

Nous regrettons le laconisme de cette observation. Elle laisse à désirer plus de détails sur les caractères objectifs de l'érythème, et sur les modifications survenues sous l'influence du traitement.

L'influence héréditaire s'exerce plus particulièrement d'un sexe sur le sexe opposé. Le père transmet à ses filles ses prédispositions morbides, la mère à ses garçons. Il eût été plus intéressant de connaître les antécédents morbides du père de la jeune Van Koler que ceux de sa mère. L'observation n'en parle pas : c'est une lacune regrettable.

Remarquons enfin que, pour expliquer la détermination de l'érythème induré chez cette malade, nous avons l'influence de la profession d'abord, et ensuite la suppression de la menstruation.

OBSERVATION II.

Scrofulide bénigne exsudative.

Ophthalmie double. — Eczéma impétigineux du cuir chevelu et des narines. — Adénites cervicales. (Observation recueillie et rédigée par M. Gratiot, élève du service.)

Hautemulle (Henri), âgé de sept ans, né à Rouen, demeurant à Paris, entré le 4 mars 1857, couché au n° 41 de la salle Saint-Prosper.

On n'a aucun renseignement sur la santé du père et de la mère. Le petit malade est d'un tempérament lymphatique au plus haut degré ; il est atteint d'idiotisme depuis fort longtemps, peut-être même depuis sa naissance. On ignore depuis quand il est malade.

Etat actuel.— Le cuir chevelu est recouvert d'une calotte croûteuse ; les croûtes sont d'un blanc jaunâtre ou grises, ici pulvérulentes, là humides, suintantes (*teigne muqueuse*). Les cheveux, agglutinés, paraissent un peu ternes, mais non dégénérés ou de couleur gris-souris, comme dans le favus. L'affection croûteuse existe aussi sur la face, notamment sur les régions auriculaires, labiales, sur le menton. Sur diverses parties du corps, on retrouve les traces de cette éruption squameuse et croûteuse, principalement sur les pieds ; les ongles des orteils sont déformés. Il y a sur les ouvertures nasales des croûtes noirâtres qui obstruent l'entrée des narines. Le malade ne paraît pas être tourmenté par de vives démangeaisons. L'œil droit est perdu par suite d'une taie qui couvre toute la cornée transparente. Du côté gauche, la conjonctive présente des granulations rouges et des pustules qui rapprochent l'affection de la muqueuse de celle de la peau ; épiphora continuel.

La respiration est très gênée par suite de l'obstruction complète d'une narine, l'autre étant déjà bien rétrécie par les croûtes. Il existe sur les parties latérales du cou un chapelet de ganglions engorgés.

Le malade est mis à l'usage de la glycérine (*intus et extra*). On donne cet agent à la dose de deux cuillerées par jour, puis on fait des lotions sur les parties couvertes de l'éruption impétigineuse avec un mélange à parties égales de glycérine et d'eau de graine de lin.

21 *mai.* — L'éruption du cuir chevelu s'est notablement amendée ; il en est de même de celle du corps. La conjonctivite persiste à peu près au même degré. On prescrit des irrigations froides sur l'œil et sur la face pendant trois heures, matin et soir. Amélioration marquée.

Le 30 octobre, Hautemulle sort de l'hôpital, parfaitement guéri.

Cette observation est un exemple de scrofule primitive. L'eczéma impétigineux qui couvrait le cuir chevelu et une partie du tronc réunissait tous les caractères objectifs de la scrofulide exsudative : démangeaisons peu marquées, début par la tête, sécrétion muco-purulente, retentissement sur les ganglions du cou. L'ophthalmie double dont cet enfant a été atteint paraît avoir été, chez lui, la première manifestation de la scrofule.

Remarquons, à propos du traitement, que les deux moyens mis en usage n'ont pas toujours autant d'efficacité qu'ils en ont eu sur ce petit malade. Nous avons depuis longtemps renoncé à la glycérine comme moyen interne ; aujourd'hui, c'est uniquement comme topique que nous l'employons.

Quant aux irrigations froides contre la conjonctivite et l'eczéma scrofuleux, je ne puis que condamner cette pratique, qui, dans la plupart des cas, m'a semblé plus nuisible qu'utile.

OBSERVATION III.

Scrofulide bénigne exsudative.

Eczéma de la face. (Observation recueillie et rédigée par M. Guérard, interne du service.)

Lamy (Maurice), âgé de quinze ans, entré le 10 février 1860, couché au n° 57 du pavillon Saint-Matthieu.

C'est un malade d'une assez forte constitution en apparence. Il n'a jamais fait de maladie grave ; jusqu'à l'âge de douze ans, sa tête était couverte de croûtes qui agglutinaient ses cheveux. Depuis ce temps, dit-il, il a presque toujours eu des clous, et aujourd'hui encore nous en constatons plusieurs dans la région dorsale : engorgements ganglionnaires antérieurs, terminés par résolution. Depuis deux ans, il se plaint de croûtes dans le nez, qui le gênent notablement. Il a eu des otorrhées étant enfant.

Aucun antécédent arthritique ni syphilitique.

Sa mère est morte à trente-huit ans, après une longue maladie. Sa santé ordinaire était faible ; elle toussait beaucoup. Le père vit encore et se porte bien.

Il a un frère et une sœur. Le frère a eu, étant enfant, des gourmes dans la tête; rien autre chose d'ailleurs ; sa santé est bonne. — La sœur est au contraire de faible constitution ; elle a eu des ophthalmies répétées, de nombreux abcès au cou ; tous ces accidents sont aujourd'hui disparus.

Il fait remonter à trois mois le début de l'éruption qui l'a amené à l'hôpital ; elle aurait commencé par une petite plaque située au-dessous du menton : cette plaque s'étendit lentement. Le 29 décembre, il entra dans le service de M. Gibert, et la plaque eczémateuse avait alors le diamètre d'une pièce de cinq francs environ. Il resta six semaines à l'hôpital. Rien ne lui fut donné à l'intérieur, et toute la médication consista en quelques moyens topiques : poudre d'amidon, cérat, bains de vapeur, cautérisations avec le nitrate d'argent. Le mal augmenta de plus en plus et avec une rapidité plus grande que jamais, ce que le malade attribue aux cautérisations avec le nitrate.

Aujourd'hui, 14 février, existe à la partie inférieure de la face, dans les régions mentonnière, sus-hyoïdienne et massétérines, à droite surtout, une large plaque eczémateuse, continue, irrégulière ; l'affection est surtout accusée au menton. Cette plaque a un fond rouge, dont la coloration est en partie masquée par des produits de sécrétion qui affectent différentes formes : ici c'est un liquide roussâtre ; là, des fausses membranes ; ailleurs, des croûtes verdâtres, assez épaisses, peu adhérentes. La lésion se trouve d'ailleurs modifiée dans son aspect par les applications émollientes auxquelles on la soumet.

Cette plaque, avons-nous dit, est humide, et la sérosité qu'elle exhale est si abondante, qu'on la voit en quelques instants se rassembler vers les parties déclives sous forme de larges gouttes qui tombent sur les vêtements du malade.

Sur le fond rouge de la plaque, on aperçoit des points plus rouges, des fissures desquelles suintent des gouttelettes de sang, ce qui est dû à la chute ou à l'arrachement des croûtes ; on distingue, de plus, des pustules d'impétigo, qui font partie constituante de la lésion ; sur le nez et les joues existent quelques-unes de ces pustules réunies en petits groupes.

A droite, les ganglions sous-maxillaires sont manifestement engorgés.

L'oreille droite porte une plaque eczémateuse à la face externe de son pavillon.

Le malade n'accuse aucune espèce de sensation ; il ne sent pas son éruption ; il dit bien que les cataplasmes lui causent un peu de picotement et de légères démangeaisons, mais cela se réduit à si peu de chose, et est d'ailleurs si fugace, que nous pouvons dire que sa sensibilité locale est à peine mise en jeu par l'affection cutanée.

M. Bazin prescrit à l'intérieur le sirop d'iodure de fer, et, comme topiques, les cataplasmes de fécule et la poudre d'amidon.

Encore un cas d'eczéma scrofuleux, mais sans accompagnement d'aucun autre accident de la scrofule primitive. Après l'acné, l'eczéma impétigineux est bien certainement la scrofulide bénigne la plus commune. Je ne ferai qu'une seule remarque à l'occasion de ce fait. M. Guérard parle de clous que le malade aurait offerts sur le dos et d'autres régions du corps ; il eût été plus exact de dire abcès de la peau ou grosses pustules acnéiques furonculaires. Ce sont là, en effet, des complications ordinaires de l'eczéma chez les scrofuleux ; mais les furoncles proprement dits sont bien plutôt des manifestations ou des complications de l'arthritis et de la dartre que de la scrofule.

OBSERVATION IV.

Scrofulide bénigne exsudative.

Impétigo de la face.

Jeanniot (Abel), âgé de dix-sept ans, né à Dampierre (Haute-Saône), garçon marchand de vin, entré au pavillon Saint-Matthieu le 13 mars 1857.

Le malade ne donne aucun renseignement précis sur la santé de ses parents. Il habitait un logement humide, mais se nourrissait bien. Il est d'un tempérament lymphatique, de constitution forte ; sa santé est ordinairement bonne.

Il n'a jamais eu, dit-il, aucun symptôme de scrofule : ni gourmes, ni maux d'yeux, ni engorgement ganglionnaire. Jamais il n'a éprouvé le moindre dérangement dans sa santé. Nous nous bornerons donc à décrire l'affection qui l'amène à l'hôpital. C'est au 3 mars qu'il en fait remonter le début. Sur son menton est apparu un petit bouton rempli de pus, qu'il a écorché avec ses ongles sales. Le lendemain, d'autres pustules semblables ont envahi la même région et presque toute la face.

Etat actuel. — Aujourd'hui, douze jours après le début, nous constatons l'état suivant. Le malade porte sur toute la face, mais principalement sur la partie inférieure, le menton, la joue et l'oreille du côté droit, des croûtes jaunes d'impétigo, réunies par larges plaques saillantes, relevées sur les bords, légèrement suintantes, d'un jaune doré brillant, semblables à de la marmelade d'abricot ou à de la cire jaune fondue. L'éruption a envahi le pavillon de l'oreille droite, qui est rouge, enflammé. Quelques pustules arrondies se montrent sur le front. On sent des tumeurs, quelque peu douloureuses à la pression, sur les côtés du cou ; ce sont les ganglions cervicaux engorgés. Il n'y a point de douleur, aucun sentiment de tension sur la partie malade ; la peau est pourtant rouge et tuméfiée.

Traitement. — On détache les croûtes par des applications de cataplasmes de fécule de pomme de terre et des bains d'amidon ; puis les surfaces sous-jacentes rouges et enflammées sont saupoudrées d'amidon. Le malade est mis à la tisane de houblon et à l'usage du sirop d'iodure de fer. Il sort le 24 mars presque complétement guéri.

OBSERVATION V.

Scrofulide bénigne exsudative.

Impétigo du nez et de la lèvre supérieure. Ophthalmies.— Acné du dos.
(Observation recueillie et rédigée par M. Guérard, interne du service.)

Dupont (Charles), quinze ans, tourneur en cuivre, couché au n° 20 du pavillon Saint-Matthieu.

Gourmes dans l'enfance, ophthalmies (il est atteint d'une conjonctivite double depuis trois mois) ; croûtes impétigineuses dans le nez, gerçures des mains ; étant très jeune, il avait mal derrière les oreilles, *qui se coupaient*; nous trouvons encore aujourd'hui une lésion croûteuse dans l'intérieur de la conque et jusque dans le conduit auditif externe ; souvent des glandes engorgées au cou, il en a une volumineuse depuis cinq mois ; lèvres grosses, gercées en hiver ; il est sujet aux engelures aux mains et aux pieds, engelures qui s'ulcèrent avec facilité et durent fort longtemps ; pendant trois hivers, une ulcération de cette nature, siégeant à un orteil, avait pénétré jusqu'à la phalange.

Un frère, âgé de onze ans et demi, eut une ophthalmie étant très jeune; pendant quinze jours on désespéra de lui rendre la vue; gourmes, glandes volumineuses.

Mère morte de la poitrine.

Père vivant encore; insomnies, inappétence habituelle.

L'affection dont ce malade est atteint date de cinq ans; mais c'est depuis quelques mois seulement qu'elle a pris une grande intensité; elle siége dans les narines, aux ailes du nez et à la lèvre supérieure. L'intérieur des narines est rouge, humide, suintant; un liquide abondant s'en écoule, qui se concrète rapidement en croûtes. L'orifice extérieur des narines est cerné, en bas surtout, par une exsudation croûteuse qui empiète largement sur la lèvre supérieure. Là où les croûtes font défaut, les surfaces impétigineuses sont semées de squames minces et blanchâtres, ou au contraire rouges, humides, ulcérées.

Ophthalmie aux deux yeux, mais surtout à l'œil gauche, qui est injecté, larmoyant, dépoli.

Des pustules d'acné sont abondamment répandues sur les joues, le menton et le front.

OBSERVATION VI.

Scrofulide bénigne exsudative.

Impétigo généralisé. — Albuminurie

Petit (Victor), trente-huit ans, entré le 14 décembre 1860, couché au n° 37 du pavillon Saint-Matthieu.

Étant enfant, il a été affecté de gourmes, d'engorgement strumeux; plus tard, et surtout il y a quelques années, il eut des ophthalmies rebelles et assez graves. Il est sujet aux maux de tête. Pas d'autre antécédent de scrofule.

Il n'a jamais eu d'autre affection cutanée que celle qu'il porte aujourd'hui.

Aucun antécédent syphilitique.

Les renseignements sur sa famille sont nuls.

L'affection pour laquelle il est entré à l'hôpital date de six mois au moins, suivant le malade; mais tout nous porte à croire qu'elle remonte à une époque plus éloignée. Pendant trois mois, dit-il, elle ne dépassa pas les dimensions d'une pièce de 5 francs; elle était alors située dans la région dorsale, c'est-à-dire dans un endroit où il n'a pu que difficilement en suivre les progrès et la marche. Aujourd'hui, cette affection a pris des proportions extrêmement considérables, et a envahi la partie supérieure du dos dans toute sa largeur, de l'une à l'autre épaule, d'où elle descend sans interruption sur la partie postérieure des membres thoraciques, qu'elle entoure et enveloppe presque complétement dans certains points.

L'aspect de cette lésion est le suivant. Ce sont de larges surfaces à contours irréguliers, mais exactement et brusquement limités, d'une coloration rouge, violacée, intense; ces surfaces sont recouvertes, en beaucoup d'endroits, de croûtes jaunes, verdâtres, crispées, d'apparence foliacée, sèches, tout en ayant un reflet humide qui atteste leur origine; çà et là on remarque des exulcérations que les croûtes ont laissées en se détachant, et le derme apparaît rouge, fongueux, épaissi, profondément altéré dans sa structure. Ces exulcérations sont peu humides, et ce n'est que lentement que se forme l'exsudation croûteuse qui les revêt.

Cette affection est d'une indolence complète; le malade n'y ressent aucune espèce de douleur, et le prurit n'a existé à aucune époque, caractère important qui, joint à la longue durée de la lésion, à son adhérence à la peau, à l'altération profonde qu'elle y a produite en démontre suffisamment la nature scrofuleuse.

25 *janvier* 1861. — L'affection s'est étendue à la plus grande partie de l'enveloppe cutanée ; il est survenu de l'anasarque et de l'albuminurie.

OBSERVATION VII.

Scrofulide bénigne exsudative.

Acne sebacea de la face et du front. (Observation prise par M. Louis Fournier, interne du service.)

Fauconnu, quarante-deux ans, charretier, entré le 5 février 1858.

C'est un homme doué d'une robuste constitution ; sa santé habituelle est bonne. Il n'offre rien d'important à noter sous le rapport des antécédents.

Vers la fin du mois de novembre dernier, il a vu paraître sur son nez deux petits boutons rouges, présentant un point blanc à leur sommet.

Cinq ou six jours après, il s'en est montré un grand nombre qui se sont tous couverts de croûtes jaunâtres. Le nez, très rouge et augmenté de volume, était le siége de vives démangeaisons.

Pour tout traitement, le malade faisait des applications de saindoux. Les croûtes tombaient, la maladie semblait guérie pendant quelques jours; mais bientôt survenait une nouvelle poussée de boutons, et les croûtes se reformaient.

Il y a un mois, il a paru sur le milieu du front un grand nombre de petites taches noires, qui maintenant ont envahi toute l'étendue du front.

Etat actuel. — Les deux tiers inférieurs du nez sont rouges et couverts de petits mamelons, entre lesquels on trouve de petits trous qui ne sont autre chose que les orifices dilatés des glandes sébacées. Sur ces parties, on rencontre également des croûtes jaunâtres, adhérentes. En enlevant une des croûtes qui siégent sur l'aile gauche du nez, on voit sortir une gouttelette de pus d'un des pertuis signalés plus haut.

Sur les parties des ailes du nez rapprochées des joues, et sur une partie peu étendue de ces dernières, on trouve des points noirs d'*acne punctata*. Sur le front, il y a également des points noirs et des taches formées par la concrétion d'une matière jaune noirâtre d'aspect gras, et se roulant facilement en boule entre les doigts.

Traitement. — Tisane de houblon ; cuillerée à bouche, matin et soir, de sirop d'iodure de fer ; application, tous les deux ou trois jours, d'huile de cade sur les parties malades.

Le malade sort le 2 mars, sur sa demande ; il n'a plus de croûtes, mais l'état des glandes sébacées est à peu près le même.

L'acné sébacée est une affection commune à la scrofule et à l'arthritis. Dans la première maladie, l'affection existe sans prurit, sans élancements ; la sécrétion sébacée est abondante et se concrète en croûtes épaisses, assez analogues à celles de l'impétigo; il n'y a pas d'érythème sur les parties affectées. Dans la seconde, l'acné sébacée est accompagnée de démangeaisons ou de picotements ; la sécrétion est peu abondante ; il existe en même temps du pityriasis sur les parties malades.

Quelquefois, dans l'acné scrofuleuse, il y a rétention de l'humeur sébacée, et, dans ce cas, la partie malade, le bout du nez par exemple, est hypertrophiée, d'un blanc mat, couleur de cire, ou bien la glande sébacée fait hernie et se présente sous la forme d'un bouton ombiliqué (*acné varioliforme*).

OBSERVATION VIII.

Scrofulide bénigne exsudative.

Acné sébacée du tronc. (Observation recueillie et rédigée par M. Pouquet, interne du service.)

Carra (Henri), né à Lyon, âgé de vingt-deux ans, entré le 10 juillet 1857. Profession, commis épicier.

Antécédents de famille.— Père et mère bien portants ; un frère et une sœur sont également d'une bonne santé.

Hygiéniques. — Logement et nourriture toujours fort sains.

Tempérament. — Lymphatico-sanguin ; constitution très forte ; cheveux noirs.

Antécédents du sujet.— Dans son enfance, il a eu quelques ganglions cervicaux engorgés, mais qui n'ont pas suppuré. Les antécédents pathologiques se bornent à ce seul accident.

Au mois de novembre 1853, il s'aperçut qu'il lui venait quelques boutons sur le dos et la poitrine. Depuis ce temps, l'éruption n'a pas cessé de se produire. Son apparition date donc de quatre ans. Aujourd'hui elle nous présente les caractères suivants.

Etat actuel.— Au premier coup d'œil, on est frappé de l'aspect syphilitique de cette affection (l'erreur a, du reste, été déjà commise, et le malade a pris, pendant un mois, du sirop de Cuisinier). Les plaques acnéiques sont disséminées sur tout le tronc, et présentent la teinte cuivrée caractéristique des affections vénériennes ; mais, après un examen attentif, on reconnaît que les croûtes, loin d'être formées par une desquamation semblable à celle qui s'observe sur les tubercules ou les papules syphilitiques, sont constituées par une matière caséeuse, que je ne puis mieux comparer qu'à de la mie de pain bis. Ces croûtes s'enlèvent facilement, et laissent à découvert la surface du derme, d'un rouge franc, où l'œil, armé de la loupe, signale la présence des orifices agrandis des glandes sébacées. Les croûtes enlevées, il s'en reproduit bientôt de nouvelles, avec le même caractère. Les plaques qui guérissent laissent après elles une petite cicatrice blanche, semblable à celle du vaccin, et qui paraît indélébile. Si l'on comptait ces plaques, on en trouverait peut-être cent à cent vingt disséminées irrégulièrement sur la poitrine et le dos jusqu'à la ceinture, peu sur les bras et le cuir chevelu. Le malade dit n'en avoir jamais eu sur les membres inférieurs. Elles ont toutes à peu près le même diamètre, environ celui d'une pièce de 50 centimes. Leur forme est ovalaire ou arrondie.

Traitement. — Houblon, sirop de fer, lotions alcalines, huile de cade, bains alcalins et bains de vapeur alternatifs.

Sorti guéri le 31 juillet 1857.

Les manifestations de la scrofule se produisent très fréquemment sur les glandes sébacées; ce sont ou des scrofulides acnéiques bénignes ou des scrofulides acnéiques malignes. Dans les premières, tout se borne à une inflammation de la glande ou même à un épaississement, avec rétention ou excrétion plus abondante de l'humeur sébacée; dans les secondes, il y a hypertrophie, atrophie ou dégénérescence fibro-plastique de ces cryptes.

Les formes de scrofulides acnéiques sont très multipliées : je regrette de ne pouvoir donner un exemple de chacune de ces formes. Aucune maladie n'est plus commune que la scrofulide exsudative sébacée du cuir chevelu, aucune ne compromet plus la chevelure et ne résiste davantage aux agents thérapeutiques. L'aspect de l'enduit qu'elle détermine sur la chevelure est très variable, depuis celui d'un fluide glutineux jusqu'à celui d'une couche épaisse de miel ou d'humeur cérumineuse.

L'année dernière, nous avons eu, dans le service, une jeune fille chez laquelle la scrofulide sébacée du cuir chevelu était accompagnée de végétations rougeâtres, charnues, entourant la base des cheveux ; végétations qui n'étaient autre chose que des prolongements hypertrophiques des papilles pilifères. L'ensemble de ces végétations, que M. Guérard, interne du service, comparait aux colonnettes charnues des ventricules du cœur, donnait au cuir chevelu un aspect tout à fait étrange. Cette malade a été radicalement guérie par l'épilation. Aujourd'hui sa tête est ornée d'une chevelure bien fournie et d'un très beau noir.

OBSERVATION IX.

Scrofulide bénigne boutonneuse.

Érythème papuleux du dos des mains et de la face. (Observation recueillie par M. Dumont, interne du service.)

Miller (Michel), quinze ans, tailleur de limes, entré le 4 mars 1856, couché au n° 46 de la salle Saint-Prosper (pavillon Saint-Matthieu).

Le père a quarante-cinq ans, la mère quarante-deux ; tous deux se portent bien. Cinq frères et trois sœurs, qui jouissent, dit le malade, d'une parfaite santé.

Le malade lui-même n'a eu que des blépharites répétées, qui ont laissé les bords des paupières rouges et chassieux.

L'affection actuelle a débuté le 3 février par la main droite. On remarque aujourd'hui, sur le dos des mains, et particulièrement sur celle du côté droit, des papules rouges, saillantes, lenticulaires, accompagnées de faibles démangeaisons ; la peau, dans l'intervalle des papules, est de même couleur que la peau normale ou légèrement rougeâtre : cette couleur disparaît, et les saillies papuleuses deviennent d'un blanc mat si le bras est élevé. Des papules analogues existent sur la face dorsale des doigts ; sur les joues, les boutons sont identiques, mais moins confluents ; sur les lèvres et le menton, on voit aussi quelques papules rares ; enfin, il en existe sur les pavillons auriculaires, qui sont rouges, érythémateux et le siége de quelques démangeaisons, surtout vers le soir.

Habitude extérieure. — Sujet d'un tempérament lymphatique, de bonne constitution, du moins en apparence ; il tousse un peu, a souvent de la diarrhée, mais n'est atteint d'aucune autre indisposition.

Traitement. — Bains simples, tisane de houblon et sirop d'iodure de fer. Le malade sort au bout d'un mois, n'ayant plus de papules aux mains ; le doigt, promené sur les joues, perçoit encore çà et là de petites indurations papuleuses.

L'érythème papuleux proprement dit est une affection scrofuleuse qui ne doit pas être confondue avec l'érythème papulo-tuberculeux, affection de nature arthritique. Dans cette dernière, les papules sont plus larges et plus foncées en couleur ; on y rencontre en même temps des plaques circulaires, relevées sur les bords, d'érythème circiné ou marginé ; enfin, l'affection a une marche plus rapide. Le lichen syphilitique, le psoriasis que j'appelle *lenticulaire*, et l'hydroa, seront facilement distingués, avec un peu d'attention, de l'érythème papuleux : les deux premiers ne siégent pas exclusivement sur les parties découvertes, et le dernier offre des vésicules ou des bulles, avec dessiccation centrale caractéristique.

OBSERVATION X.

Scrofulide bénigne boutonneuse.

Lichen scrofuleux. (Observation recueillie par M. Colvis, élève du service.)

Guittard (Joseph), âgé de quinze ans, charbonnier, né à Paris, demeurant à Paris, rue du Ponceau, n° 19, entré à Saint-Louis le 4 juillet 1856.

Le père de cet enfant a quarante ans, et jouit, dit-on, d'une excellente santé. La mère est morte à quarante-sept ans, du choléra, il y a deux ans. Un frère a huit ans et ne présente aucun signe de scrofule ; deux sœurs sont mortes en bas âge ; une autre sœur a six ans et offre tous les attributs de la scrofule.

Le jeune malade porte depuis longtemps des glandes au cou ; il a sur le front et à la racine des cheveux des traces d'eczéma impétigineux. Le lichen existe depuis la première enfance.

Guittard habite une chambre humide et dit qu'il se nourrit fort mal.

C'est un sujet lymphatique, mais qui a toutes les apparences d'une assez bonne santé.

Le corps est littéralement couvert de boutons papuleux, mais l'éruption est répandue d'une façon tout à fait irrégulière.

Sur les membres supérieurs et sur le dos, les boutons sont isolés, séparés les uns des autres par des intervalles de peau saine (*prurigo scrofuleux*) ; sur les jambes, ils sont rapprochés, pressés et confondus. A la partie interne des cuisses se remarquent deux larges plaques où les papules confluentes sont plus hypertrophiées qu'ailleurs.

Les démangeaisons sont médiocres et n'existent guère que pendant la nuit.

L'épaississement de la peau est surtout manifeste sur les membres inférieurs, là où le lichen est très confluent.

Traitement. — Tisane de houblon, sirop d'iodure de fer, bains alcalins, frictions sur tout le corps avec l'huile de cade pure.

Au bout de quinze jours, le lichen a disparu partout des régions où il était diffus ; les démangeaisons sont presque nulles. Le 25 juillet, le malade sort de l'hôpital, n'offrant aucune trace de l'éruption papuleuse.

Dans cette observation, beaucoup trop écourtée, je ne ferai qu'une remarque au sujet du traitement. Qu'on ne croie pas un scrofuleux guéri d'un lichen datant de l'enfance parce qu'en vingt jours on a balayé l'éruption. La récidive est immanquable, et très probablement elle aura eu lieu chez notre malade. Au bout d'un mois ou six semaines, il sera rentré à l'hôpital Saint-Louis, chez nous ou dans un autre service de médecine.

OBSERVATION XI.

Scrofulide bénigne boutonneuse.

Acné pustuleuse de la face. (Observation recueillie et rédigée par M. Baudot, interne du service.)

Latou (Jules), âgé de dix-sept ans, marin, entre à l'hôpital Saint-

Louis, pavillon Saint-Matthieu, salle Saint-Victor, n° 35, le 12 janvier 1861.

Ce jeune homme n'était âgé que de deux ans quand il perdit son père, et ne peut fournir aucun renseignement sur lui. Sa mère est sujette à des malaises et à des maux d'estomac, mais d'ailleurs assez bien portante. Il est juste d'ajouter que, depuis quatre ans, il est complétement séparé d'elle, et ne donne sur sa santé que des notions imparfaites. J'en dirai autant de ses assertions sur la santé de son frère, santé qui, d'après lui, serait excellente. Quant à lui, il n'a jamais été malade et ne se rappelle pas avoir eu d'éruptions ganglionnaires, ni d'ophthalmies ; il eut seulement, il y a cinq ans, une poussée furonculeuse qui dura deux mois.

Depuis quatre ans qu'il est marin, il a fait deux voyages à la pointe de Galles et un voyage à Calcutta. C'est pendant la traversée des Indes en France(1860), qu'il s'aperçut que quelques petits boutons apparaissaient sur la face ; ces boutons augmentèrent chaque jour, et se montrèrent sur le front, le menton, couvrirent en un mot toute la figure.

Aujourd'hui, en effet, un examen attentif démontre qu'il existe sur les joues et la partie externe du front de nombreux petits points noirs dus à l'oblitération des follicules sébacés (*acne punctata*) ; d'autre part, sur les deux joues, le front, le menton, de nombreuses saillies coniques, les unes rouges de la base à la pointe, les autres blanches au sommet, à cause de l'existence d'un peu de pus sur ce point (acné pustuleuse). Il n'en existe pas sur le nez, ni sur la région sus-hyoïdienne ou tout autre point du corps.

Ces pustules offrent un volume variable ; les unes forment à peine une saillie, tandis que le plus grand nombre offre le volume d'un grain de millet et quelques-unes celui d'un pois. Ces papulo-pustules sont en certains points, sur les joues particulièrement, tassées les unes contre les autres, cohérentes même, et ne laissent entre elles aucun intervalle, tandis que, plus loin, elles sont distantes légèrement l'une de l'autre. C'est dans ces points qu'on aperçoit l'*acne punctata*.

M. Bazin ordonna à ce malade des bains à l'hydrofère, du sirop d'iodure de fer et de la tisane de pensée sauvage. Sous l'influence de ce traitement, une amélioration notable s'est produite, et toutes les papulo-pustules de cette partie de la face qui avoisine le nez se sont affaissées, au point qu'il ne reste plus que de la rougeur en ce point. Les autres parties ont subi une diminution notable, et tout fait espérer une guérison prochaine (31 janvier 1861.)

OBSERVATION XII.

Scrofulide bénigne boutonneuse.

Acné varioliforme.

Le 10 août 1860 s'est présentée à notre consultation une femme nommée veuve Fonsin, venant nous consulter pour sa fille, âgée de seize mois, atteinte d'acné varioliforme.

Cette femme a eu cinq enfants, qui tous sont en bonne santé ; elle-même se porte bien, mais le père est mort d'une affection de poitrine, et c'est pendant la maladie de son mari qu'elle devint enceinte de l'enfant qu'elle nous amène.

L'affection de cette enfant date de quatre mois ; elle existe surtout à la face, mais on trouve des pustules disséminées sur diverses parties du corps, notamment à la vulve et aux cuisses.

A la face, les pustules sont nombreuses, et nous en noterons surtout : une très volumineuse, qui occupe la paupière supérieure droite ; trois situées à la commissure interne de l'œil gauche ; d'autres enfin, variables en volume, disséminées sur la joue et spécialement aux lèvres et au menton.

Une grosse pustule, d'un rouge animé et semblant près de s'ouvrir, existe à la grande lèvre du côté gauche.

Ces pustules, dit la mère, débutent par un petit bouton aplati, circulaire, qui grossit assez rapidement, devient très volumineux, luisant, blanchâtre, puis très rouge, enflammé ; elles ont un point central par où la pression fait sortir un liquide blanchâtre mêlé de sang. La mère ne les laisse pas crever seuls, mais les presse elle-même quand elle les juge à maturité ; ils ne crèvent jamais, dit-elle, avant d'avoir acquis un volume assez considérable. Autour de la pustule qui disparaît, il naît des pustules nouvelles, et il ne faut pas moins de six semaines à chacune pour accomplir son évolution entière. Elles laissent après elles une petite tache qui persiste quelque temps, mais jamais de cicatrice.

La description qui précède nous a été inspirée bien plus encore par ce que nous avions sous les yeux que par le récit de la mère ; en effet, nous pouvions voir du même coup, sur cette enfant, des pustules d'acné varioliforme à tous les âges, depuis celle qui commence à naître jusqu'à la pustule arrivée à son complet développement. Elle se présente alors sous la forme d'une saillie hémisphérique, marquée à son centre d'un point noir qui, déprimé en ombilic sur les plus jeunes, devient culminant sur les plus âgées au moment de leur rupture, et quand leurs parois amincies suffisent à peine à contenir le liquide blanchâtre qui les distend.

Un des frères de cette enfant, âgé de onze ans, porte à la face trois pustules d'acné varioliforme, que la mère attribue à la contagion opérée de l'une à l'autre par un baiser.

OBSERVATION XIII.

Scrofulide bénigne boutonneuse.

Acné varioliforme de la face et du col; guérison par les préparations alcalines.

Ravenel (Clémentine-Apolline), vingt-sept ans, passementière, demeurant haussée-Clignancourt, 10, à Montmartre, née à Beauvais (Aisne), entrée à l'hôpital Saint-Louis le 31 juillet 1849, salle Saint-Thomas, 38.

Mariée depuis neuf ans, Clémentine Ravenel n'a jamais eu d'enfants; elle a fait deux fausses couches à trois mois de grossesse. Elle est bien réglée, n'a pas de leucorrhée; elle est grande, maigre, brune, à peau blanche, nette et lisse, et dit n'avoir jamais été malade.

Il y a cinq ans, apparition sous le nez d'un bouton qui a l'aspect d'une verrue; il se fend, une matière blanche s'en échappe, puis il disparaît sans laisser de traces. Il y a huit mois, bouton semblable sous le menton; ce bouton, d'abord unique, est bientôt suivi d'éruption analogue sur le front, sur les joues, sur les parties latérales et postérieures du cou; partout ailleurs, la peau est parfaitement nette.

La première idée que donne la vue de cette éruption est celle d'une varioloïde en commencement de dessiccation : les boutons sont irrégulièrement disséminés : ici, agglomérés comme dans la variole; là, écartés, laissant entre eux une peau parfaitement saine. Leur volume est très variable : les uns ne sont pas plus gros que des têtes d'épingles, les autres ont les dimensions d'une lentille ou d'un pois; on en voit un plus volumineux à la tempe : il est irrégulièrement ovoïde. Tous ces boutons sont ombiliqués; leur contour est de la couleur de la peau environnante; leur base n'est point enflammée; ils sont durs au toucher comme les tubercules de la varioloïde. En les pressant, après les avoir incisés, on en fait sortir une matière sébacée blanche. Les plus gros paraissent évidemment formés de la réunion de plusieurs follicules dont le produit se dresse à la surface comme autant de pointes blanches, dans l'intervalle desquelles la peau est transparente.

On prescrit les lotions alcalines et les bains alcalins. La malade passe deux fois par jour, sur tous les boutons de la face et du cou, une éponge fine imbibée du solutum ci-dessous :

Eau commune	500 gram.
Carbonate de potasse.....	2 —

Elle prend tous les jours un bain alcalin.

Cette jeune femme, s'ennuyant à l'hôpital, demande sa sortie au bout de quelques jours. Elle ne fait chez elle qu'un séjour de six semaines environ, et rentre à l'hôpital Saint-Louis, où elle est de nouveau soumise à notre observation (pavillon Gabrielle).

Depuis un mois, elle est, dit-elle, fortement enrhumée ; elle tousse, crache, a des sueurs abondantes la nuit, est considérablement amaigrie. L'examen de la poitrine nous fait craindre une évolution de tubercules dans le poumon droit. La percussion donne en avant, sous les clavicules, et en arrière, sur l'omoplate, un son beaucoup plus obscur à droite qu'à gauche; nous entendons en avant des craquements secs, et en arrière quelques craquements humides. Nous prescrivons :

1° Contre l'acné varioliforme, des frictions avec la pommade ci-dessous :

Axonge..................	30 grammes.
Carbonate de potasse..........	3 —

2° Contre la tuberculisation pulmonaire commençante, une série de vésicatoires volants sur le côté droit de la poitrine ; l'huile de morue, à la dose de 30 grammes par jour et portée graduellement à 120 grammes.

Clémentine Ravenel continue ce traitement pendant trois mois à peu près, et sort de l'hôpital, parfaitement guérie de son acné varioliforme et des accidents qu'elle avait offerts du côté de la poitrine.

OBSERVATION XIV.

Scrofulide bénigne boutonneuse.

Acné varioliforme discrète, mais répandue sur diverses régions du corps, précédée de gourmes et de scrofules ganglionnaires.

Martellier, vingt-deux ans, garçon boulanger, entré le 27 février 1857.

Antécédents de famille.— Mère morte à trente ans de fièvre typhoïde; père âgé de quarante-huit ans, bien portant; un frère, plus jeune de trois ans, est souvent malade, bien que d'apparence robuste; a eu, dans son enfance, gourmes, et, plus tard, engorgement des ganglions cervicaux.

Antécédents du malade.— A eu des gourmes dans son enfance, plusieurs fois des engorgements des ganglions cervicaux, mais jamais d'ophthalmies ni d'engelures; vers l'âge de dix ans, il a eu pendant un an des croûtes dans le nez, et depuis cette époque il a toujours eu le nez sensible, enveloppé de croûtes, surtout pendant l'hiver. Depuis, il s'est toujours bien porté.

Il y a quatre mois, apparition des boutons d'acné varioliforme, qui ont motivé son admission à l'hôpital. Ils se sont montrés d'abord sur le devant de la poitrine, et notamment au-dessous du mamelon gauche, au nombre de cinq ou six, de volume différent, quelques-uns égalant un petit pois, indolents, sans prurit. Après un certain temps, ces boutons rougissaient, se crevaient et étaient remplacés par une petite croûte jaunâtre, à la chute de laquelle il ne restait plus qu'une petite surface rouge; puis des boutons semblables sont survenus sur d'autres régions.

Lors de son entrée, on constate à la face quelques boutons d'acné miliaire; aux deux paupières inférieures, vers l'angle interne de l'œil, deux ou trois boutons varioliformes, du volume d'une tête d'épingle; un semblable à la partie gauche du front. On en observe également vers le milieu du dos, à la partie postérieure du col et des épaules, en avant de l'épaule droite, où il y a un petit groupe de quatre boutons. Tous les boutons sont parfaitement ombiliqués et ne présentent aucune trace d'inflammation. La partie antérieure du tronc, poitrine et abdomen, est couverte d'une soixantaine de boutons variables de grosseur et d'aspect: les uns, et c'est le plus grand nombre, d'un blanc terne, les autres rouges; quelques-uns sont couverts d'une croûte jaunâtre. Enfin, en différents points, cicatrices régulières, propres à cette forme d'acné.

On trouve encore des boutons disséminés sur les membres supérieurs, même sur les mains; les membres inférieurs, les fesses et la moitié inférieure du dos ont seuls été épargnés. Il n'y a, du reste, aucun dérangement dans la santé générale.

Traitement. — 5 *mars.* — Quatre boutons sur l'épaule droite ont été touchés avec la teinture d'iode. A part ceux de la poitrine, qui ont été abandonnés à eux-mêmes, la plupart des autres ont été incisés et vidés de leur matière sébacée. Bains sulfureux, tisane amère, sirop d'iodure de fer.

10 mars. — Cinq jours après, les boutons touchés avec l'iode ont diminué de moitié ; les incisés ont complétement disparu ; ceux qu'on a respectés sont en train de disparaître sous l'influence de l'inflammation dont ils étaient déjà le siége.

Le malade sort le 24 mars, n'ayant conservé que quelques rares boutons en train de disparaître par l'élimination spontanée ; les boutons touchés avec l'iode sont restés les derniers.

Il y a deux choses à signaler dans cette observation :

1° Les affections scrofuleuses qui ont précédé ;

2° La dissémination des boutons sur la presque totalité de la peau.

OBSERVATION XV.

Scrofulide bénigne boutonneuse.

Acné varioliforme. — Ulcère scrofuleux du dos de la main. (Observation recueillie et rédigée par M. Dumont, interne du service.)

Godin (Fanny), dix-huit ans, couturière, demeurant à Paris, faubourg Saint-Martin, 233, admise salle Sainte-Foy, le 28 mars 1858.

Le père est mort d'une gastrite. La mère a cinquante-deux ans ; elle est de constitution médiocre, et porte deux loupes sur la tête. La grand'-mère avait aussi deux loupes sur la tête. Elle a une sœur qui est d'une bonne santé, mais qui a eu des ophthalmies pendant l'enfance.

Notre malade a aussi été affectée d'ophthalmies ; elle a eu les trois premiers doigts de la main droite couverts de verrues qui ont aujourd'hui disparu ; elle est d'ailleurs d'un tempérament lymphatique très prononcé. A quatre ans, à la suite d'une violence physique, des ulcérations se sont produites sur le dos de la main gauche, qui, malgré tous les soins, se sont étendues et couvertes de végétations, et n'ont pu se cicatriser que partiellement. Aujourd'hui l'ulcère offre l'aspect des scrofulides malignes crustacées-ulcéreuses.

Il y a un an seulement que s'est montrée la scrofulide acnéique par l'apparition successive de petites élevures rouges à la base du cou, sans douleur ni démangeaisons. La plus ancienne, d'abord sessile, s'est ensuite de plus en plus rétrécie à la base, en augmentant de volume, et est devenue pédiculée. L'évolution de ces petites tumeurs ne s'est accompagnée d'aucun accident général. La malade a de tout temps couché avec sa mère, qui n'a jamais présenté de tumeurs analogues.

État actuel. — Les boutons sont ainsi disposés : deux siégent sur la première pièce sternale, trois sur l'articulation sterno-claviculaire du côté droit ; quatre autres dans la région sous-claviculaire gauche. Dans le dos, on voit quelques élevures rouges qui semblent constituer des tubercules d'acné à leur début. Les plus gros ont le volume et la forme d'un pois ; ils sont pédiculés et rugueux à leur surface. Les autres ressemblent, pour la forme, à de petites lentilles dont le centre est déprimé ; on peut, par la pression, faire sortir de quelques-uns de ces boutons une matière grasse, offrant un aspect vermiforme. Tous les boutons sont d'un blanc de cire et de consistance molle.

On excise le plus gros tubercule : un liquide lactescent s'en échappe en jet, et dans son intérieur on trouve encore quelques grumeaux.

Traitement. — Tisane de houblon, huile de morue et sirop d'iodure de fer. On cautérise l'ulcère de la main avec la teinture d'iode. Tous les tubercules d'acné variolique sont excisés, et les petites plaies qui succèdent à cette excision sont touchées avec la même teinture.

OBSERVATION XVI.

Scrofulide maligne érythémateuse.

Lupus érythémateux né de la transformation, in situ, *d'engelures devenues permanentes.*

Michelin (Pauline), trente-deux ans, domestique, née à Vieux-Château (Côte-d'Or), entre dans le service le 29 décembre 1856.

Cette jeune femme est douée d'un embonpoint remarquable pour son âge ; elle a eu des gourmes dans l'enfance, qui ont disparu sans traitement. Puis elle s'est bien portée jusqu'à l'âge de vingt-quatre ans, où elle a commencé à voir paraître sur le dos des mains, sur le nez et les joues des engelures qui d'abord ne se sont montrées que pendant l'hiver. Ces engelures disparaissaient l'été, ne laissant aucune trace de leur passage. Au bout de quelques années, elles sont devenues persistantes. De nouvelles taches rouges se sont montrées sur la face et sur le cuir chevelu.

État actuel. — Des taches de dimensions variables, d'une pièce de 20 centimes à une pièce de 5 francs, existent sur le nez, les joues, le front, le cuir chevelu, le dos des mains et des doigts. Quelques-unes, les plus récentes, sont petites, lenticulaires, rouges, chaudes, légèrement saillantes et quelque peu indurées, elles siégent sur les joues, le front et le dos des mains ; elles sont comme érysipélateuses, et disparaissent momentanément sous la pression du doigt.

Sur le cuir chevelu se remarquent trois larges taches rougeâtres, avec quelques points blancs et cicatriciels qui tranchent sur le fond rouge de la plaque. Ces taches sont complétement dénudées ; aucun cheveu ne s'observe à leur surface.

Une large plaque couvre le dos du nez ; elle est rouge à la circonférence et couverte de quelques débris épidermiques, mais son centre ressemble à une cicatrice de brûlure au troisième degré.

Au reste, toutes ces taches sont à peu près indolentes ; parfois cependant la malade y éprouve un sentiment de chaleur et de brûlure, mais cette sensation douloureuse est surtout le résultat des applications caustiques que l'on fait périodiquement à la surface de ces taches.

La santé générale de la malade est fort bonne : digestions faciles, pas de diarrhée, état normal du pouls et de la respiration.

Traitement. — Tisane de houblon, huile de morue, que la malade prend avec *répugnance* et fort irrégulièrement ; sirop d'iodure de fer, bains sulfureux, applications de caustiques divers, teinture caustique d'iode, huile d'acajou, huile de croton, huile de cade, etc.

Ce traitement est suivi pendant deux ans, et n'apporte que de très légères modifications à l'état du mal. La malade sort du service le 29 décembre 1858.

Quelque incomplète que soit cette observation, elle n'en est pas moins pour nous palpitante d'intérêt. On y voit une nouvelle preuve de l'identique origine des scrofulides bénignes et des scrofulides malignes. L'engelure, affection artificielle produite par le froid, devient, chez cette malade, permanente en toute saison, c'est-à-dire que d'affection artificielle elle devient affection constitutionnelle (*scrofulide érythémateuse bénigne*) ; puis, avec le temps, cette dernière se transforme en lupus érythémateux (*scrofulide maligne*), qui diffère de l'engelure permanente en ce que les couches superficielles du derme s'exfolient et donnent lieu à une cicatrice indélébile analogue à celle de la brûlure.

Sur le cuir chevelu, les taches de lupus érythémateux sont dépouillées de cheveux et pourraient être prises pour des plaques de calvitie produites par un favus ancien, pour de la pelade, de l'érythème marginé, etc.; mais le travail de destruction qui s'opère à leur surface et gagne les follicules pileux, donne lieu à de véritables cicatrices qui mettent sur la voie du diagnostic.

Remarquons encore, chez cette malade, le peu d'effet obtenu par un traitement prolongé. Tout le monde sait que le lupus érythémateux est d'une curation difficile, et que, s'il ne mutile pas les parties où il a son siége, comme le lupus tuberculeux ou le lupus exedens, il n'en est pas moins grave sous le rapport de la ténacité et de la résistance opiniâtre qu'il apporte à l'action des agents thérapeutiques.

Comme antécédents scrofuleux, nous ne trouvons, chez Michelin, que des gourmes et des engelures; mais à côté d'elle était couchée, au n° 6 de la même salle, une jeune fille de Bourbonne, la nommée Magnien, affectée de la même maladie, lupus érythémateux de la face et du cuir chevelu, et qui, dans son enfance, avait eu non-seulement de la gourme, mais des ophthalmies et des écrouelles, lesquelles avaient marqué leur passage par des cicatrices bridées et difformes sur les parties latérales du cou.

OBSERVATION XVII.

Scrofulide maligne érythémateuse.

Lupus érythémateux. (Observation recueillie et rédigée par M. Dumont, interne du service.)

Lecat (Émile), trente ans, célibataire, employé de l'hôpital Saint-Louis.

Le père de ce malade avait quarante-cinq ans lorsqu'il a été atteint d'un érysipèle phlegmoneux de la jambe droite, affection qui a causé sa mort.

La mère a soixante ans; elle existe encore, et jouit d'une excellente santé.

Il a deux sœurs : l'une a eu de la scrofule à la main étant enfant; elle a aujourd'hui vingt-cinq ans; elle est d'un tempérament lymphatique et affectée d'ophthalmie granuleuse chronique. L'autre sœur a vingt-huit ans; elle est enrouée et se plaint continuellement, accusant des souffrances tantôt sur un point, tantôt sur un autre.

Lecat est d'un tempérament lymphatico-sanguin, d'une constitution assez forte, du moins en apparence; ses cheveux sont noirs, sa barbe noire et bien fournie. Il a eu des écrouelles dans l'enfance qui ont laissé des cicatrices au cou. Il n'a jamais eu d'ophthalmies, ni de maux d'oreilles, ni d'affections exanthématiques.

A dix-huit ans, il s'est engagé et est resté neuf ans au service. A vingt ans, il fut affecté d'un bubon qui n'avait été précédé ni de chancres ni de blennorrhagie (bubon scrofuleux).

L'année suivante (1846), il est en Afrique et n'éprouve aucun dérangement dans sa santé. En 1848, une petite tache rouge paraît à l'angle interne de l'œil gauche, et reste longtemps stationnaire. En 1849, une autre tache semblable apparaît sur la joue du même côté, au niveau du pli qui sépare la paupière inférieure de la convexité de la joue. Six mois après, nouvelle tache sur l'endroit où posaient les lunettes, sur la joue droite.

Ces taches étaient roses, à peine larges comme des pièces de 20 centimes, indolentes, sans ulcérations, sans saillies apparentes.

1850. — Le sujet contracte un chancre induré; bientôt le corps et la figure se couvrent de pustules. M. Lacauchie le soigne à l'hôpital militaire du Roule, et le guérit de ce mal. Mais, à partir de ce moment, les taches de la figure se développent avec activité. En trois ou quatre mois, il en vient de nouvelles qui s'élargissent et se réunissent aux premières.

1851. — Entré au Midi (service de M. Ricord). A cette époque; les lèvres et l'intérieur de la bouche étaient remplis d'ulcérations très douloureuses. Traité par la liqueur de Fowler, le malade sort de cet hôpital au bout de deux mois et demi, parfaitement guéri de ses ulcérations.

Mais, sans avoir fait aucun excès, sans avoir même cessé l'usage de la liqueur, quelques jours après sa sortie, il est repris des mêmes accidents. La figure était extrêmement gonflée Revenu au Midi, on reprend le même traitement, qu'il continue pendant trois mois sans interruption. Cependant la tuméfaction de la face semble augmenter sous l'influence du traitement arsenical, et oblige M. Ricord à l'interrompre de temps à autre. Enfin, les ulcères de la bouche disparaissent, mais il reste au malade un malaise général, une fatigue permanente.

Dix jours après sa sortie, deuxième récidive tout aussi aiguë, avec ulcération de la bouche, et, de plus, des croûtes sur les taches de la figure...... Le malade entre à Saint-Louis, dans le service de M. Devergie, le 14 octobre 1852. On lui fait prendre de l'huile de foie de morue et du sirop d'iodure de fer. Au bout de six mois se déclare un érysipèle qui n'apporte aucune modification aux taches de la figure. Celles-ci s'étendent sur le front, et, après être resté neuf mois dans le service de M. Devergie, Lecat le quitte pour entrer dans celui de M. Gibert, le 22 septembre 1853.

Pendant six mois, il prend l'huile de morue et le sirop antiscorbutique, et pendant cinq mois de la liqueur acide (arséniate de soude.) On pratique quelques cautérisations avec le nitrate de mercure. De tous ces traitements, le malade ne recueille qu'une bien faible amélioration. Aussi, en désespoir de cause, se livre-t-il au médecin noir, le fameux Wriès, qui promet de le guérir en quinze jours, et dont tous les arcanes, au bout de six mois, n'avaient en rien modifié l'état du mal.

Janvier 1856. — Le malade est traité par M. Bazin.

Voici quel était son état à l'époque de son entrée dans le service :

Malgré tous les traitements que le malade a subis, la constitution n'est pas détériorée : l'appétit est médiocre, mais les digestions sont faciles, les selles régulières, les urines abondantes, sans dépôt, sans albumine.

Etat local. — La figure est bouffie et couverte de larges plaques de lupus érythémateux, sur les sourcils, le nez, les joues, les lèvres, les favoris, les oreilles, le menton, la face dorsale de la main droite. Sur la peau de la figure et de la main, les taches sont d'un rouge foncé; elles ne font que pâlir légèrement sans disparaître sous la pression du doigt, ne sont le siége d'aucun prurit, offrent çà et là quelques folioles épidermiques et des points cicatriciels analogues à ceux de la brûlure au troisième degré. Sur le bord libre de la lèvre inférieure, il existe des croûtes noirâtres, fendillées, humides, en partie détachées de la membrane muqueuse, analogues aux croûtes de l'impétigo.

Lecat, persuadé que sa maladie devait être attribuée, sinon uniquement, du moins en grande partie, à la vérole dont il avait été atteint, ne cessait de réclamer des médications antivénériennes. Pour le satisfaire, on lui fit prendre pendant fort longtemps, et du sirop de biodure ioduré, et de l'iodure de potassium seul, à doses croissantes. Tous ces traitements n'eurent aucun résultat. Il en fut de même des médications antiscrofuleuses, des bains sulfureux, de l'iode, de l'huile de morue, du chlorhydrate de baryte.

Il sortit de nos salles à peu près dans l'état où il y était entré.

L'observation de Lecat est intéressante sous plus d'un point de vue : comme type de lupus érythémateux, il est, en effet, difficile d'en trouver un plus bel échantillon ; comme preuve de la non-cognation du lupus avec les accidents de la vérole ; les taches érythémateuses ont précédé l'apparition du chancre induré, elles ont résisté au mercure et à l'iodure de potassium, qui ont fait justice des affections cutanées de nature syphilitique ; enfin, comme exemple de la ténacité du lupus érythémateux, qui est, de toutes les variétés de scrofulides malignes, la plus rebelle aux agents thérapeutiques.

Quelques mois s'étaient à peine écoulés depuis sa sortie de Saint-Louis, que notre malade, vivement affecté de la mort d'une sœur qu'il aimait beaucoup, fut tout à coup frappé d'hémiplégie. Des douleurs violentes se firent sentir dans le côté de la tête opposé à la paralysie. L'encéphalite fit de jour en jour de nouveaux progrès, et Lecat ne tarda pas à succomber.

La famille s'étant opposée à l'autopsie, nous ne pûmes nous éclairer, par le scalpel, sur la nature des lésions qui devaient exister dans les viscères.

La syphilis a-t-elle eu sa part dans la production du ramollissement cérébral auquel Lecat a succombé ? Je ne saurais le dire.

OBSERVATION XVIII.

Scrofulide maligne érythémateuse.

Lupus acnéique de la face (acné atrophique). (Observation recueillie et rédigée par M. Guérard, interne du service.)

Rosalie Tellier, vingt et un ans, cuisinière, couchée au n° 5 de la salle Sainte-Foy.

Antécédents. — Cette malade n'a jamais eu de gourmes dans son enfance; elle porte, depuis très longtemps, une glande volumineuse, indolente, stationnaire, au côté gauche du cou, sous l'angle maxillaire. Elle a une conjonctivite à l'œil gauche et une taie sur la cornée du même côté; en effet, les ophthalmies ont été très fréquentes chez elle; les narines ont été longtemps obstruées par des croûtes qui se reproduisaient incessamment. L'hiver dernier, elle fut atteinte d'une affection au pied, d'une engelure, dit-elle, qui persista tout l'hiver à l'état d'ulcère, et qui la faisait souffrir au point de gêner beaucoup la marche; en même temps, ses mains et ses poignets étaient rouges, tuméfiés: c'était la première fois que pareille affection se présentait chez elle.

Il y a cinq ans, lorsqu'on lui perça les oreilles, il se développa autour de chaque petite plaie une sorte d'éruption croûteuse qui persista fort longtemps, limitée au lobule.

Elle a presque toujours eu des boutons à la figure.

Elle avait cinq ans lorsque son père mourut; il resta six mois malade; son corps était, dit-elle, couvert de plaies.

Sa mère vit encore, et en bonne santé; elle eut, à son retour d'âge, des boutons sur la figure et les mains, avec croûtes et pustules qui durèrent un an environ. Nous ne pouvons en apprendre davantage.

Une sœur, encore très jeune, a eu des gourmes; une autre, âgée de vingt-quatre ans, a eu mal aux oreilles dans son enfance.

Il y a eu quatre autres enfants, sur lesquels nous n'obtenons que des renseignements fort vagues.

Etat actuel. — Elle a eu presque constamment des boutons à la face depuis l'âge de quatorze ans, autant qu'elle peut s'en souvenir; mais c'est depuis deux ou trois ans surtout qu'ils existent d'une façon permanente.

L'aspect de l'éruption est celui-ci. Sur toute la surface sont disséminées en nombre assez considérable de petites élevures avec un point noir à leur point culminant : c'est de l'*acne punctata*. Çà et là on trouve des pustules plus volumineuses, dures, solides, rouges, ou de l'*acne indurata*. Enfin, il existe une troisième lésion, que son importance m'oblige à décrire avec détail.

Cette lésion se présente sous forme de plaques assez nombreuses : il y en a deux sur le nez superposées, deux à la joue droite et une de grande dimension à la joue gauche ; d'autres plus petites sont répandues autour des précédentes. Ces plaques sont irrégulières, à contours un peu vagues, mais faciles à limiter cependant, avec un peu d'attention ; leur fond est légèrement blanchâtre, par suite de la rétention de la matière sébacée dans les cavités folliculaires et de la compression exercée par elle sur les capillaires de la peau ; elles sont recouvertes d'un enduit grisâtre et comme ardoisé, fortement adhérent, et constitué évidemment par des débris épidermiques mélangés à de la matière sébacée; leur surface n'est pas lisse, mais au contraire rugueuse, inégale, et donne au doigt une sensation particulière de rudesse et d'aspérité; on y voit, à l'œil nu, un grand nombre de dépressions cicatricielles, dont quelques-unes sont très profondes et en forme de cupules. Sur la joue droite, à distance égale entre l'œil et le nez, existe une plaque de petite dimension, constituée tout entière par les dépressions dont je viens de parler, en sorte qu'elle se trouve située au-dessous du niveau de la peau, sous forme d'excavation multiloculaire. Chacune de ces dépressions a succédé sans doute à la destruction d'une ou de plusieurs glandes acnéiques, et la malade, par ses paroles, nous confirme pleinement dans cette idée.

Tous ces détails deviennent plus apparents encore, examinés à la loupe, et l'on découvre alors une foule de petits enfoncements et inégalités qui avaient échappé à la vue simple.

Le diagnostic de la lésion que je viens de décrire ne peut être douteux : c'est l'herpès crétacé de M. Devergie, l'acné atrophique de M. Chausit, et ce que j'appelle le lupus acnéique. Cette affection est de nature scrofuleuse.

La malade ne souffre pas : tout au plus existe-t-il, de loin en loin, de légères démangeaisons; mais elle est singulièrement défigurée par ces plaques d'aspect sale et noirâtre, semées d'enfoncements et couvertes d'un enduit que n'enlève pas le lavage.

Dans le dos et sur la partie supérieure de la poitrine, on trouve une grande quantité de pustules acnéiques qui affectent surtout les formes *punctata* et *indurata*.

29 *janvier* 1860. — La malade offre l'état suivant : il existe seulement une papule de la grosseur d'une tête d'épingle à la partie latérale gauche du nez, une autre sur la partie droite du menton, un peu plus volumineuse que la précédente, et atteignant les dimensions d'un grain de mil ; quelques aréoles rougeâtres autour des plaques blanches, et enfin un grand nombre de dépressions cicatricielles sur les deux joues et le nez, dépressions à contour irrégulier, dont le fond n'accuse pas en tous points le même niveau, et dont les dimensions très variables atteignent ici celle d'une tête d'épingle à peine, là celle d'une petite lentille, et plus loin des dimensions plus grandes encore. Il semble que quelques-unes soient formées de la réunion de plusieurs dépressions primitivement isolées.

Au fond de quelques-unes et dans leur intervalle se voient de petits points noirs, preuve de l'oblitération des follicules sébacés, de l'existence de l'*acne punctata*.

OBSERVATION XIX.

Scrofulide maligne pustulo-tuberculeuse.

Acné confluente et généralisée simulant l'éléphantiasis. — Albuminurie. — Dégénérescence graisseuse du foie et des reins.

Nous empruntons la première partie de cette observation à M. le docteur Martin (de Roquebrune) (1), et la dernière à la thèse inaugurale de M. le docteur Lutz, qui l'a recueillie sous nos yeux et dans notre service.

« M. J. Garoute, coiffeur, chemin de Saint-Pierre, 51, âgé de vingt-trois ans, a toujours joui d'une excellente santé, jusqu'à l'âge de dix-sept ans. Né de parents sains, il exerce la profession de coiffeur dans un magasin situé au rez-de-chaussée et dans des conditions de salubrité convenables.

» Son père a succombé, il y a quelques années, à une affection aiguë de poitrine (pleurésie) ; sa mère, âgée de cinquante ans environ, vit encore en bonne santé.

(1) *Bulletin des travaux de la Société impériale de médecine de Marseille*, n° 1 de janvier 1859.

» Il a deux sœurs, dont l'une est demoiselle et l'autre mariée, l'une et l'autre sont exemptes de toute affection constitutionnelle diathésique.

» Lui-même partageait avec ses parents cette heureuse immunité, lorsque, il y a six ans environ, il contracta une uréthrite peu intense, de nature probablement non virulente, qu'il traita par des remèdes pris à l'intérieur, conseillés par un empirique, et sur lesquels il ne peut fournir aucun renseignement.

» Quelques semaines suffirent pour l'en débarrasser, sans qu'il survînt, durant ce traitement, aucun phénomène susceptible de fixer son attention.

» Un an plus tard, il y a maintenant cinq ans, sa peau se recouvrit tout à coup, dit-il, d'élevures, de vésicules ou de petites pustules, car il ne peut bien nous en rendre compte, qui apparurent d'abord sur la face et ensuite sur le tronc.

» Cette éruption fut prise par lui pour la gale. Il s'adressa de nouveau à des empiriques qui, aussi peu intelligents que lui, admirent ou établirent ce diagnostic, et lui conseillèrent divers traitements externes et internes, sur la nature desquels il ne peut non plus fournir aucun renseignement précis.

» Ces traitements, plus ou moins régulièrement suivis, n'enrayèrent en aucune manière cette affection, qui continua à faire des progrès lents jusqu'à ces derniers temps.

» Le 23 février dernier, il se présenta à ma consultation.

» Jusqu'à ce jour, je ne dois pas craindre de le dire, je n'avais jamais eu l'occasion d'observer un pareil cas ; cependant, en procédant par voie d'exclusion, je ne tardai guère à reconnaître chez ce jeune homme une affection tuberculeuse de la peau, et je crus devoir la rattacher à l'*éléphantiasis des Grecs*, à la *lèpre*, si commune au moyen âge, et aujourd'hui si rare, que ce fait était le premier qui se présentait à mon observation, après trente-quatre ans d'exercice de la médecine. Les autres membres de la Société, présents à la réunion du 6 mars dernier, n'avaient pas été plus favorisés que moi; car, à part notre honorable président, M. Seux, qui nous a cité un exemple qu'il a eu l'occasion de rencontrer dans un voyage qu'il fit, il y a quelques années, aux eaux des Pyrénées, et M. Roux fils (de Brignoles), qui, faisant un appel à ses souvenirs de la Guyane française et de Madagascar, nous a entretenus de cette maladie endémique dans ces pays chauds, aucun de vous n'en avait vu dans sa carrière plus ou moins longue.

» Ce cas était trop curieux, trop remarquable surtout par sa généralisation presque complète, pour que je ne crusse pas devoir vous le présenter et le soumettre à vos investigations.

» Comme moi, vous avez pu l'examiner avec attention et relever les particularités suivantes.

» Le développement général du corps est celui d'un homme robuste, doué d'un embonpoint assez notable ; la langue n'offre rien de particulier ; les fonctions digestives s'exécutent bien ; la respiration est normale, le pouls est bon, l'intelligence convenablement développée.

» Sur la région zygomato-maxillaire droite, point de départ de la maladie, se voit une tumeur de 5 centimètres de hauteur sur 3 de largeur, de couleur rouge livide, paraissant constituée par une hypertrophie des éléments du derme, et en particulier des follicules sébacés. Sur cette tumeur se remarquent quelques pertuis communiquant dans de petites cavités folliculaires qui fournissent une humeur onctueuse et sébacée. Quelques-unes de ces cavités ont suppuré et ont été remplacées par des cicatrices faciles à reconnaître et de bonne nature.

» Sur la partie gauche de la face et sous la cloison du nez, on voit un assez grand nombre de tumeurs de même nature, mais plus petites, et entre lesquelles existent aussi des cicatrices de même aspect.

» Le conduit auriculaire gauche en contient une du volume d'une petite aveline, et un peu étranglée à sa base.

» A la partie latérale gauche du cou existent plusieurs tumeurs indurées, agglomérées, en voie de suppuration, ainsi que des cicatrices très apparentes de tumeurs semblables, qui se sont fondues antérieurement. Le liquide qui s'en écoule est de consistance séro-purulente sans odeur bien tranchée.

» A la partie latérale droite du cou, le nombre de ces tumeurs et leur volume sont un peu moindres. Un assez grand nombre d'entre elles sont surmontées d'un point noir, comme celui qui résulte de l'action récente du rasoir sur les poils. Ces points n'ont cependant aucun rapport avec ces derniers : ils sont les orifices des follicules sébacés hypertrophiés. Par la pression on les chasse, et après eux une espèce de vermisseau de matière caséuse, bientôt suivi d'un flot de matière blanche, plus liquide.

» Sur les parties supérieures et inférieures du thorax, on voit quelques tubercules peu nombreux, disséminés et séparés par de très nombreuses cicatrices.

» Sur le mamelon et sur l'auréole du côté droit, on remarque une hypertrophie très considérable du tissu érectile de ces deux organes. Cette production mesure 15 centimètres de longueur, de la base à son sommet, 8 centimètres de diamètre à sa base et 5 à son sommet. Sa surface est profondément fendillée, de manière à présenter les caractères d'une framboise ; elle est pendante au devant de la poitrine, et sa base exerce sur les téguments voisins un tiraillement qui leur donne l'apparence des pattes de crabe.

» Sur l'auréole et sur le mamelon du côté gauche on remarque une altération de même nature, mais à un degré de développement beaucoup moins avancé.

» L'abdomen, sur la plus grande partie de sa surface, est le siége des mêmes productions disséminées que nous venons de signaler sur le thorax ; mais, à ses régions hypogastrique et pubienne, celles-ci sont confluentes, très saillantes au-dessus du niveau de la peau voisine. Elles envahissent également la peau du scrotum et celle de la verge, dont le volume se trouve ainsi considérablement augmenté. Sur cette région se remarquent, en plus grand nombre, les points noirs que nous avons déjà signalés, ainsi que de très nombreuses cicatrices.

» A partir de ces deux régions, le nombre des tubercules diminue graduellement, depuis le haut de la cuisse jusqu'au genou, au delà duquel on n'en observe plus. Sur cette dernière région, les tubercules n'offrent plus les mêmes caractères; ils sont remplacés par de nombreuses élevures d'un blanc mat, ressemblant assez à celles de l'*acne punctata* en suppuration, et de formation probablement plus récente.

» Les bras, les avant-bras et les mains sont à peu près vierges de ces altérations ; on y voit cependant très clair-semées quelques petites élevures rouges, miliaires.

» La partie postérieure du cou, du dos, des lombes, des fesses, des cuisses et du creux poplité est largement occupée par une hypertrophie profonde de tous les éléments de la peau ; là les tubercules sébacés sont largement et profondément sillonnés, et la peau présente les caractères du tissu lardacé. Des points noirs nombreux, des tubercules en suppuration, des cicatrices d'anciens tubercules y sont abondamment répandus. Les tubercules de date ancienne sont plus volumineux que ceux de formation plus récente, parmi lesquels un bon nombre de forme miliaire se sont développés sur les anciens.

» Enfin, et pour ne négliger aucune particularité propre à nous éclairer sur la nature de cette affection, le sujet exhale une odeur nauséabonde, et à laquelle j'ai trouvé une certaine ressemblance avec celle que l'on sent au voisinage des fabriques de chandelles. — En outre, le sens génital est complétement éteint chez lui, circonstance importante à noter, quand on sait que les lépreux d'autrefois se faisaient remarquer, au contraire, par une exaltation de ce sens, par ce qu'on a appelé le *libido inexplebilis* (1). »

Après cette exposition, empreinte d'un esprit d'observation exacte, M. le docteur Martin, abordant la question de la cause à laquelle on doit attribuer l'apparition de cette affection, manifeste sa répugnance à admettre une origine syphilitique, rejette l'hérédité, la contagion et la contagiosité. « Nous serions presque tenté, ajoute-t-il, d'admettre que nous n'avons pas affaire ici à une véritable lèpre tuberculeuse des Grecs, mais plutôt à une affection confluente des follicules sébacés de la peau, à une acné confluente. »

Il n'émet cette manière de voir qu'avec réserve, et la soumet à l'appréciation de ses collègues.

L'observation avait conduit M. Martin à la vérité ; mais, peu habitué à la pratique des affections de la peau, et nullement encouragé par ses collègues à persister dans sa manière de voir (selon M. Roux fils, ce malade n'offrait qu'un bel exemple d'éléphantiasis des Grecs), il est resté dans le vague, et a intitulé son observation : *Dermatose tuberculeuse.*

M. Martin, ne voyant pas se réaliser la guérison qu'il avait espérée, nous adressa ce malade, qui entra dans notre service le 3 avril 1859.

Son entrée nous parut une bonne fortune ; car, au premier coup d'œil, nous reconnûmes ce que M. Martin avait

(1) Garoute, interrogé par nous sur ce point, nous a positivement affirmé que, peu de jours avant de quitter Marseille, il avait obtenu les faveurs d'une jeune fille, et s'était parfaitement et facilement acquitté de ses fonctions. N'était-ce qu'une forfanterie de la part de Garoute, et que faut-il croire?

soupçonné, une affection acnéique qui, par sa confluence et son extension à la presque totalité de la peau, nous promettait une éclatante justification de l'opinion que nous professons depuis longtemps sur la nature scrofuleuse de l'acné.

Nous annonçâmes dès lors, comme on peut le voir dans la thèse de M. Lutz, que nous verrions survenir de l'albuminurie pendant la vie, et qu'après la mort, qui ne paraissait que trop probable, nous trouverions la dégénérescence graisseuse du foie et des reins. Toutes ces prévisions se sont réalisées.

Pendant les premiers mois de son séjour à l'hôpital, l'affection ne présenta pas de grands changements, si ce n'est de temps à autre des poussées après lesquelles la tuméfaction était toujours un peu plus considérable. Nous ne décrirons pas cette affection, qui a été si bien exposée par M. Martin. Dans les trois derniers mois, son état est devenu des plus graves ; l'albumine a été constatée dans l'urine ; de l'œdème s'est montré en même temps, surtout aux membres inférieurs et aux parties génitales. L'albuminurie n'a plus cessé jusqu'à la mort, et la quantité d'albumine exactement notée par M. Lutz, dans les deux derniers mois de la vie, alla toujours en augmentant. D'abord, il avait trouvé 2 grammes d'albumine pure et desséchée par litre d'urine ; plus tard, par des analyses faites de huit en huit jours, la quantité était de 3 grammes, 4gr,50, 5gr,75, 7 grammes, et enfin, dans les derniers jours, 8 grammespar litre.

Outre l'albuminurie, il était épuisé, dans les derniers jours de son existence, par une diarrhée que rien n'a pu arrêter ; le moindre mouvement suffisait pour provoquer des selles dont la fétidité était extrême. Mort le 2 mars 1859.

Autopsie. — Infiltration générale de tout le tissu cellulaire sous-cutané, constatée du reste pendant la vie. La sérosité remplissait également la cavité abdominale et le péricarde. Poumons sains, sans trace de tubercules ; quelques adhérences pleurétiques. Ce que les poumons présentaient de particulier, c'était des noyaux d'emphysème local situés au sommet du poumon droit. Ces noyaux, de la grosseur d'une noix, adhéraient les uns aux autres, et formaient une sorte de chapelet de la longueur de 12 centimètres. Les vésicules de ces tumeurs avaient une grosseur variant d'un pois à une aveline; elles ne provenaient pas de la dilatation des vésicules pulmonaires, mais bien de leur déchirure, et de l'infiltration de l'air dans le tissu cellulaire interlobulaire.

Cœur. — Rien.

Foie. — Présentait un aspect gras tout particulier; à la coupe, on voyait manifestement, surtout dans les couches superficielles, une infiltration graisseuse entre les lobules; des fragments, traités par le chloroforme, ont laissé une quantité notable de graisse pour résidu. A part la dégénérescence graisseuse, le foie ne présentait rien d'extraordinaire, si ce n'est le volume considérable de la vésicule biliaire. L'estomac et les intestins se trouvaient à l'état normal.

Reins. — Beaucoup plus volumineux qu'à l'ordinaire; leur consistance était ferme, mais sans dureté; leur surface était d'un rouge vif, avec des marbrures jaunâtres. Une incision faite sur leur bord convexe montre que la substance corticale a considérablement augmenté d'épaisseur; elle est comme tuméfiée, ce qui, ici encore, était évidemment dû à une infiltration et même à une dégénérescence graisseuse, car la graisse pouvait en être exprimée par une légère pression. La coupe présentait, en outre, un pointillé rouge, tranchant vivement sur le fond jaune de la substance corticale, et provenant probablement de l'injection des corpuscules de Malpighi. Les pyramides, comprimées et comme amoindries par le développement de la substance corticale, sont d'un rouge plus obscur, et leurs stries sont moins visibles. Le rein gauche présentait de plus, à son extrémité inférieure, un noyau de substance tuberculeuse de la grosseur et de la forme d'une amande.

Peau. — Présentait les lésions que nous avons signalées dans la description de l'acné; seulement, tout ici a pris des proportions inusitées. Le derme paraît considérablement épaissi, a, dans certaines régions, la région inguino-crurale par exemple, une épaisseur de 3 à 4 centimètres; le tissu en est induré, difficile à couper, comme cartilagineux, et crie sous le scalpel; dans ses couches les plus profondes, on remarque de petites cicatrices, traces d'anciennes glandes sébacées oblitérées. Les aréoles du tissu cellulaire sous-cutané sont distendues par de petites masses graisseuses en très grand nombre.

« Pour pouvoir bien me rendre compte de la structure des tumeurs sébacées, j'en ai choisi une des plus développées; en voici la description. Le diamètre de sa base mesure un centimètre, et son élévation au-dessus des parties ambiantes à peu près autant. Cette tumeur est hémisphérique, avec une petite dépression au sommet, d'où sort le poil; sa consistance est ferme, dure, à cause de la matière sébacée qui la remplit. Tout autour du poil, on voit un petit cercle noir formé par la partie la plus superficielle de la matière, modifiée dans sa coloration par le contact de l'air; c'est ce dont on peut facilement se convaincre par la pression qui fait sortir, à la suite de ce point noir, le vermisseau dont j'ai parlé.

» Par la dissection, on parvient facilement à enlever l'épiderme qui recouvre la petite tumeur; celle-ci, mise à nu, n'a pas changé de forme, on voit seulement que ses parois sont formées par un tissu extrêmement fin et très mince. Cette enveloppe enlevée avec soin, on voit immédiatement au-dessous la matière sébacée elle-même; cette matière, d'un blanc de lait, très consistante, remplissait exactement et distendait énormément non-seulement le canal excréteur, mais encore deux diverticules qui lui sont annexés. La matière sébacée ainsi durcie, moulée sur les parois internes de la glande, en reproduit évidemment la forme très exactement. On y distingue une partie centrale et deux parties latérales : la partie centrale a la forme d'un ovoïde très allongé dirigé verticalement à la surface de la peau; le grand axe de cet ovoïde est formé par le poil, qui n'est séparé de la matière sébacée par aucune membrane appréciable. Le poil sort des deux extrémités, de la supérieure pour s'épanouir librement, et de l'inférieure pour s'enfoncer encore de 3 à 4 millimètres dans le tissu cellulaire sous-jacent. Le tiers supérieur de ce noyau central est logé dans la petite tumeur, et les deux tiers inférieurs s'enfoncent dans l'épaisseur du derme, qu'ils ne dépassent cependant pas. Le grand axe a une longueur de 7 millimètres et le petit de 3 millimètres.

» Sur les côtés et vers le tiers inférieur environ de cette masse centrale, on voit deux appendices latéraux également formés de matière sébacée; ces appendices sont disposés l'un en face de l'autre, et forment comme deux ailes; ils sont fortement aplatis, réniformes, communiquent avec la masse centrale, du côté de leur bord concave, par un pédicule très court; leur bord convexe, verticalement dirigé, n'est pas uni, mais présente un contour légèrement mamelonné.

» Dans d'autres glandes cependant je n'ai trouvé qu'un seul de ces appendices, qui alors n'était pas aplati, et dont la surface ne présentait que très obscurément les bosselures dont j'ai parlé, ce qui était dû probablement à la trop grande distension de la glande; quelquefois aussi je n'ai trouvé aucune trace de ces appendices, et la glande paraissait réduite à son canal excréteur. » (*Thèse* de M. Lutz.)

OBSERVATION XX.

Scrofulide maligne tuberculeuse inflammatoire.

Groupe de tubercules simples sur la fesse du côté droit.

Simonin (Auguste), quinze ans, entré dans le service le 21 août 1857. Ce jeune malade affirme que son père et sa mère jouissent d'une excellente santé ; il a quatre frères et une sœur qui, selon lui, n'auraient jamais donné aucun signe de maladie constitutionnelle.

Simonin est lymphatique, de médiocre constitution, a eu la variole à deux ans ; il a été affecté de gourmes et d'écrouelles vers l'âge de huit ou neuf ans. L'affection qu'il porte sur la fesse droite a débuté, il y a six mois, par un petit bouton rouge et dur, qui bientôt s'élargit, mais sans donner lieu à aucune souffrance. D'autres boutons s'élevèrent autour du premier, et formèrent un groupe qui, au bout d'un mois, ne prit plus d'extension et resta stationnaire.

Etat actuel. — Sur la partie interne de la fesse droite s'aperçoit une plaque ovalaire de la largeur d'une pièce de 5 francs environ, à circonférence anfractueuse, constituée par une agglomération de tubercules que l'on prendrait pour des élevures acnéiques, ou plutôt pour de petits furoncles, à base dure, non douloureuse à la pression. Ces tubercules sont bien différents, par la couleur peu modifiée de la peau, par la sensation de dureté qu'ils donnent à la pression, des tubercules rougeâtres; rénitents, élastiques du lupus proprement dit. La peau n'est point hypertrophiée ; l'affection est tout à fait indolente.

Traitement. — Houblon, huile de morue à dose croissante, sirop de fer, bains sulfureux.

Le malade sort le 18 septembre. La santé générale s'est notablement améliorée ; les tubercules sont affaissés.

OBSERVATION XXI.

Scrofulide maligne tuberculeuse fibro-plastique.

Lupus tuberculeux fibro-plastique de la face. (M. Guérard.)

Petit (Éléonore), quatorze ans, entrée le 22 février 1860, couchée au n° 27, salle Sainte-Foy.

Cette jeune fille est d'une stature élevée et tout à fait exceptionnelle pour son âge; elle est d'ailleurs bien proportionnée ; son teint est clair, légèrement rosé, sa peau fine; elle présente, en un mot, tous les traits dont l'ensemble constitue ce que l'on a appelé la beauté scrofuleuse. Les antécédents et l'affection actuelle confirment pleinement ce diagnostic à priori.

Étant enfant, elle a eu des gourmes dans la tête ; il y a sept ans, un abcès se forma à la région cervicale, en arrière et à droite, et l'ouverture en fut faite avec le bistouri; elle est très sujette aux ophthalmies, qui, à une certaine époque, étaient presque permanentes chez elle; on trouve, en effet, des taies sur la cornée. Des croûtes existent actuellement dans le nez et gênent le passage de l'air.

Sa santé ordinaire est assez bonne; ses fonctions s'exécutent régulièrement; elle est cependant fréquemment atteinte de céphalalgie, de maux d'estomac.

Elle voit ses règles depuis un an, à des époques assez régulières; elles ont cependant manqué une ou deux fois, dit-elle.

Elle a des engelures ou plutôt des crevasses aux mains.

Le père se porte bien; il serait sujet aux furoncles et aux érysipèles. La mère est de faible santé : migraines fréquentes. Elle a un frère et une sœur beaucoup plus âgés qu'elle, et qui ne présenteraient rien d'analogue à l'affection dont elle est atteinte.

L'origine de cette affection remonterait à sa première enfance, à l'âge de trois à quatre ans; elle daterait donc de dix ans. Elle l'attribue à un coup de pierre qu'elle reçut à cette époque à la joue droite; peut-être ce coup a-t-il été en effet la cause déterminante. Le mal, nous dit-elle, a commencé par un point, et s'est ensuite peu à peu étendu excentriquement.

Aujourd'hui existe à la joue droite une large plaque tuberculeuse qui occupe au moins la moitié de la surface; cette plaque est irrégulière dans sa forme, et se refuse à toute comparaison géométrique; on y trouve des lignes droites et sinueuses, des courbes, des angles saillants et rentrants, des prolongements, dont le principal se place entre l'œil droit et le nez.

Sa couleur est caractéristique : elle est jaune rougeâtre, sucre d'orge, avec une sorte de reflet translucide; çà et là elle est masquée par des croûtes d'épaisseur variable, jaunâtres ou blanchâtres, adhérentes.

Elle forme une saillie notable au-dessus du niveau de la peau, et augmente d'une manière sensible le volume de la joue droite. Cette saillie n'est pas uniforme, mais comme granulée et formée par une agglomération de tubercules plus ou moins fusionnés à leur base. C'est à la circonférence de la lésion que les tubercules sont surtout évidents et tendent à s'isoler.

La jeune malade affirme que son affection a complétement changé d'aspect depuis environ un an, elle est aujourd'hui sèche partout ; autrefois, nous dit-elle, il en suintait un liquide très abondant ; des croûtes se formaient, au travers desquelles sourdait un produit de sécrétion morbide. Ces phénomènes trouvent sans doute leur explication dans les applications topiques irritantes qui ont été faites à cette époque.

La malade a été soumise au traitement antiscrofuleux, et l'affection s'est améliorée d'une façon sensible.

Aujourd'hui 29 janvier 1860, elle offre l'état suivant :

Les tubercules que j'ai décrits sont complétement affaissés, et la surface sur laquelle ils reposaient se continue insensiblement avec les parties voisines : c'est à peine si l'on peut constater une légère élévation en promenant le doigt des parties saines aux parties malades ; et c'est plutôt à l'exfoliation épidermique dont la surface malade est le siége, et qui reconnaît pour cause les applications de teinture d'iode que l'on a continuées jusqu'à ce jour, c'est plutôt à cette exfoliation, dis-je, qu'on reconnaît le point où elle commence. Bien plus, un examen attentif démontre manifestement que certains points sont déprimés. D'ailleurs, toute la surface malade est recouverte d'un tissu cicatriciel et est le siége d'une exfoliation épidermique. Il n'existe pas d'adénites sous-maxillaires.

OBSERVATION XXII.

Scrofulide maligne tuberculeuse fibro-plastique.

Lupus généralisé. (Observation recueillie et rédigée par M. Pouquet, interne du service.)

Redouté (Auguste), trente-six ans, entré le 21 mars 1857, pavillon Saint-Matthieu, n° 80.

Les parents n'ont jamais présenté, dit-il, d'affection semblable, ni même de lésion, quelle qu'elle soit, de nature scrofuleuse.

Il est d'un tempérament sanguin, d'une constitution forte, et jouit d'une santé ordinaire fort bonne ; toutes ses fonctions s'exécutent régulièrement.

Dans son enfance, il était très sujet aux engelures. En 1848, il fut atteint d'une ophthalmie chronique assez grave, qui le priva longtemps de la vue.

L'affection actuelle débuta dans le cours de l'année 1851 ; les premiers tubercules apparurent au cuir chevelu et aux oreilles : puis de là ils se sont répandus avec profusion sur la face, qu'ils ont envahie dans sa presque totalité.

En effet, toute la face, à l'exception du menton et des parties latérales du front, est recouverte d'une éruption tuberculeuse qui lui donne l'aspect le plus singulier ; ces tubercules sont rouges, un peu aplatis, demi-transparents et comme ambrés, et surmontés çà et là de petites écailles blanchâtres qui leur adhèrent intimement ; le derme qui les supporte a subi une véritable hypertrophie, surtout remarquable au lobule du nez, aux lèvres et aux oreilles, qui ont doublé et même triplé d'épaisseur. Sur tous les points où siége cette éruption, les poils sont tombés, et la sécrétion pileuse paraît à tout jamais arrêtée. Toute la partie antérieure du cuir chevelu est dépouillée de cheveux, et offre une cicatrice blanche, luisante, entièrement glabre. Les paupières sont hypertrophiées, comme le nez et les lèvres, et ont perdu leur souplesse et leur mobilité, d'où suivent un rétrécissement notable et une rigidité insolite de l'ouverture qui résulte de leur écartement. La cornée ne présente aucune altération, mais on remarque sur la conjonctive de petites granulations rouges et une injection assez prononcée de ses vaisseaux.

La cuisse gauche est atteinte de lésions de même aspect et de même nature ; à sa face interne se voit une large surface cicatricielle blanchâtre, entourée à sa circonférence par une zone tuberculeuse de coloration brunâtre. Les téguments de la jambe sont également transformés, dans une bonne partie de leur étendue, en tissu cicatriciel.

La partie interne du pied gauche et sa face plantaire présentent une ulcération avec engorgement des tissus voisins ; la malléole interne est tuméfiée, rouge, douloureuse ; les os du tarse sont eux-mêmes manifestement gonflés et malades : en un mot, tout porte à croire que les altérations ne se bornent point aux surfaces tégumentaires, et que le squelette de la région est également en cause, bien que sur aucun point le stylet n'ait révélé la présence d'une surface osseuse dénudée.

Le traitement a consisté en tisane de houblon, huile de foie de morue, sirop d'iodure de fer, bains alcalins, et le malade est sorti le 8 juillet 1857, radicalement guéri de son affection, dont on ne voit plus que les vestiges cicatriciels.

OBSERVATION XXIII.

Scrofulide maligne tuberculeuse fibro-plastique.

Lupus du nez, des lèvres et des joues. (Observation recueillie et rédigée par M. Pouquet, interne du service.)

Daru (Auguste), dix-sept ans, entré le 22 février 1857, couché au n° 101 du pavillon Saint-Matthieu.

Son père et sa mère n'ont jamais eu, qu'il sache, d'affection scrofuleuse ; une sœur, à l'âge de quatre ans, a eu des gourmes dans la tête ; son frère, âgé de neuf ans, tousse continuellement depuis plusieurs mois.

Lui-même a été atteint, à l'âge de onze ans, d'une ophthalmie rebelle ; en même temps apparurent à la région sous-maxillaire de petites tumeurs ganglionnaires dont on ne trouve plus aucune trace aujourd'hui.

Vers l'âge de douze ans, un petit bouton rouge se développa sur l'aile gauche du nez ; ce bouton, dont l'indolence était complète, s'étendit peu à peu et envahit toute l'aile du nez ; sous l'influence des grattages, il se transformait en une petite plaie qui sécrétait du pus, et se couvrait de croûtes jaunâtres.

En janvier 1854, ce malade entre dans le service de M. Bazin, qui le soumet au traitement antiscrofuleux. Il sort au mois d'août complétement guéri.

Au mois de novembre suivant survient une récidive ; le malade a remarqué que son lupus revenait constamment au commencement de l'hiver, et qu'il préludait par un coryza, si bien qu'il l'attribue au contact des matières fluides sécrétées par la pituitaire enflammée.

Après avoir consulté un médecin, qui n'entrava en rien la marche de l'affection, il entre pour la seconde fois, en décembre 1855, dans le service de M. Bazin. Les tubercules couvraient alors la moitié inférieure du nez, la lèvre supérieure et une grande partie de la région des joues. L'huile de morue et le sirop de fer sont de nouveau ordonnés, et le 9 juin 1855, il est, pour la seconde fois, débarrassé de son affection.

En décembre 1856, il a une seconde récidive, et il entre, le 22 février 1857, dans le service de M. Bazin. Or, voici à cette époque ce que nous observons :

La lèvre supérieure ne présente de tubercules qu'au niveau de la commissure ; la joue droite est recouverte d'un grand nombre de tubercules rougeâtres, demi-transparents, indolents, et cette éruption occupe une surface large comme la paume de la main.

La moitié inférieure du nez et la partie voisine de la joue gauche sont également couvertes de tubercules présentant les mêmes caractères.

L'aile gauche du nez est revêtue d'une croûte jaunâtre, épaisse.

13 *avril*. — Les parties malades ont été cautérisées trois fois avec la teinture d'iode ; l'huile de foie de morue est continuée.

Le 30 mai suivant, érysipèle des deux côtés de la face ; on suspend l'huile de foie de morue.

Le 10 juin, amélioration sensible survenue après la disparition de l'érysipèle.

Le 22 août, le malade a éprouvé quelques douleurs de tête ; il y a de l'inappétence, un malaise général. Il sort pour recouvrer au dehors sa santé habituelle.

Le lupus est une affection qui récidive fréquemment ; cette observation ne le démontre que trop.

OBSERVATION XXIV.

Scrofulide maligne tuberculeuse fibro-plastique.

Lupus de la face provoqué par une cause traumatique. (Observation recueillie et rédigée par M. Guérard, interne du service.)

Bertrand (Jean-Baptiste), âgé de cinquante-sept ans, entré le 16 mars 1860.

Il avait six ans quand son lupus a commencé ; la cause déterminante aurait été, selon lui, un coup de pierre qu'il reçut alors au front, et il nous semble, en effet, en distinguer quelque trace au-dessus de l'œil droit. C'est là, et sans doute sur la cicatrice même, que débuta le lupus. D'abord très petit, il s'étendit peu à peu, mais avec une certaine lenteur, si bien qu'à l'âge de vingt ans, c'est-à-dire dans l'espace de douze à quatorze ans, il avait à peine acquis les dimensions d'une pièce de 5 francs.

Après avoir interrogé attentivement le malade, nous n'avons rien trouvé de scrofuleux dans les antécédents. Il dit bien qu'étant très jeune, il eut mal aux yeux, mais il le dit vaguement, et d'ailleurs ce signe perd toute importance, étant complétement isolé.

Il n'est pas sujet aux maux de tête, pas plus qu'aux maux d'estomac. Il n'a ni hémorrhoïdes ni varicosités aux jambes.

Il nie absolument tout antécédent blennorrhagique ou syphilitique, et ses réponses à nos diverses questions en ce sens s'accordent avec ses dénégations.

Il n'a jamais connu ses parents.

Ses enfants jouissent d'une excellente santé, et n'ont rien qui ressemble à son affection ou que l'on y puisse rattacher, de loin ou de près.

Aujourd'hui, ce lupus que nous avons vu commencer par un coup de pierre, et acquérir à vingt ans le diamètre d'une pièce de 5 francs, a envahi la presque totalité du front, d'où il descend, par un triple prolongement, au milieu sur les deux tiers supérieurs du nez, et latéralement sur les régions temporales.

Nous ne nous étendrons pas en nombreux détails dans la description de la lésion ; nous retrouvons ici la physionomie de tous les lupus tuberculeux fibro-plastiques. Sa couleur générale est rougeâtre, avec ce reflet translucide qui l'a fait comparer au sucre d'orge ; sur cette teinte assez uniforme se détachent, par leur blancheur, ici des squames assez minces d'ailleurs, là de simples lamelles épidermiques ; les bords sont très irréguliers, découpés, festonnés, et paraissent plus épais sous le doigt que ne l'est la partie médiane de la plaque ; on sent là une sorte de bourrelet circonférenciel, constitué par des groupes tuberculeux plus ou moins considérables. C'est par la formation lente, mais incessante, de ces tubercules que la lésion se propage et envahit de nouvelles surfaces. Au nez, nous trouvons le même aspect à l'altération cutanée les tubercules y sont peut-être plus manifestes encore ; au-dessous de l'œil droit, ils forment un prolongement à l'extrémité duquel on observe un élément qui s'en isole, prolongement qui semble aller à la rencontre d'un prolongement analogue venu de la région temporale du même côté, en sorte que l'œil est presque complétement entouré d'un cercle rouge de lupus. N'oublions pas de dire que les sourcils ont complétement disparu du côté malade.

On fait au malade des applications locales d'huile de noix d'acajou ; il prend un bain sulfureux tous les deux jours, et à l'intérieur 60 grammes d'huile de morue, avec 30 grammes de sirop d'iodure de fer.

OBSERVATION XXV.

Scrofulide maligne tuberculeuse fibro-plastique.

Lupus de la face. — Ichthyose.

Lognon (Georges-Raphaël), soixante-huit ans, entré le 30 mars 1860, couché au n° 40 du pavillon Saint-Matthieu.

Les antécédents peuvent se résumer en peu de mots ; ils sont presque complétement négatifs.

Quelques gourmes dans son enfance ; aucune autre affection scrofuleuse.

Aucun accident arthritique ni dartreux.

Il n'a ni frère ni sœur, et ne peut nous renseigner sur ses parents.

Ce malade porte deux affections : un lupus au front et une ichthyose.

Le lupus siége au-dessus de l'œil gauche ; il le fait remonter à une époque très éloignée, vingt ou trente ans ; il aurait commencé par un petit bouton qui resta longtemps stationnaire, et qui le démangeait beaucoup. Ce mode de début ne doit évidemment être accepté que sous toutes réserves. Ce n'est, dit le malade, que depuis cinq ou six mois que la lésion a acquis ses dimensions actuelles, et il attribue cette aggravation du mal à une plaie qu'il se fit à l'orbite vers la même époque.

Aujourd'hui, le lupus s'étend, dans le sens transversal, de la racine du nez jusqu'à l'apophyse orbitaire externe, et de haut en bas il descend de deux travers de doigt au-dessus du sourcil jusque sur la paupière supérieure, en empiétant un peu sur celle-ci ; ses bords, légèrement sinueux, sont nettement tracés et figurent une ligne courbe concentrique à la courbe orbitaire ; la coloration générale est rougeâtre, mais elle va s'affaiblissant de la circonférence de la lésion à son centre, où l'on remarque une teinte blanchâtre, comme cicatricielle, et qui résulte en effet de la disparition des tubercules du lupus, dans les points où elle existe. La consistance est parcheminée ; les inégalités tuberculeuses sont à peine appréciables, même à la circonférence. Les poils des sourcils sont rares, clair-semés, comme atrophiés, et contrastent, par leur couleur blanche et leur petit nombre, avec ceux du côté opposé, qui sont bruns et forment un sourcil épais et bien fourni.

On trouve de petites écailles épidermiques répandues çà et là sur la lésion, et le malade nous dit que, dans le mois d'avril de chaque année, son lupus se recouvre de croûtes ou squames qui tombent l'hiver, pour ne reparaître d'une manière sensible que l'année suivante. Il dit, en outre, y ressentir de vives démangeaisons à l'époque des chaleurs.

La deuxième affection est plus ancienne encore que la première; le malade la fait remonter à son enfance. Ce qu'il peut nous apprendre à ce sujet, c'est qu'autrefois elle n'était pas généralisée comme elle l'est aujourd'hui. Il s'agit d'une ichthyose serpentine des mieux caractérisées, surtout aux jambes et aux cuisses, où la peau rappelle parfaitement l'aspect quadrillé des pattes de gallinacés.

OBSERVATION XXVI.

Scrofulide maligne tuberculeuse fibro-plastique.

Lupus du nez stationnaire, rapidement modifié par un érysipèle intercurrent.

Verdun, seize ans, emballeur, entré le 10 mars 1857, couché au n° 6 de Saint-Matthieu.

Antécédents de famille. — Père, mère, une sœur bien portants; quatre frères, qui tous ont eu de l'eczéma impétigineux au cuir chevelu.

Antécédents du sujet.—Gourmes dans son enfance, rhumes fréquents, engelures.

L'affection pour laquelle il est entré à l'hôpital a débuté, il y a quatre ans et demi, par un bouton à l'intérieur des fosses nasales, que le malade a écorché, et qui n'a fait que s'accroître pour prendre les proportions que nous lui voyons aujourd'hui. Cette affection a été promptement accompagnée d'engorgement sympathique de quelques ganglions cervicaux.

Etat actuel. — Tout le nez est hypertrophié, à partir de la racine; sa forme n'est plus symétrique; sa peau est lisse, rouge et couverte en partie de pellicules sèches et blanches; çà et là on voit de petits tubercules violets, qui ne montrent aucune tendance à l'ulcération, et disparaissent par desquamation. L'aile droite a été ainsi emportée, et la gauche est raboteuse et couverte de tubercules plus gros. L'affection s'étend dans les fosses nasales, dont la cloison est en grande partie détruite; les tubercules des cavités nasales forcent le malade à respirer par la bouche. Enfin notons que la lèvre supérieure est en partie couverte également de petits tubercules grenus, rougeâtres.

L'état général est bon.

Traitement. — Sirop d'iodure de fer, huile de morue. L'affection reste à peu près stationnaire jusqu'au 2 juin, où se déclare un érysipèle de la face s'étendant au cuir chevelu, derrière les oreilles et au cou. Il s'accompagne d'une fièvre intense. Après la disparition de l'érysipèle, qui a régulièrement parcouru son évolution, on s'aperçoit que l'affection scrofuleuse en a ressenti une heureuse influence ; les tubercules se sont affaissés, la cicatrisation s'est opérée, et le malade quitte l'hôpital presque complétement guéri le 26 juin, vingt-quatre jours après le début de l'érysipèle.

OBSERVATION XXVII.

Scrofulide maligne fibro-plastique.

Lupus suivi de carie des os sous-jacents. — Phthisie scrofuleuse.

Paris (Gaspard), vingt-cinq ans, entré le 26 février 1858 au pavillon Saint-Matthieu, n° 36.

Rien à noter du côté du père et de la mère ; une de ses sœurs est morte après avoir eu des hémoptysies abondantes ; trois autres sœurs vivent et sont en bonne santé.

Il ne se rappelle pas avoir eu des gourmes ni des ophthalmies. A l'âge de sept à huit ans, il eut la petite vérole, à la suite de laquelle se sont développées au cou des glandes qui ont abcédé et ont été ouvertes avec la lancette ; ces glandes étaient très nombreuses et constituaient, à leur début, de petites tumeurs roulant sous la peau.

Vers l'âge de douze ans commença à se développer au cou un lupus qui fit des progrès tels, qu'au bout de deux ans il avait entouré presque complétement toute la région cervicale.

Le malade vint alors à Saint-Louis, pavillon Saint-Matthieu, en 1849, et son affection fut traitée par l'huile de morue à l'intérieur et par l'application topique de teinture d'iode. Il sortit de l'hôpital au bout de quatre mois, mais pour y rentrer huit mois après, dans le service de M. Cazenave, qui le traita par des applications de pommade au biiodure et des bains sulfureux. Il sortit de nouveau, après quatre mois de séjour, avec une cicatrice très apparente et semée, dit-il, de points violacés.

Nous trouvons aujourd'hui, sur toute la région cervicale et sur la poitrine, d'une clavicule à l'autre, des surfaces cicatricielles plissées qui, à gauche, remontent sur la joue correspondante dans une étendue assez considérable; des tubercules violacés et recouverts d'une desquamation blanchâtre sont disséminés sur les contours du tissu cicatriciel, dont ils marquent les limites et la tendance à l'envahissement.

Au niveau du coude existe une large plaque de couleur violacée, qui présente çà et là des indurations fibro-plastiques très manifestes au toucher.

Sur la face dorsale de l'avant-bras, du côté gauche, en deux endroits, la peau est violacée, décollée, et présente une ulcération par où se fait jour le pus résultant de la fonte du tissu cellulaire. Une lésion semblable existe à la face interne du bras droit; il s'agit là bien évidemment de scrofule cellulaire.

Sur le dos du pied, au niveau du métatarse, on trouve deux fistules qui, explorées avec le stylet, conduisent à des surfaces osseuses dénudées et cariées.

L'auscultation et la percussion ont fait reconnaître du gargouillement et de la matité sous les clavicules.

Traitement. — Tisane de houblon, huile de morue et sirop d'iodure de fer mélangés.

Sorti le 14 mai.

Il n'y a plus que quelques points tuberculeux sur le pourtour des plaques cicatricielles que nous avons décrites au cou et à la face; les ulcères, avec décollement du bras et de l'avant-bras, sont cicatrisés, mais la plaque de lupus du coude est restée stationnaire, et les ouvertures fistuleuses du dos du pied sont encore ouvertes.

OBSERVATION XXVIII.

Scrofulide maligne tuberculeuse fibro-plastique.

Lupus de l'oreille qui a succédé à une scrofulide exsudative bénigne.

Clémentine Tessier, âgée de vingt ans, piqueuse de bottines, née et demeurant à Belleville, couchée salle Sainte-Foy, n° 11.

Antécédents de famille. — Bons.

Antécédents de la malade. — A eu des gourmes dans son enfance, puis des ophthalmies opiniâtres. A treize ans, scrofule ganglionnaire à la partie latérale droite du col, qui a suppuré et a laissé une cicatrice allongée de haut en bas de 12 centimètres, blanche en haut, et dans son tiers inférieur d'un rouge jaunâtre. (On a appliqué hier de la teinture d'iode.) Ordinairement cette partie inférieure de la cicatrice est blanche comme le reste. La cicatrisation est complète depuis cinq ans.

Consécutivement à la scrofule ganglionnaire et avant sa cicatrisation, l'oreille droite est devenue le siége d'une scrofulide exsudative occupant la région post-auriculaire et tout le contour de l'oreille ; exsudation peu abondante, se changeant en croûtes jaunâtres. La menstruation s'est établie ; elle a eu un enfant il y a un an.

Aujourd'hui on trouve, derrière l'oreille et en bas, une surface laissant suinter une sérosité incolore. Tout le pavillon de l'oreille est notablement hypertrophié, sans induration notable, d'une coloration rouge jaunâtre ; çà et là on y voit de petites écailles blanches. En pressant entre les doigts le pavillon ainsi affecté, on éprouve la sensation que donnerait une lame parcheminée, sèche, rugueuse, et qui ne s'appliquerait qu'imparfaitement sur les parties sous-jacentes. La rougeur hypertrophique post-auriculaire descend, en s'avançant sur la joue, à 3 centimètres plus bas que l'oreille, et forme une petite tuméfaction allongée, ovalaire, saillante, mais peu résistante à la pression. Plus bas encore existe une plaque semblable, légèrement saillante, arrondie, grosse comme un noyau de cerise, isolée, à 2 centimètres au-dessous de la grande plaque, dont elle est séparée par un intervalle de peau parfaitement saine.

Cette malade est sortie de l'hôpital et vient à la consultation réclamer nos conseils ; elle continue le traitement de la scrofulide maligne. On ne saurait ici révoquer le caractère scrofuleux et malin de l'affection auriculaire ; l'hypertrophie de l'organe sur lequel siége l'affection cutanée, la sensation toute spéciale de rénitence élastique que donne au toucher cette dernière, son aspect rouge jaunâtre, sa surface en partie cicatricielle, en partie couverte de squames minces, sa persistance opiniâtre, tout nous prouve qu'il s'agit bien ici d'une affection fibro-plastique qui est venue remplacer une scrofulide bénigne suintante, exsudative, du pavillon de l'oreille.

OBSERVATION XXIX.

Scrofulide maligne tuberculeuse fibro-plastique.

Lupus né de la transformation in situ *d'une scrofulide bénigne impétigineuse.*

Guillemain (Jean-Baptiste), âgé de seize ans, couché au n° 45 du pavillon Saint-Matthieu, entré le 20 juillet 1860.

Son affection du nez date de trois ans environ. Au début, c'était, dit-il, une lésion qui suintait beaucoup et se recouvrait de croûtes, lésion qui commença au nez, et ne s'étendit à la lèvre qu'ensuite, il y a un an au plus. Cette affection guérit et récidiva plusieurs fois, mais une surface rouge persistait toujours, qui se recouvrait, au moment des poussées, de croûtes nouvelles. Les narines étaient presque constamment obstruées par des croûtes.

A son entrée à l'hôpital, il y avait encore une exsudation croûteuse (il était alors chez M. Gibert); puis les croûtes disparurent, et la lésion se transforma, devint sèche et tendit à prendre l'aspect qu'elle a aujourd'hui. M. Gibert ordonna des lotions avec l'eau chlorurée, du sirop antiscorbutique, de l'huile de morue, etc.

Quand le malade vint dans notre service, on voyait encore les traces de l'impétigo, mais l'affection avait pris, dans la plus grande partie de son étendue, l'aspect des scrofulides tuberculeuses fibro-plastiques, aspect qu'elle a complétement conservé aujourd'hui.

Il y a donc eu, de toute évidence, transformation sur place d'une scrofulide bénigne impétigineuse en scrofulide maligne fibro-plastique, ou lupus.

La lésion occupe plus de la moitié supérieure du nez et presque toute la lèvre supérieure; elle est nettement circonscrite et formée essentiellement de tubercules jaunâtres, semi-transparents, ocrés; elle n'est le siége d'aucune sensation douloureuse. Le traitement antiscrofuleux l'a modifiée d'une manière très heureuse (aidé d'applications de teinture d'iode), et les tubercules tendent à s'effacer de jour en jour; cependant on ne trouve encore aucune trace bien visible de tissu cicatriciel.

Du reste, tout, chez notre malade, révèle la maladie scrofuleuse: l'aspect bouffi de la face, les engorgements du cou, qui ont presque toujours existé, l'*acne punctata* répandue sur le visage. Il a eu fréquemment des croûtes dans la tête, des ophthalmies rebelles, des *dartres* sur la figure et sur les mains, etc. Enfin, le petit doigt de la main gauche a été amputé dans sa totalité, à cause d'une affection profonde dont il était atteint.

Il ne peut nous donner sur sa famille que des renseignements très vagues.

OBSERVATION XXX.

Scrofulide maligne crustacée-ulcéreuse inflammatoire.

Impétigo ulcératif de la face et du cou. (Observation recueillie et rédigée par M. Guérard, interne du service.)

Marie Saulnier, vingt et un ans, entrée le 7 décembre 1860, couchée au n° 1, salle Sainte-Foy.

Jeune fille d'une constitution apparente assez forte ; elle a eu de l'impétigo à la lèvre supérieure et aux narines pendant longtemps ; jamais de gourmes, dit-elle, ni engorgements strumeux.

Elle a peu connu sa mère, qui serait morte de fièvre typhoïde ; son père vit encore ; il tousse habituellement.

Ses frères et sœurs se portent bien et n'ont rien eu d'analogue ; son affirmation sur ce point est positive.

C'est à la région sus-hyoïdienne qu'a débuté son affection il y a sept ans environ ; on y trouve aujourd'hui une large plaque ovalaire, rougeâtre, inégale, limitée par un rebord pustuleux et croûteux, et parsemée, sur toute sa surface, de points durs, cicatriciels, formés de tissu kéloïdien.

Presque simultanément apparaissaient et se développaient des lésions analogues à la joue gauche, au nez et à la commissure droite des lèvres.

Au nez, tout le lobule et une bonne partie des ailes sont envahis par les éléments pustuleux et convertis en une surface rouge, granuleuse, sèche, recouverte çà et là de petites croûtes, les unes noirâtres, d'autres d'un jaune luisant, d'autres enfin blanchâtres et comme psoriasiques.

Même aspect pour la plaque de la joue gauche ; on voit cependant plus nettement encore les éléments pustuleux qui se détachent, parfaitement distincts par leurs sommets purulents, sur le fond rouge de la plaque ; celle-ci est irrégulière dans sa forme et très étendue ; partie du voisinage de l'aile du nez, elle recouvre une partie de la joue et descend, par un large prolongement, jusqu'à la plaque sus-hyoïdienne, dont 2 centimètres à peu près la séparent. Au toucher, elle donne la sensation de duretés et d'inégalités dues au tissu cicatriciel qu'elle renferme et à l'infiltration dans les tissus d'une lymphe plastique solidifiée.

La joue droite, plus épargnée que la gauche, présente de petites tumeurs dures, saillantes, scléro-dermiques.

Au début, et pendant fort longtemps, l'affection n'avait ni l'aspect ni les caractères que je viens de décrire ; c'était une lésion cutanée suintante, se recouvrant de croûtes épaisses, caduques, fréquemment renouvelées ; le nez en particulier était revêtu presque en entier d'une enveloppe croûteuse ; la joue gauche était, il y a cinq ans, le siége d'une vaste ulcération dont le produit se concrétait sous forme de croûtes ; il s'agissait bien évidemment alors d'une scrofulide exsudative, dont l'affection actuelle n'est qu'une transformation *in situ*.

Notre malade n'a jamais souffert en aucune façon de son affection cutanée, ce qui suffirait presque à en démontrer la nature scrofuleuse.

Elle fut traitée, à deux reprises et pendant six mois chaque fois, dans le service de M. Devergie, et n'obtint qu'une amélioration passagère.

OBSERVATION XXXI.

Scrofulide maligne crustacée-ulcéreuse inflammatoire.

Impétigo et tubercules ulcératifs de la face. (M. Guérard.)

Marie Ferrant, âgée de vingt ans, entrée le 25 mars 1860, couchée au n° 18, salle Sainte-Foy.

Jamais aucune maladie sérieuse, jamais de boutons ni rougeurs sur le corps. Jusqu'à l'âge de dix-sept ans, sa tête était couverte de gourmes ; elle n'eut ni ophthalmies, ni otorrhées, ni croûtes dans le nez. On trouve de chaque côté, dans la région cervicale, des ganglions volumineux, et, en outre, une large cicatrice plissée, rougeâtre, indice certain d'adénites strumeuses terminées par suppuration.

Fonctions régulières ; la menstruation est peu abondante.

Sa mère est morte à la suite de couches.

Le père a des rhumatismes ; il vit encore et jouit d'une assez bonne santé.

L'une de ses sœurs a été atteinte, comme elle, d'un abcès cervical ; elle a perdu les autres de vue depuis fort longtemps.

L'affection cutanée qui l'amène à l'hôpital daterait de six mois, et aurait été précédée, si l'on en croit la malade, d'un érysipèle qui occupait toute la tête. Le premier bouton apparut à la joue droite, près du nez ; ce bouton *rendit* un peu, pour employer son expression, persista, et peu après d'autres boutons analogues se formèrent : si bien qu'en fort peu de temps, le mal en arriva au point où nous le trouvons aujourd'hui.

Ce sont des plaques croûteuses, isolées les unes des autres, et disséminées sur le nez et les deux joues.

Le nez est surtout affecté ; il est recouvert d'une plaque qui le déborde en quelques points, et ne laisse de peau saine qu'à l'aile droite et sur sa racine.

Outre cette large plaque qui étreint le nez comme dans une enveloppe crustacée, nous en trouvons sept autres, quatre sur la joue droite, trois sur la gauche, beaucoup plus petites, atteignant à peine le diamètre d'une pièce de 20 centimes ; toutes ont d'ailleurs le même aspect, la même structure, et nous allons les comprendre dans une description commune.

L'exsudation croûteuse est le caractère le plus apparent de l'affection, celui qui frappe tout d'abord ; les croûtes ne sont pas partout identiques, et les différences qu'elles présentent résultent bien évidemment de leur plus ou moins grande ancienneté ; les unes sont jaunâtres, sèches, dures, comme faviques ; d'autres sont luisantes, vernissées et ont quelque chose d'humide dans leur aspect.

Le côté gauche du nez, qui est le plus affecté, est recouvert d'une croûte mixte qui participe aux deux caractères précités.

Ces croûtes, à leurs bords, sont comme enchâssées dans la peau, d'où l'on ne peut les détacher sans une certaine violence. M. Bazin en enleva un fragment assez large, à l'aide d'un stylet, et nous pûmes voir une surface ulcéreuse, rouge, granuleuse, mamelonnée, à peu près sèche, d'une sensibilité obscure. Cette surface ne tarda pas à se recouvrir d'une croûte nouvelle.

Sur quelques points de la lésion, l'exsudation croûteuse n'existe pas, et l'on trouve l'élément primitif qui constitue l'affection à son début, c'est-à-dire le tubercule inflammatoire.

Cette affection fut assez rapidement amendée par le traitement, qui consista dans l'administration interne de l'huile de morue et du sirop d'iodure de fer, et dans l'application topique d'huile de cade.

OBSERVATION XXXII.

Scrofulide maligne crustacée-ulcéreuse inflammatoire.

Tubercules ulcératifs, granulations suppurantes de la face et de l'avant-bras.

Annette Leriche, âgée de dix-neuf ans, entrée le 21 mars 1860, couchée au n° 19, salle Sainte-Foy.

Cette malade est atteinte d'une double affection, l'une siégeant au nez et datant de deux ans, l'autre siégeant à l'avant-bras gauche et datant de dix ans.

La lésion du nez fut précédée par un gonflement général de cet organe, avec gêne au passage de l'air dans la narine droite; puis le travail morbide aurait envahi l'enveloppe cutanée. Dans le principe, dit la malade, c'était un point rouge, un bouton qui sembla peu à peu s'étaler et gagner en surface. Jamais elle n'a souffert de cette lésion, et maintenant encore elle n'y éprouve aucune sensation douloureuse.

Toute l'aile droite du nez et la portion culminante de cet organe sont envahies par l'altération; au niveau de l'aile du nez, on trouve une production morbide qui constitue une véritable tumeur du volume d'une petite cerise. Cette tumeur est implantée par une large base; une croûte brun noirâtre, et qu'à première vue on croirait fort épaisse, la recouvre et la masque entièrement. La malade nous dit que cette croûte est au contraire fort mince, qu'elle se détache et laisse ainsi à nu des surfaces saillantes, rouges, mamelonnées, granuleuses, ce que nous avons pu constater nous-même par l'ablation d'un fragment de cette exsudation croûteuse.

L'affection de l'avant-bras gauche date de dix ans, ainsi que nous l'avons dit; ce fut un abcès, selon toute apparence, symptomatique d'une carie du cubitus, qui en marqua le début. Cet abcès resta longtemps fistuleux, et c'est autour de cette fistule que s'établit la lésion que nous allons décrire.

Vers la partie inférieure du cubitus, et non loin du poignet, existent les traces indélébiles d'une lésion osseuse antérieure et déjà ancienne; on constate une cicatrice mince, déprimée, attirée vers l'os; tout autour et au loin la peau est profondément modifiée dans sa structure, blanchâtre, lisse, transformée, en un mot, en tissu cicatriciel. Cette altération, qui siége surtout à la face dorsalo de l'avant-bras, devient de plus en plus accusée, ou plutôt de plus en plus récente, à mesure que l'on s'approche de l'articulation radio-carpienne ; elle prend une couleur rougeâtre, et graduellement on arrive à une surface croûteuse qui présente avec la lésion du nez la plus grande analogie. C'est une croûte brunâtre, peu épaisse, qui tombe périodiquement à peu près tous les quinze jours, et qui laisse voir au-dessous d'elle, quand elle se détache, un ulcère bourgeonnant, fongueux, saignant avec facilité.

La santé de la malade n'a jamais été sérieusement compromise.

Elle a des antécédents scrofuleux d'une grande importance : une ophthalmie de longue durée à l'œil gauche, une otite à gauche, qui paraît avoir eu une marche assez aiguë ; une gangliite à gauche, terminée par suppuration, et ayant laissé au-dessous du menton, près de la ligne médiane, une cicatrice plissée, autour de laquelle on trouve la même altération qu'au nez et à l'avant-bras. Les ganglions sous-maxillaires sont encore engorgés et volumineux, d'où résulte une déformation très visible de la région.

Notons enfin la carie du cubitus gauche et un abcès de l'aisselle du même côté, qui survint il y a six ans environ.

Elle nous donne, sur ses parents, des renseignements négatifs ; ils se portent, dit-elle, parfaitement bien.

Cette malade est sortie de l'hôpital presque complétement guérie, après deux mois environ de traitement par l'huile de morue et les applications d'huile de cade et de teinture d'iode.

OBSERVATION XXXIII.

Scrofulide maligne crustacée-ulcéreuse inflammatoire.

Rupia scrofuleux. (Observation recueillie et rédigée par M. Dumont, interne du service.)

Jupin (Alexandre), vingt et un ans, entré le 25 avril 1856, couché au n° 107 du pavillon Saint-Matthieu.

Antécédents. — Le père et la mère vivent encore ; celle-ci a eu des ophthalmies ; elle se porte bien du reste.

Il a trois frères et trois sœurs. L'un de ses frères, le plus jeune, aurait été atteint d'accidents scrofuleux dont il ne peut nous donner qu'une idée fort incomplète. Une sœur, âgée de vingt-cinq ans, a eu une adénite suppurée, dont elle porte encore les cicatrices; une autre a été couverte de dartres.

Il a été atteint de gourmes dans son enfance; de plus, il aurait eu la teigne, pour laquelle on lui fit, à l'Hôtel-Dieu, l'application de la calotte. En 1846, une adénite sous-maxillaire, qu'il attribue à une chute, fut ouverte avec le bistouri. Vers la même époque apparurent aux avant-bras des lésions cutanées scrofuleuses qui ont laissé des cicatrices très visibles. La cuisse droite fut également le siége d'une affection boutonneuse à laquelle le malade donne le nom de clous, et cette affection, qui a occupé un espace fort étendu, n'a point encore disparu aujourd'hui. En 1849, il eut des croûtes dans le cuir chevelu; on en obtint la guérison au moyen de cataplasmes de fécule. En 1854, il fut pris d'une ophthalmie intense, attestée par la présence d'une taie sur la cornée. Il a, dit-il, les yeux tendres, et l'impression du froid, d'une lumière un peu vive, etc., suffit aussitôt pour faire rougir les conjonctives.

Il n'a jamais eu de maladie vénérienne.

Etat actuel. — La constitution du malade n'offre rien de spécial à noter dans son ensemble, mais les diverses affections dont il a été atteint ont laissé des stigmates dont il est facile d'apprécier la signification; sous le bord inférieur du maxillaire droit, on trouve la trace cicatricielle d'une suppuration ganglionnaire; aux avant-bras se voient les traces déjà signalées de lésions scrofuleuses tégumentaires; enfin, à la cuisse droite existe une large surface malade, occupant les deux tiers de la face externe et une partie de la face postérieure. La peau a pris, dans toute son étendue, une apparence cicatricielle, blanchâtre, plissée, glabre, en un mot, tout à fait distincte de celle de la peau normale. Là s'est opéré évidemment un travail de longue durée, aujourd'hui sur son déclin. Sur ce fond cicatriciel se dessinent en relief et par leur coloration toute différente sept plaques ulcéreuses, avec croûtes saillantes, fendillées, brunes, au-dessous desquelles suinte un liquide ichoreux roussâtre; ces plaques, qu'environne une zone irrégulière d'un rouge foncé, ont évidemment débuté par la bulle du rupia; l'une d'elles est située à la face interne de la cuisse. A la face postérieure, on rencontre une tumeur lobulée qui présente à son centre un point fluctuant; une ponction donne issue à du pus mêlé de sang.

Le traitement a consisté dans l'administration de l'huile de foie de morue, donnée à haute dose, et unie au sirop d'iodure de fer. Sous son influence, une grande amélioration s'est produite, et le malade sortira à peu près guéri le 25 juillet 1856, c'est-à-dire trois mois après son admission dans nos salles.

Cette observation est incomplète. On ne peut affirmer qu'une chose après l'avoir lue, c'est que Jupin était atteint d'une scrofulide maligne crustacée-ulcéreuse. Quant à la question de savoir si cette scrofulide est un impétigo ou un rupia, une écrouelle cutanée ou cellulaire, il est impossible de la résoudre avec les seules données de l'observation. La coexistence d'une tumeur fluctuante avec l'affection croûteuse serait une raison de penser qu'il n'existait chez ce sujet que de l'écrouelle cutanée et cellulaire.

OBSERVATION XXXIV.

Scrofulide maligne crustacée-ulcéreuse inflammatoire.

Impétigo ulcératif ayant succédé à un impétigo simple.
(M. Guérard.)

Lucie Dominès, quinze ans, entrée le 1er juin 1860, couchée au n° 38 de la salle Sainte-Foy.

Pas de gourmes, dit-elle, dans son enfance, mais elle a eu pendant fort longtemps mal aux yeux, surtout à l'œil droit, il y a deux ou trois ans ; impétigo des narines et croûtes dans le nez ; taches de rousseur très nombreuses sur la face.

Elle ne peut nous renseigner sur ses parents ; une sœur a eu des gourmes.

Lorsqu'elle entra à l'hôpital, il y a trois mois, le nez était bourgeonnant, croûteux, comme étalé et transformé, à droite surtout, en une plaie suppurante, mamelonnée. Cet état résultait en partie, selon toutes probabilités, d'applications topiques intempestives ordonnées par un pharmacien. L'affection datait déjà, à son entrée, de trois mois environ ; elle avait débuté par des boutons qui suppuraient et se recouvraient de croûtes. La malade nous dit encore que, six mois avant ce début, elle avait été atteinte d'une lésion semblable, qui s'était guérie spontanément et d'une manière assez rapide. Il s'agissait évidemment, dans les deux cas, d'un impétigo, mais cet impétigo devait, en récidivant, se transformer en une scrofulide maligne.

Aujourd'hui 8 septembre, sous l'influence du traitement par l'huile de morue, les cataplasmes de fécule et les applications de teinture d'iode, l'affection s'est beaucoup améliorée ; le nez a perdu son exagération de volume, son aspect ulcéré et comme meurtri ; la lèvre supérieure, qui était attaquée dans une grande partie de son étendue, est à peu près guérie. Voici, du reste, en quelques mots, l'état actuel de la lésion, opposé à celui que nous avons décrit plus haut.

Toute l'aile droite du nez est couverte d'une croûte jaunâtre, assez peu épaisse, incrustée dans les téguments ; sur le dos du nez, sur le lobe, ainsi que sur la lèvre supérieure, existent des surfaces rouges, semées de tubercules un peu jaunâtres et jusqu'à un certain point semblables à ceux du lupus fibro-plastique ; ces surfaces rouges se rétrécissent et se limitent de jour en jour. Le nez a repris une forme tout à fait normale.

Cette amélioration s'est continuée, et aujourd'hui 29 janvier 1861, nous constatons l'état suivant :

Il existe une cicatrice au-dessous de l'aile droite du nez, cicatrice complète, et dont la surface blanche annonce qu'elle date de plusieurs mois. La malade nous apprend, en effet, qu'il y a plus de trois mois qu'elle a débuté. L'aile droite du nez est aussi le siége d'une cicatrice parfaite, plissée, déprimée, et dont la partie centrale, rouge encore, montre qu'elle date d'une époque plus rapprochée ; en effet, elle n'a été complétement terminée que depuis trois semaines. Le nez a d'ailleurs ses dimensions normales, et l'état général de la malade est excellent.

OBSERVATION XXXV.

Scrofulide maligne crustacée-ulcéreuse inflammatoire.

Rupia proeminens, précédé de tumeur blanche et de carie. (Observation recueillie par M. Dumont, interne du service.)

Mazet (François), âgé de vingt-cinq ans, maçon, entré le 29 janvier 1856, pavillon Saint-Matthieu, n° 72 de la salle Saint-Victor.

Antécédents de la famille. — Le père est mort à soixante ans, il était d'une faible constitution ; la mère est âgée de cinquante-neuf ans, elle n'a jamais eu d'autre maladie que des fièvres intermittentes.

Une sœur, âgée de vingt-six ans, n'a jamais fait, qu'il sache, de maladie sérieuse.

Antécédents du sujet. — Il habitait un logement humide; sa nourriture était mauvaise et souvent insuffisante : à peine mangeait-il une ou deux fois par mois de la viande; l'eau constituait sa boisson habituelle et presque exclusive.

Il n'aurait eu, dans son enfance, aucune affection révélant la maladie scrofuleuse, ni gourmes, ni ophthalmies, ni otorrhées; c'est à l'âge de quatorze ans, nous dit-il, que débuta la série des accidents, par suite d'une imprudence : il traversa, tout en nage, un ruisseau dont l'eau lui montait jusqu'à mi-jambe; presque aussitôt il ressentit de vives douleurs, et fut obligé de prendre le lit. Les articulations des membres inférieurs, et particulièrement les genoux, devinrent le siége d'inflammations chroniques, qui peu à peu dégénérèrent en tumeurs blanches. Vers la même époque, les jambes se tuméfièrent, et le long du tibia gauche s'établirent des abcès fistuleux par où furent éliminés un grand nombre de séquestres appartenant à cet os. La guérison de cette affection se fit attendre plus de deux ans. Tels sont les renseignements d'ailleurs un peu vagues que peut nous donner le malade sur les premières manifestations de sa maladie. On voit qu'une cause occasionnelle, le froid, en aurait été le point de départ et l'agent provocateur.

L'origine des lésions actuellement existantes ne remonterait pas à plus de trois ans; elles siégent sur le tégument externe : une large vésicule apparut d'abord à la région sternale; cette bulle était gonflée par un liquide sanguinolent, qui se dessécha peu à peu et subit la transformation croûteuse. Tout autour de cette bulle et dans son voisinage s'en développèrent d'autres offrant le même aspect et les mêmes métamorphoses, et la région sternale se trouva ainsi peu à peu envahie dans une grande partie de son étendue. Bientôt l'éruption, franchissant ces limites, atteignit la partie droite de la poitrine, puis se répandit successivement sur le bras gauche, sur le bras droit, sur l'abdomen, sur la partie postérieure du tronc et sur les membres inférieurs : en un mot, née il y a trois ans près du sternum, elle aurait parcouru, dans sa marche lente et progressive, presque toute la surface du corps, disparaissant sur certains points pour reparaître sur d'autres; et c'est elle encore que nous retrouvons aujourd'hui, ici dans son état, là sur son déclin, et ailleurs sous forme de trace cicatricielle. Les bulles, dit le malade, étaient remplacées par des écailles qui laissaient, en tombant, des excoriations irrégulières que recouvraient bientôt de nouvelles croûtes; enfin, une cicatrice indélébile venait marquer à tout jamais la place qu'avait ocupée l'élément morbide disparu.

Aucun traitement n'a été opposé à cette affection.

Etat actuel. — Ce malade est d'une faible constitution, d'un tempérament lymphatique; sa peau est terne et jaunâtre; ses principales fonctions s'exécutent régulièrement, la nutrition est intacte; jamais il n'a de fièvre; il exhale une odeur fétide, due aux lésions cutanées que je vais décrire.

Sur la partie antérieure de la poitrine, on trouve des plaques rouges, surmontées de croûtes larges, isolées, ayant la forme d'écailles d'huîtres, épaisses en leur milieu, et s'amincissant à leurs bords, où elles se confondent peu à peu avec l'épiderme épaissi et comme exfolié; ces éléments sont disposés en deux séries qui s'étendent, à la manière de bretelles, du sternum à l'une et l'autre épaule. Si l'on vient à soulever les croûtes, qui paraissent incrustées dans la propre substance de la peau, on découvre au-dessous d'elles une ulcération profonde, taillée en capsule, et pleine d'un pus fétide; le fond de ces ulcères est rouge ou grisâtre, sanieux ou saignant.

Dans le dos sont répandues en grand nombre des pustules ecthymatiques ou des bulles de rupia; çà et là existent quelques surfaces violacées en voie de cicatrisation.

Au bras gauche se voient : 1° des croûtes écailleuses; 2° des ulcérations; 3° des cicatrices blanchâtres, rétractées, représentant l'affection à sa dernière période.

La face externe du bras droit est en partie recouverte par une large plaque croûteuse qui résulte de la réunion de plusieurs bulles développées à des époques différentes; sur quelques points où cette plaque est dépourvue de croûtes, on voit sourdre quelques gouttelettes d'un liquide purulent.

La main droite porte une cicatrice.

Mentionnons encore, à l'épigastre, deux larges plaques ovalaires, l'une de 3 et l'autre de 6 centimètres, dans le sens de leur grand diamètre; à l'abdomen et à l'épigastre, des croûtes isolées ayant succédé, selon toute apparence, à des bulles de rupia.

Enfin, nous constatons aux jambes la présence de nombreuses cicatrices qui se rattachent, les unes aux lésions osseuses dont nous avons parlé plus haut, les autres à l'évolution de bulles identiques avec celles du tronc et des membres supérieurs; les cuisses n'en sont pas exemptes, non plus que les genoux, le genou droit est ankylosé et offre les traces d'une ancienne tumeur blanche; au-dessous de l'interligne articulaire sont deux trajets fistuleux, au fond desquels l'os est à nu. Le genou gauche est affecté d'une luxation incomplète en arrière, survenue spontanément et par désorganisation lente des parties constituantes de l'article; l'articulation tibio-tarsienne du côté droit est également ankylosée.

Le malade est soumis au traitement suivant : tisane de houblon, huile de foie de morue, 90 grammes; sirop d'iodure de fer, 60 grammes; bains d'amidon, poudre d'amidon et de cachou, cataplasmes de fécule laudanisés, vin de Bagnols.

Dès les premiers jours de ce traitement, une amélioration sensible se manifeste dans l'état local et dans l'état général.

Le 31 mars, les croûtes qui hérissaient la région dorsale sont tombées, et au-dessous d'elles s'est formée une cicatrice lisse et un peu proéminente. Les épaules se nettoient également; la sécrétion purulente n'existant presque plus, l'odeur fétide qu'exhalait le malade a beaucoup diminué. Il ne reste plus sur le ventre que des fragments croûteux disséminés sur des plaques violacées en voie de cicatrisation.

Le 21 avril, on enlève les croûtes qui persistent encore, et au-dessous d'elles on découvre des surfaces rouges à peu près cicatrisées. La guérison est presque complète.

Le malade sort le 29 mai, dans un état très satisfaisant; les croûtes de rupia ont cessé de se former depuis deux mois environ; quelques cicatrices sont encore cependant légèrement rouges et saillantes.

Les ouvertures fistuleuses du genou droit ne sont pas entièrement fermées, mais elles sont assez rétrécies pour admettre difficilement un stylet très fin; il ne s'en écoule qu'une très petite quantité de pus. L'état général est fort bon, et le malade peut, sans inconvénient, reprendre son travail.

C'est à tort que l'école de Willan a défini le rupia une affection de peau caractérisée par la production de petites bulles aplaties, groupées, renfermant un liquide sanieux, séro-purulent, qui, à peine formées, se crèvent et donnent lieu à une croûte noirâtre plus ou moins épaisse.

Ainsi défini, le rupia n'est autre chose qu'un pemphigus partiel.

On ne doit appeler rupia que l'affection de peau qui débute par une large pustule d'ecthyma, autour de laquelle se produisent successivement des bulles circonférentielles de plus en plus éloignées du centre. Or, cette affection est tantôt scrofuleuse, tantôt syphilitique ; il ne faut pas la confondre avec l'hydroa, qui est une affection constamment de nature arthritique.

Dans l'observation que l'on vient de lire, le rupia était évidemment d'origine scrofuleuse ; les caractères propres des croûtes et des ulcérations sous-jacentes, l'aspect des cicatrices, les antécédents du malade et les résultats du traitement mis en usage ne peuvent laisser aucun doute sur la nature de l'affection, et cependant nous devons dire qu'elle avait été prise par un dermatologiste distingué pour une affection syphilitique.

La tumeur blanche et l'ostéite sont des accidents de la troisième période. Comment se fait-il qu'ils se soient montrés chez notre malade avant le rupia, qui est une affection de la scrofule secondaire? Cette apparente anomalie dans la succession régulière des accidents de la scrofule s'explique par l'intervention des causes physiques.

OBSERVATION XXXVI.

Scrofulide maligne crustacée-ulcéreuse fibro-plastique.

Lupus hypertrophique du pied et de la jambe, de la main et de la face. — Succession de cicatrisations et de récidives. (Observation recueillie par M. Pouquet, interne du service.)

Cornu, vingt ans, journalier, entré le 6 mars 1857, pavillon Saint-Matthieu, n° 82.

Antécédents de famille. — Père mort aliéné à cinquante-cinq ans, mère bien portante, un frère mort phthisique, deux sœurs qui ont eu gourmes, engelures, coryzas, mais qui maintenant paraissent jouir d'une bonne santé.

Antécédents du sujet. — Gourmes, engelures, engorgements ganglionnaires, courbure d'une jambe.

Début de l'affection actuelle vers l'âge de dix ans. Sur le dos du gros orteil, il est survenu comme une engelure qui s'est ulcérée, a envahi rapidement le dos du pied, la plante, puis la partie inférieure de la jambe; gonflement graduel des parties malades. Un an après, la main droite est envahie à son tour ; l'affection commence à la base du pouce, du côté de la face palmaire, et s'étend aussi à la face dorsale. Enfin, peu de temps après, une affection semblable se montre à la partie inférieure de la face.

Entre à l'hôpital, pour la première fois, à l'âge de treize ans. Sirop de fer, bains alcalins. Sort guéri après six mois de séjour.

La guérison s'est soutenue pendant trois ans. Après ce temps, déchirure des cicatrices, avec induration et hypertrophie des parties autrefois malades, et extension de l'affection à la cuisse.

Entre une seconde fois à l'hôpital. Huile de morue, bains sulfureux, alcalins, badigeonnages avec l'huile de cade. Sort au bout de huit mois guéri de nouveau.

Enfin, après trois ans, deuxième retour de l'affection. troisième entrée à l'hôpital.

Etat actuel. — Au dos de la main droite et en dehors, large surface cicatricielle, tout à fait semblable aux cicatrices de brûlure superficielle ; au membre inférieur gauche, hypertrophie considérable commençant au genou pour finir à l'extrémité du pied, et frappant même les ongles. Certaines cicatrices ont résisté, d'autres se sont ulcérées sur divers points, et notamment sur le dos du pied, où existe une large surface ulcérée, rouge, granuleuse. La partie inférieure de la face est également hypertrophiée, présente des cicatrices rouges, rappelant celles des brûlures récentes. Sur les deux joues il existe encore des ulcérations plus larges et recouvertes par une croûte squameuse.

Traitement.— Huile de morue, sirop de fer, tisane de houblon, bains sulfureux, etc.

Sort le 6 avril. Tous les ulcères sont cicatrisés, l'hypertrophie de la jambe a beaucoup diminué. La guérison sera-t-elle plus solide cette fois? On peut l'espérer, car le malade n'est pas revenu à l'hôpital qu'il a quitté depuis quatre ans.

OBSERVATION XXXVII.

Scrofulide maligne crustacée-ulcéreuse fibro-plastique.

Lupus du nez. — Tubercules pulmonaires. (Observation recueillie et rédigée par M. Dumont, interne du service.)

Goudel (Édouard), vingt-huit ans, couché au nº 22 du pavillon Saint-Matthieu, entré le 31 mars 1856.

Son père est affecté d'une carie vertébrale et d'une lésion analogue du maxillaire inférieur ; il a des glandes au cou. Rien à noter du côté de la mère.

Il a eu trois enfants : une fille est morte à l'âge de six mois, les deux autres se portent assez bien, quoique d'une constitution faible et délicate.

Le lupus du nez remonte à l'âge de vingt ans ; il commença par un petit bouton. Nous ne trouvons rien, antérieurement à cette époque, qui ait trait directement à la scrofule.

Depuis trois ans, il porte sous les angles maxillaires des glandes assez volumineuses, mobiles, sans changement de couleur à la peau, du côté gauche, où l'une d'elles présente une mollesse presque fluctuante ; à droite, un certain nombre de ganglions engorgés sont comme soudés ensemble, de manière à constituer une masse assez volumineuse.

A la partie moyenne du sterno-cléido-mastoïdien se voit une cicatrice adhérente au muscle, et qui résulte, selon toute apparence, de la fonte purulente d'un ganglion.

Comme antécédent vénérien, le malade aurait eu, à l'âge de vingt ans, une blennorrhagie que l'on fit aussitôt avorter à l'hôpital militaire de Lille, au moyen des injections au nitrate d'argent. Aucun autre accident ne s'est manifesté depuis qui puisse faire croire à l'infection syphilitique.

Le lupus a débuté, ainsi que je l'ai dit, il y a huit ans environ, par un petit bouton qui s'est peu à peu étendu, ou plutôt autour duquel se sont développés de nouveaux boutons. Aujourd'hui, la lésion a envahi toute la portion cartilagineuse de l'éminence nasale, qui est d'un rouge violacé, inégale, augmentée dans son volume ; les ailes sont le siége d'ulcérations recouvertes de croûtes sèches et peu épaisses. La marche lente de cette affection, son aspect son indolence et les antécédents du malade, tout concourt à démontrer qu'il s'agit bien là d'un lupus scrofuleux. Les accidents jusqu'alors méconnus qui devaient bientôt éclater du côté de la poitrine, ont ensuite apporté une preuve nouvelle en faveur de cette opinion. Lorsque, en effet, notre attention fut attirée de ce côté, nous trouvâmes les signes non équivoques de tubercules pulmonaires ; à droite et vers l'angle de l'omoplate, la sonorité était diminuée, des râles sous-crépitants se faisaient entendre dans les deux fosses sus-épineuses et dans toute l'étendue du poumon droit ; à droite et au sommet en avant, on percevait d'une façon très distincte un gros craquement humide, voisin du râle caverneux ; la toux était assez modérée, mais le malade était faible, sans force ; il fut, à plusieurs reprises, pris d'une diarrhée qu'on eut de la peine à arrêter.

Dans le cours du mois de juin survient une amélioration notable, tant du côté de la poitrine que des voies digestives ; la toux, les crachats, la diarrhée ont beaucoup diminué. Mais le 28 du même mois, il s'aperçoit que ses jambes s'œdématient, à leur partie inférieure ; il se plaint en outre de douleurs dans le ventre, qui donne au toucher une sensation d'empâtement mollasse.

Le malade sort du service pendant quelque temps et rentre très abattu ; l'œdème devient de l'anasarque ; de la sérosité s'épanche dans l'abdomen ; la maigreur est extrême ; enfin, une hémoptysie abondante se déclare, et il succombe le 27 juillet 1856, dans le marasme le plus complet.

Autopsie. — Aspect extérieur : Maigreur extrême, infiltration des extrémités supérieures et inférieures, voussure anormale du ventre.

État du nez : Les cartilages des ailes sont détruits, les autres cartilages sont à peu près complétement respectés.

Cavité thoracique : Adhérences des plèvres des deux côtés extrêmement intimes, surtout à la partie supérieure ; pas d'épanchement séreux.

Le poumon droit présente à son sommet une large caverne qui a les dimensions d'un œuf de poule de la plus forte grosseur. Les parois de cette caverne sont lisses et sans prolongements vasculaires ou celluleux ; en un point seulement, on remarque deux tubercules saillants, mamelonnés à leur sommet. Au-dessous de cette caverne en existe une autre plus petite, ainsi que des excavations très variables dans leurs dimensions.

Le poumon gauche, à son sommet, a également subi des pertes de substance assez considérables.

Les lobes moyen et inférieurs des deux côtés sont criblés de tubercules dans toute leur étendue ; de plus, ils sont légèrement emphysémateux par places.

Le foie offre la dégénérescence graisseuse, avec augmentation de son volume et diminution de sa consistance.

Dans la capsule surrénale droite, on trouve deux tubercules crus, jaunâtres, d'une consistance assez ferme ; cette capsule nous a paru assez curieuse pour être présentée à la Société de biologie.

Le volume des deux reins est au-dessus du volume normal ; ils n'ont subi aucune altération bien notable.

La rate est peu volumineuse ; sur sa face externe est un point cartilagineux.

La cavité péritonéale contient une très grande quantité de sérosité, au milieu de laquelle sont suspendus des flocons albumineux ; mais on ne remarque aucune adhérence, aucune fausse membrane organisée.

L'intestin n'offre, pour toute lésion, que des arborisations vasculaires.

Les ganglions mésentériques sont très distincts, mais sans altération appréciable.

Rien dans le cerveau, rien dans les méninges.

Les testicules et les épididymes sont parfaitement sains.

Observation qui nous montre l'identité d'origine des écrouelles, des productions fibro-plastiques connues sous le nom de *lupus*, et de la phthisie pulmonaire scrofuleuse.

OBSERVATION XXXVIII.

Scrofulide maligne crustacée-ulcéreuse.

Tubercules inflammatoires promptement suivis d'ulcères de l'arrière-bouche, du pharynx et du nez. (Observation recueillie et rédigée par M. Louis Fournier, interne du service.)

Donec (Eugène), vingt-six ans, menuisier, entré le 19 mars 1858, couché au n° 59 du pavillon Saint-Matthieu.

Antécédents. — Sa mère est morte, en 1857, d'une affection du foie ; son père vit encore en bonne santé ; il a trois frères et une sœur qui n'ont jamais, dit-il, présenté d'affection scrofuleuse.

Il ne se rappelle pas avoir été atteint, dans son enfance, de gourmes ni d'engorgement ganglionnaire, mais il est très sujet aux ophthalmies, et, depuis l'âge de dix ans, à chaque printemps il a été constamment pris d'affections oculaires, parfois d'une assez grande intensité ; nous trouvons en effet une taie sur la cornée droite.

Il n'a jamais eu, assure-t-il, aucun accident vénérien de quelque nature qu'il soit, et rien, ni dans son état actuel, ni dans ses antécédents, interrogés avec tout le soin possible, ne nous porte à douter de la véracité de ses paroles.

Vers le mois de septembre de l'année 1850, il éprouva une gêne considérable de la déglutition et en même temps un sentiment de cuisson vive et d'ardeur dans le fond de la gorge. Il alla, en 1851, consulter un médecin, qui crut reconnaître des ulcérations chancreuses, et institua un traitement spécifique (pilules mercurielles, cautérisations avec le nitrate d'argent); néanmoins les accidents s'aggravant, les ulcérations s'étendirent, tant sur le voile palatin que sur la paroi postérieure du pharynx. Voyant le peu d'efficacité de la médication à laquelle on l'avait soumis, le malade consulte, en 1853, un autre médecin, qui ordonne également un traitement mercuriel, sans pouvoir entraver la marche envahissante des ulcérations. En 1857, notre malade entre à l'hôpital de Bordeaux, dans le service de M. Dupuis, qui tombe dans les mêmes errements que les médecins précédents. Après six semaines de séjour, le malade quitte l'hôpital et reste dix-huit mois sans rien tenter pour se débarrasser de son affection.

Cependant, depuis quelque temps déjà (il y a deux ans environ à pareille époque), de nouveaux accidents étaient venus s'ajouter à ceux que nous avons signalés tout à l'heure : dans les narines se formaient incessamment des croûtes d'aspect jaune verdâtre, sans rougeur du nez, mais accompagnées de légères démangeaisons ; puis, il y a un an, l'aile du nez du côté droit commença à rougir, et l'on vit se former un ou plusieurs boutons empiétant à la fois sur les faces interne et externe de la narine. A ces boutons succéda une ulcération peu douloureuse, dont le siége précis était au bord libre ou inférieur de l'aile droite du nez.

En mars 1858, le malade entre dans le service de M. Bazin, et voici ce que nous constatons :

Sur la cornée droite existe une taie suite d'ophthalmie scrofuleuse.

Le pourtour des narines est rouge, induré, et l'on remarque dans leur cavité des croûtes jaunâtres cachant une ulcération.

Si l'on fait ouvrir largement la bouche, on aperçoit, à la partie antérieure de la voûte palatine, une ulcération de dimension moyenne; le voile du palais présente un aspect cicatriciel qui indique assez qu'il a été pendant longtemps le siége d'une ulcération qui a dû, en un certain moment, mesurer presque toute l'étendue de sa surface; on trouve d'ailleurs, aujourd'hui encore, en arrière, une petite surface non cicatrisée et sécrétant du pus. Enfin, à la partie postérieure du pharynx se détache très nettement une troisième surface ulcéreuse, de couleur grisâtre, à bords mous, non taillés à pic, et dont l'étendue est assez considérable.

M. Bazin rejette toute idée de syphilis, et institue le traitement antiscrofuleux : tisane de houblon, huile de morue et sirop de fer, bains sulfureux, etc.

Sous l'influence de ces moyens se manifeste une amélioration rapide, et le malade sort le 28 mai 1858, presque complétement guéri; il ne reste plus qu'un petit point ulcéré à la paroi postérieure du pharynx et un autre à la voûte palatine. Il n'est pas douteux que la cure radicale ne saurait se faire attendre, si le malade continue le traitement qui lui a été ordonné par M. Bazin.

Ce bel exemple de scrofulide maligne des membranes muqueuses nous prouve qu'il faut établir son diagnostic non sur un caractère unique, mais sur l'ensemble des caractères que nous offre l'affection tégumentaire.

J'ai dit, en effet, que la syphilis, plus souvent que la scrofule, débute par le fond de la gorge, pour ne se transmettre que plus tard à la peau. Or, le fait rapporté ci-dessus est une exception à cette régle, puisque la scrofule de Donec ne s'est montrée sur le nez qu'après avoir fait des ravages sur le voile du palais et sur l'isthme du gosier.

OBSERVATION XXXIX.

Scrofule primitive compliquée de syphilis.

Ecrouelles cervicales. — Otorrhée. — Roséole syphilitique. — Eczéma impétigineux de la face et du cuir chevelu. — Erysipèle intercurrent. (Observation recueillie et rédigée par M. Baudot, interne du service.)

Le 10 janvier 1859 entre à l'hôpital Saint-Louis, service de M. Bazin, salle Sainte-Foy, n° 37, Ernestine Périer, âgée de trois ans, demeurant rue de la Roquette, n° 89.

Cette enfant, à l'époque où elle entra à l'hôpital, avait encore son père, mais sa mère était morte d'une maladie qu'elle ne connaît pas. Elle offrait alors, sur la surface du corps, des taches dont la nature syphilitique ne parut nullement douteuse. Son père d'ailleurs était, en ce moment, à l'hôpital Saint-Louis, où il subissait un traitement anti-syphilitique pour des affections cutanées. Peu de temps après son entrée, elle fut atteinte d'un écoulement de l'oreille qui succéda à des abcès ganglionnaires du cou, et ne discontinua pas depuis cette époque, sans amener néanmoins de surdité.

Etat actuel. — Cette enfant présente un développement physique en rapport avec son âge ; sa peau est blanche et fine, ses lèvres et son nez sont assez volumineux, et elle est douée d'un embonpoint ordinaire. On observe à la partie latérale droite du cou une cicatrice longue de 7 à 8 centimètres, commençant à 3 centimètres au-dessous du lobule de l'oreille et se dirigeant vers la partie interne du cou, cicatrice consécutive à des abcès ganglionnaires. A la partie gauche de la région sous-maxillaire existent des ganglions engorgés. Toute la lèvre, d'une narine à l'autre, est recouverte de squames blanchâtres, remplacées au niveau des orifices du nez par des croûtes d'un jaune brunâtre, qui, par leur présence à l'intérieur des narines, les rétrécissent et gênent l'entrée de l'air et la respiration. En ce moment, le nez et toute la partie de la joue gauche avoisinante sont le siége d'un érysipèle dû à l'irritation produite par les croûtes, et datant de deux jours. A la partie postérieure de la tête existe une plaque d'eczéma sur laquelle se voient en ce moment des croûtes d'un jaune brunâtre, et, en certains points, un liquide également brunâtre et peu abondant. Sur le reste de la tête, on observe des squames blanchâtres de dimension variable. Cette enfant avait des pédiculi qui ont nécessité la coupe de ses cheveux. Enfin, il existe un écoulement purulent assez abondant par le conduit auditif externe, écoulement dont le début avait suivi son entrée à l'hôpital.

OBSERVATION XL.

Scrofulide des membranes muqueuses.

Ophthalmies scrofuleuses. (Observation recueillie par M. Guérard.)

Prudhomme (Adrien), vingt et un ans, entré le 10 août 1856, couché au n° 7 du pavillon Saint-Matthieu.

Ce malade n'a pas connu son père ; sa mère vit encore en bonne santé ; deux sœurs sont mortes en bas âge.

Sa constitution est faible, son tempérament lymphatique. Les lésions oculaires ont débuté dans la première enfance, à la suite d'une rougeole, et depuis cette époque elles n'ont jamais complétement disparu. Parfois survenait une notable amélioration, mais bientôt, sous l'influence de la cause la plus légère, se manifestait une exacerbation qui remettait tout en question. Cependant les yeux ne sont réellement malades d'une façon sérieuse que depuis trois ans à peu près ; les paupières sont rouges, gonflées à leurs bords libres, et presque dépourvues de cils ; les conjonctives sont injectées ; sur l'œil droit, la cornée fait une saillie notable ; elle est déformée et opaque dans la plus grande partie de son étendue ; on ne trouve, au niveau du champ pupillaire, qu'un seul point transparent par où puissent se glisser jusqu'à la rétine les rayons lumineux ; la vision est très affaiblie, et le malade ne peut lire sans le secours de l'autre œil : à peine distingue-t-il les objets un peu volumineux.

L'œil gauche est beaucoup plus malade ; on y trouve une taie, et près de celle-ci une légère exulcération qui peut faire craindre que l'opacité ne s'étende et n'envahisse peu à peu tout le champ pupillaire ; la vision est d'ailleurs loin d'être intacte de ce côté, et un brouillard est comme répandu sur les objets extérieurs.

Le traitement consiste en bains sulfureux, huile de foie de morue, sirop d'iodure de fer ; un collyre au sulfate de cuivre est instillé dans les yeux.

OBSERVATION XLI.

Scrofulide des membranes muqueuses.

Ophthalmie scrofuleuse. — Double kératite. — Staphylome de la cornée du côté gauche. — Tache sur la cornée droite. (M. Louis Fournier.)

Thabouillot (Lucien), âgé de douze ans, entré le 12 mars 1858, couché au n° 82 du pavillon Saint-Matthieu.

Le malade ne peut donner aucun renseignement sur sa famille.

Il n'a, dit-il, jamais eu de croûtes dans la tête. Il y a un mois, il vit apparaître à la lèvre supérieure et aux narines des petits boutons qui se sont ulcérés et recouverts de croûtes jaunâtres; ces croûtes existent encore aujourd'hui, et se propagent jusque dans la cavité des narines, qu'elles obstruent presque complétement; la lèvre supérieure elle-même est rouge, impétigineuse. L'affection oculaire qui l'amène à l'hôpital date de sa première enfance; à l'âge de deux ans il fut pris d'une blépharite que l'on qualifia, nous dit-il, de glandulo-ciliaire, et qui dura fort longtemps. Vers sa onzième année, ses paupières se tuméfièrent considérablement, et il entra à l'hôpital des Enfants malades. Là fut institué un traitement antiscrofuleux par l'huile de morue, en même temps qu'on lui fit des instillations d'un collyre au nitrate d'argent. Son affection commençait à disparaître quand il fut atteint, huit jours après son entrée, d'une ophthalmie purulente, qui régnait alors épidémiquement dans les salles. La plupart des altérations que nous allons mentionner tout à l'heure sont consécutives à cette ophthalmie, pour laquelle on dut prolonger pendant sept mois son séjour à l'hôpital des Enfants malades.

Etat actuel. — Le bord libre des paupières présente les traces d'une blépharite ciliaire, il est rouge, recouvert çà et là de croûtes jaunâtres et presque entièrement dépourvu de cils.

La cornée du côté gauche a la forme d'un cône tronqué, obliquement dirigé en bas et en dehors, opaque et d'un blanc laiteux; son sommet, qui s'avance entre les bords libres des deux paupières, offre une légère cicatrice; la vision est à peu près abolie de ce côté; la conjonctive est encore rouge et injectée, surtout à la partie inférieure.

Sur la cornée gauche, on distingue en dedans et empiétant un peu sur la partie interne du champ de la pupille une tache ronde, d'un blanc laiteux ; dans le reste de son étendue, cette cornée offre une teinte générale légèrement blanchâtre, mais elle n'a subi aucune déformation appréciable, et les rayons lumineux paraissent la traverser en quantité suffisante pour l'exercice de la vision ; l'iris est normal ; la conjonctive oculaire est saine.

On ordonne de la tisane de houblon, du sirop d'iodure de fer, et un collyre au nitrate d'argent.

Le 16 avril, le malade sort de l'hôpital ; il y a moins de rougeur, l'amélioration est des plus notables, mais, comme bien l'on pense, le staphylome et les taches cornéales n'ont subi aucune modification.

OBSERVATION XLII.

Scrofulide des membranes muqueuses.

Ophthalmie scrofuleuse double, précédée et accompagnée de scrofule ganglionnaire cervicale.

Lemaire, treize ans, entré le 30 mars 1856, pavillon Saint-Matthieu, n° 88.

Antécédents de famille. — Père mort jeune de maladie inconnue, mère forte et bien portante, deux sœurs, une de dix-neuf ans bien portante, une de sept ans chétive.

Antécédents du sujet. — Ni gourmes, ni teigne, ni otorrhée. Sa scrofule a débuté par un engorgement ganglionnaire cervical, qui a laissé des cicatrices à droite et est resté induré à gauche. L'ophthalmie est survenue consécutivement il y a quatre ans, et a résisté au traitement de plusieurs oculistes.

Etat actuel. — L'œil droit est affecté de conjonctivite palpébrale et oculaire, avec rougeur et vascularisation anormales ; la cornée a perdu sa transparence ; elle présente quelques petites ulcérations et des taies qui obscurcissent le champ de la pupille ; les cils sont agglutinés par du pus ; photophobie très vive ; le seul écartement des paupières suffit pour provoquer un écoulement de larmes abondant. Cet œil distingue le jour de la nuit, mais ne reconnaît pas les objets. L'œil gauche est très malade aussi, conjonctivite intense, mais la cornée n'a pas perdu toute sa transparence ; elle est le siége d'une petite taie ; la vision existe, affaiblie et courte. Les deux yeux sont douloureux, de temps à autre seulement.

Au-dessous du nez, rougeur provoquée par un écoulement nasal; au cou, engorgement ganglionnaire à gauche, cicatrice à droite.

Rien ailleurs. Tempérament éminemment lymphatique, teint blanc, bouffissure, taille fine, peu développée pour son âge; membres grêles, jambes déviées.

Traitement. — Vésicatoires derrière l'oreille, collyre au borax, huile de morue, sirop d'iodure de fer, puis calomel à dose faible, chlorhydrate de baryte, de 20 à 50 centigrammes; alcoolature de ciguë, 4 grammes par jour.

Le malade suit ce traitement pendant un an, et sort le 16 mai. Amélioration; non encore guérison complète.

OBSERVATION XLIII.

Scrofulide des membranes muqueuses.

Otite scrofuleuse profonde. — Surdité. (M. Pouquet.)

Surancy, dix-neuf ans, bijoutier, entré le 16 janvier 1857, pavillon Saint-Matthieu, n° 68.

Antécédents de famille. — Père mort d'une affection organique de l'estomac, mère vivante, deux frères et trois sœurs tous bien portants.

Antécédents du sujet. — Pas de gourmes, ni de scrofules ganglionnaires, ni d'ophthalmies; bonne santé habituelle, constitution robuste. Il y a six ans, est entré à l'hôpital Saint-Antoine pour l'affection qui l'amène aujourd'hui à Saint-Louis. Il en sort au bout d'un mois non guéri, ayant conservé une surdité complète du côté malade, et des bourdonnements et chatouillements fréquents, qui ont duré ainsi jusqu'à il y a quinze jours, que de nouveaux accidents ont apparu à la même oreille : douleurs plus fréquentes, plus vives, plus profondes; retour de l'écoulement par l'oreille; continue néanmoins à travailler, conserve l'appétit; peu de sommeil.

Etat actuel. — L'oreille droite est, à l'extérieur et en bas, rouge, couverte de pus à peu près desséché (la rougeur paraît due à l'action irritante du pus); plus profondément, les parties sont cachées à la vue par ce même pus épais; l'orifice du conduit auditif externe est si rétréci par le gonflement des parois, que la vue ne peut pénétrer plus avant. L'odeur du liquide qui s'écoule est fétide, l'aspect est celui du pus de mauvaise nature, mêlé de stries rougeâtres. Le malade affirme qu'il n'est jamais rien sorti qui ressemblât à un os. Point d'engorgement ganglionnaire, douleurs continuelles, vives, surtout la nuit ; céphalalgie légère. Point d'autres troubles fonctionnels.

Traitement. — Purgatif, injections dans l'oreille, puis huile de morue à doses croissantes.

Sorti le 6 février. Il y a moins de douleur, mais l'écoulement par l'oreille a toujours lieu.

OBSERVATION XLIV.

Scrofulide des membranes muqueuses.

Otite scrofuleuse profonde. — Perforation de la membrane du tympan. — Sortie du pus par le conduit auditif externe et par la trompe d'Eustache.

Lemoine, vingt ans, layetier-emballeur, entré le 12 mars 1858, pavillon Saint-Matthieu, n° 3.

Antécédents de famille. — Père bien portant, mère d'une santé délicate, deux frères morts jeunes, une sœur âgée aujourd'hui de vingt-deux ans, a eu, à dix-sept ans, scrofule ganglionnaire qui a laissé des cicatrices.

Antécédents du sujet. — A deux ans, abcès à la fesse ; à six ans, croûtes dans la tête, avec engorgement ganglionnaire au cou. Il y a cinq ans, en 1853, commence à ressentir des élancements qui, de l'oreille droite, s'étendaient aux régions frontale et temporale. En 1854, séjour de deux mois à l'hôpital Lariboisière : injections dans l'oreille, qui, dit le malade, tombaient dans la gorge et le forçaient aussitôt à cracher. Depuis cette époque, il a toujours craché du pus, non pas d'une manière continue, mais de temps en temps ; il a aussi continué à souffrir dans le côté droit de la tête.

Aujourd'hui. — Par le conduit auditif externe a lieu un suintement purulent peu abondant ; un stylet explorateur arrive profondément sur une masse qui paraît fongueuse ; de temps en temps le malade éprouve dans le pharynx une sensation désagréable, et rend des crachats purulents ; douleurs de tête caractérisées par de la lourdeur et des élancements intermittents.

État général satisfaisant.

Traitement.— Tisane de houblon, huile de morue à doses croissantes, vésicatoires à la tempe droite, bains sulfureux.

Exeat le 14 mai, après deux mois de séjour. Les douleurs de tête ont beaucoup diminué, ainsi que l'écoulement purulent par l'oreille ; mais il continue à rendre de temps à autre du pus par expuition.

On voit, par cette intéressante observation, combien sont longues et difficiles à combattre les scrofulides des membranes muqueuses; non-seulement elles peuvent se prolonger pendant plusieurs années, mais encore récidiver quand on les croit depuis longtemps guéries.

OBSERVATION XLV.

Scrofule ganglionnaire.

Ecrouelles cervicales suppurées. (M. Guérard.)

Lefort (Pierre), maçon, vingt et un ans, entré le 5 février 1857, couché au n° 77 du pavillon Saint-Matthieu.

Son père, âgé de quarante ans, a toujours été bien portant ; sa mère est morte à vingt-cinq ans ; elle était presque toujours souffrante et maladive ; elle avait eu plusieurs abcès sur le thorax ; elle toussait beaucoup. Il avait un frère qui est mort l'année dernière, à l'âge de dix-huit ans ; il était d'une constitution très faible et toussait depuis longtemps.

Lui-même s'est bien porté, dit-il, jusqu'à l'âge de six ans ; alors apparurent, dans les régions sous-maxillaires, des ganglions engorgés qui donnèrent lieu à des abcès et à des fistules. Ces lésions ont été guéries, dans l'espace de deux ans, au moyen de l'huile de foie de morue, et nous n'en retrouvons plus aujourd'hui que les traces cicatricielles. A partir de cette époque jusque dans ces derniers temps, sa santé ne fut troublée par aucun accident, et il pouvait se croire radicalement et à tout jamais guéri, lorsqu'il y a un mois environ se manifesta, dans la région cervicale, une nouvelle poussée ganglionnaire, bientôt suivie de la fonte purulente des parties engorgées; plusieurs abcès se sont ouverts, et nous-même avons ponctionné l'un d'eux, situé à droite, lors de l'entrée du malade à l'hôpital.

Nous constatons aujourd'hui, à la région sous-maxillaire de l'un et l'autre côté, plusieurs cicatrices déprimées; au-dessous de ces cicatrices, et à droite, deux ouvertures fistuleuses, dont l'une, à peu près oblitérée, est située au centre d'une surface d'un rouge sombre; à gauche et à la partie inférieure du cou est une autre ulcération, de la largeur d'une pièce de 50 centimes, arrondie, et dont le fond est constitué par le tissu ganglionnaire; un cercle rouge s'étend irrégulièrement autour d'elle. Toutes ces ulcérations donnent issue à une petite quantité de pus, et l'on sent au-dessous d'elles, surtout à droite, une tuméfaction profonde, dont il est impossible de préciser les limites. Ces lésions causent d'ailleurs fort peu de souffrances. L'état général du malade est assez bon, et les principales fonctions s'exécutent régulièrement.

Le traitement consiste en boissons alcalines, sirop d'iodure de fer, tisane de houblon, ciguë à doses croissantes.

Il sort presque complétement guéri le 13 mars 1857.

OBSERVATION XLVI.

Scrofule ganglionnaire.

Ecrouelles de la face et du cou rapidement guéries par le traitement de M. Barrier, médecin inspecteur des eaux de Celles. (Observation recueillie par M. Dublanc, élève du service.)

Cassier (Jean), vingt-cinq ans, maçon, entré le 15 février 1856, couché au n° 85 du pavillon Saint-Matthieu.

Le sujet n'a pas souvenance d'avoir eu d'autre affection scrofuleuse que celle qui l'amène à l'hôpital. Celle-ci a commencé il y a deux ans et demi environ. Entré dans le service de M. Bazin en août 1855, il fut traité au moyen de la pommade à l'iodure de plomb, de l'huile iodée, des bains sulfureux, etc., et sortit sans amélioration notable, à cause de la réparation de la salle.

Nous trouvons actuellement toute la région parotidienne droite envahie et déformée par des tumeurs ganglionnaires, depuis le pavillon de l'oreille, qui est repoussé en haut et en arrière, jusqu'à la partie moyenne de la région cervicale latérale du même côté ; en avant, la tuméfaction déborde le maxillaire inférieur et englobe dans sa masse mamelonnée la glande sous-maxillaire.

Au-dessous du lobule de l'oreille se voient des cicatrices incomplètes, irrégulières, déprimées, adhérentes aux tissus sous-jacents, et qui sont les vestiges de suppurations extérieures.

A gauche, la région parotidienne est empâtée et volumineuse, sans présenter toutefois des noyaux d'engorgement aussi distincts qu'à droite ; mais au-dessous, le bord du maxillaire est garni de noyaux indurés disposés en forme de demi-collier ; au niveau de l'angle de la mâchoire existe en outre une tumeur qui s'avance dans les tissus de la joue ; cette tumeur, d'un volume assez considérable, jouit d'une grande mobilité.

Des frictions furent faites sur les glandes, deux fois par jour, avec une pommade plombo-cuivrique réactionnée par les résidus alcalins de la fontaine de Celles. Le malade prit en outre, trois fois par jour, avec du sucre, quatre à cinq gouttes d'une dissolution plombo-argentique réactionnée par les mêmes sels.

Sous l'influence de ce traitement, une amélioration rapide se prononce. Le 9 mars, le paquet glanduleux qui enveloppait le maxillaire du côté droit a cessé de faire corps avec lui, et a diminué considérablement de volume ; les tumeurs ont perdu leur sensibilité, on peut les malaxer et les comprimer dans tous les sens sans occasionner la moindre douleur. Peu à peu leur résorption s'est opérée, et le 20 juin le malade, dont l'état général est excellent, sort de l'hôpital complétement guéri.

OBSERVATION XLVII.

Scrofule ganglionnaire.

Succession d'écrouelles cervicales depuis l'oreille jusqu'au sternum.
(Observation recueillie par M. Dublanc, élève du service.)

Henri Fauguensberg, vingt et un ans, entré le 14 mai 1856, au pavillon Saint-Matthieu, n° 76.

Le père est mort à cinquante-deux ans de tubercules pulmonaires. La mère est morte d'une affection du foie. Il a eu trois frères ; deux sont morts de maladies qui lui sont inconnues. Sur quatre sœurs, il en a perdu trois, dont une paraît avoir succombé à une phthisie pulmonaire; celle qui vit encore jouit d'une bonne santé.

Lui-même a eu, dans son enfance, des gourmes au cuir chevelu pendant plusieurs mois ; vers l'âge de quatorze ans, une glande apparut à la partie latérale gauche du cou ; cette glande abcéda et suppura pendant plus de six mois. L'ulcère était sur le point de se fermer lorsqu'une nouvelle tumeur se manifesta dans le voisinage. Il suivit alors plusieurs traitements à Hasbruck, à Lille, et prit de l'huile de foie de morue, ainsi que d'autres médicaments dont le nom lui échappe. Néanmoins, la maladie continua son cours ; la partie latérale droite du cou se prit, et trois glandes s'y développèrent successivement et se transformèrent en abcès, l'une dans la région parotidienne et les deux autres au niveau de l'angle maxillaire. Cette succession d'abcès ganglionnaires, tant du côté droit que du côté gauche, ne dura pas moins de six années, et on peut même ajouter qu'elle dure encore, puisque tout récemment, en janvier 1856, le malade vit se former une nouvelle tumeur au-dessous de la fourchette sternale, tumeur qui a suppuré et a donné lieu à une fistule. Il entre le 14 mai 1856 dans le service de M. Bazin.

Il porte à la partie latérale gauche du cou trois cicatrices, traces manifestes de suppurations ganglionnaires; une fistule existe sur le trajet du sterno-cléido-mastoïdien ; au-dessous du menton et à droite se voient quatre cicatrices imparfaitement formées, rougeâtres, inégales ; une ouverture fistuleuse est située à la partie supérieure du sternum.

Il est soumis immédiatement au traitement antiscrofuleux (fer et ciguë à l'intérieur, bains sulfureux à l'extérieur), qui amène dans son état une rapide amélioration.

OBSERVATION XLVIII.

Scrofule ganglionnaire.

Ecrouelles cervicales. — *Abcès multiples.* (Observation prise par M. Dublanc, élève du service.)

Tournier (François), trente ans, couché au n° 69 du pavillon Saint-Matthieu, entré en mars 1856.

Son père est mort paralysé, à l'âge de soixante-dix-huit ans; sa mère a succombé à soixante-cinq ans, à une affection aiguë de poitrine qu'il appelle pneumonie. Il a eu trois frères, dont l'un est mort à quarante-cinq ans de phthisie pulmonaire ; les deux autres vivent encore ; tous trois ont eu des gourmes dans leur enfance. Il a eu également trois sœurs qui toutes ont eu des gourmes ; l'une d'elles a succombé à une affection dont il ignore la nature.

Notre malade est le seul de sa famille qui n'aurait jamais eu de croûtes dans les cheveux : il s'est bien porté jusqu'à l'âge de quinze ans. C'est alors qu'il vint à Paris. Six mois après, les glandes cervicales s'engorgeaient en masse ; quelques abcès sont ouverts par le bistouri, d'autres s'ouvrent spontanément, et pendant huit mois il demeura constamment avec un ou plusieurs foyers de suppuration au cou. Depuis cette époque, déjà fort éloignée, le même travail morbide n'a presque pas cessé de s'accomplir dans la région cervicale, et tous les ans, à des époques en quelque sorte critiques, de nouvelles poussées inflammatoires survenaient dans les ganglions, qui se tuméfiaient et donnaient lieu à des fistules d'une durée de plusieurs mois. Cet état existe encore, et d'ailleurs les nombreuses cicatrices dont est couturée toute la région sont une suffisante garantie de la véracité du malade.

En 1854, les ganglions de l'aisselle droite se prennent à leur tour, et subissent, dans l'espace d'un mois à peu près, les mêmes transformations.

Le malade n'a suivi aucun traitement rationnel, et s'est borné à l'usage de lotions et de cataplasmes, dont il ne peut nous dire la nature.

En 1856, une poussée phlegmoneuse se manifeste à la lèvre supérieure : il entre alors dans le service de M. Bazin.

Sa constitution est faible, son tempérament lymphatique ; il est d'une intelligence très obtuse et ne répond qu'à grand'peine aux questions qu'on lui adresse. Sa santé générale est d'ailleurs assez bonne.

Nous lui trouvons dans la région cervicale quinze à vingt cicatrices, la plupart soulevées par des engorgements ganglionnaires auxquels elles adhèrent intimement ; deux fistules existent encore en pleine suppuration ; dans la région axillaire, du côté droit, se voit une cicatrice qui présente des caractères identiques avec celles du cou.

La lèvre supérieure est épaisse, tuméfiée, douloureuse, et le 10 mars on a fait l'ouverture d'un abcès.

Traitement. — Houblon, fer et ciguë, bains sulfureux.

Il sort le 22 août 1856, aussi bien guéri que possible.

OBSERVATION XLIX.

Scrofule ganglionnaire.

Ecrouelles cervicales. — Acne punctata et indurata sur la face.
(M. Guérard.)

Charpentier (François), vingt-trois ans, couché au n° 79 du pavillon Saint-Matthieu, entré le 17 janvier 1860.

Son père, homme très robuste, est mort à cinquante ans de douleurs articulaires ; sa mère est morte à quarante-cinq ans, après une maladie de deux ans. Il a eu trois frères et trois sœurs, dont il ne lui reste qu'un frère et une sœur ; tous deux se portent bien. Le frère aurait été affecté de gourmes dans son enfance. Quant à ceux qui n'existent plus, la plupart sont morts d'accidents ou de maladies aiguës, si ce n'est une sœur qui a succombé, à l'âge de dix-sept ans, à une phthisie pulmonaire.

Notre malade aurait été le plus faible de toute sa famille ; son enfance a été très maladive et traversée par une foule d'affections qui, jusqu'à sa dixième année, se sont succédé sans relâche : des gourmes, des éruptions aux oreilles, des coryzas, des bronchites, des ophthalmies longues et opiniâtres, des engelures douloureuses, etc.

Vers l'âge de dix ans, les ganglions sous-maxillaires commencèrent à se prendre, et depuis cette époque ils ont disparu et reparu un certain nombre de fois ; mais ces alternatives furent remplacées, il y a cinq ans, par une période d'accroissement continu qui dure encore aujourd'hui.

Divers traitements ont été suivis par le malade : il prit du mercure, et eut même une stomatite ; puis on lui conseilla les ferrugineux, et enfin l'huile de morue (qui ne fut continuée que deux mois), avec une pommade iodurée. Il y a trois ans, il fut atteint du choléra, et pendant le cours de cette maladie ses ganglions engorgés diminuèrent de moitié, mais bientôt après ils reprirent rapidement leurs dimensions primitives.

Ce malade n'a jamais eu aucune affection vénérienne ; il a vécu jusqu'à ce jour dans de mauvaises conditions hygiéniques, au point de vue de l'habitation et de la nourriture, mais il n'a jamais fait d'excès dans aucun genre. Il porte les traits de la constitution scrofuleuse et du tempérament lymphatique exagéré ; ses principales fonctions s'exécutent d'ailleurs régulièrement, si l'on excepte une constipation habituelle et de fréquentes céphalalgies.

Voici quel est son état actuel :

Les lèvres et les ailes du nez sont gonflées et plus épaisses que dans l'état normal ; sur la face sont répandues de nombreuses pustules d'acne punctata et indurata ; le nez est comme criblé de petits points noirs. A gauche, et au niveau de l'angle de la mâchoire, est une tumeur très volumineuse et saillante, formée par la réunion de plusieurs ganglions hypertrophiés ; cette tumeur envoie en arrière un prolongement considérable.

Dans l'aisselle droite, on trouve également des masses ganglionnaires indolentes, qui existent depuis fort longtemps à l'état stationnaire.

On donne le traitement antiscrofuleux, consistant dans l'administration du sirop d'iodure de fer (30 grammes par jour), de l'alcoolature de ciguë, depuis 1 gramme jusqu'à 12 grammes par jour, en augmentant graduellement les doses ; enfin, dans l'emploi des bains sulfureux et des frictions avec la pommade de ciguë, et le malade sort le 24 mars, en bonne voie de guérison.

Remarquons, dans l'observation qu'on vient de lire, la coexistence de l'acné et des glandes, l'inefficacité de l'huile de morue dans le traitement de la scrofule ganglionnaire, et enfin les bons effets que l'on obtient de la ciguë à doses croissantes.

OBSERVATION L.

Scrofule ganglionnaire.

Ecrouelle cervicale et acné indurée. (Observation recueillie et rédigée par M. Pouquet, interne du service.)

Ferrier (Henri), dix-huit ans, papetier, né à Voiron (Isère), demeurant rue de Bièvre, 31, entré le 8 août 1856. (Observation prise le 7 janvier 1857.)

Antécédents de famille. — Père et mère bien portants, ainsi qu'un frère et une sœur ; mais Ferrier a appris que son grand-père avait été affecté dans sa jeunesse, de neuf à quatorze ans, du même mal que lui (abcès froids, abcès ganglionnaires, ulcères aux jambes).

Antécédents du malade. — N'a point été malade dans son enfance, point de gourmes ni d'ophthalmies. D'ailleurs élevé à la campagne, où il est demeuré jusqu'à l'âge de seize ans, il vivait dans des conditions hygiéniques assez bonnes (logement sain, nourriture des gens de la campagne, c'est-à-dire presque entièrement végétale). Venu à Paris il y a deux ans, il a souffert un peu, pendant un an, de privation de nourriture; mais déjà, avant son arrivée à Paris, il avait eu, à l'angle de la mâchoire de l'un et de l'autre côté, des engorgements glanduleux, et même un abcès, succédant à ces engorgements, s'était déjà ouvert; une ulcération s'en était suivie; mais la cicatrisation s'étant faite rapidement, était complète quand il est venu à Paris. Après deux mois de séjour dans la capitale, la cicatrice des deux côtés était envahie par un travail ulcératif. Un an plus tard, la cicatrisation s'étant faite de nouveau, d'autres ganglions se sont hypertrophiés de chaque côté, à deux pouces environ en arrière et au-dessus des premières cicatrices; des abcès se sont formés, se sont ouverts, et la cicatrisation s'opérait, pendant que du côté gauche et au-dessous du maxillaire inférieur, un nouvel abcès ganglionnaire se manifestait, mais beaucoup plus petit que les précédents. La deuxième plaie à gauche était presque complétement fermée, quand est survenu un érysipèle sous l'influence duquel la cicatrice a été rapidement détruite; la plaie s'est même beaucoup agrandie, l'ulcération s'étendant en bas et en dedans jusqu'à un pouce environ de la fourchette sternale. En même temps, nouvel abcès, non précédé d'hypertrophie ganglionnaire.

Pendant toute la durée de ces phénomènes, aucun trouble des fonctions digestives, appétit conservé, peu d'amaigrissement; mais, depuis deux ou trois ans, ophthalmies, coryza accompagné de tuméfaction du nez survenant surtout au printemps, et ayant une durée d'un mois et demi à deux mois.

L'aspect du malade est le suivant :

A droite, cinq cicatrices rouges, violacées, sous lesquelles le doigt sent des points indurés, mobiles (il semble que ce soient des ganglions). A gauche, les diverses plaies se sont réunies et affectent une disposition en Y dont la branche inférieure arrive jusqu'aux environs de la fourchette sternale, tandis que les deux branches supérieures embrassent l'extrémité supérieure du muscle sterno-mastoïdien; on voit encore quelques points en suppuration.

Enfin, sur toute la figure, mais principalement sur le front et sur le nez, existent des boutons d'acné un peu durs, et dont le malade s'est peu occupé.

Depuis son entrée à l'hôpital, le malade a été soumis au traitement suivant, sous l'influence duquel l'amélioration (une amélioration graduelle) s'est manifestée : eau iodée, puis alcoolature de ciguë, enfin solution iodo-phosphatée; tous les deux jours, les petites plaies et les cicatrices récentes sont touchées avec la teinture d'iode. On applique de la benzine sur les parties couvertes d'acné.

Sorti le 16 janvier à peu près guéri ; plus de plaies ; l'acné persiste, quoique améliorée.

La coexistence de l'acné et de l'écrouelle cervicale est un fait très ordinaire, qui ne surprendra nullement ceux qui, comme nous, admettent la nature scrofuleuse de l'acné. En général, cette lésion des glandes sébacées est d'une curation longue et difficile. On triomphe facilement de l'affection par les bains à l'hydrofère d'eau de mer ou d'eau salée, ou mieux encore par ceux de Kreuznach ; mais si l'on se borne, ainsi que le conseille M. Hardy, à un traitement exclusivement local, à peine l'affection est-elle guérie qu'on la voit reparaître, au grand mécontentement du malade et au grand désappointement du médecin.

OBSERVATION LI.

Scrofule ganglionnaire.

Bubons scrofuleux éveillés par un eczéma de nature arthritique.
(Observation recueillie par M. Guérard.)

Castel (Joseph), cinquante et un ans, entré le 16 décembre 1859, couché au n° 22 du pavillon Saint-Matthieu.

Constitution bonne ; aucune maladie sérieuse, qu'il sache, dans son enfance ; il n'a eu ni gourmes, ni ophthalmies, ni engorgements ganglionnaires. En 1835, il fut atteint d'une affection qu'il attribue à un refroidissement, et qui le retint deux mois à l'hôpital ; il était très oppressé, à ce point que le décubitus dorsal lui était devenu, sinon impossible, du moins extrêmement pénible ; en même temps il toussait beaucoup. Tout cela dura environ deux ans ; mais il resta asthmatique, ne pouvant ni courir ni monter des escaliers sans aussitôt perdre haleine. En 1848, il eut, dit-il, une fluxion de poitrine qui dura un mois ; on le saigna, on le fit vomir, un vésicatoire fut appliqué sur la poitrine. Or, cette dernière affection aurait emporté avec elle ce qui lui restait de sa dyspnée. Il tousse bien encore tous les hivers, mais sa respiration est aujourd'hui et depuis ce temps aussi libre, aussi facile que jamais.

Jamais de rhumatismes, ni douleurs articulaires, ni maux de tête, ni douleurs d'estomac ; les digestions se font bien.

Aucun antécédent syphilitique.

Les renseignements sur les parents sont vagues ; ils sont morts depuis longtemps, le père à un âge avancé, la mère jeune encore, mais épuisée par des accouchements nombreux ; elle eut sept enfants, dont deux seulement survivent. Notre malade paraît savoir fort peu de chose sur ce qui les concerne, et ne peut nous donner la raison d'une si grande mortalité dans sa famille.

L'éruption pour laquelle il est entré à l'hôpital date de cinq mois environ ; elle a commencé dans les régions inguino-crurales des deux côtés et sur les bourses ; puis, assez longtemps après, et vers les premiers jours de décembre 1859, une éruption semblable se manifesta au cou et à la face.

C'étaient de larges plaques rouges, sans aucune saillie, diffuses et se recouvrant de petites écailles blanches furfuracées, peu adhérentes, semblables à celles du pityriasis. Jamais, nous assure-t-il, le suintement ne fut assez abondant pour mouiller ou empeser les linges ; cependant ces surfaces étaient un peu humides. Il insiste surtout sur les vives démangeaisons dont elles étaient le siége, démangeaisons parfois intolérables aux cuisses et aux bourses principalement.

L'éruption, localisée aux parties que nous avons nommées, a passé par de fréquentes alternatives en bien et en mal, tantôt pâlissant et semblant prête à s'éteindre, et tantôt reparaissant avec toute son intensité.

Elle offre et paraît avoir toujours offert un aspect assez singulier, au point de vue de sa forme, qui aurait pu faire croire à un pityriasis, bien qu'il s'agisse évidemment d'un eczéma de nature arthritique.

Dans ces derniers temps survint un phénomène curieux, qu'il est important de signaler ici. Le malade s'est aperçu, depuis une quinzaine de jours, que dans l'aine droite apparaissait une petite tumeur douloureuse qui peu à peu prit du volume ; bientôt l'aine gauche se tuméfia également ; en même temps l'éruption pâlit, les démangeaisons s'apaisèrent, et les phénomènes cutanés parurent marcher vers une guérison rapide, au fur et à mesure que les tumeurs inguinales prenaient de l'accroissement. Était-ce une simple coïncidence, ou le fait d'une sorte de balancement, ou bien encore une répercussion de la lésion tégumentaire sur les ganglions sous-jacents? Quoi qu'il en soit, nous constatons dans les régions indiquées, au-dessous de l'arcade de Fallope, des ganglions tuméfiés, douloureux spontanément et à la pression, et formant une saillie considérable, surtout à droite ; là existent des noyaux indurés, agglomérés, et au-dessus une sorte de corde ou chaîne ganglionnaire solide, parallèle au ligament de Poupart, et qui semble s'enfoncer dans les profondeurs de la région, du côté de la fosse iliaque interne. A gauche, la tuméfaction est moindre, de date plus récente, mais son siége est évidemment le même.

Sur ce malade, on observe de chaque côté, au niveau du pli génito-crural, une plaque de vitiligo des mieux caractérisées.

OBSERVATION LII.

Scrofule ganglionnaire.

Bubon scrofuleux, précédé de tubercules du testicule. (Observation recueillie et redigée par M. Baudot, interne du service.)

Le nommé Chtreff (Alexandre), âgé de trente-sept ans, menuisier, demeurant rue Bichat, 61, est entré à Saint-Louis, service de M. Bazin, salle Saint-Laurent, n° 58, le 8 février 1861.

Ce malade est né de parents encore vivants jouissant d'une bonne santé, et âgés l'un et l'autre de plus de soixante ans.

Il ne se rappelle pas les avoir vus malades ; mais depuis près de vingt ans il a quitté la maison paternelle pour n'y faire que des séjours peu prolongés depuis cette époque. Son frère a eu des gourmes pendant sa jeunesse, mais n'a jamais été malade depuis ; il habite son pays natal. Sa sœur est morte à l'âge de vingt-cinq ans, d'une inflammation d'intestins, dit-il ; elle avait eu également des gourmes pendant son enfance.

Quant à lui, il eut des éruptions plus abondantes et plus prolongées que sa sœur, des maux d'yeux depuis l'âge de trois à quatre ans jusqu'à l'âge de six ans. mais jamais d'engorgements ganglionnaires sous-maxillaires. Il vint à Paris à l'âge de dix-sept ans, et dix-huit mois après son arrivée dans cette ville, il retourna dans son pays. A peine y était-il depuis quelques jours, que le testicule droit devenait volumineux, douloureux, rouge à la surface, et bientôt apparaissait une tumenr fluctuante, qui s'ouvrit et donna issue à du liquide dont il ne se rappelle pas les qualités physiques. Depuis cette époque, l'ouverture des bourses a toujours donné écoulement à un peu de séro-pus.

Il y a trois ans apparut à l'aine une tuméfaction de la grosseur du pouce, qui perça quatre à cinq jours après son apparition, mais ne disparut pas complétement, et depuis lors jusqu'au mois de juillet 1860 donna deux ou trois fois issue à du pus. Il y a huit mois il contracta un écoulement uréthral qui ne dura que quelques jours, mais détermina un engorgement des ganglions de l'aine beaucoup plus considérable que les précédents, ce qui le décida à entrer dans le service de M. Gibert (27 août 1860). Ce médecin lui ordonna des cataplasmes de farine de lin, du sirop de biiodure, des frictions avec l'onguent napolitain à la partie interne des cuisses, et un emplâtre de Vigo sur l'engorgement ganglionnaire. Ce traitement n'ayant produit d'autre résultat qu'une gingivite intense, M. Gibert le cessa et ordonna de l'eau de Sedlitz tous les deux jours et de l'eau d'Enghien. Pendant son séjour à Saint-Louis, la tumeur s'ouvrit et donna issue à une quantité assez considérable de pus. Il sortit au mois de novembre, conservant encore un engorgement assez cousidérable, qui augmenta sous l'influence du travail et le força à entrer de nouveau à l'hôpital le 8 février.

Etat actuel. — Ce malade a la barbe et les cheveux roux, un embonpoint plus que médiocre. Les deux testicules existent encore, mais le droit est plus petit que le gauche, et l'on aperçoit près du repli une fistule qui donne issue à un peu de pus à des intervalles variables. Les appétits vénériens sont ordinaires. A la région inguinale droite existent quelques ganglions du volume d'une noisette, et isolés les uns des autres : on y aperçoit une petite cicatrice, indice d'une suppuration antécédente. Au niveau de la région inguinale gauche existe une tuméfaction faisant relief à la surface des téguments, et s'étendant depuis les bourses jusqu'à 2 centimètres de l'épine iliaque antérieure et supérieure, et depuis l'arcade crurale jusqu'à 3 centimètres au-dessous de ce ligament. Enfin, à la partie interne de la région inguinale, l'engorgement se continue le long de la face interne de la cuisse jusqu'à 6 centimètres au-dessous. On aperçoit deux cicatrices à la surface de cette tumeur. Le foie ne déborde pas les fausses côtes. Quant au système pulmonaire, un examen attentif démontre qu'il existe à peine une différence dans la matité et un peu d'expiration prolongée au sommet du poumon droit. Ce malade ne tousse d'ailleurs que depuis cinq ou six semaines.

Il n'existe pas d'albumine dans les urines.

OBSERVATION LIII.

Scrofule ganglionnaire.

Ecrouelle cervicale tuberculeuse. — Influence nulle d'un muguet confluent sur l'affection scrofuleuse.

Girin, seize ans, entré le 11 juin 1857, pavillon Saint-Matthieu, n° 60.

Antécédents de famille. — Père bien constitué, mort du choléra à cinquante-cinq ans; mère vivante, chétive, sujette à des catarrhes bronchiques; plusieurs frères morts jeunes, une sœur pâle, bouffie, lymphatique.

Antécédents du sujet. — Jusqu'à l'âge de sept ans, faible, maladif; il est continuellement entre les mains des médecins; de sept à dix, s'est mieux porté, a été envoyé à la campagne, où il a repris. Placé, à son retour à Paris, à l'âge de treize ans, dans un atelier où il travaillait debout, il lui survint des coliques, dérangements intestinaux, etc.; une glande sous la mâchoire, déjà engorgée, a pris rapidement de l'extension, et au bout d'un mois avait déjà le volume qu'elle a aujourd'hui. En même temps, une autre glande s'est développée derrière et au-dessous de l'oreille, puis une troisième au-dessous de la précédente.

20 juin. — Ouverture par le bistouri de la première glande; issue d'une médiocre quantité de sérosité sanguinolente, mêlée à un peu de pus; fluctuation dans la glande post-auriculaire; on n'a pas eu besoin de l'ouvrir. Le malade s'est aperçu qu'en pressant dessus, elle se dégorgeait dans la glande ouverte. Enfin, la troisième glande s'est ouverte spontanément et a fourni une suppuration abondante.

Etat général. — Respiration normale; au cœur existe un léger souffle anémique se prolongeant dans les carotides. Les trois glandes existent toujours dont deux ouvertes au dehors; celle qui a été ouverte avec l'instrument tranchant présente, sur un bord de l'ouverture, un bourgeon charnu; celle qui s'est ouverte spontanément a les bords fort élevés; toutes deux suppurent abondamment.

Traitement. — Tisane de houblon édulcorée, sirop antiscorbutique, alcoolature de ciguë, bains sulfureux.

9 *juillet.* — Apparition de muguet très confluent, qui disparaît rapidement par l'administration du chlorate de potasse, sans avoir exercé une influence appréciable sur l'affection scrofuleuse.

Le malade continue son traitement et sort le 19 février, ne présentant plus qu'une ulcération à la région sus-claviculaire, l'autre étant cicatrisée.

OBSERVATION LIV.

Scrofule ganglionnaire.

Ecrouelles généralisées. — *Anémie.* — *Mort.* (Observation recueillie et rédigée par M. Guérard, interne du service.)

Le 6 juillet 1860 est entré le nommé Lefebvre (Camille), écrivain, âgé de vingt et un ans, couché au n° 38 du pavillon Saint-Mathieu.

Ce malade s'est présenté à la consultation dans un état d'affaiblissement extrême; il était pâle, anémié, comme exsangue; le moindre mouvement suffisait pour le faire tomber en syncope; les muqueuses extérieures étaient presque aussi blanches et aussi décolorées que la peau; tout enfin révélait en lui l'anémie portée à son plus haut degré.

Nous trouvâmes le pouls régulier, sans fréquence, mais faible; aucun symptôme aigu, aucun phénomène réactionnel, mais toutes les fonctions paraissaient languissantes et s'exécutaient avec une extrême lenteur; inappétence complète, fatigue musculaire; rien du côté de la poitrine, si ce n'est un léger souffle au cœur au premier temps, indice de l'altération profonde du sang.

La seule lésion bien évidente que nous pûmes constater pendant son séjour à l'hôpital (à part l'anémie) fut l'engorgement de presque tous les ganglions périphériques, cervicaux, axillaires, inguinaux, lesquels faisaient, dans ces régions, des saillies considérables, dures et indolentes.

Ce misérable état se prolongea six semaines environ, s'aggravant de plus en plus, malgré un traitement approprié, sans que du reste aucun phénomène aigu se manifestât ; l'inappétence, la prostration devinrent absolues ; toutes les actions organiques paraissaient enrayées à leur source, mais, au milieu du silence de toutes les fonctions, nous n'observâmes ni toux, ni diarrhée, ni délire, rien, en un mot, du côté des principaux organes, rien que l'altération ganglionnaire généralisée que j'ai signalée tout à l'heure, et l'anémie manifestée par le souffle cardiaque et la décoloration des surfaces tégumentaires.

Cependant, à une époque rapprochée de la mort, on put constater quelques accès fébriles intermittents et un peu de diarrhée. Il succomba doucement, sans secousse, sans délire.

Les antécédents de ce malade se bornent à peu de chose : il a toujours été pâle, anémique, faible ; déjà une fois, il y a deux ans environ, les phénomènes actuels se sont présentés avec une moindre intensité, et il prit le dessus, sans toutefois se rétablir complétement ; les engorgements ganglionnaires du cou datent de très loin ; il ne peut nous en préciser l'origine.

A-t-il eu d'autres accidents scrofuleux ? Ses réponses sont négatives ; ses antécédents de famille ne lui sont pas connus.

Le 25 août eut lieu l'autopsie.

Nous trouvâmes presque tous les ganglions du corps tuméfiés et dégénérés en masses tuberculeuses, avec des points purulents disséminés dans leur intérieur ; les ganglions périphériques étaient énormes, et leur coupe faisait voir une surface granulée, jaunâtre, évidemment formée par la matière tuberculeuse ; les ganglions bronchiques et mésentériques, étaient dans le même état ; en un mot, tout le système lymphatique était, chez ce malade, altéré de la manière la plus profonde. Les poumons étaient sains et crépitants dans toute leur étendue, si ce n'est au sommet droit, où se voyaient quelques tubercules durs, peu volumineux ; la plèvre du même côté était adhérente dans une grande partie de son étendue.

Les reins étaient pâles, anémiés, comme graisseux ; la ligne de démarcation entre les deux substances était vague et mal accusée.

Foie normal. Aucune lésion dans l'intestin.

Ce fait est intéressant à plus d'un titre ; il nous présente d'abord une manifestation assez rare de la scrofule, une affection profonde et généralisée de tout le système absorbant ; il nous fait connaître ensuite les symptômes morbides qui résultent de cette affection, symptômes graves, chroniques dans leur marche, et qui peuvent se résumer dans ces quelques mots : débilitation extrême, cachexie à son plus haut degré, prostration de toutes les forces vives de l'économie, langueur de toutes les actions organiques, amaigrissement progressif et mort.

Je n'ajouterai rien aux réflexions qu'a suggérées à son auteur l'observation ci-dessus; il est à regretter seulement que M. Guérard ait oublié de parler de l'état des urines, qui, à coup sûr, devaient être albumineuses. On peut regretter aussi qu'une analyse exacte du sang n'ait pas été faite pendant la vie.

OBSERVATION LV.

Scrofule ganglionnaire.

Engorgement des glandes cervicales, précédé et accompagné d'écrouelles cutanées et sous-cutanées simulant une scrofulide maligne.

Lupon, dix-huit ans, peintre, entré le 22 janvier 1856 au pavillon Saint-Matthieu.

Ses parents vivent encore en bonne santé, et n'ont jamais eu, qu'il sache, d'affection scrofuleuse.

Aucun accident scrofuleux n'aurait signalé son enfance jusqu'à l'âge de onze ans, mais il avait passé ses premières années dans des conditions hygiéniques très mauvaises (mauvaise nourriture, habitation insalubre).

C'est au mollet droit qu'apparut, il y a sept ans environ, la première manifestation de scrofule, sous forme d'une tumeur qui suppura pendant plusieurs mois, et dont on retrouve encore la cicatrice; puis les mêmes phénomènes se seraient manifestés successivement sur différents points du corps, notamment au niveau de la malléole externe du côté gauche, à la cuisse du même côté, à l'aisselle droite, au bras droit et sur chacun de ces points, pris isolément, la suppuration n'aurait pas duré moins de cinq à six mois. Entré à l'hôpital d'Angers, on l'y soumit à un traitement tonique.

Quelque vagues que soient ces renseignements au point de vue de la lésion locale, il n'est pas difficile de reconnaître qu'il s'agit bien, dans ce cas, de manifestations scrofuleuses. L'examen de l'état actuel vient d'ailleurs militer puissamment en faveur de cette opinion.

Nous trouvons en effet, dans la région sous-maxillaire droite, une plaque rouge, allongée dans le sens transversal, de 1 décimètre de longueur sur 4 à 5 centimètres de large. Cette plaque est rouge, tuberculeuse et parsemée de petites pustules qui se groupent sur certains points pour constituer des ulcérations que baigne un liquide purulent ; autour de cette lésion cutanée profonde proéminent des ganglions engorgés, dont quelques-uns ont donné lieu à des fistules.

Sur le dos du pied droit existe une plaque du diamètre d'une pièce de 5 francs, et dont l'aspect est sensiblement le même que celui de la plaque cervicale ; même lésion se rencontre au niveau du creux poplité du côté droit.

Enfin, sur diverses régions sont dispersées des cicatrices blanchâtres, plus ou moins étendues, irrégulières, et toutes ayant pour caractères d'être très enfoncées dans les téguments, et d'adhérer fortement aux tissus sous-jacents ; ces cicatrices, vestiges indélébiles de lésions anciennes, se voient à la région sous-maxillaire gauche, à la région sus-claviculaire droite, dans l'aisselle et à la face postérieure du bras droit, à la région inguinale gauche, à la partie inférieure du mollet droit.

Le malade dont je fais en ce moment l'histoire est d'un tempérament lymphatique ; sa constitution paraît assez bonne ; son état général est satisfaisant, et toutes ses fonctions s'exécutent avec régularité.

On lui ordonne de l'huile de morue, du sirop d'iodure de fer et des bains sulfureux.

Le 21 février, les fistules ganglionnaires du cou ne sont pas cicatrisées et suppurent presque autant qu'à son entrée. D'autres tumeurs sont apparues le long du sterno-cléido-mastoïdien gauche ; la plaie du pied est en bonne voie de guérison.

Le 12 avril, le malade cesse les bains, qui paraissent mettre obstacle à la cicatrisation des plaies en ramollissant les tissus ; celles-ci sont cautérisées chaque matin avec la teinture d'iode.

Le 20 avril, les plaies du cou, celles de la cuisse, sont complétement fermées, et l'on supprime tout pansement.

L'ulcération du pied subsiste encore.

Le 26, le malade sort en permission et va voir une femme atteinte de varioloïde; après être demeuré une heure environ à son chevet, il se sent pris de malaise et de nausées. Rentré le soir même à l'hôpital, il ne peut prendre qu'un potage. Le dimanche 27, dans la matinée, il vomit son huile de foie de morue, qu'il tolérait très bien d'ordinaire. Le soir, la fièvre se déclare ; il est abattu, courbaturé.

Lundi 28, diète; fièvre avec alternatives de frissons et de chaleur.

Dans la nuit se manifeste une éruption de pustules varioliques.

Mardi 29, éruption de varioloïde discrète; quelques pustules sont disséminées sur le front et les joues, sur les avant-bras, la poitrine ; une légère moiteur couvre le corps ; la bouche est mauvaise, la langue blanchâtre, avec piqueté rouge; il y a une légère angine ; les garderobes sont régulières.

Le 8 mai, l'éruption est à la période de dessiccation ; on permet une portion d'aliments.

La variole a eu une heureuse influence sur les lésions scrofuleuses; on ne trouve plus aujourd'hui, sur tout le corps, un seul point en suppuration.

Il sort le 29 mai, complétement guéri.

L'affection scrofuleuse de Lupon a débuté par des abcès froids qui se sont ouverts à la surface de la peau, et ont laissé des cicatrices adhérentes sur certains points ; ailleurs, sur d'autres points, des fistules aux environs desquelles se sont produits de petits abcès comme furonculaires, avec tendance hypertrophique et ulcéreuse, d'où la formation de ces plaques tuméfiées, rouges et suppurantes qui intéressent la peau et les parties sous-jacentes, et que l'on confond si souvent avec les scrofulides malignes. L'engorgement des ganglions ne s'est montré que consécutivement à la scrofule cellulaire et cutanée.

OBSERVATION LVI.

Scrofule ganglionnaire.

Ecrouelles inguinales précédées de scrofules osseuses. — Probabilité de tubercules pulmonaires. (Observation recueillie par M. Pouquet, interne du service.)

Roger (Jules), dix-sept ans, entré le 23 février 1857, n° 56, pavillon Saint-Matthieu.

Ce malade, d'une constitution moyenne, n'a eu dans son enfance ni gourmes, ni ophthalmies, rien en un mot que l'on puisse rattacher à la scrofule; il était, dit-il, aussi fort et aussi bien portant que tous les enfants de son âge; il a vécu à la campagne jusqu'à l'âge de seize ans, au milieu de bonnes conditions hygiéniques, habitant un logement sain et aéré, et faisant usage d'une nourriture abondante, mais peut-être un peu trop exclusivement végétale.

Les premiers symptômes de la maladie scrofuleuse se sont manifestés il y a cinq ans environ; alors apparut au pied gauche, à la partie antérieure et externe du métatarse, une petite tumeur indolente, qui se ramollit lentement, et finit par s'ouvrir, d'abord à la face plantaire, et plus tard du côté de la face dorsale du pied; ainsi s'établirent des pertuis fistuleux qui, pendant trois ans, donnèrent issue à une petite quantité de pus sanieux; le malade ne suivit aucun traitement, et se contenta, pendant tout ce temps, de fixer un linge sur la région affectée; néanmoins, et par les seuls efforts de la nature, les deux ouvertures fistuleuses se cicatrisèrent; mais déjà s'étaient produits, dans l'aine du même côté et sur d'autres points encore, des engorgements ganglionnaires, qui abcédèrent au bout de quelques mois, et devinrent le point de départ de fistules dont la guérison devait être fort longue et difficile à obtenir.

Un an plus tard, les mêmes phénomènes se passaient dans l'aine droite : adénopathie, abcès, fistules.

Depuis six mois, le malade maigrit et pâlit, bien que l'appétit soit conservé; dans ces derniers temps, il tousse, et le soir, un léger mouvement fébrile se déclare; il a des sueurs pendant la nuit; deux petites tumeurs ont apparu tout récemment, l'une au creux poplité et l'autre à la partie externe de l'articulation du genou; ces tumeurs se sont transformées en abcès et ouvertes à l'extérieur.

Etat actuel. — Au pied gauche existent deux cicatrices sur les points indiqués plus haut; dans l'aine gauche, on remarque des surfaces rougeâtres, un peu foncées, saillantes, soulevées par une chaîne de ganglions hypertrophiés; deux de ces surfaces, situées au-dessus du ligament de Poupart, sont irrégulièrement elliptiques, contiguës, et offrent des ulcérations superficielles; deux autres, plus petites, sont placées au-dessous de ce ligament; leur forme est plutôt circulaire, et sur l'une d'elles, la plus interne, se voit une ulcération profonde, arrondie, à bords taillés à pic, et ressemblant, à s'y méprendre, aux ulcérations qui succèdent aux gommes; mais elle en diffère, et par l'aspect de son fond et par le décollement de ses bords; ajoutons que la pression fait sentir profondément et à une grande distance des ganglions engorgés qui semblent plonger dans la cavité abdominale. — Notons enfin deux ulcères superficiels, arrondis, siégeant l'un au creux poplité et l'autre à la partie externe du genou.

L'auscultation de la poitrine donne les résultats suivants : un léger bruit de souffle cardiaque au premier temps et se propageant dans les gros vaisseaux du cou; au sommet du poumon droit, respiration un peu rude, avec expiration prolongée et quelques craquements; ces derniers signes stéthoscopiques, joints aux symptômes généraux que nous avons mentionnés, à savoir, l'amaigrissement progressif, la pâleur, l'anémie, la fièvre le soir et les sueurs nocturnes, rendent à peu près certaine l'existence de tubercules pulmonaires en voie d'évolution.

6 mars. — L'état général est meilleur, et les plaies prennent un aspect plus satisfaisant; depuis le jour de son entrée, le malade est soumis au traitement antiscrofuleux.

10 mars. — On ouvre un abcès ganglionnaire; il s'en écoule du pus mêlé à du sang.

Le malade sort le 20 avril; les affections locales extérieures ont été modifiées de la manière la plus heureuse, mais l'état général est resté à peu près le même.

Il doit continuer son traitement au dehors.

OBSERVATION LVII.

Scrofule ganglionnaire.

Ecrouelles cervicales et axillaires. — Albuminurie. — Hémoptysie.

Ménesclou (Pierre), vingt ans, entré le 22 février 1856, couché au n° 7 du pavillon Saint-Matthieu.

Les antécédents du côté de la famille sont nuls ou incertains.

Le malade n'a eu lui-même ni gourmes, ni ophthalmies, ni otorrhées ; il n'est point sujet aux bronchites ni aux angines. Il y a seize mois, il prit une blennorrhagie qui dura quatre mois, et qui fut traitée par le cubèbe et les injections. C'est pendant le cours de cette blennorrhagie que les glandes cervicales ont commencé à s'engorger, et le fait de cette coïncidence en imposa suffisamment au médecin pour qu'il crût devoir ordonner des pilules mercurielles et de l'iodure de potassium. Le malade est persuadé lui-même qu'il est sous l'influence de l'infection syphilitique.

Etat actuel. — La constitution est assez bonne, le tempérament lymphatique; les fosses nasales sont habituellement obstruées par des exsudations croûteuses; les organes thoraciques n'offrent rien de particulier à noter.

La région cervicale est déformée par des ganglions engorgés et proéminents, disposés de la manière suivante : vers les insertions supérieures du sterno-mastoïdien du côté droit existent des tumeurs dont le volume égale, en moyenne, celui d'un œuf de pigeon ; une chaîne ganglionnaire descend de là le long du sterno-mastoïdien et vient se confondre inférieurement avec un paquet énorme qui occupe le creux sus-claviculaire, débordant par une partie de sa masse l'attache claviculaire du muscle.

Parmi ces glandes, il en est qui ne sont qu'engorgées, d'autres ont été envahies par la suppuration et ont donné lieu à des abcès fistuleux au nombre de trois, qui se sont établis, l'un le 13 janvier dernier, et les deux autres dans le courant du mois de mai de l'année précédente ; ces derniers sont situés dans l'espace sus-claviculaire et en voie de cicatrisation.

Une large cicatrice existe au niveau de l'occipital du côté gauche, attestant l'existence antérieure, dans cette région, d'engorgements ganglionnaires terminés par suppuration.

Dans l'aisselle du côté gauche, on trouve une glande assez volumineuse.

Le traitement a consisté, depuis le 22 février, en bains alcalins, alcoolature de ciguë, tisane de houblon et sirop antiscorbutique. Le 11 mars, l'engorgement ganglionnaire ne diminuant pas, on ordonne des frictions avec une pommade à l'extrait de ciguë et à l'iodure de plomb.

Le 20 avril, un point fluctuant se montre à droite ; le malade se plaint de tousser, et il expectore des crachats spumeux.

Le 25 avril, le malade, après avoir travaillé au jardin de l'hôpital, s'aperçoit que ses pieds enflent ; il ne s'en plaint que le 6 mai, jour où nous constatons de l'œdème à la face et aux extrémités inférieures. L'examen des urines y révèle une quantité assez considérable d'albumine.

Le 7 mai, une hémoptysie se déclare ; le malade expectore environ un verre de sang. A l'auscultation, nous trouvons à gauche en avant, au-dessous de la clavicule, une expiration prolongée très manifeste ; la respiration est restée normale à droite..

Le 8, le 9 et le 10 mai, les urines continuent d'avoir une couleur lavure de chair, et d'être albumineuses.

Quelques jours après, le malade sort sur sa demande.

OBSERVATION LVIII.

Scrofule ganglionnaire.

Ecrouelles cervicales coexistant avec une syphilide pustuleuse miliaire.
(Observation recueillie par M. Dublanc, élève du service.)

Morizot (Alexandre), âgé de seize ans, entré le 1er février 1856, couché au n° 4 du pavillon Saint-Matthieu.

Le malade a été atteint de gourmes dans la tête, vers l'âge de huit à neuf ans ; puis serait survenue une éruption de furoncles sur diverses parties du corps ; vers la même époque, il eut un écoulement par l'oreille gauche, écoulement qui dure encore ; il est très sujet aux coryzas ; enfin, c'est en mars dernier qu'il s'est aperçu que les glandes cervicales prenaient un volume inusité.

L'habitude extérieure du malade n'offre rien de bien remarquable à noter; il est blond de cheveux, sa peau est blanche, fine, injectée; sa constitution est assez faible, son tempérament lymphatique.

C'est à gauche surtout, et au-dessous de la mâchoire inférieure, que siége l'engorgement ganglionnaire ; il est constitué principalement par quatre tumeurs assez volumineuses, autour desquelles sont éparses des glandes plus petites, et qui paraissent en voie de développement ; on remarque sur un point une plaie récemment faite en ville par un médecin, plaie qui donne encore issue à du pus ; les régions parotidiennes et cervicale postérieure sont saines.

Rappelons que l'oreille gauche est affectée d'une otorrhée de longue date.

Ce malade porte en outre une autre affection d'origine et de nature bien différentes, je veux parler d'une syphilide pustuleuse miliaire répandue abondamment sur les régions dorsale, lombaire, épigastrique et thoracique antérieure ; sur la face se voient aussi quelques pustules facilement reconnaissables ; cette éruption, dans son ensemble, a une teinte d'un rouge violacé, tirant sur le jaune dans certains points ; les éléments qui la composent sont de petit volume, acuminés, et disposés en groupes plus ou moins arrondis qui rappellent assez bien la forme de grappes ; chacun de ces groupes est séparé de ceux qui l'avoisinent par un intervalle où la peau est exempte de toute altération ; ils ne sont le siége d'aucune démangeaison ; une légère exfoliation épidermique recouvre un certain nombre d'éléments pustuleux.

Un traitement mixte est ordonné ; d'une part, la tisane de houblon, de l'eau iodée, une pommade iodée et des bains sulfureux, contre l'affection scrofuleuse ; et d'autre part, des pilules de proto-iodure de mercure, une par jour de 0,025, contre l'éruption syphilitique.

Le 1er avril, quatre pilules ont été prises, et l'éruption a pâli très notablement.

Le 9 avril, elle s'est effacée en grande partie.

Le 5 mai, on en retrouve à peine quelques traces.

Cependant l'affection scrofuleuse s'est améliorée en même temps ; les glandes ont diminué de volume, et le 30 mai, jour de la sortie du malade, une bonne cicatrice ferme la fistule que nous avons mentionnée plus haut.

OBSERVATION LIX.

Scrofule ganglionnaire.

Ophthalmie chronique et engorgement ganglionnaire du cou. (Observation recueillie par M. Dumont, interne du service.)

Martin (Paul), seize ans, couché au n° 89 du pavillon Saint-Matthieu, entré le 14 mars 1856.

Il ne nous donne aucun renseignement de quelque valeur sur son père et sa mère, qui sont morts il y a longtemps déjà.

Lui-même n'a été atteint ni de teigne ni de gourmes, mais depuis l'âge de quatre ans son œil gauche est affecté d'une ophthalmie chronique (conjonctivite et kératite scrofuleuses), qui existe encore aujourd'hui. Vers la même époque, il eut, en outre, des ganglites suppurées à la région cervicale. Notons encore que depuis longtemps les narines sont le siége d'un impétigo qui les obstrue par une production incessante de croûtes. Son ophthalmie a été traitée par M. Sichel, qui a employé la cautérisation. Pendant deux ans, il prit de la tisane de houblon et de l'huile de foie de morue.

Etat actuel. — Ce malade ne présente rien de particulier dans sa constitution ; ses diverses fonctions s'accomplissent régulièrement ; il tousse un peu, mais l'auscultation ne révèle aucun signe de tuberculisation pulmonaire.

L'œil gauche présente une conjonctivite intense ; il est injecté, larmoyant ; les capillaires s'avancent jusque sur la cornée, qui a perdu en partie sa transparence et au centre de laquelle on aperçoit une tache blanche de petite dimension. La vue est très mauvaise de ce côté ; il distingue et reconnaît à peine les objets qui l'environnent. L'œil droit, sans être très bon, n'offre cependant pas d'altération bien notable.

Le nez, la lèvre supérieure et la cavité des narines sont recouverts, ici d'ulcérations, là de croûtes impétigineuses, et le malade attribue ces lésions au contact des mucosités nasales.

Le cou porte les stigmates des abcès ganglionnaires dont nous avons parlé plus haut ; de plus, à droite et à gauche on sent de petites tumeurs adénoïdes mobiles, roulant sous le doigt, et situées au milieu de tissus parfaitement sains.

Aux aines existent des tumeurs de même forme et de même nature.

Le malade sort le 15, amélioré par le traitement antiscrofuleux; a nécessité de faire place à de plus souffrants que lui a motivé son renvoi.

OBSERVATION LX.

Scrofule ganglionnaire.

Ecrouelle cervicale et acne punctata. (Observation recueillie par M. Pouquet, interne du service.)

Bonnemère (Maurice), dix-huit ans, entré le 6 novembre 1857, couché au n° 59 du pavillon Saint-Matthieu.

Les parents n'ont présenté aucun accident de nature scrofuleuse ou syphilitique, du moins à sa connaissance; il a trois frères et une sœur, qui tous ont eu des gourmes dans leur enfance.

Le malade, d'une constitution assez robuste, d'un tempérament lymphatico-sanguin, déclare qu'il n'a été atteint ni de gourmes, ni d'ophthalmies, ni d'otorrhées dans son enfance.

L'affection qu'il porte a débuté à l'âge de quatorze ans; de chaque côté du maxillaire inférieur se formèrent alors des tumeurs ganglionnaires qui se sont converties en abcès fistuleux; ces fistules, après une durée assez longue, se cicatrisèrent, mais d'autres ganglions se prirent à leur tour dans la région parotidienne, qui donnèrent lieu à la même série d'accidents, et c'est pour s'en faire traiter que le malade est entré à l'hôpital Saint-Louis, service de M. Bazin. Je dois ajouter que la partie postérieure du cou est également le siége de ganglites suppurées, dont le début remonte à peu près à la même époque.

Etat actuel. — Sur la joue droite se voient deux ulcérations ovalaires, d'une coloration rougeâtre, et desquelles s'écoule incessamment un pus fétide et de mauvaise nature; à gauche, et en arrière de la branche maxillaire existent également deux surfaces ulcéreuses assez étendues, ayant succédé manifestement à des ganglites suppurées.

Le malade porte en outre sur la face, et particulièrement sur le menton, des pustules nombreuses d'*acne punctata* dont les sommets noirâtres simulent assez bien des grains de poudre qui auraient pénétré dans les couches les plus superficielles de la peau.

Après un traitement antiscrofuleux approprié (tisane de houblon, sirop antiscorbutique, sirop d'iodure de fer, alcoolature de ciguë, application de teinture d'iode sur les ulcères), le malade sort le mercredi 12 février, complétement guéri ; les ulcérations sont recouvertes d'une cicatrice violacée, lisse, plissée, adhérente aux ganglions.

OBSERVATION LXI.

Scrofule ganglionnaire.

Ecrouelles cervicales et pityriasis arthritique. (Observation recueillie par M. Dumont, interne du service.)

Armand Bourdon, dix-sept ans, couché au n° 75 du pavillon Saint-Matthieu, entré en février 1856.

Antécédents. — Son père est mort à l'âge de cinquante-sept ans d'une affection des reins.

Sa mère, qui vit encore, a eu deux affections de poitrine assez graves.

Il a eu quatre sœurs, dont deux sont mortes, l'une en bas âge, l'autre à vingt-cinq ans, d'une péritonite ; les deux qui vivent encore jouissent d'une assez bonne santé ; la plus jeune a le visage constamment couvert de boutons.

Le malade actuellement en observation n'aurait été atteint, jusqu'à l'âge de sept ans, d'aucune affection scrofuleuse. A cette époque, il vit apparaître sur la joue gauche un petit abcès dont nous trouvons la trace cicatricielle. A l'âge de neuf ans, les glandes du côté gauche du cou s'engorgent, et il entre à l'hospice de l'Enfant-Jésus, où il reste six mois. Là, on lui ouvre plusieurs abcès cervicaux, et on lui fait prendre des tisanes amères, de l'huile de foie de morue et des bains sulfureux. Huit jours après sa sortie de l'hôpital, il est pris d'une conjonctivite intense, et rentre à l'Enfant-Jésus, où on le retient pendant cinq mois ; on lui fait des instillations dans l'œil avec un collyre, et il sort de nouveau, en conservant sur la cornée une taie que nous retrouvons aujourd'hui.

Six mois après, une seconde conjonctivite se déclare, et après s'être soigné chez lui pendant quelques mois, ne voyant aucune amélioration, il se décide à retourner à l'hôpital, où, après un mois de séjour, il se trouve à peu près complétement guéri.

En 1854, quelques ganglions cervicaux s'engorgent des deux côtés ; ces tumeurs disparaissent peu à peu sans aucune médication, mais de nouvelles glandes ne tardent pas à se montrer au-dessous du menton. Celles-ci disparaissent à leur tour vers la fin de l'année 1855, et à la même époque se développe, à la partie latérale droite du cou, une tumeur qui acquit en peu de temps des dimensions considérables.

Au mois de juin 1855, il est admis à l'hôpital Saint-Louis, dans le service de M. Devergie, pour un érythème noueux qui dure *cinq mois entiers*.

En février 1856, il vit apparaître sur la partie antérieure du tronc des taches rouges qui s'effaçaient en laissant à leur place une légère exfoliation farineuse. Cette affection s'étendit peu à peu sur toute la poitrine, et c'est alors qu'il se présenta à la consultation de M. Bazin, qui le reçut dans ses salles.

Voici ce que nous observons à son entrée :

Sur le côté gauche du cou se voient cinq cicatrices, traces non équivoques de ganglites suppurées ; le côté droit est déformé par une tumeur volumineuse, résultant de l'engorgement d'un certain nombre de ganglions.

Sur la partie antérieure de la poitrine, on observe de larges plaques pityriasiques, recouvertes de squames très ténues ; des plaques semblables existent dans le dos et sur l'abdomen, mais beaucoup plus prononcées et confluentes sur la première de ces régions.

Le traitement a consisté en tisane de houblon, sirop antiscorbutique, solution minérale iodée, bains d'amidon et bains alcalins, frictions avec la pommade à l'iodure de plomb.

Le 25 mai, le pityriasis a complétement disparu ; les glandes cervicales ont considérablement diminué de volume ; elles sont plus mobiles, et rien ne fait présager que la suppuration puisse s'en emparer.

Les jours suivants l'amélioration continue, et le malade sort complétement guéri de son affection cutanée ; la glande du côté droit n'a plus que le volume d'une noisette.

Il est ordinaire de voir l'arthritis succéder à la scrofule, mais il est plus rare de voir alterner les différentes affections des deux maladies constitutionnelles. Dans l'observation que l'on vient de lire, les affections de la scrofule et de l'arthritis se succèdent sans interruption. La scrofule, selon la règle, apparaît la première et se traduit par des poussées successives d'écrouelles faciales et cervicales, par des ophthalmies scrofuleuses; l'arthritis n'attend pas la disparition des manifestations de la scrofule pour faire acte d'apparition. Pendant l'évolution de l'écrouelle cervicale, surviennent des affections cutanées, l'érythème noueux d'abord, et plus tard le *pityriasis maculata*, qui ne laissent aucun doute sur l'existence de cette maladie constitutionnelle.

Remarquons toutefois que l'érythème noueux ne dure pas cinq mois, et qu'il est possible qu'une erreur ait été commise dans le diagnostic; ce prétendu érythème noueux n'était peut-être qu'un *érythème induré*, affection de nature scrofuleuse et d'une marche fort lente. En tous cas, le pityriasis seul suffirait pour ne laisser aucun doute sur la coexistence de l'arthritis.

OBSERVATION LXII.

Scrofule ganglionnaire.

Ecrouelles cervicales.— Acné pustuleuse généralisée discrète et cohérente.

(Observation recueillie et rédigée par M. Baudot, interne du service.)

Le nommé Wertz (Antoine), âgé de dix-sept ans, bijoutier, entré à l'hôpital Saint-Louis, dans le service de M. Bazin, le 8 mars 1861.

Ce jeune homme n'a jamais connu sa mère, qu'il perdit quand il était encore au berceau, et ne saurait indiquer la maladie dont elle est morte.

Son père jouit, selon ses assertions, d'une assez bonne santé, mais est doué de peu d'embonpoint.

Quant à lui, il ne se rappelle pas avoir eu de gourmes ou de maux d'yeux pendant son enfance. Vers l'âge de sept ans seulement apparurent des tumeurs sous-maxillaires dues à l'engorgement des ganglions lymphatiques de cette région, et bientôt une éruption cutanée, de forme circinée, occupant la presque totalité du corps, et qu'il ne peut assez bien définir pour qu'il soit possible de lui imposer un nom. Cette éruption reparut presque tous les ans, dit-il, depuis cette époque, tantôt simultanément avec l'engorgement ganglionnaire, tantôt dans l'intervalle de deux apparitions d'écrouelles. Il entra d'ailleurs à plusieurs reprises à l'hôpital des Enfants malades ou à Sainte-Eugénie pour cet engorgement sous-maxillaire, qui plusieurs fois abcéda et jamais ne disparut complétement depuis quelques années.

Aujourd'hui 11 mars 1861. — Ce malade, doué d'une taille et d'un embonpoint ordinaires, offrant tous les attributs du tempérament lymphatique : un caractère doux et tranquille, de la nonchalance, la peau fine, les lèvres et le nez un peu volumineux, présente l'état suivant :

A la région sus-hyoïdienne et aux parties antérieure et latérales du cou s'observent des cicatrices de forme irrégulière, de couleur violacée, proéminentes à la surface des téguments, caractères qui suffiraient pour permettre de reconnaître leur origine, si à côté d'elles n'existaient des ouvertures fistuleuses d'abcès ganglionnaires et des tumeurs lymphatiques d'un volume variable de celui d'une noix à celui d'un œuf.

En outre, particularité importante et sur laquelle nous attirons l'attention du lecteur, il existe sur toute la surface du corps une éruption caractérisée par de petites pustules rouges, acuminées, du volume d'une tête d'épingle ou d'un grain de mil, pustules disséminées et séparées les unes des autres par des intervalles variables de peau saine ou réunies et tassées, de manière à former une petite masse, un petit groupe tuberculeux, dont il est en certains points facile de reconnaître l'élément primitif, la pustule, tandis que la confusion est possible en d'autres parties du corps, à la partie antérieure et externe de la cuisse, par exemple, où les pustules se sont rompues et où il n'existe plus que des plaques saillantes, régulières ou irrégulières, rouges et recouvertes de squames blanches et peu épaisses, plaques offrant quelque analogie avec celles du *lichen lividus*.

Ces groupes pustuleux sont d'ailleurs tantôt réunis sur une même surface, tantôt isolés et séparés par des espaces où l'on observe des pustules distinctes les unes des autres, et contenant encore du pus ou n'offrant plus qu'une surface rouge recouverte de légères squames si le liquide a été expulsé depuis quelque temps.

Sur les orteils des deux pieds, mais surtout du pied gauche, existent de larges plaques rouges, saillantes et couvertes de squames minces, dont l'analogie avec les groupes pustuleux que nous venons de décrire est évidente, et à côté desquelles se voient d'ailleurs des pustules isolées.

Cette éruption n'occasionne pas de démangeaisons au malade.

M. Baudot a oublié de mentionner un bouton d'acné varioliforme que le malade porte sur la région sourcilière du côté gauche. L'existence de ce bouton acnéique, la disposition de l'éruption pustuleuse, les rapports des pustules avec les poils qui les traversent, sont autant de raisons de penser que cette éruption pustuleuse a pour siége les glandes sébacées et les glandes annexées aux follicules pileux.

On peut confondre cette forme, très rare d'ailleurs, de l'acné scrofuleuse avec une variole discrète ; mais la marche de l'affection, l'absence de phénomènes généraux, viendraient bien vite éclairer le diagnostic.

On peut la prendre pour un lichen à papules déprimées ; mais, dans ce dernier cas, les boutons ne sont pas des pustules ou des pustulettes, mais des papules aplaties, couvertes d'un feuillet épidermique mince et blanchâtre.

L'arthritis et la syphilis peuvent, comme la scrofule, se traduire sous cette forme d'éruption cutanée ; mais, dans la première maladie, il existe des picotements, des démangeaisons vives, et, dans la seconde, de petites cicatrices blanches, lisses, déprimées, entourées d'une auréole cuivrée, tandis que, dans la scrofule, les démangeaisons n'existent pas, les cicatrices ou manquent tout à fait ou ne ressemblent nullement à celles de la syphilis.

OBSERVATION LXIII.

Scrofule ganglionnaire.

Ecrouelles cervicales ulcérées. — Tumeur blanche du genou droit.

Varnerot (Joseph), vingt ans, entré le 20 mai 1856, couché au n° 77 du pavillon Saint-Matthieu.

Il ne croit pas avoir eu de gourmes, ni d'ophthalmies, ni d'otorrhées dans son enfance. A l'âge de quinze ans, il fut atteint d'un engorgement de presque toutes les glandes cervicales, et cet engorgement persista pendant trois années à l'état stationnaire. En 1855, l'une des tumeurs s'enflamma et donna lieu à un abcès dont l'ouverture est demeurée fistuleuse jusqu'à ce jour; puis, dans l'espace de quelques mois, un certain nombre de glandes s'enflammèrent, et de nouveaux abcès apparurent sur la région du cou. C'est au commencement de l'année 1855 que le genou droit devint douloureux et se tuméfia; la marche était très pénible, mais quelques jours de repos faisaient tomber tout phénomène aigu, et rendaient au membre malade une grande partie de sa liberté d'action. Mais la fatigue remettait bientôt tout en cause, et c'est au milieu de ces alternatives que se passa une bonne partie de l'année 1855 et le commencement de 1856. Ce fut alors que le malade vint consulter M. Bazin, qui l'admit dans son service.

Etat actuel. — Le malade est pâle, faible et porte bien tous les traits de la constitution scrofuleuse; toute la région cervicale est déformée par des tumeurs ganglionnaires, des fistules et des cicatrices. Du côté droit, derrière le sterno-cléido-mastoïdien, existe une large ulcération mesurant plus de 3 à 4 centimètres de diamètre, fongueuse, rougeâtre. Du même côté, et dans la région parotidienne, se voient deux fistules qui donnent issue à une assez grande quantité de pus. Du côté gauche, vers la partie moyenne du sterno-mastoïdien, est une ulcération qui présente le cachet scrofuleux.

Le genou droit est plus gros que le gauche, déformé, globuleux, sensible à la pression; la peau qui le recouvre n'a subi aucune altération.

OBSERVATION LXIV.

Scrofule cellulaire.

Abcès froids de l'avant-bras.

Leroy (Justin), âgé de trente-quatre ans, entré le 7 août 1857, couché au n° 19 du pavillon Saint-Matthieu.

Son père est mort à un âge avancé ; il était rhumatisant. Sa mère est morte à la suite de couches. Il a des frères et des sœurs dont la santé est bonne ; il ne leur connaît pas d'antécédents scrofuleux.

Lui-même est d'une constitution faible, d'un tempérament lymphatique ; il a été, dans son enfance, affecté de gourmes au cuir chevelu.

Il y a trois mois environ, il ressentit dans la région antibrachiale du côté droit, près de l'articulation du coude, de vives douleurs, qui furent suivies de la formation d'une tumeur et d'un abcès, dont un médecin fit l'ouverture ; un pus abondant s'en écoula, mais l'articulation resta gênée dans ses mouvements, et la flexion était devenue à peu près impossible.

Quelque temps après, deux nouvelles ouvertures se formèrent spontanément, et, devenues fistuleuses, donnèrent lieu à un écoulement continuel d'un pus jaunâtre, abondant et fétide. Le malade, ne voyant aucune amélioration survenir dans son état, se décida, le 7 août 1857, à entrer dans le service de M. Bazin.

Etat actuel. — L'avant-bras droit est considérablement tuméfié à sa partie supérieure et antérieure ; là se voient trois ouvertures fistuleuses qui conduisent dans le tissu cellulaire sous-cutané, et n'ont évidemment aucun rapport avec les os ou l'articulation ; autour d'elles, la peau est amincie, décollée, violacée ; la pression est douloureuse et les mouvements de l'avant-bras sont pénibles, mais cette dernière particularité s'explique facilement par la situation même de la tumeur, sans qu'il soit besoin d'admettre une lésion de l'article.

Le malade prend, à l'intérieur, de la tisane de houblon, du sirop d'iodure de fer ; des cataplasmes sont appliqués sur la région affectée.

Le 15 août, on constate une amélioration très sensible : la tuméfaction a beaucoup diminué, la suppuration est presque tarie et les ouvertures fistuleuses sont comblées par des bourgeons charnus d'une couleur vermeille, petits, de bonne nature ; l'avant-bras a recouvré en grande partie la liberté de ses mouvements.

Le 4 septembre suivant, il sort à peu près guéri ; l'avant-bras a repris son volume normal, et tous les mouvements sont possibles ; l'une des fistules est complétement cicatrisée, les deux autres présentent un petit point ulcéré, mais dont la guérison ne saurait se faire attendre.

OBSERVATION LXV.

Scrofule osseuse.

Scrofule osseuse suivie de manifestations arthritiques. (Observation recueillie par M. Sergent, interne du service.)

Honorine Boucher, vingt-huit ans, entrée le 25 mars 1859, couchée au n° 4 du pavillon Saint-François.

Le père est mort à soixante-sept ans d'une affection cérébrale ; il fut pris de convulsions suivies de perte de connaissance, et resta paralysé pendant un mois ; de nouvelles convulsions survinrent alors, et amenèrent rapidement une terminaison funeste. La malade, qui à cette époque comptait treize ans à peine, ne peut nous donner d'autres renseignements sur son père.

La mère est morte subitement à l'âge de soixante-quatorze ans ; elle avait été sujette, dans les derniers temps de sa vie, à de violents maux de tête et à des douleurs d'estomac ; elle se plaignait assez souvent de souffrir dans les reins. Elle était de petite stature et d'un embonpoint assez considérable. Elle eut huit enfants, dont deux sont morts en bas âge ; les deux autres ont été atteints de gourmes, à l'exception de la malade, dont nous allons rapporter l'histoire. De ces six enfants, l'aîné, âgé de quarante-neuf ans, a eu un eczéma du cuir chevelu il y a dix ans ; une sœur, âgée de quarante ans, a été pendant trois mois gravement malade.

Quant à notre malade, elle fut affectée jusqu'à l'âge de dix ans d'impétigo sur différentes parties du corps, mais jamais au cuir chevelu. Elle eut, à seize ans, une fièvre typhoïde à la suite de laquelle se déclarèrent des abcès ossifluents symptomatiques d'un mal vertébral de Pott. Pendant quatre ans, elle fut paralysée ; puis, peu à peu, les membres inférieurs reprirent une partie de leur liberté d'action, et la marche est aujourd'hui possible, avec claudication légère. Elle eut pendant longtemps des fistules aboutissant à un os carié, et prit de l'huile de morue en quantité considérable dans le service de M. Bazin, où elle demeura neuf mois.

A la suite de sa fièvre typhoïde, elle vit apparaître sur les jambes et les bras une éruption impétigineuse; sur les mains, elle portait de petites plaques arrondies qui ont persisté depuis neuf ans, et dont nous allons tout à l'heure donner la description. L'impétigo a disparu sans laisser aucune trace de son passage.

Depuis un mois, la malade a des maux de tête violents, avec envies de vomir; au moment de ces migraines, elle est prise de bâillements, de pandiculations, avec sentiment de souffrance dans la région stomacale. Les coryzas sont chez elle très fréquents et surviennent avec une extrême facilité, principalement dans la saison froide. Ajoutons enfin qu'à cinq reprises le coude gauche est devenu douloureux, rouge, enflé, et que la malade est sujette à des douleurs dans les jambes, qui parfois prennent la forme de crampes.

Etat actuel. — Sur le dos des mains, on voit des plaques arrondies dont les unes ont les dimensions d'une pièce de 50 centimes et les autres d'une pièce de 1 franc; d'autres enfin sont plus larges et de forme plus irrégulière; elles se voient principalement au niveau des articulations métacarpo-phalangiennes; leur surface est rouge, crevassée; elles font une légère saillie au-dessus du niveau de la peau; elles sont hérissées de petites papules que recouvrent des lamelles minces et de couleur jaunâtre; elles donnent lieu, de temps à autre, à la sécrétion d'une petite quantité de liquide, mais elles sont habituellement sèches; elles sont le siége de picotements, de cuisson, et, sous l'influence de la chaleur, de démangeaisons parfois assez vives.

La malade a bon appétit, mais ses digestions sont pénibles et laborieuses: elle est le plus souvent constipée.

Le 22 avril, elle sort de l'hôpital; les plaques se sont affaissées, les digestions se font mieux, l'état général est, en un mot, des plus satisfaisants.

OBSERVATION LXVI.

Scrofule osseuse.

Scrofule compliquée de pourriture. — Ulcère de la jambe. — Destruction du voile du palais et de la cloison des narines. (Observation recueillie et rédigée par M. Guérard, interne du service.)

Gary (Philippe), vingt ans, couché au n° 41 du pavillon Saint-Mathieu, entré le 18 avril 1860.

Ce malade est entré dans le service atteint d'une double affection : un ulcère scrofuleux de la jambe gauche et une lésion de même nature de la gorge et des fosses nasales.

Il nous apprend fort peu de chose sur ses antécédents ; il n'aurait eu dans son enfance et jusqu'à l'âge de quinze ans aucun symptôme de scrofule, ni gourmes, ni engorgements strumeux, ni ophthalmies, ni otorrhées, ni lésions cutanées ; cependant il a toujours été sujet aux engelures, et il porte dans son habitude extérieure les traits de la constitution scrofuleuse.

Son père est mort hydropique.

Il n'a pas connu sa mère.

C'est vers l'âge de quinze ans qu'a commencé la série des accidents qui l'amènent à l'hôpital. A la suite d'un coup, dit-il, il vit se former à la jambe gauche une tumeur, un abcès dont l'incision fut faite, et qui donna issue à une quantité insignifiante d'un liquide sanguinolent ; mais l'ouverture persista et devint le point de départ d'une ulcération qui s'étendit peu à peu, et dont la cicatrisation, depuis cinq années, n'aurait jamais été complète. A son entrée à l'hôpital, cette ulcération était fort grande et entourée d'une surface cicatricielle qui attestait des dimensions antérieures encore plus considérables ; partie du genou, elle descendait sur la jambe, qu'elle contournait en spirale, pour gagner la région postérieure et moyenne ; elle parut d'abord tendre vers la cicatrisation, mais tout à coup, sous une influence inconnue, elle s'agrandit, prit l'aspect de la pourriture d'hôpital, se recouvrit d'une pseudo-membrane grisâtre et pultacée, rongeant la cicatrice et gagnant chaque jour en étendue, tout en restant superficielle. Aujourd'hui, par le fait d'un traitement tonique et de légères cautérisations, elle s'est considérablement réduite, et tout fait espérer une guérison prochaine, si une nouvelle poussée ne vient l'entraver encore.

Il y a deux ans, le malade fut pris d'un grand mal de gorge qui le fit beaucoup souffrir, et à la suite duquel il aurait perdu le voile palatin. En effet, si l'on examine la gorge, on ne trouve plus aucune trace de la portion membraneuse du palais, et l'on aperçoit en outre la paroi postérieure du pharynx et celle de l'arrière cavité des fosses nasales ulcérées, croûteuses et semées de fongosités inégales. Tous ces désordres paraissent s'être produits sans grande réaction, puisque le malade continua de travailler, sans même consulter le médecin.

Le nez est aplati, déformé, ce qui tient à la destruction complète de la cloison, qui a disparu de l'orifice antérieur à l'orifice postérieur. Voici comment, suivant le malade, les choses se seraient passées : il y a six mois environ, le nez se tuméfia peu à peu, sans rougeur ni douleur; l'air cessa de traverser librement les fosses nasales, il ne pouvait qu'à grand'peine en faire sortir, en se mouchant, les mucosités et les croûtes qui obstruaient continuellement ces cavités; une sécrétion purulente s'écoulait en petite quantité par les narines ou tombait dans la gorge; au bout de douze à quinze jours, la partie antérieure de la cloison avait déjà disparu, et c'est alors qu'il entra à l'hôpital. Nous avons pu voir, à partir de ce moment, le mal ronger peu à peu, d'avant en arrière, la cloison nasale, qui se détachait par portions que le malade reconnaissait lui-même pour être des portions d'os cariés ou nécrosés. Aujourd'hui, la cloison est détruite dans toute son étendue, et aucun symptôme n'existe plus du côté du nez, si ce n'est la difformité qui résulte de la mutilation qu'il a subie.

Le 29 janvier 1861, l'état du nez est tel que je viens de le décrire, mais à la partie supérieure et interne de la jambe existe une ulcération allongée de haut en bas et de dehors en dedans, plus large à la partie moyenne qu'aux extrémités, et dont les contours irréguliers sont affaissés et le siége d'une cicatrisation évidente; la surface malade est au niveau des parties saines, couverte de bourgeons charnus dans la plus grande partie de son étendue, grisâtre cependant en quelques parties encore dont l'étendue diminue de jour en jour.

Au moment où, ainsi que je le disais plus haut, tout permettait d'espérer une guérison prochaine, l'ulcération s'agrandit tout à coup et sans cause connue, et pendant près de cinq semaines on put chaque jour constater des progrès dans la destruction des parties saines. Alors seulement, c'était vers le commencement de décembre, on remarqua une tendance vers la guérison, et bientôt un travail de cicatrisation qui s'est continué jusqu'à ce jour. En ce moment, l'ulcération ne présente plus que les deux tiers de l'étendue qu'elle avait au mois de décembre, lorsqu'elle avait atteint son apogée.

22 mars. — Le malade sort parfaitement guéri.

OBSERVATION LXVII.

Scrofule osseuse.

Ulcérations cutanées profondes du pied droit et de la jambe droite, avec gonflement énorme de ces parties. — Autopsie. (Observation recueillie par M. Dumont, interne du service.)

Charbonnier (René), trente sept ans, entré le 4 juillet 1856, couché au n° 63 du pavillon Saint-Matthieu.

Antécédents de famille nuls ou inconnus.

Ce malade a été bien portant jusqu'à l'âge de vingt-deux ans; il vi' alors apparaître, dans le voisinage de la malléole interne du pied droit, une petite tumeur qui, dit-il, abcéda et suppura pendant plus d'un an. Semblables lésions se sont montrées à la malléole externe et même à la jambe et à la cuisse du même côté; la lésion siégeant à la partie inférieure de la jambe se propagea par envahissement successif sur les faces dorsale et plantaire du pied.

La cuisse et la partie supérieure de la jambe droite offrent des cicatrices blanches assez profondes : on constate à la partie inférieure du membre et sur le pied principalement un gonflement énorme, avec déformation; les orteils sont ulcérés profondément; un vaste ulcère occupe toute la plante du pied et la moitié antérieure de sa face dorsale, où l'on trouve çà et là quelques îlots de peau saine; ces ulcères sont rouges, granuleux, et il en suinte une suppuration abondante; le membre est amaigri dans sa totalité.

Mort subite le 10 juillet.

Autopsie.— La peau du pied malade est extrêmement épaisse, comme lardacée, de couleur livide et violacée. Les os des phalanges sont très ramollis et se laissent inciser avec une grande facilité. La substance spongieuse a été ramollie, absorbée, raréfiée, et a laissé en sa place un canal parfois assez large.

Les os du tarse ont subi des modifications semblables.

Dans le poumon droit, au sommet, se trouvent des tubercules et d'anciennes cicatrices.

Le foie est le siége d'une altération particulière : il est grisâtre, manifestement infiltré de graisse. La vésicule est gonflée par une bile claire.

Les reins sont à la deuxième période de la maladie de Bright; il y a anémie de la substance corticale.

La rate est diffluente, volumineuse.

La cause de la mort subite est restée ignorée.

OBSERVATION LXVIII.

Scrofule osseuse.

Symptômes de carie atloïdo-axoïdienne.

Auguste Blériot, quinze ans, couché au n° 1 du pavillon Saint-Matthieu, entré le 10 janvier 1860.

Ce malade a eu des gourmes dans la tête vers l'âge de sept ou huit ans, mais il nie tout autre antécédent scrofuleux; il est faible de constitution, rachitique, petit, déformé.

Son père se porte bien; sa mère est asthmatique; elle a eu mal aux jambes. Il a deux sœurs; toutes deux ont eu des gourmes; l'une d'elles a été atteinte d'une affection du genou; leur santé serait, en somme, assez mauvaise.

Il y a un an, sur la partie latérale gauche du cou apparut une tumeur douloureuse, qui augmenta peu à peu de volume; la tête s'inclina du même côté. Vers le mois de mai, après quelque temps passé à la campagne, la tumeur avait presque disparu, mais elle reprit bientôt sa marche. Le côté droit se tuméfia à son tour, la déviation augmenta, et dès lors le mal alla s'aggravant de jour en jour. Voici ce que nous observons aujourd'hui.

Dans la région cervicale existe, de chaque côté, une tuméfaction considérable, étendue de la nuque au menton, et faisant disparaître, sous sa saillie mamelonnée, toute ligne de démarcation entre la face et le cou; du côté gauche, la tumeur est dure, rénitente et douée, dans certains points, d'une élasticité comme cartilagineuse; du côté droit, le gonflement est moins volumineux, moins étendu en avant, où il laisse à découvert les ganglions sous-maxillaires, mais les deux tumeurs se réunissent en arrière et forment un empâtement qui masque et englobe les saillies musculaires et osseuses.

La tête est fortement déviée et s'incline vers l'épaule gauche, la face regardant à droite; on ne sent aucun muscle en contraction.

La colonne cervicale a éprouvé un mouvement de rotation ou de torsion en vertu duquel sa face antérieure est tournée à gauche, tandis que les apophyses épineuses sont dirigées à droite de la ligne médiane, ainsi que la palpation le fait apprécier sans difficulté.

Le malade se plaint, en outre, d'une douleur vive dans l'épaule droite depuis deux ou trois mois; rien extérieurement n'explique cette douleur, qui peut être attribuée à la compression de quelque branche nerveuse, soit par la tumeur, soit par le fait de la déformation du rachis.

Il tousse souvent et a craché du sang, il y a six semaines, pendant deux ou trois jours. Rien d'ailleurs à l'auscultation.

Dans les derniers temps de son séjour à l'hôpital survint, d'une manière presque subite, une paralysie complète des extrémités inférieures; la tuméfaction du cou, le torticolis, les douleurs, étaient alors à leur comble, et tout faisait présager une prompte terminaison funeste. Mais il sortit du service, et nous ignorons encore ce qu'il est devenu.

Des symptômes que je viens d'énumérer rapidement il résulte que ce malade était atteint d'une double affection : affection des vertèbres cervicales, affection des parties molles, l'une n'étant sans doute qu'un effet de la propagation de l'autre. M. Bazin, qui croit à une tumeur de mauvaise nature, a de la tendance à en placer le point de départ dans les parties profondes de la région ; en conséquence, les os auraient été primitivement malades, et le produit morbide aurait de là rayonné à la périphérie, en se fixant surtout sur les ganglions répandus avec tant de profusion dans la région cervicale.

Il est à regretter que l'autopsie (car le sujet était voué à une mort certaine) n'ait pu être faite ; mais évidemment, à en juger par l'ensemble des symptômes, il s'agissait là d'une tumeur blanche de l'articulation odontoïdo-atloïdienne, avec production énorme de tissu fibro-plastique.

OBSERVATION LXIX.

Scrofule osseuse.

Carie de l'os des iles. — Abcès ossifluent à la fesse droite. — Guérison.
(Observation recueillie par M. Dumont, interne du service.)

Saunois (Julien), âgé de quinze ans, entré le 13 juin 1856, couché au n° 35 du pavillon Saint-Matthieu.

Pas d'antécédents scrofuleux, qu'il sache, du côté de son père ou de sa mère ; une sœur, âgée de sept ans, a les ganglions cervicaux très développés et en suppuration ; elle tousse fréquemment.

Il n'a rien eu à la peau ; toux fréquente, visage pâle, amaigri et portant les traits de la constitution scrofuleuse ; les ganglions cervicaux sont engorgés et volumineux.

Le début de son affection actuelle remonte à cinq mois ; la marche devint difficile, puis impossible ; douleur vive, se propageant dans toute la cuisse, sans localisation spéciale sur le genou ; une tumeur se forma, d'abord dure, ensuite fluctuante.

Cette tumeur, qui siége à la fesse droite, a le volume d'un œuf de poule; elle se ramollit peu à peu, la peau s'amincit et la fluctuation devint d'une évidence parfaite.

La liberté des mouvements de la cuisse correspondante et l'absence de toute douleur dans l'articulation et à son pourtour excluaient l'idée d'une coxalgie; il s'agissait bien certainement d'une carie de l'os des iles, ainsi que les phénomènes ultérieurs l'ont surabondamment démontré.

Le malade fut soumis au traitement antiscrofuleux qui convient en pareil cas : tisane de houblon, huile de morue, bains sulfureux ; l'abcès fut ponctionné, et des injections iodées furent faites dans son intérieur.

Le 2 août, on remarque que les parois du foyer sont en grande partie adhérentes, et que la source du pus est presque complétement tarie ; la peau offre une teinte violacée là où était la collection purulente; elle a perdu sa mobilité et est adhérente aux tissus profonds, attirés eux-mêmes vers les os et fixés à eux par des brides cicatricielles.

Il sort guéri le 5 septembre 1856.

OBSERVATION LXX.

Scrofule osseuse.

Tumeur blanche de l'articulation tibio-tarsienne. — Méningite scrofuleuse entraînant la mort, alors que l'affection osseuse était à peu près guérie. (Observation recueillie par M. Guyot, interne du service.)

Gosset, vingt-deux ans, tourneur en cuivre, né à Paris, entré au pavillon Saint-Matthieu le 21 décembre 1855, couché au n° 57.

Antécédents de famille. — Nuls. Père, cinquante-quatre ans ; mère, cinquante ans; deux sœurs, dont l'une plus âgée. Tous bien portants.

Antécédents du sujet..—N'a eu, en fait d'affections scrofuleuses, que des gourmes dans sa première enfance.

La scrofule osseuse pour laquelle il entre à l'hôpital paraît avoir été provoquée, il y a six ans, par une entorse, à la suite de laquelle l'articulation tibio-tarsienne gauche est restée considérablement tuméfiée. Le malade entre à l'hôpital Saint-Louis six mois après (mai 1851), avec des ouvertures fistuleuses, et en sort en février 1852. (Huile de morue) A l'époque de sa sortie, les fistules étaient cicatrisées, l'articulation tibio-tarsienne ankylosée, et quelques jours après Gosset put reprendre son travail.

Il y a cinq mois que les fistules se sont rouvertes; la tuméfaction est revenue.

Lors de son entrée, l'articulation malade est le siége d'un gonflement considérable; il existe plusieurs ulcérations à fond blafard; à travers l'une d'elles, située à la partie externe, le stylet pénètre à une profondeur de 4 centimètres et arrive sur l'os dénudé (nécrose); déviation du bord interne du pied, qui se trouve relevé, tandis que le bord externe a suivi le mouvement inverse : c'est sur lui que s'appuie le malade lorsqu'il marche; ankylose de l'articulation; atrophie de la jambe gauche; hypertrophie ganglionnaire inguinale.

Etat général. — Constitution peu forte, système musculaire peu développé. L'auscultation et la percussion ne révèlent aucun désordre de l'appareil respiratoire.

Cœur. — Bruit de souffle au premier temps, palpitations, pouls faible, à 80 ; digestions bonnes.

Traitement.— Houblon, sous-phosphate de soude iodé. Pendant l'administration de ce médicament, amélioration très rapide de l'articulation. Au bout de six mois, la tuméfaction avait à peu près disparu, les ouvertures fistuleuses étaient fermées ; mais alors apparaissent d'autres accidents qui forcent à suspendre le phosphate de soude.

Le 16 juillet, céphalalgie violente, avec nausées ; le 28, épistaxis, et enfin le 15 août, hémiplégie complète à gauche, avec nausées, céphalalgie violente, fourmillements, sans anesthésie. Ces accidents disparaissent le même jour et se reproduisent par accès revenant sans régularité. Il y en a quelquefois trois le même jour, puis ils sont deux ou trois jours sans revenir.

6 septembre.—Vomissements, commencement de strabisme, difficulté de la parole, toux sans expectoration. Toujours céphalalgie, peau chaude, sueurs, diarrhée.

7 septembre.— Hémiplégie complète du côté droit, avec anesthésie, dysphagie, pâleur et maigreur augmentées ; alternatives de coma et de délire, avec agitation ; yeux immobiles, paupières supérieures abaissées, pupilles contractées et immobiles.

8 septembre. — Agonie : conjonctives injectées, narines pulvérulentes, lèvres fuligineuses, respiration haletante, battements du cœur et pouls faibles, fréquents, sueurs visqueuses et abondantes. Mort dans la nuit.

Autopsie. — *Habitude extérieure.* — Maigreur extrême, roideur cadavérique très prononcée.

Méninges. — Injection, rougeur vive du côté droit comme du côté gauche.

Circonvolutions. — Quatre ou cinq petites granulations grises seulement éparses çà et là.

Substance cérébrale. — Piquetée, sablée de rouge.

L'hémisphère droit présente, sur la moitié de la crète du lobe gauche, près de la faux du cerveau, une plaque jaunâtre ; au-dessous de cette plaque on trouve une gelée transparente et ferme ; plus profondément, une infiltration de sang occupant l'étendue de 3 centimètres dans tous les sens. Cette infiltration présente les caractères différents d'un sang sorti de ses vaisseaux à des époques diverses. En un point occupant le pourtour de la suffusion sanguine principale, une teinte jaune safran et prononcée atteste la résorption presque complète du sang. Plus près du centre, quelques points où le sang est fraîchement produit, avec sa couleur rouge et son état fluide ordinaire. Enfin, au centre, une masse blanche et rose, brune même çà et là ; elle semble produite par un mélange du sang à de la matière cérébrale. Celle-ci n'a pas été rompue, broyée ni écartée pour former et circonscrire un foyer. Un filet d'eau, un effort du manche du scalpel ne séparent pas aisément cette partie centrale du reste du cerveau. Ce n'est donc pas là une hémorrhagie cérébrale proprement dite, c'est plutôt une suffusion sanguine.

Cavité arachnoïdienne. — Pleine de sérosité louche.

Vaisseaux. — Tous gorgés de sang.

Poumon. — Farci de granulations tuberculeuses du sommet à la base, pleurésie double, adhérences.

Reins, rate. — Quelques tubercules.

Cœur. — Sain.

Intestins. — Rien d'anormal.

Organes génito-urinaires. — Un tubercule du volume d'une noisette dans l'épididyme du côté droit.

Tumeur blanche tibio-tarsienne. — En voie de guérison ; les os du tarse sont encore spongieux, raréfiés dans leur tissu.

OBSERVATION LXXI.

Scrofule osseuse.

Caries multiples. — Abcès froids sous-cutanés et profonds indépendants des caries.

Evrat, dix-sept ans, bijoutier, né à la Charité-sur-Loire, entré le 7 mai 1856 au pavillon Saint-Matthieu, n° 92.

Antécédents de famille. — Père mort à cinquante-cinq ans d'accident ; mère cinquante ans, bien portante : trois frères exempts de scrofule ; trois sœurs, dont deux ont eu des affections scrofuleuses.

Antécédents du sujet. — Dans son enfance, ni gourmes ni ophthalmies, seulement constitution très débile. A quinze ans, pleurésie droite qui dure six semaines, et consécutivement engorgement ganglionnaire cervical, puis abcès à la poitrine, au ventre, à la hanche, au pied. (Tisane de houblon, iodure de potassium pendant un an.)

Etat actuel. — Constitution chétive, taille peu développée, maigreur ; néanmoins, sauf le cœur, qui est le siége de violentes palpitations, toutes les fonctions s'exécutent assez bien.

Comme affections locales, nous trouvons des cicatrices et des ouvertures fistuleuses ; les cicatrices répandues sur le ventre, sur la cuisse, sur le pied, sont toutes, sauf cette dernière, sans adhérences, ce qui indique qu'elles ont succédé à des abcès froids sous-cutanés ou profonds, qui ne reconnaissaient pas pour point de départ une affection osseuse. Des ulcérations, l'une, située à la fesse, ne conduit que sur des parties molles ; une autre, au devant du sternum, arrive sur des côtes cariées ; enfin, par une dernière située dans l'intérieur de la bouche, le stylet pénètre jusqu'à la branche de la mâchoire cariée dans une grande étendue. Toutes ces ouvertures fistuleuses suppurent abondamment.

Traitement. — Vin de quinquina, vin de Bagnols, gargarismes.

15 avril. — Ouverture d'un vaste abcès occupant toute la partie postérieure de la jambe ; injections iodées.

22 avril. — A la suite de l'extraction d'une dent molaire qui branlait, rupture de la branche montante du maxillaire. L'enfant ne peut plus manger que de la soupe, qui lui cause une grande répugnance. Dépérissement graduel, sommeil très léger, diarrhée incoercible : les médicaments n'ont aucune action sur le mal.

Les urines ont été analysées à diverses reprises dans le cours de la maladie: jamais on n'y a trouvé d'albumine. Vers la fin de la vie, elles étaient rares, rouges, floconneuses, mais ces flocons n'étaient composés que de mucus.

Mort le 10 mai. L'agonie a été douce et lente: le malade s'est éteint.

Autopsie. — Marasme squelettique.

Maxillaire inférieur. — Carie profonde altérant assez loin la branche droite et le corps de la mâchoire au niveau de la deuxième molaire, avec perte de substance considérable; foyer purulent limité en dehors par le masséter et en dedans par le ptérygoïdien interne; des esquilles assez nombreuses sont contenues dans ce foyer; la fracture de la mâchoire que nous avons signalée a été le résultat de cette carie.

Côtes. — Les septième et huitième côtes sont profondément détruites dans une étendue de 2 à 3 centimètres près de leur insertion au sternum; à leur face interne ou pleurale, tubercules réunis en une masse du volume d'une grosse noix, ayant la consistance du fromage mou et d'une couleur jaune. Dans l'épaisseur du diaphragme, un kyste tuberculeux soulève à la fois les séreuses pleurale et péritonéale. Un deuxième kyste semblable existe encore dans l'épaisseur du diaphragme, au-devant de la colonne vertébrale.

L'abcès ouvert pendant la vie à la jambe était constitué par un vaste foyer situé entre la couche superficielle et la couche profonde des muscles du mollet. Le tibia et le péroné sont intacts.

Dans les viscères, quelques tubercules aux deux sommets; adhérences pleurétiques à droite.

Foie. — Dégénérescence graisseuse, avec augmentation considérable de volume.

Reins. — Diminution de volume, anémie de la substance corticale.

OBSERVATION LXXII.

Scrofule osseuse.

Caries multiples.

Coste (François), vingt et un ans, entré le 23 janvier 1857, couché au n° 60 du pavillon Saint-Matthieu.

Ce malade, de faible constitution, n'a jamais joui d'une excellente santé, sans avoir fait cependant de maladie sérieuse dans son enfance; il n'a eu ni gourmes ni ophthalmies, mais depuis fort longtemps il porte au cou des ganglions engorgés, et l'on en trouve également dans l'aine et dans l'aisselle.

Il y a quinze mois, des abcès ont paru sur les orteils, deux à droite et un à gauche, sourdement et presque sans douleur; ils se sont ouverts au bout de trois mois, époque où il entra à Lariboisière, dans le service de M. Voillemier. Là, après quinze jours, la suppuration ne diminuant pas et le malade s'affaiblissant de plus en plus, on lui pratiqua successivement et à un mois d'intervalle l'amputation des trois orteils affectés. Aucun traitement interne ne fut administré. Pendant son séjour dans cet hôpital, une nouvelle tumeur se forma au niveau de l'articulation métacarpo-phalangienne du quatrième doigt de la main gauche. Cette tumeur abcéda rapidement, une fistule s'établit, qui depuis ne s'est pas fermée. Le malade, craignant une amputation nouvelle, quitta l'hôpital; mais son affection s'aggrava de plus en plus. Il y a un mois, des abcès apparurent encore, l'un au dos du pied droit et deux autres à la partie dorsale du poignet de la main droite. Ce fut à ce moment que le malade se décida à entrer à l'hôpital Saint-Louis.

Etat actuel. — La face est pâle, amaigrie, exprimant la souffrance; les muqueuses extérieures sont décolorées; l'appétit est presque nul.

Rien d'appréciable à l'auscultation, bien qu'il tousse fréquemment depuis trois ans.

Au pied gauche se voit une ouverture fistuleuse ayant succédé à un abcès dont le malade ne nous a pas parlé, et dont le début remonte à trois mois; autour de cette fistule la peau est rouge, décollée; une sanie purulente s'en écoule abondamment. Les ouvertures fistuleuses du pied droit offrent les mêmes caractères; le stylet pénètre assez profondément et arrive manifestement sur une surface osseuse, dénudée; les os paraissent augmentés de volume. A la main gauche existe un gonflement très marqué du doigt annulaire, et qui s'étend à toute la premiere phalange; plus en dehors, est une ouverture fistuleuse. Sur la main droite on trouve deux tumeurs, dont l'une, plus volumineuse et rougeâtre, occupe tout le dos du poignet; l'autre tumeur est située au niveau des deuxième et troisième métacarpiens; elle est moins saillante que la précédente; un sillon large et profond l'en sépare.

Le malade prend de la tisane de houblon et de l'huile de foie de morue.

Plusieurs abcès sont ouverts avec le bistouri.

Il sort le 7 septembre, en bonne voie de guérison.

OBSERVATION LXXIII.

Scrofule osseuse.

Carie des os du pied. — Autopsie.

Pagès (Victor), âgé de huit ans et demi, entré le 23 août 1855 au pavillon Saint-Matthieu, couché au n° 49.

Le malade est très maigre, d'une pâleur extrême, faible, languissant; diarrhée presque continuelle, fièvre le soir; on ne trouve rien à l'auscultation.

Il n'aurait eu ni gourmes, ni ophthalmies, ni otorrhées ; il est très sujet aux engelures. Les renseignements sur les parents sont nuls ou incertains.

C'est vers l'âge de trois ans et demi qu'aurait débuté l'affection actuelle, à la suite d'une fièvre typhoïde. C'était d'abord une tuméfaction indolore ; puis la marche devint pénible et peu à peu impossible ; la région tibio-tarsienne rougit, un abcès se forma, et avec le pus furent éliminés des séquestres. Entré alors à l'hôpital Sainte-Eugénie, M. Marjolin fit l'extraction de plusieurs fragments osseux nécrosés; néanmoins, et, malgré le traitement par l'huile de foie de morue et les toniques, l'affection persista sans amélioration sensible.

Etat actuel. — La région tibio-tarsienne du côté droit est considérablement augmentée de volume ; on y voit plusieurs fistules à orifices fongueux ; le stylet arrive sans peine sur une surface osseuse, qu'il trouve dure et résistante. Cette manœuvre est très douloureuse ; un pus mal lié et fétide, noircissant les instruments, sort de ces fistules avec une grande abondance, ce qui épuise le malade et lui enlève tous ses moyens de réaction.

Le traitement a consisté dans l'administration du sirop d'iodure de fer, de l'huile de foie de morue, de la tisane de houblon, du vin de gentiane, du vin antiscorbutique, du vin de Bagnols, etc. ; mais tous ces médicaments, donnés en leur temps et diversement combinés, n'ont pu arrêter les progrès du mal, et le malade succomba le 25 avril, dans un état d'épuisement et d'émaciation extrêmes.

Autopsie. — Le pied ayant été scié par le talon perpendiculairement au plan de sa surface, nous trouvâmes une cavité profonde et anfractueuse, dans laquelle étaient flottants des débris des os du tarse (calcanéum, astragale, partie postérieure des cunéiformes) ; tous ces os sont d'ailleurs ramollis et diminués de volume. Une sanie infecte baigne les parois de la cavité accidentelle.

Le genou droit est à demi ankylosé.

Adhérences pleurétiques à droite ; pas de tubercules.

Le cerveau est recouvert par une couche de liquide gélatiniforme siégeant dans le tissu cellulaire sous-arachnoïdien.

Le foie est extrêmement développé et occupe plus du tiers de la cavité abdominale ; il est de couleur jaune pâle, et a subi évidemment la dégénérescence graisseuse ; son tissu, moins consistant, se laisse écraser sous le doigt sans difficulté.

Rate très petite et presque réduite à sa trame fibreuse.

Les reins sont également d'un très petit volume ; il y a anémie de leur substance corticale ; le rein droit offre un aspect légèrement lobulé.

OBSERVATION LXXIV.

Scrofule osseuse.

Double carie de la colonne vertébrale.

Fedy, dix-huit ans, entré en mars 1860, pavillon Saint-Matthieu, n° 22.

Né à Paris, dans le quartier de la place Maubert, d'un père qui a quarante ans et se porte bien, d'une mère qui avait eu, lors de sa naissance un grand nombre d'enfants ; elle en a perdu trois en bas âge, de convulsions ; il lui en reste sept, dont cinq sont bien portants et une petite fille qui est très chétive.

Notre malade, sauf un peu de gourme, a été bien portant jusqu'à l'âge de six ans. A cette époque, chute sur les reins, à la suite de laquelle survient une déviation de la colonne vertébrale. A sept ans, abcès sur le côté gauche du col, en dehors du muscle sterno-mastoïdien, abcès qui ne s'est jamais fermé. A quinze ans, abcès au tiers inférieur de la région dorsale, déviation et gibbosité dans les deux régions où existent les ouvertures fistuleuses des abcès. Les membres sont courts, mais sans aucune trace de rachitis, sans courbure anormale, sans nodosités. Les pieds et les mains sont remarquablement bien faits, les doigts et les orteils sont longs. Les extrémités inférieures sont frappées de paralysie du mouvement, et le siége de convulsions fréquentes, qui font remonter les cuisses sur le tronc et fléchir les jambes le long des cuisses.

Telle est l'attitude habituelle du malade dans le lit, qu'il ne quitte pas. Le malade peut néanmoins, quand on l'y invite, saisir avec les mains les membres inférieurs et les allonger tous deux sans effort. La cage osseuse pectorale est fortement projetée en avant ; le sternum est très écarté de la colonne vertébrale.

La percussion et l'auscultation ne révèlent pas de désordres bien avancés dans les organes respiratoires, bien que depuis trois ans le malade tousse tous les hivers, mais sans expectoration. L'intelligence est très développée.

Il est probable que ce petit malade finira par succomber, soit à la paralysie, soit à des lésions viscérales pulmonaires, peut-être à la réunion de toutes ces affections.

OBSERVATION LXXV.

Scrofule osseuse.

Trois tumeurs blanches successives, dont une guérie, les deux autres en voie de guérison.

Maillard, vingt-cinq ans, tourneur en bois, né de père âgé aujourd'hui de soixante quinze ans, de mère morte du choléra en 1849. Il a trois sœurs plus âgées que lui et deux frères plus jeunes, tous bien portants : lui seul est scrofuleux dans la famille. Dans son enfance, de cinq à sept ans, ophthalmie qui a laissé une taie sur l'œil droit ; à quinze ans et demi, scrofule ganglionnaire sur le côté gauche du col, sous l'apophyse mastoïde, sous la mâchoire ; à dix-neuf ans, scrofule osseuse spontanée à l'extrémité inférieure de la jambe droite, abcès qui depuis ce temps reste ouvert, avec tuméfaction considérable du tibia ; à vingt-deux ans, tumeur blanche de l'articulation du genou, et en même temps carie de l'extrémité sternale de la clavicule gauche.

Aujourd'hui la carie claviculaire est complétement guérie, avec une cicatrice enfoncée, mais solide, et qui ne s'est pas rouverte depuis quinze mois qu'elle existe. Le genou a abcédé en dehors ; il suppure depuis trois ans et quelques mois après l'apparition de la tumeur blanche. La tuméfaction osseuse, qui a beaucoup diminué, existe surtout à la partie interne de l'extrémité fémorale ; la suppuration, d'abord abondante, est maintenant peu considérable. Le malade marche assez bien ; il n'y a rien dans les viscères. Toutes les fonctions s'exécutent bien. Tout fait espérer la guérison. Toute la question est de savoir combien de temps elle se fera attendre.

OBSERVATION LXXVI.

Scrofule osseuse.

Scrofule osseuse coexistant avec une scrofulide maligne crustacée-ulcéreuse. — Carie de la partie inférieure du péroné. — Impétigo ulcératif et fongueux de la face.

Huet (Alphonse), vingt-neuf ans, couché au n° 65 du pavillon Saint-Matthieu, entré le 9 février 1856.

Ce malade est d'un tempérament lymphatique. Son enfance n'a rien présenté de particulier ; il ne se rappelle pas avoir eu des gourmes, ni d'ophthalmies, etc.

A l'âge de quatorze ans, nous dit-il, il fut affecté d'une tumeur blanche, pour laquelle il fut traité, et dont on le guérit à l'hôpital de Laon.

A dix-sept ans, scrofule glandulaire envahissant les régions sous-maxillaires, parotidiennes, mastoïdiennes, cervicales, jusqu'à la clavicule. Il entra à cette époque dans le service de M. Moissenet (huile de foie de morue, bains sulfureux, teinture d'iode) ; ces ganglites abcédèrent, et il en résulta des fistules qui se fermèrent avec difficulté.

En 1850 apparurent sur la joue gauche des boutons qui, après avoir persisté six à sept mois, blanchirent à leur sommet et devinrent le point de départ d'un vaste ulcère.

Un bouton semblable se développa sur la paupière inférieure du même côté. On le cautérisa à plusieurs reprises ; les tissus se rétractèrent, et en même temps la cicatrice qui se formait à la joue entraîna la paupière dans un ectropion complet. La conjonctive, renversée en dehors, est rouge, injectée ; il existe un épiphora continuel.

La paupière supérieure a été elle-même le siége de semblables lésions, mais qui ont guéri sans amener de difformité bien apparente.

En 1853, le nez se prit à son tour ; puis ce fut l'œil droit et enfin la joue droite.

Cinq érysipèles de la face se sont succédés depuis le début de ces lésions, et ils n'ont paru produire aucune amélioration notable.

Enfin, il faut ajouter que la jambe gauche, à son extrémité inférieure, est atteinte d'une lésion osseuse aujourd'hui en voie de guérison. Un séquestre a été extrait, qui comprenait une bonne partie de la malléole externe.

Etat actuel. — La racine du nez, considérablement élargie, offre à peu près la même étendue que la base ; elle semble occuper tout l'espace qui sépare les angles internes des deux yeux. Le lobe du nez est couvert d'une croûte brune qui en occupe toute la surface, depuis la pointe jusqu'au niveau de la hauteur des ailes. Cette croûte semble se relier avec celles qui sont disséminées sur les joues, lesquelles se trouvent disposées en demi-cercles de chaque côté, et d'une manière à peu près symétrique. Les paupières sont dans l'état que nous avons décrit plus haut, en sorte que la face, dans son ensemble, offre un aspect des plus singuliers : elle est d'une teinte générale rouge lie de vin, et sur ce fond se détachent en saillie des croûtes brunes et jaunâtres, le tout surmonté par deux lambeaux écarlates constitués par la face interne ou muqueuse des paupières inférieures renversées.

Le jeudi 23 février, le malade est pris de frissons et de fièvre, avec céphalalgie. Un purgatif est ordonné ; pas d'amélioration, appétit nul, sueurs la nuit. On lui donne un vomitif. Le 29, la fièvre a diminué, mais les urines présentent un dépôt calcaire abondant, et le malade accuse une douleur dans le côté droit. Un vésicatoire est appliqué, et la douleur disparaît quelques jours après. Il y a de la fatigue, de l'abattement. (Vin de quinquina, vin de Bagnols.) Tous ces phénomènes ont cessé vers le 15 mars.

Il sort le 22 août 1856.

Son état général est satisfaisant ; la guérison de l'affection osseuse de la jambe est parfaite ; tout est cicatrisé à la face, mais les deux paupières inférieures sont renversées aussi complétement que possible ; le bord libre de la paupière inférieure gauche fait corps avec la joue, dont il ne se distingue, en réalité, que par la ligne d'implantation des cils.

OBSERVATION LXXVII.

Scrofule osseuse.

Carie des os du carpe. — Phthisie scrofuleuse.

Mercher, quarante-cinq ans, terrassier, entré le 10 juillet 1855.

Né de père qui a toujours été bien portant, de mère morte à quarante ans de tumeur du sein.

Il n'a jamais eu ni gourmes ni scrofulides primitives ou secondaires ; il n'a eu d'autre maladie qu'une fièvre paludéenne à vingt-trois ans.

Sa constitution ne présente rien de particulier : peau blanche, cheveux noirs, muqueuses roses.

Il y a environ deux ans, il commence à tousser, avec douleur de ventre et de poitrine, et continue néanmoins à travailler. Un beau jour, en travaillant, il ressent dans le poignet une douleur qui ne fait qu'augmenter : abcès qui s'ouvre. Mieux, reprise du travail ; nouvelle tuméfaction peu douloureuse.

Pendant tout le temps qui s'écoule jusqu'à son entrée dans notre service, Mercher traîne une existence misérable, éprouvant quelquefois de l'amélioration, mais, en définitive, perdant toujours du terrain.

A son entrée nous trouvons :

A la poitrine : respiration soufflante, rhonchus secs aux deux sommets, sans expectoration notable, sans hémoptysie, sans sueurs nocturnes, sans fièvre.

Au poignet : nombreuses ouvertures fistuleuses, avec œdématie considérable jusqu'au coude; ouvertures fistuleuses, qui versent une suppuration assez abondante ; œdématie considérable des doigts, de la main et de l'avant-bras jusqu'au coude ; les deux membres inférieurs sont également œdématiés ; albuminurie.

Traitement. — Huile de morue, suspendue au bout de quelque temps parce que le malade perdait l'appétit, et remplacée par l'huile iodée, qui provoque une diarrhée violente, néanmoins le malade allait et venait ; sous-phosphate de soude iodé. Dès l'administration de ce médicament, le malade perd ses forces, bien qu'il n'y ait plus de diarrhée. On le suspend pour donner une solution ozonée, iodée ; vin de Bagnols, pilules de gluten, frictions avec scille et digitale.

Malgré tous les moyens employés, affaiblissement graduel, amaigrissement, avec augmentation de l'œdème. Mort le 7 mars.

Cette observation nous a paru digne d'intérêt par l'absence des symptômes ordinaires de la phthisie, avec une carie de tous les os du carpe, et des abcès nombreux, une tuberculisation des deux poumons, notamment du poumon droit, apyrexie, absence de sueurs, pas de marasme. Les derniers phénomènes qui ont précédé la mort sont l'œdématie énorme du membre inférieur droit, avec menace de sphacèle, la diarrhée colliquative, l'inappétence, la prostration extrême des forces. Malheureusement, la négligence des gens de service n'a pas permis de faire l'autopsie.

OBSERVATION LXXVIII.

Scrofule osseuse.

Carie de l'omoplate.— Phthisie scrofuleuse.— Foie gras.— Albuminurie. (Observation recueillie et rédigée par M. Baudot, interne du service.)

Le nommé Delmasquette, né à Paris, âgé de dix-huit ans, demeurant rue du Passage-du-Sud, 9, entra dans le service de M. Bazin le 12 décembre 1860.

Ce jeune homme était âgé de trois ans lorsque sa mère mourut de phthisie pulmonaire. Quelques heures avant de mourir, elle était accouchée d'un enfant mort-né. Sa sœur, âgée de quatorze ans, eut souvent les yeux malades et entretient en ce moment un vésicatoire à la région lombaire.

Quant à lui, il eut des gourmes à la partie postérieure de la tête vers l'âge de huit à neuf ans, des ophthalmies d'intensité variable, à des intervalles qu'il ne saurait préciser, et dont la dernière, apparue en 1859, laissa comme stigmate de son existence des taies sur la cornée. Il eut des adénites sous-maxillaires pour la guérison desquelles il passa cinq ans à l'hôpital de la rue de Sèvres ; il était âgé de neuf ans quand il en sortit. Il y a un an et demi, il entra à l'hôpital Sainte-Eugénie (service de M. Marjolin) pour un abcès froid situé à la partie inférieure et postérieure du thorax, et peu de temps après sa sortie de l'hôpital, survint un abcès au niveau de l'intervalle qui sépare, d'une part, la troisième de la quatrième côte, et, d'autre part, le bord spinal de l'omoplate des vertèbres correspondantes. Cet abcès resta fistuleux depuis cette époque. On observe en effet une fistule au point que je viens d'indiquer. Enfin, il y a deux mois environ, commencent une toux intense et un amaigrissement qui n'ont pas discontinué depuis cette époque.

Etat actuel. — Ce jeune homme, doué d'une peau fine, a les cheveux noirs, les pommettes rouges; un air d'intelligence est empreint sur sa figure, mais il n'offre pas un développement physique en rapport avec son âge. Des cicatrices d'abcès ou d'écrouelles suppurées s'observent à la région sous-maxillaire, à la partie postérieure et inférieure du thorax. Les extrémités des doigts sont volumineuses et les ongles recourbés en baguettes de tambour. Les articulations des phalanges entre elles sont le siége d'une notable tuméfaction, que l'on observe d'ailleurs également aux genoux et au niveau de l'articulation tibio-tarsienne, et qui est due, en ces derniers points, à l'accumulation de liquide dans la cavité synoviale. Ce gonflement articulaire débuta vers le milieu du mois de décembre 1860, et fut accompagné de douleurs violentes qui persistèrent pendant près de trois semaines. Il n'y eut pas de rougeurs à la surface des téguments.

Depuis six semaines à deux mois, des sueurs assez abondantes couvrent, pendant la nuit, la partie antérieure de la poitrine et la paume de ses mains. Des alternatives de diarrhée et de constipation s'observent depuis quatre mois environ, et l'on a pu constater, pendant ces quinze derniers jours, un peu de fièvre le soir et la coloration rouge des pommettes. La langue est blanche et humide, l'appétit un peu diminué.

Un examen attentif des viscères démontre qu'il existe de la submatité dans la fosse sus-épineuse droite, et que le murmure respiratoire offre de la rudesse et même les caractères du souffle, avec une expiration prolongée; ce dernier phénomène est le seul que dénote l'auscultation du sommet du poumon gauche. La sonorité est normale dans tout le reste de l'étendue des poumons, et l'on constate seulement l'issue du pus à travers la fistule que j'ai signalée près du bord de l'omoplate pendant les mouvements expiratoires.

Les matières expectorées sont muco-purulentes.

Le foie forme, au niveau de l'hypochondre droit et surtout de la région épigastrique, une saillie appréciable à l'œil nu, et la percussion démontre qu'il s'étend de la partie supérieure de la sixième côte à 3 centimètres au-dessous du rebord des fausses côtes d'une part (9 à 10 centimètres), et d'autre part dépasse l'appendice xiphoïde à gauche. La pression et la percussion déterminent une douleur assez vive au niveau de la région épigastrique.

L'examen des urines décèle la présence d'une notable quantité d'albumine.

OBSERVATION LXXIX.

Scrofule osseuse.

Hypertrophie des os propres du nez. — Impétigo des ouvertures nasales. — Hypertrophie des amygdales.

Gisard (Henri), quatorze ans, peintre sur porcelaines, demeurant à Belleville, rue de Paris, 50, entré dans le service le 14 septembre 1850.

Le père de ce jeune malade a eu des croûtes dans le nez; sa mère est sujette à des céphalalgies habituelles. Il a une sœur de douze ans et demi bien portante.

Vers l'âge de sept ou huit ans, il fut atteint de gourmes, et, pour calmer les démangeaisons qu'il ressentait sur le cuir chevelu, il mit sa tête sous un robinet d'eau froide.

L'impression que causa l'eau froide fut vive, et bientôt survinrent des douleurs dans les deux genoux, avec gonflement dans les articulations. Plus tard, il eut une conjonctivite, avec larmoiement, qui dura trois mois ; puis une otorrhée intermittente, d'où suivit une surdité de l'oreille droite. Il prétend n'avoir jamais eu de maux de gorge. Ce n'est qu'il y a deux mois qu'a commencé le gonflement de la racine du nez.

Etat actuel. — Le malade est un sujet de médiocre constitution, à peau blanche, d'un tempérament lymphatique. La racine du nez est élargie et tuméfiée ; par le toucher, on sent que la tuméfaction est constituée par une hypertrophie du squelette du nez et par la pression sur les parties gonflées on fait naître un peu de douleur. Il y a des croûtes épaisses, d'un jaune brunâtre, dans les deux narines, mais surtout dans la gauche. Enfin, les amygdales sont engorgées et contiguës à la luette.

Le pouls est lent et faible, la respiration égale. La poitrine, auscultée, ne laisse découvrir aucun bruit anormal. Les digestions sont faciles, les selles régulières ; il n'y a pas d'albumine dans l'urine.

Traitement. — Tisane de houblon, huile de morue et sirop de fer mélangés, bains sulfureux, pommade au calomel pour onctions sur les ouvertures nasales. Le malade suit ce traitement jusqu'au 29 novembre, époque à laquelle il quitte nos salles dans l'état le plus satisfaisant.

OBSERVATION LXXX.

Scrofule osseuse.

Carie vertébrale, précédée de carie des orteils. — Abcès ossifluent. — Guérison.

Fanny Sul....., onze ans, demeurant à Belleville (Seine).

Le père et la mère de cette enfant jouissent d'une bonne santé; ses frères et sœur n'ont jamais éprouvé d'accidents scrofuleux. La jeune malade elle-même, bien que d'un tempérament essentiellement lymphatique et de constitution faible, n'a eu ni gourmes ni maux d'yeux dans sa première enfance; elle est pâle; sa peau est d'un blanc mat.

Il y a trois ans que, sans cause appréciable, un abcès se montra sur le gros orteil du côté droit, au niveau de l'articulation métatarso-phalangienne; cet abcès ne tarda pas à s'ouvrir, et fut bientôt suivi d'un autre abcès développé sur le même point du second orteil. Deux ans plus tard apparut, dans l'aine du même côté, un nouvel abcès dont l'ouverture spontanée fut suivie d'une courbure de la colonne dorsale et d'un sentiment de faiblesse dans les membres inférieurs.

Etat actuel. — Aujourd'hui 15 mai, on constate l'état suivant :

Sur le pied gauche, deux ouvertures fistuleuses par lesquelles s'échappe un pus noirâtre; le stylet, introduit par ces ouvertures, arrive facilement à l'os carié; il existe une carie de la première phalange des deux premiers orteils.

Dans la région inguinale du même côté, ouverture fistuleuse étroite, par laquelle s'échappe un pus séreux et très fétide. A la partie inférieure du dos, la colonne épinière présente une saillie assez forte, dure, évidemment formée par les apophyses épineuses des vertèbres incurvées (gibbosité). La jeune malade est pâle, amaigrie, se soutient avec peine et ne marche qu'avec une extrême difficulté. L'appétit est capricieux; il y a en général de l'inappétence. Le ventre est plutôt resserré que relâché.

Traitement. — Pendant six mois la malade prend régulièrement chaque jour de deux à quatre cuillerées d'huile de morue mélangée avec deux cuillerées de sirop d'iodure de fer, deux ou trois demi-tasses de tisane de houblon et quelques laxatifs de temps à autre.

On la soumet à un exercice modéré et proportionnel à ses forces ; elle prend deux bains sulfureux par semaine ; on fait des injections iodées dans les trajets fistuleux. Le régime alimentaire est aussi tonique que possible : le chocolat et les viandes rouges en constituent la base.

Nous revoyons cette malade le 4 janvier 1861 et constatons une guérison complète : ouvertures fistuleuses entièrement cicatrisées. La gibbosité persiste, mais la marche est facile et ne fatigue nullement la malade, qui est gaie, a pris un air de fraîcheur et acquis un embonpoint qu'elle n'avait jamais eu.

OBSERVATION LXXXI.

Scrofule viscérale.

Méningite scrofuleuse.

Hôpital Saint-Antoine, salle Saint-Antoine, 27.

Creton, dix-neuf ans, tanneur, grand, brun, entré le 2 avril 1847, avec une fièvre d'apparence rémittente, se plaignant de la tête et du ventre. Ses réponses sont justes, mais lentes. Il dit avoir fait précédemment un séjour de deux semaines dans un autre service du même hôpital, du 18 février au 3 mars, pour un état analogue, avoir traîné tout le mois de mars, où il s'est purgé abondamment.

On ne fit pas d'abord grande attention à ce malade, et comme il paraissait y avoir chez lui quelque chose d'intermittent, on ordonna le sulfate de quinine. On arriva ainsi au 10 avril sans que le malade présentât rien de particulier ; mais alors un phénomène nouveau vint attirer l'attention sur lui : ce fut la déviation de la langue à gauche. Les réponses sont toujours justes ; il accuse toujours de la douleur frontale. Les pupilles sont égales, mobiles, ainsi que les paupières ; la sensibilité et le mouvement n'ont subi aucune altération ; il reste dans le décubitus dorsal, comme hébété ; la peau est chaude, le pouls extrêmement fréquent pour un jeune homme de grande taille (124), un peu inégal. Tartre stibié, 20 centigrammes, qui ne procure aucune évacuation ; mais le lendemain le malade se trouve mieux, la langue est moins déviée. Même état d'ailleurs.

13 avril. — A parlé dans la journée ; le soir, ne dit plus rien, insensible à tout, laisse, dit la sœur, tomber le côté gauche, où la sensibilité paraît émoussée ; roideur du côté droit. Interrogé, ne souffle mot, regarde d'un air hébété. La pupille gauche est plus dilatée et moins mobile que la droite, qui est seulement un peu dilatée et parfaitement contractile. Rétention d'urine ; le cathétérisme est douloureux, l'urine contient beaucoup d'albumine. Pouls petit, inégal (132). Remue les deux bras ; un peu de contracture du bras droit.

13 avril. — Rigidité générale ; pas de délire ; on ne peut en tirer aucune parole. Quand il boit, il paraît étrangler, reste toute la journée sans mouvement, les yeux hagards, tout grand ouverts, sans voir. Mort à onze heures du soir.

Durée probable de la maladie, deux mois environ.

Autopsie. — Granulations tuberculeuses semi-transparentes, sous-arachnoïdiennes, à la face inférieure des lobes cérébraux dans l'intervalle des circonvolutions, au confluent des vaisseaux, beaucoup plus nombreuses à droite, le long de la faux, dans les plexus choroïdes ; un petit abcès jaune, de la grandeur d'une lentille, entouré d'ecchymoses, sur le cervelet, près de l'origine du nerf acoustique, congestion générale des méninges, substance cérébrale poisseuse, accumulation de liquide dans les ventricules. (Il est probable que les granulations choroïdiennes ont bouché l'aqueduc de Sylvius, d'où l'accumulation du liquide dans les ventricules, qui, jointe à la congestion méningée périphérique, a soumis le cerveau à une double compression, et entraîné la mort en trois jours.)

Dans la poitrine, tubercules très nombreux, sous-pleuraux, pulmonaires, les uns crus, les autres en suppuration ; congestion pulmonaire qui frise l'apoplexie.

OBSERVATION LXXXII.

Scrofule viscérale.

Méningite scrofuleuse.

Hôpital Saint-Antoine, salle Sainte-Thérèse, n° 10.

1er mars. — Julie Fessard, vingt-neuf ans, mariée, a eu deux enfants qui sont morts jeunes. Entrée le 28 février, apportée sur un brancard ; grande, maigre, ne donne que des renseignements incomplets, dit que son mari est un coureur, qu'elle est jalouse, que depuis longtemps elle souffre de l'estomac, que ses digestions se font mal. Le regard est fixe et quelque peu investigateur ; les réponses sont lentes : elle cherche longtemps avant de les faire ; les pupilles sont extrêmement et également contractées ; le pouls régulier, rare, à 60 ; langue sèche et rouge, sensibilité de la peau augmentée. Lorsqu'on la soulève pour examiner la poitrine, qui ne présente rien d'anormal, elle accuse une vive douleur dans le dos, une certaine rigidité existe dans les muscles du tronc. Constipation, absence de vomissements. Abandonnée à elle-même, elle est tranquille, ferme les yeux, paraît dormir.

2 mars. — L'huile de ricin a procuré une selle seulement ce matin. Interrogée, elle ne répond pas ; mais je lui saisis la main et alors elle dit : « Ote-toi, tu as froid. » Pouls à 56, ventre un peu ballonné. Même état qu'hier. Abandonnée à elle-même, elle est tranquille, comme endormie. Il est évident qu'elle ne sort de cet état qu'à regret et s'y replonge aussitôt qu'elle est libre.

4 mars. — Elle va mal, fait son paquet ; pupilles moins contractées, surtout à droite, où la paupière supérieure est abaissée sur l'œil. Des renseignements fournis par sa mère nous apprennent qu'elle était bien portante et grasse lorsque, cinq mois avant son entrée, elle eut une suppression des règles consécutive à un refroidissement, puis douleur à la cuisse et à la hanche ; digestions difficiles, quelquefois vomissements et enfin amaigrissement. Cinq jours avant son entrée, son mari, rentrant chez lui, l'avait trouvée folle, ayant tout étalé dans la chambre. Apportée sur un brancard, elle jetait des cris quand on la remuait et se tenait tranquille une fois couchée et immobile.

6 mars. — Toujours immobile, se soulevant fréquemment, ce qu'elle ne faisait pas jusqu'alors ; a parlé un peu la nuit. Hoquet, respiration fréquente, pouls devenant de plus en plus fréquent (104), toujours régulier ; exhale une odeur fétide. Langue sèche, paupière droite abaissée comme hier, moins close néanmoins, reste immobile sous l'aiguille ; pupille droite dilatée, à peu près immobile ; pupille gauche mobile et contractée ; la paupière gauche remue, se relève facilement et complétement.

7 mars. — Même état des yeux ; le pouls est toujours parfaitement régulier, à 100. La malade est plus affaissée, ne boit pas, reste sur le côté gauche, où on l'a placée. (Elle a des excoriations au sacrum.) Elle gémit de temps à autre, a parfois du hoquet, dit sa voisine. M. Bazin, se fondant sur l'âge du sujet, la maigreur, la longue durée des acci-

dents qui ont précédé (cinq mois), annonce que la méningite est de nature tuberculeuse.

8 mars. — Mort à trois heures du matin. Elle a crié toute la nuit avant de mourir. — Durée de la maladie à partir de l'invasion de la méningite, treize jours.

Autopsie. — Rougeur des méninges, plus intense à la convexité de l'hémisphère gauche, avec granulations blanches, petites et nombreuses au confluent des vaisseaux ; à la base, au milieu, membrane opaque, opaline, jaunâtre, épaissie, s'étendant de la terminaison postérieure du sillon antérieur au pédoncule cérébral, et à droite et à gauche sur les lobes moyens, s'étendant plus loin à gauche qu'à droite, adhérant intimement à la substance cérébrale, dont on peut néanmoins la détacher sans déchirures. Cette membrane ainsi altérée se continue dans les scissures interlobaires à droite comme à gauche, dans la grande scissure hémisphérique; elle contourne le pédoncule du cervelet. Partout où existe la fausse membrane, la substance cérébrale est injectée. Liquide abondant dans les ventricules, dont la substance est chagrinée.

Masses tuberculeuses blanches ou jaunâtres, disséminées dans les diverses parties de l'encéphale, hémisphères et cervelet, enkystées, de grosseur inégale, les unes comme des pois, d'autres comme des noyaux de cerise.

Tubercules nombreux, non ramollis, disséminés dans le poumon, le foie, la rate, les reins.

OBSERVATION LXXXIII.

Scrofule viscérale.

Deux bubons scrofuleux. — Arthralgies et rhumatalgies. — Albuminurie. Pleurésie bientôt suivie de périsplanchnite scrofuleuse.

Aatbourq, nègre, né à la Guadeloupe, domestique, entré à l'hôpital Saint-Louis le 1er mars 1858, pavillon Saint-Matthieu, n° 100.

Antécédents de famille. — Père mort de fluxion de poitrine, mère, frères et sœurs bien portants.

Antécédents du malade. — A eu dans son pays, il y a plusieurs années déjà, des douleurs vagues dans les membres, qu'il attribuait aux vicissitudes atmosphériques de ces contrées et à des bains froids pris à diverses reprises pendant qu'il était en sueur. Il en ressentit quelques légères atteintes à Paris.

Il y a un an, il entre à l'hôpital du Midi, service de M. Puche, pour deux bubons dans les aines ; il affirme n'avoir eu antérieurement ni blennorrhagies ni chancres; mais, comme le gland ne se découvrait pas, il est possible que des chancres aient existé à l'insu du malade. Opération du phimosis, ouverture des bubons, pilules de Vallet pendant trois mois de séjour à l'hôpital.

Rentré chez son maître, où il habitait une chambre froide, il éprouva de nouveau des douleurs plus vives la nuit que le jour, voyageant des membres supérieurs aux inférieurs, et se faisant parfois sentir dans la poitrine et dans le dos.

Il n'avait, à cette époque, ni croûtes dans les cheveux ni adénite cervicale.

Lors de son entrée, persistance des douleurs, qui ont pris depuis deux mois une acuité plus grande. Il ne dort pas, il ne peut se tenir sur les jambes; les deux genoux et le creux du jarret sont particulièrement douloureux. Il n'y a pas de gonflements articulaires, pas de crépitations, pas d'œdème; cependant les urines sont très chargées d'albumine.

La verge n'offre aucune induration ni cicatrices; les ganglions inguinaux sont restés indurés; au côté gauche du cou, depuis l'attache occipitale du trapèze, le long de son bord antérieur jusque dans le creux susclaviculaire, on trouve un chapelet de ganglions tuméfiés dont le plus gros a le volume d'une noix. La région latérale droite du cou n'offre rien de semblable.

Etat général. — Sommeil rare et interrompu par les douleurs; appétit bon, fonctions digestives régulières ; pas de céphalalgie ; cœur normal ; bronchite légère, avec oppression, toux fréquente, crachats muqueux ; pas de fièvre; albuminurie.

Traitement. — Liniment opiacé, bains de vapeur.

3 mars. — Épistaxis, fièvre.

10 mars. — Pleurésie à gauche. Vésicatoire.

20 mars. — Point de côté à droite, respiration gênée, obscurité du bruit respiratoire, submatité de toute la partie latérale du thorax.

21 mars. — Le malade respire mieux ; sueurs nocturnes abondantes. 6 ventouses scarifiées.

23 mars. — Réapparition des douleurs, respiration anxieuse, toux fatigante. Deux vésicatoires au côté droit à quelques jours d'intervalle.

31 mars. — Retour, au côté gauche, des mêmes accidents. Nouveaux vésicatoires. Amélioration, excellent appétit.

5 avril. — Encore quelques douleurs au côté droit, frottement

pleurétique. Le malade continue à tousser et à expectorer des crachats aérés bronchiques, avec quelques parties plus épaisses, jaunes, mêlées de quelques stries rougeâtres.

25 avril. — État général meilleur, bon appétit ; au côté droit, toujours matité, bruit de frottement, expectoration toujours abondante, mais sans caractère spécial.

20 mai. — Épanchement considérable à droite, respiration de plus en plus pénible, crachats muqueux abondants, striés de sang. On constate les mêmes signes d'épanchement à gauche. Vésicatoires, julep émétisé.

24 mai. — Hémoptysie assez abondante, taches ecchymotiques sur le tronc, pouls irrégulier, fréquent, à peine sensible ; épistaxis continuelle ; le sang tache à peine en rose les draps du lit ; asphyxie. Mort le 25 mai.

Autopsie. — *Habitude extérieure.* — Tout le corps, excepté le visage, est couvert de taches vineuses, surtout nombreuses aux membres inférieurs.

Si l'on dissèque le tissu cellulaire sous-cutané correspondant à ces taches, on trouve qu'il est infiltré d'un sang fluide encore très coloré.

Séreuses. — *Plèvre.* — A l'ouverture, la cavité pleurale apparaît pleine de sang mêlé de sérosité. Du côté droit, des traces de pleurésie récente. Dans le tissu cellulaire sous-pleural de la région diaphragmatique, on trouve çà et là quelques foyers contenant des caillots de sang. Entre les côtes et la plèvre costale, une très grande quantité de tubercules miliaires du volume de la tête d'une épingle soulevant la séreuse.

Péricarde. — La séreuse péricardique porte quelques plaques blanchâtres, sur la face postérieure du cœur, traces d'ancienne péricardite. Dans l'épaisseur du feuillet fibreux du péricarde, on remarque de nombreuses granulations tuberculeuses du volume d'une tête d'épingle, les plus grosses comme une petite noisette.

Cœur. — Sain.

Péritoine diaphragmatique. — Infiltration confluente et granulations miliaires ; adhérence extrêmement intime. Le décollement opéré, on voit une surface semée de tubercules, dont quelques-uns ont été séparés par la moitié, et semblent s'être développés aux dépens du foie, de la séreuse et même du diaphragme, ces trois organes se trouvant confondus.

Epiploon gastro-hépatique. — il offre, dans l'intervalle de ses feuillets, une masse considérable de tubercules, mêlés à une matière sanguinolente formant, sous la séreuse, un piqueté rouge foncé. L'épaisseur de l'épiploon est d'un travers de doigt en quelques points.

Le mésentère est criblé de granulations tuberculeuses dans toute son étendue.

Les ganglions mésentériques sont volumineux comme de petites olives, de couleur brunâtre à la loupe; ils ne contiennent pas de tubercules. La séreuse recouvrant l'appareil gastro-intestinal offre : 1° à la surface de l'estomac de gros tubercules ; de plus, elle est colorée par quelques petits foyers sanguins, qui lui donnent un aspect chiné ; 2° du côté de l'intestin grêle, mêmes granulations miliaires, même teinte brunâtre, l'infiltration sanguine seulement paraît plus profondément située qu'à la surface de l'estomac ; 3° gros intestin, mêmes granulations, mêmes ecchymoses.

Péritoine pariétal. — Çà et là, piqueté ecchymotique, granulations très nombreuses, surtout dans le péritoine qui tapisse la cavité pelvienne et la face postérieure de la vessie.

Séreuse vaginale des testicules. — Point de tubercules, infiltration sanguine, que l'on observe également dans l'épaisseur du parenchyme du testicule droit.

Séreuses articulaires. — Rien.

Enveloppes du cerveau. — Rien dans la dure-mère. L'arachnoïde est légèrement opaque en quelques points; la pie-mère, au niveau du bulbe, l'arachnoïde ayant été préalablement enlevée, présente une couche pigmentaire assez épaisse qui donne à la surface du bulbe un aspect noirâtre.

Enveloppes de la moelle. — La pie-mère rachidienne offre le même aspect noirâtre dans toute la portion cervicale et la moitié supérieure de la région dorsale.

Viscères. — *Poumon.* — Plaques pigmentaires et noyaux pigmentaires très développés, pas de traces de tubercules ni de granulations dans l'épaisseur du parenchyme, mais infiltration sanguine dans la plèvre viscérale et dégénérescence tuberculeuse très abondante des ganglions médiastinaux et bronchiques. Quelques-uns de ces ganglions médiastinaux sont assez développés pour avoir déterminé l'absorption de la face interne du sternum, qui se trouve réduit, en quelques points, à une couche superficielle. Ces ganglions médiastinaux sont, les uns ramollis à leur centre, les autres encore crus et plus ou moins remplis de matière noirâtre.

Foie. — Volume normal, couvert à sa surface de granulations tuberculeuses; mais il n'y en a aucune dans son épaisseur; couleur rouge brun ; diffluence.

Vésicule. — Presque vide. Bile jaune clair peu consistante.

Rein droit. — Volume normal ; surface : traces ecchymotiques ; coupe : petits foyers nombreux dans la substance corticale.

Rein gauche. — *Idem*. Quelques petits points blanchâtres ayant leur base à la surface, en s'étendant dans l'épaisseur de la substance corticale, n'offrant pas d'apparence tuberculeuse; capsules surrénales normales.

Rate. — Assez volumineuse, criblée à sa surface de tubercules qui pénètrent dans l'épaisseur du parenchyme et dans celle du diaphragme. A la surface du diaphragme, ces tubercules s'élèvent en mamelons blanchâtres. Coupe de la rate : la plus grande partie du parenchyme offre une dégénérescence tuberculeuse; la portion restée normale offre une teinte brunâtre sanieuse. Du bord intérieur et supérieur de la rate part une masse tuberculeuse qui semble faire corps avec la rate, et qui en égale au moins le volume. De cette énorme masse tuberculeuse part une traînée tuberculeuse du volume du doigt, d'une longueur de 15 à 20 centimètres, occupant tout l'épiploon gastro-splénique.

Ganglions prévertébraux de la cavité abdominale extrêmement developpés, embrassant l'aorte, à laquelle ils adhèrent ; plusieurs d'entre eux se sont réunis en une même masse ayant la forme du rein et les deux tiers de son volume. A l'incision, il s'échappe d'une petite cavité contenue dans cette masse un liquide séreux.

Pancréas. — Paraît normal ; il est très développé ; sa consistance est dure et fibreuse.

Estomac. — Face interne présente çà et là quelques taches ecchymotiques, qui sont en quelques points confluentes et forment des plaques. Quelques granulations tuberculeuses sont logées dans l'épaisseur de l'intestin, mais aucune ulcération à leur surface. La dernière portion de l'intestin grêle n'offre pas de taches ecchymotiques.

Gros intestin. — Mêmes ecchymoses, même absence d'ulcérations.

Os. — Les cellules sont infiltrées de sang, surtout au niveau des épiphyses.

OBSERVATION LXXXIV.

Scrofule viscérale.

Phthisie scrofuleuse, précédée d'ophthalmie, de scrofulide maligne de la face et d'engorgements ganglionnaires généralisés.

Hôpital Saint-Louis, salle Sainte-Foy, n° 35.

Victorine Madran, vingt ans, entrée le 11 mars 1858.

Antécédents. — Elle n'a pas connu son père. Sa mère est morte il y a quatre ans d'une phthisie pulmonaire.

La malade dit n'avoir jamais eu de gourmes ; elle a eu des ophthalmies, et, à un âge qu'elle ne peut préciser, les ganglions du cou ont commencé à s'engorger. A douze ans, elle a vu se développer sur le nez de gros boutons rouges qui se sont couverts de croûtes jaunâtres, et en même temps les joues aussi ont commencé à rougir sans présenter des boutons semblables, mais se sont également recouvertes de croûtes.

Sujette à une toux revenant fréquemment dans les saisons froides et humides, elle tousse d'une manière continue depuis sept mois, et, depuis ce temps, elle a des sueurs et de la diarrhée. Elle a beaucoup maigri.

Actuellement elle présente l'état suivant : les deux ailes du nez sont frappées d'une perte de substance assez marquée ; le nez et les joues présentent un aspect cicatriciel consécutif à la cicatrisation de la scrofulide maligne ; partout le système ganglionnaire engorgé forme, au cou, dans l'aisselle, dans l'aine, de petites tumeurs qui roulent sous le doigt.

La percussion et l'auscultation révèlent des excavations dans les deux poumons. Fièvre intense, avec redoublements le soir ; sueurs la nuit, diarrhée colliquative. Les urines contiennent une quantité notable d'albumine. Amaigrissement considérable.

Le traitement institué : huile de morue, pilules d'opium, diascordium, etc., ne peut lutter contre le progrès de la maladie, à laquelle cette jeune fille succombe le 30 mars.

Autopsie le 2 avril. — Les deux poumons adhérents partout sont criblés de tubercules ramollis ; leur sommet est creusé de nombreuses anfractuosités.

Le foie est hypertrophié, dur, jaune, et graisse manifestement le couteau.

Les reins sont augmentés de volume ; ils ne présentent de granulations ni au-dessous de leur membrane externe, ni dans l'épaisseur de leur tissu ; ils ont une coloration jaunâtre, avec atrophie de la substance tubuleuse.

OBSERVATION LXXXV.

Scrofule viscérale.

Phthisie abdominale. — Tumeur tuberculeuse dans l'épiploon de la fosse iliaque droite, avec ulcérations de l'intestin grêle correspondant. — Tubercules disséminés dans le péritoine et dans les deux poumons.

Bourrelier, trente-quatre ans, maçon, entré à l'hôpital Saint-Antoine le 18 janvier 1847, mort le 1er août. Durée du séjour, six mois et treize jours. Durée probable de la maladie, dix mois.

Ce malade dit avoir souffert de privations, être enrhumé depuis trois mois, après avoir été mouillé en travaillant au canal. Il est alité depuis quelques jours, à cause de fièvre et de diarrhée. (Nous apprenons que son père est mort à quarante-cinq ans d'état typhoïde consécutif à fluxion de poitrine. Sa mère est morte à cinquante ans de fièvre typhoïde. Il a cinq frères ou sœurs et un petit garçon bien portants. Il a eu, en 1844, une fièvre typhoïde qui a duré trois mois.)

A son entrée, on constate : peau chaude, fièvre, langue blanche, absence d'appétit, diarrhée, sans céphalalgie, sans épistaxis, sans bourdonnements d'oreilles ; toux fréquente, avec douleur derrière le sternum ; crachats muqueux. A l'auscultation, des deux côtés, râle muqueux, surtout à gauche, absence de matité, rien au cœur.

Du 18 janvier au 4 février, même état, toujours fièvre et diarrhée variant seulement du plus au moins ; affaiblissement.

Le 4 février, on examine avec soin les matières diarrhéiques ; elles sont liquides et laissent surnager quelques grumeaux d'une matière blanchâtre, solide, molle, et qui, au microscope, paraît formée par de la graisse sans vésicules, soluble dans l'éther.

Du 5 au 15, on ne trouve plus cette matière graisseuse.

17 février. — Toujours diarrhée, quelques craquements en haut et à droite. Le facies est toujours d'un gris jaunâtre et profondément altéré.

23 février. — Diarrhée avec coliques, une selle sanglante. On constate, dans la région iliaque droite et profondément, une petite tumeur qui n'est perceptible au toucher que par une pression forte et rapide; on perçoit alors quelque chose de roulant et comme une sensation de flot.

Du 24 février au 24 mars, toujours diarrhée et fièvre, selles tantôt consistantes, tantôt simplement diarrhéiques, plus ou moins fréquentes; mais l'affaiblissement et l'altération du facies vont en augmentant. La tumeur de la fosse iliaque a considérablement diminué (le malade prend de la ciguë depuis un mois), elle est perçue comme une petite boule dure, un peu roulante.

Même état jusqu'à la fin de mai, où le malade, ennuyé d'un séjour de plus de quatre mois à l'hôpital, sort et rentre au bout de douze jours, plus amaigri, ayant toujours de la diarrhée et sa tumeur dans la fosse iliaque. La percussion et l'auscultation donnent à droite, en arrière, matité générale; là aussi râle sous-crépitant, craquements au sommet, gargouillement obscur; en avant et en haut, respiration rude, soufflante, sans ampleur. Pouls à 96.

Même état, qui va en s'aggravant, jusqu'au 26 juin, où on s'arrête à ce diagnostic : *tubercules dans le ventre et dans la poitrine*. Cet état conduit au marasme, dans lequel le malade s'éteint le 1er août.

Autopsie. — Tumeur tuberculeuse de la grosseur d'une noix verte dans l'épiploon de la fosse iliaque droite; tubercules disséminés dans le péritoine; ulcérations d'origine tuberculeuse dans l'intestin grêle; poumon droit creusé par une caverne pouvant contenir une pêche; ailleurs et à gauche, tubercules sans cavernes.

OBSERVATION LXXXVI.

Scrofule viscérale.

Carreau avec tumeur simulant une hypertrophie de la rate.

Hôpital Saint-Antoine, salle Saint-Antoine, n° 4.

Le 15 mai 1847 a été reçu un jeune garçon de dix-neuf ans, d'une intelligence peu développée, qui ne donne sur son état antérieur que des renseignements incomplets. Il a, dit-il, depuis longtemps du malaise, perte d'appétit, digestions difficiles, parfois de la diarrhée. Il a beaucoup maigri ; il a des accès de fièvre chaque jour, commençant le soir et se terminant le matin par de la sueur.

On constate dans la région splénique de la matité dans une grande étendue, et arrivant jusqu'à l'estomac.

Diagnostic. — Fièvre intermittente, hypertrophie de la rate.

Traitement. — Sulfate de quinine qui, continué pendant plusieurs jours, paraît suspendre les accès et diminuer la matité. Mais bientôt on s'aperçoit que ce mieux n'est qu'apparent : la fièvre reparaît, et en même temps il survient de la diarrhée et un commencement d'ascite. On examine alors avec plus d'attention la région où siége la matité, et, en pressant fortement et dans tous les sens, on trouve qu'à la matité correspond une tumeur dure, bosselée, qui évidemment ne peut être une rate hypertrophiée, et que M. Bazin déclare être une masse tuberculeuse épiploïque. La diarrhée persiste, l'ascite augmente. Vomissements fréquents, dilatation gazeuze de l'estomac. Mort le 14 juin.

Autopsie. — *Abdomen.* — Quantité considérable de sérosité transparente, sans flocons albumineux dans le péritoine. Il n'y a pas de péritonite. Masse indurée, bosselée, d'un blanc grisâtre, parsemée çà et là de points mélaniques, étendue au-devant de la colonne vertébrale, depuis le diaphragme jusqu'à l'angle sacro-vertébral, plus étalée et plus saillante en bas qu'en haut, où, au-devant d'elle, reposent l'estomac et le côlon transverse. Sur les côtés et en bas sont appendus les intestins, qui sont un peu atrophiés et généralement grisâtres. La rate a conservé son volume normal. Le foie est atrophié.

Fendue, cette tumeur paraît constituée par l'enveloppe mésentérique, remplie par des tubercules gros comme des châtaignes, les uns plâtreux, beaucoup en suppuration jaune verdâtre ou crémeuse.

Il y a aussi de nombreux et gros tubercules sur tout le trajet des bronches ; infiltration tuberculeuse des deux poumons : adhérences pleurétiques.

Le principal intérêt de cette observation consiste dans la matité de la région splénique, simulant une hypertrophie de la rate.

OBSERVATION LXXXVII.

• Scrofule viscérale.

Encéphalopathie scrofuleuse, ou abcès froid du cerveau, précédé d'otorrhée.

Michel (Isidore), trente-trois ans, marchand de nouveautés, demeurant à Paris, rue Réaumur, 1.

Le père de ce malade est mort asthmatique à soixante-six ans. Sa mère est morte à soixante-quatre ans d'une affection cérébrale. Il a un frère et une sœur. Le frère, plus âgé que lui, est maigre, d'une faible constitution, sujet aux rhumes et aux maux d'estomac. La sœur jouit d'une excellente santé, bien qu'elle ait perdu jeune encore, vers l'âge de trente-quatre ans.

Quant au malade, il a eu, à l'âge de cinq ans, des ophthalmies qui se sont reproduites à différentes reprises, et ont affaibli la vue, ce qui l'obligeait à tenir la tête baissée, pour éviter l'action d'une lumière vive. Depuis un an, il est atteint d'une otorrhée purulente du côté droit; l'ouïe est notablement affaiblie de ce côté.

Depuis cinq ou six mois, le malade éprouve des douleurs de tête vagues, sans siége déterminé. Il a, dit-il, de l'embarras dans la tête, et il lui semble que son chapeau augmente le mal ; il en supporte difficilement le poids.

Il y a huit jours seulement qu'il a pris le lit, à la suite d'un frisson violent, suivi d'une forte réaction fébrile ; les principaux symptômes du début ont été de la céphalalgie, une chaleur vive à la peau, de l'oppression, de la toux suivie de quelques crachats visqueux, des douleurs vagues dans la poitrine et dans le ventre, une agitation continuelle, de la constipation. Son médecin ordinaire, le docteur Saintard, crut d'abord à l'existence d'une fluxion de poitrine, et pratiqua deux saignées du bras; mais le septième jour les vomissements bilieux et le délire lui firent craindre une méningite, et l'on fit appeler en consultation le professeur Piorry, qui diagnostiqua une fièvre typhoïde ou bien l'ensemble des organopathies qui constituent cet état morbide. Au bout de quelques jours, l'état du malade continuant à s'aggraver, je fus adjoint à ces messieurs. Après avoir examiné le malade avec la plus grande attention, je déclarai que je ne pouvais partager l'avis de mes confrères sur la nature de la maladie. L'absence de stupeur, la constipation, les vomissements, la contraction des pupilles, une paralysie incomplète de tout un côté du corps, la déviation de la langue, d'autres signes encore, ne me permettaient pas de croire à l'existence d'une fièvre typhoïde. Le malade était très agité, il délirait; mais, en fixant fortement son attention, on obtenait des réponses justes aux questions qu'on lui adressait.

En tenant compte de l'état actuel et des antécédents scrofuleux du sujet, surtout de l'otorrhée purulente, avec surdité, qui existait depuis un an, je diagnostiquai une *suppuration des centres nerveux.*

L'absence de râles typhoïdes, d'épistaxis au début, de taches lenticulaires, était encore pour moi un motif de ne pas croire à l'existence d'une fièvre typhoïde.

Une potion musquée fut prescrite; on appliqua deux vésicatoires aux jambes. Ces moyens ne furent suivis d'aucune amélioration, et deux jours après, le 4 mars 1844, le malade expirait, en rendant une très grande quantité de sang par les narines.

L'autopsie, réclamée par la famille, fut pratiquée trente heures après la mort.

Autopsie. — Le cadavre ne présente, à l'extérieur, rien de bien remarquable : on voit, à la partie interne des cuisses et sur le côté gauche du thorax, les traces des vésicatoires qui ont été appliqués pendant la vie. L'abdomen est considérablement distendu par des gaz. Le tronc et les membres sont dans un état de roideur prononcée.

Cavité crânienne. — La dure-mère de la voûte du crâne étant incisée de chaque côté le long de la faux et coupée latéralement vers sa partie moyenne, on trouve les méninges sous-jacentes opaques, adhérentes à la substance cérébrale. Des glandes de Pacchioni existent en grande quantité sur les côtés du sillon cérébral, en arrière. La masse encéphalique étant détachée de la base du crâne et coupée au niveau de la partie inférieure du bulbe rachidien, on voit sortir du canal un liquide purulent abondant. Un pus blanc, crémeux, opaque, se laisse apercevoir aussi, sous forme de couche, au-dessous du chiasma des nerfs optiques, sous l'arachnoïde, qui tapisse la base du cerveau. La partie postérieure du bulbe est également baignée de pus. Sur le côté droit de la base du cerveau, à l'union des lobes postérieur et moyen, existe une perforation de la grandeur d'une lentille, entourée d'une aréole noirâtre de 5 à 6 lignes de largeur; la moindre pression sur ce point fait sortir par le trou un liquide brun noirâtre, qui n'est autre chose qu'un pus de mauvaise nature. La perforation conduit, en effet, à un foyer spacieux creusé dans l'épaisseur de l'hémisphère droit du cerveau, et capable de loger une grosse noix. Ce foyer est tapissé intérieurement d'une fausse membrane soyeuse, d'une teinte verdâtre, sur laquelle se ramifient des vaisseaux nombreux. La cavité anormale creusée dans le cerveau communique, par une petite ouverture arrondie, avec le ventricule latéral du même côté, puis avec le ventricule du côté opposé, le troisième et le quatrième ventricule, qui sont tous distendus par le pus. Jusqu'à l'aqueduc de Sylvius, le pus ventriculaire est noirâtre, brunâtre ; puis, à partir de ce point, il reprend la couleur blanchâtre, blanc jaunâtre, qu'il présente à l'extérieur du cerveau.

En examinant la dure-mère crânienne, qui répond au foyer cérébral, on la trouve ramollie, rougeâtre et aussi perforée dans un point. Le rocher sur lequel ce point de la dure-mère est appliqué n'offre point de carie, mais, dans l'étendue de 5 ou 6 lignes, cette portion du temporal est le siége d'une couleur rouge jaunâtre qui tranche bien manifestement sur la couleur blanche du reste de l'os. Les cavités intérieures de l'oreille sont couvertes de matière purulente.

Cavité thoracique. — Le cœur présente un volume un peu plus fort que dans l'état normal. Les parois du ventricule gauche sont évidemment hypertrophiées. Le cœur droit est rempli de caillots en partie albumineux. Les deux poumons sont adhérents aux côtes par des adhérences anciennes ; tous deux sont légèrement emphysémateux à la partie antérieure et ratatinés, offrant des lignes rayonnées comme les débris d'anciennes cicatrices. Tous deux sont, en arriere et en bas, gorgés de sang, en arrière et en haut, parsemés de petits tubercules crétacés. Le tissu pulmonaire y est induré, grisâtre, évidemment imperméable à l'air. Cette même altération, plus prononcée à gauche, offre çà et là, au milieu de l'induration grisâtre, des points de véritable hépatisation.

Cavité abdominale. — La rate ne présente rien de remarquable ; elle est d'un petit volume. Le foie n'offre aucune altération ni dans son volume ni dans son organisation. L'estomac, distendu, laisse voir au milieu du grand cul-de-sac une tache rouge lie de vin de la grandeur d'une pièce de 2 francs, due évidemment à l'action cadavérique. Le canal intestinal est d'un blanc rosé parfaitement normal.

L'autopsie, comme on le voit, n'a que trop bien confirmé mon diagnostic; mais, évidemment, l'abcès du cerveau existait longtemps avant le début de l'affection fébrile à laquelle le malade a succombé. On peut, je crois, admettre sans difficulté que la méningite des derniers temps de l'existence a dû être occasionnée par la perforation des ventricules et l'issue du pus à la surface extérieure du cerveau. Il s'est passé là, pour la cavité céphalique, ce qui arrive assez souvent du côté du bas-ventre à la suite de la rupture d'un viscère ou d'un kyste dans la cavité du péritoine; c'est, en un mot, une méningite analogue à la péritonite par perforation.

FIN.

TABLE ANALYTIQUE

DES

MATIÈRES CONTENUES DANS CET OUVRAGE.

PREMIÈRE PARTIE.

ÉTUDE GÉNÉRALE ET COMPARATIVE DES MALADIES CONSTITUTIONNELLES.

DEUXIÈME PARTIE.

DE LA SCROFULE CONSIDÉRÉE COMME UNITÉ PATHOLOGIQUE.

TROISIÈME PARTIE.

DES AFFECTIONS SCROFULEUSES EN PARTICULIER.

QUATRIÈME PARTIE.

OBSERVATIONS.

(87 observations, dont 25 suivies de réflexions.)

Scrofulides bénignes.

Scrofulides malignes.

Scrofulides des muqueuses.

Scrofules ganglionnaires et cellulaires.

Scrofules osseuses.

Scrofules viscérales.

FIN DE LA TABLE ANALYTIQUE.

TABLE ALPHABÉTIQUE

Q

R

FIN DE LA TABLE ALPHABÉTIQUE.

TABLE ALPHABÉTIQUE

DES

AUTEURS CITÉS DANS L'OUVRAGE.

FIN DE LA TABLE DES AUTEURS.

www.ingramcontent.com/pod-product-compliance
Ingram Content Group UK Ltd.
Pitfield, Milton Keynes, MK11 3LW, UK
UKHW020126220726
13923UKWH00001B/15

9 782016 138700